新型コロナはどこから来たのか

国際情勢と科学的見地から探るウイルスの起源

What Really Happened In Wuhan : A Virus Like No Other,
Countless Infections, Millions of Deaths
by Sharri Markson

シャーリ・マークソン著　高崎拓哉訳

ハーパーコリンズ・ジャパン

What Really Happened In Wuhan
by Sharri Markson
Copyright © Sharri Markson 2021

All rights reserved including the right of reproduction in whole or in part in any form.
First published in English in Australia by HarperCollins Publishers Australia Pty Limited in 2021. This Japanese language edition is published by arrangement with HarperCollins Publishers Australia Pty Limited.

Published by K.K. HarperCollins Japan, 2022

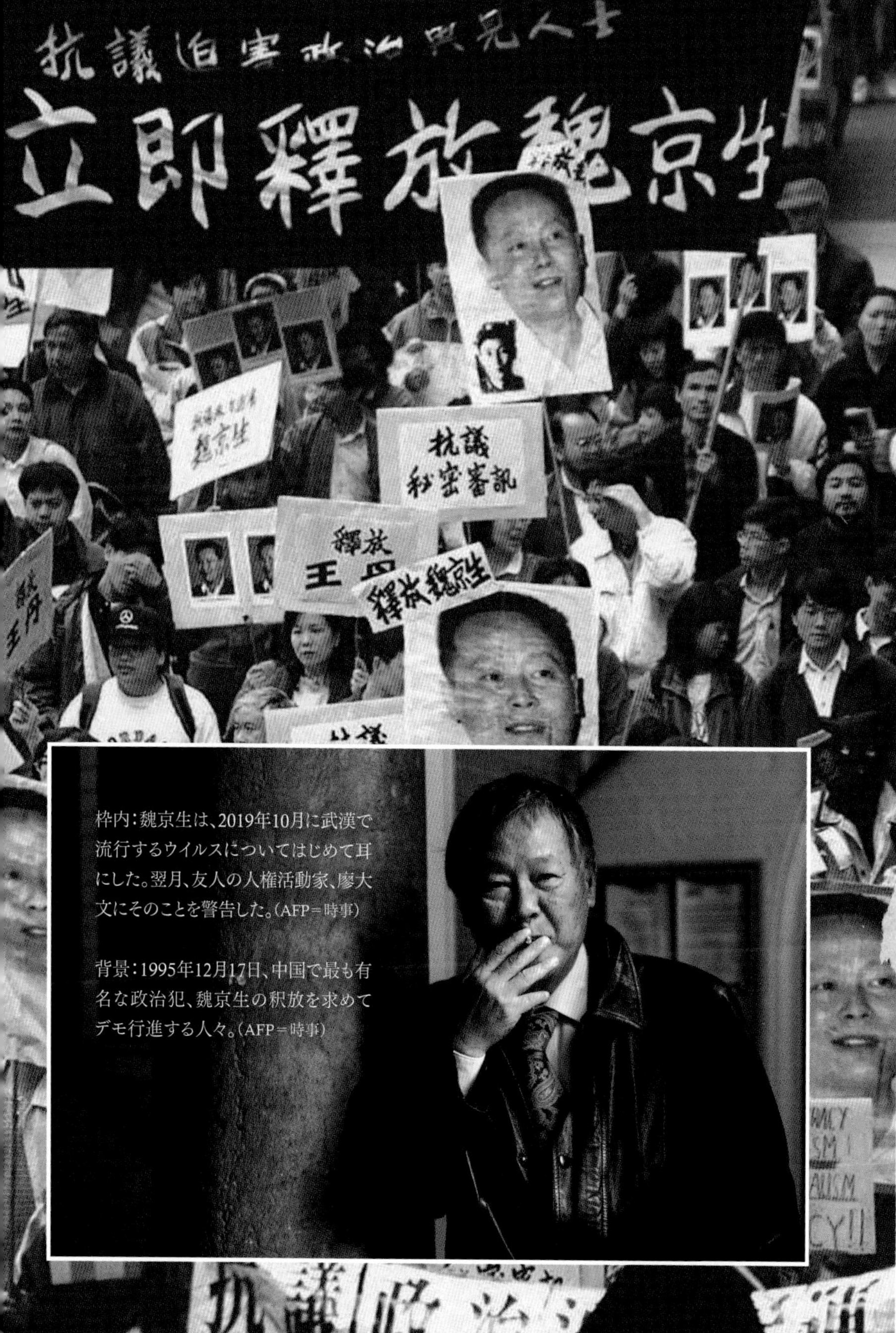

枠内：魏京生は、2019年10月に武漢で流行するウイルスについてはじめて耳にした。翌月、友人の人権活動家、廖大文にそのことを警告した。（AFP＝時事）

背景：1995年12月17日、中国で最も有名な政治犯、魏京生の釈放を求めてデモ行進する人々。（AFP＝時事）

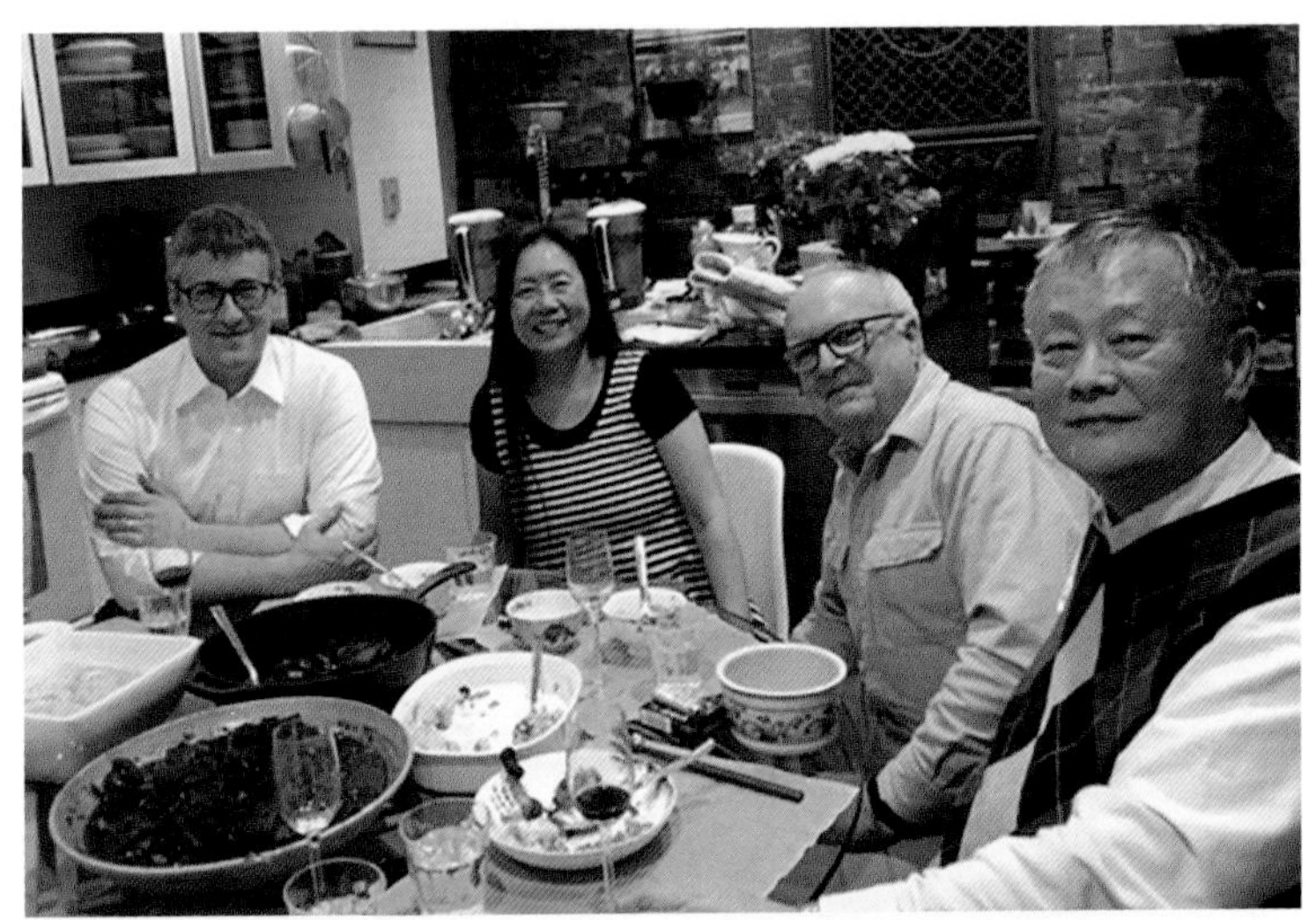

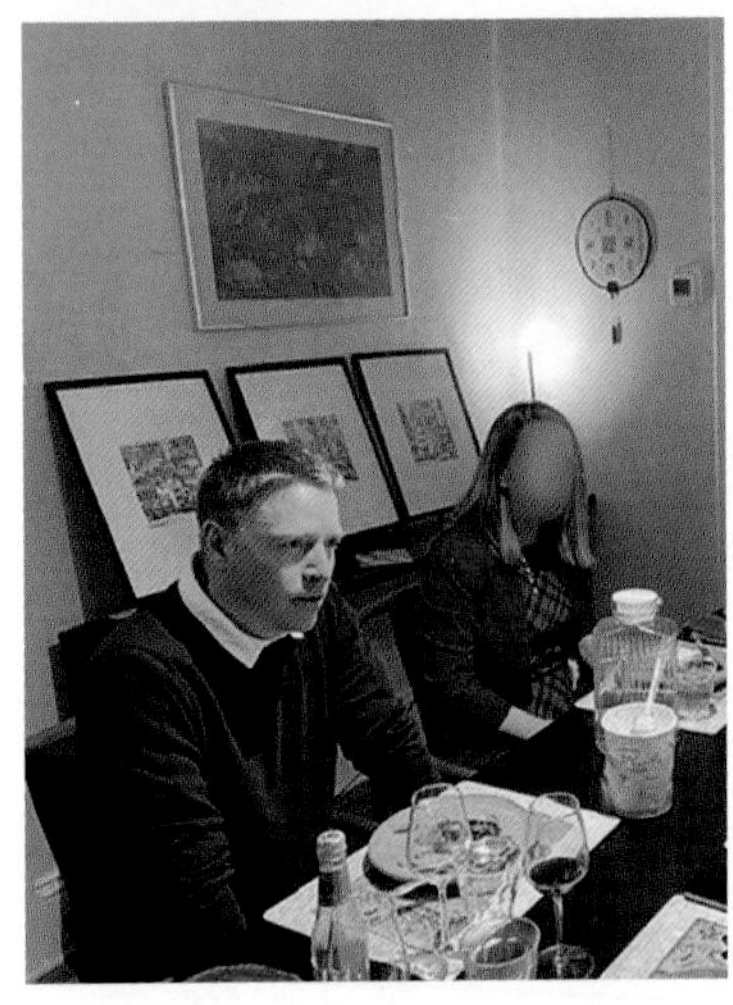

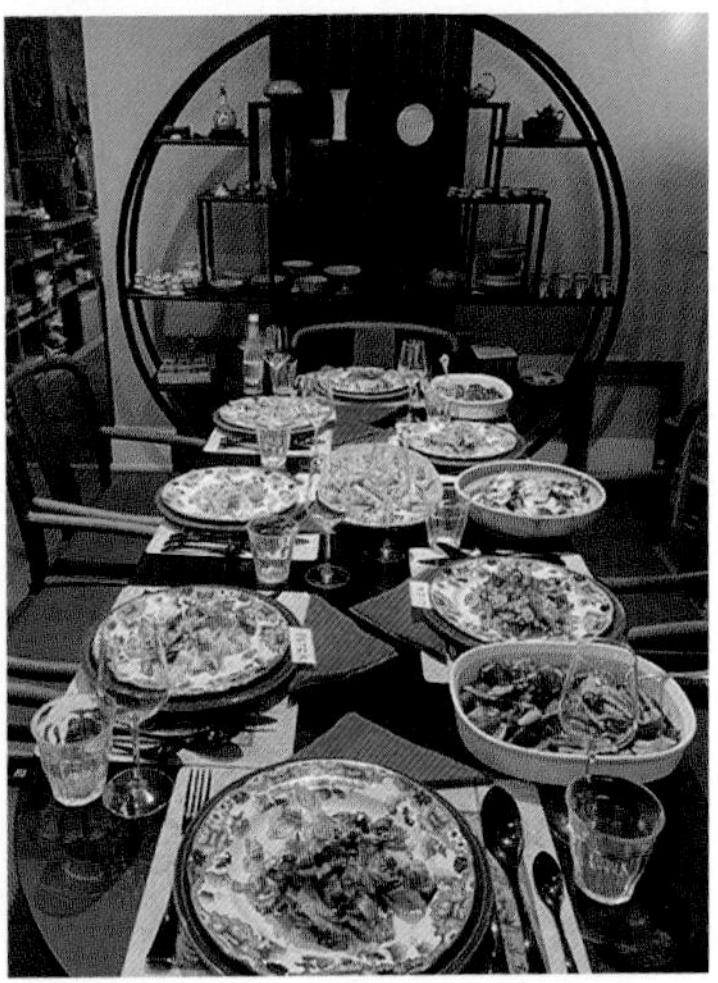

上：(左から)中国アナリストのピーター・マティス、廖大文、廖の夫でCIA職員のロバート・スーティンガー、魏京生。皆よく廖の家に集まり、夕食を共にする。2021年5月25日撮影。

左下：米国家安全保障会議(NSC)のマット・ポッティンガー。廖の夕食会で、自家製プラムカスタードパイとアイスクリームを楽しむ。2021年5月撮影。

右下：ポッティンガーを招いた夕食会で供された料理。2021年5月撮影。

(以上、すべて廖大文提供)

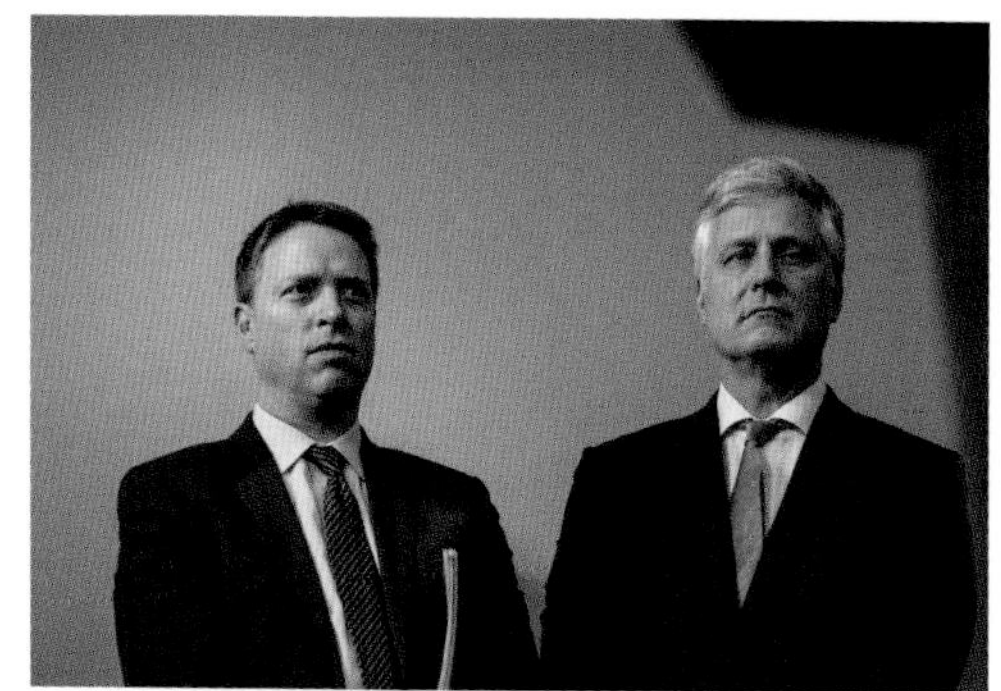

左：マット・ポッティンガー（左）とその上司、国家安全保障問題担当大統領補佐官ロバート・オブライエン。政権内で1週間かけて訴えてきた中国からの入国禁止発表の場にて。2020年1月31日撮影。（The Washington Post/Getty Images）

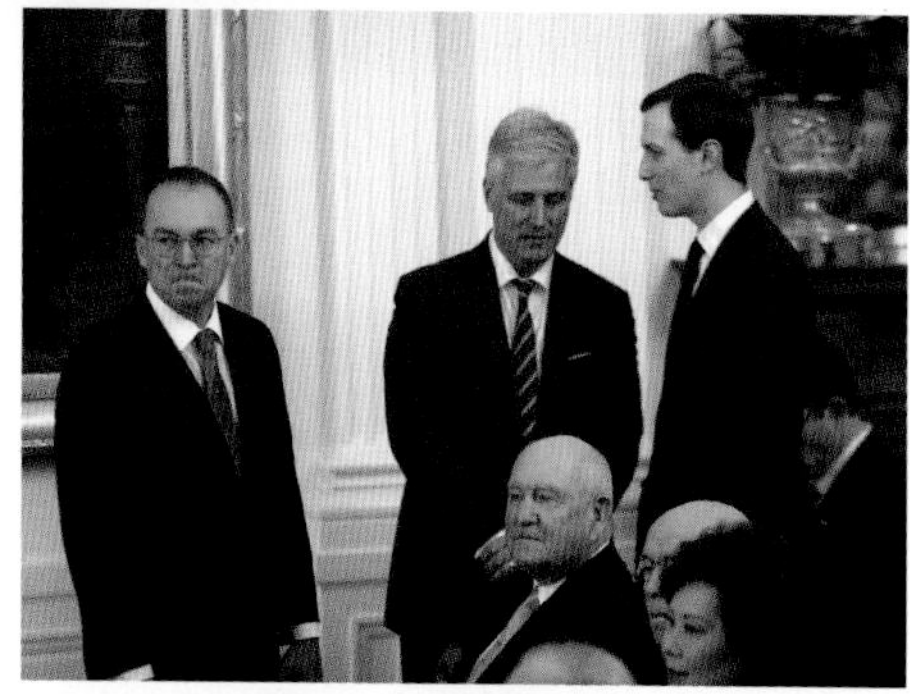

右：（左から）大統領主席補佐官代行のミック・マルバニー、ロバート・オブライエン、トランプ大統領の娘婿ジャレッド・クシュナー。2020年1月15日、貿易協定「第一段階」の合意署名の場にて。2日間の交渉日程のあいだ、米中どちらからも新型コロナの話は出なかったとオブライエンは認めている。「中国は詳しく知っていたかもしれないが、明かさなかった」（Bloomberg/Getty Images）

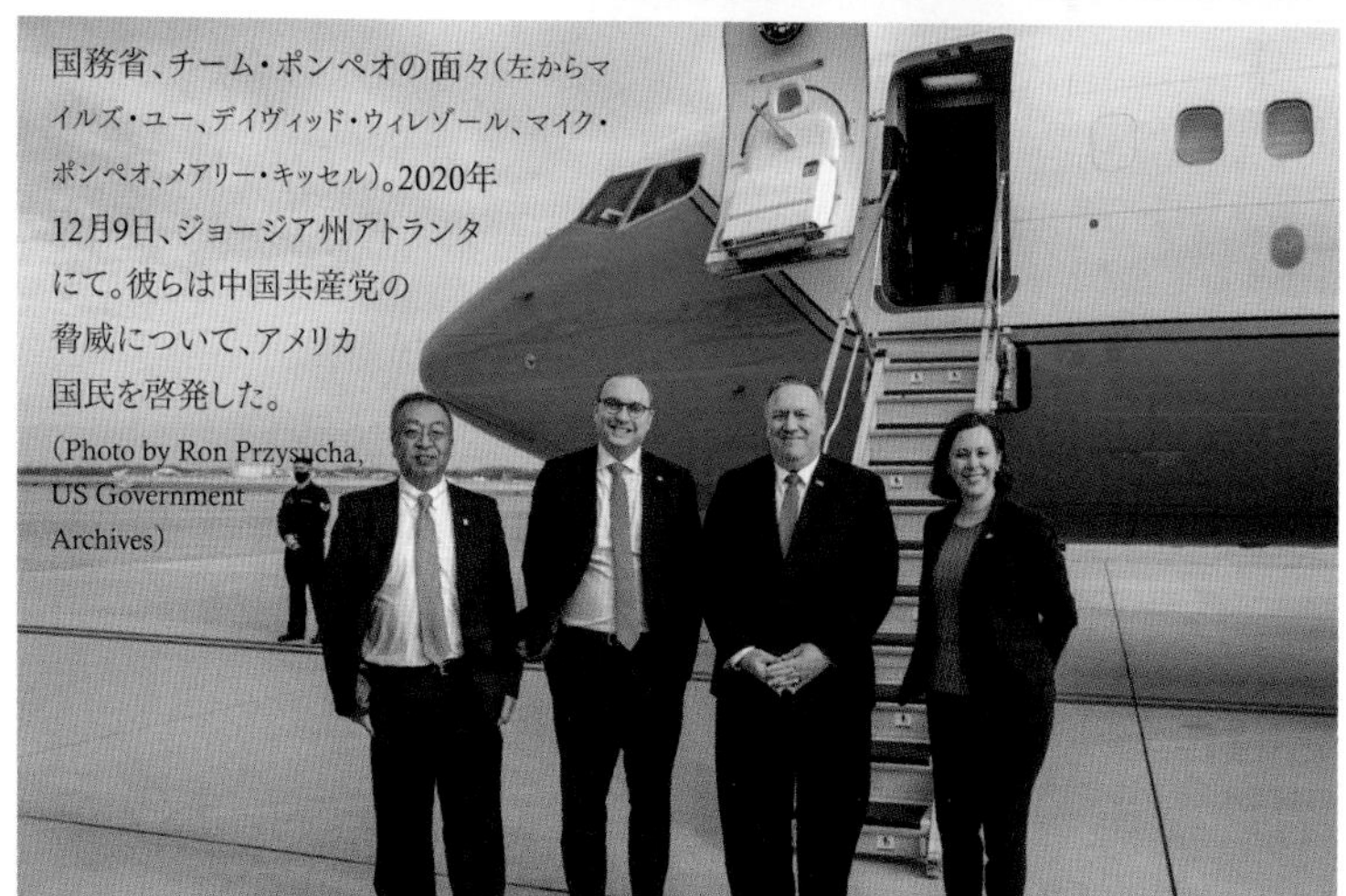

国務省、チーム・ポンペオの面々（左からマイルズ・ユー、デイヴィッド・ウィレゾール、マイク・ポンペオ、メアリー・キッセル）。2020年12月9日、ジョージア州アトランタにて。彼らは中国共産党の脅威について、アメリカ国民を啓発した。（Photo by Ron Przysucha, US Government Archives）

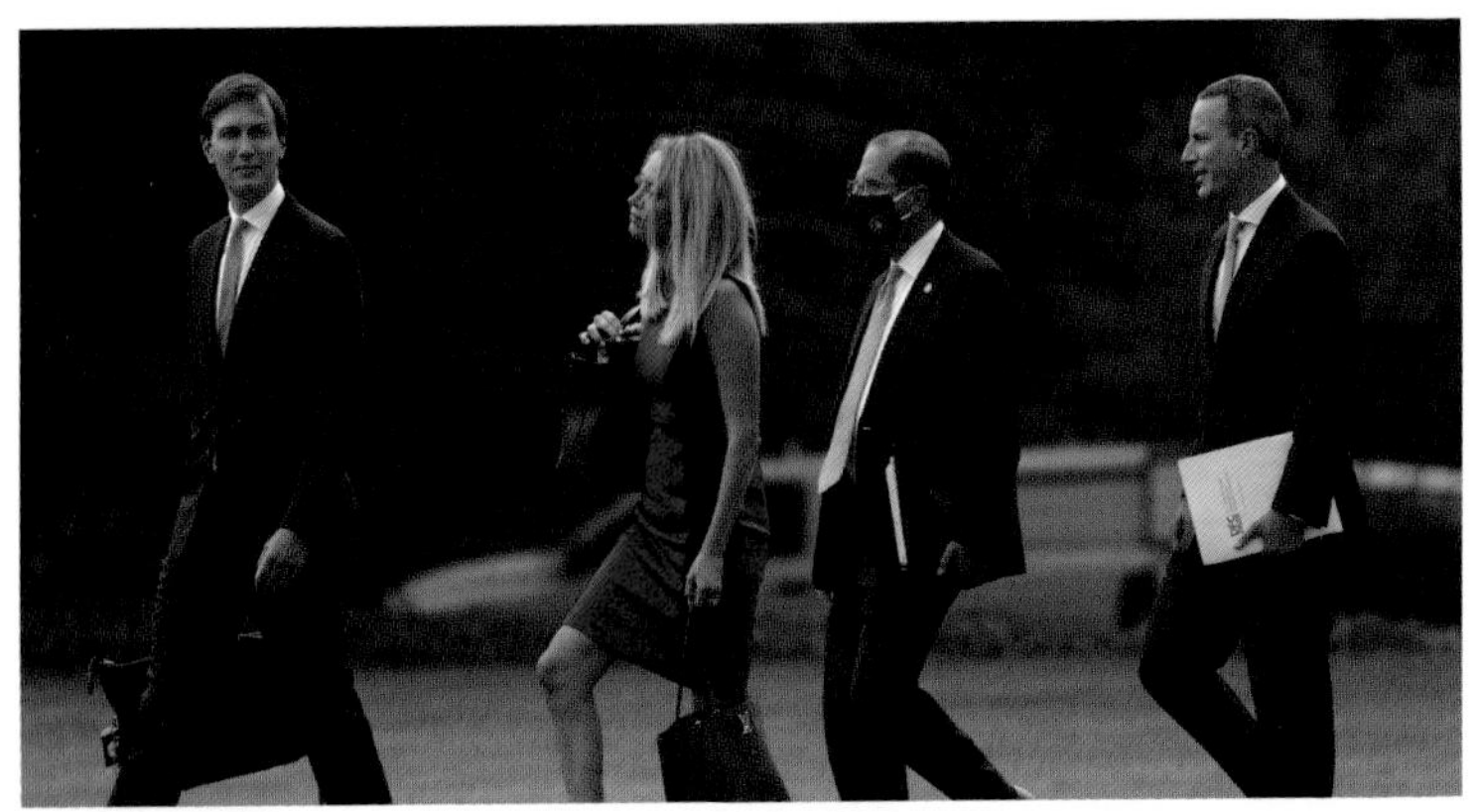

ワクチン関連のバイオテック施設へ向かうアレックス・アザー保健福祉長官（中央右、マスクの男性）。ジャレッド・クシュナー（左）、ケイリー・マケナニー報道官（中央左）、アダム・ボーラー国際開発金融公社初代CEO（右）とともに。2020年7月27日撮影。アザーはホワイトハウスで最も早く、マスクを生真面目に着け始め、共和党上層部はそのことにはっきりとした不満を示した。（Alex Wong/Getty Images）

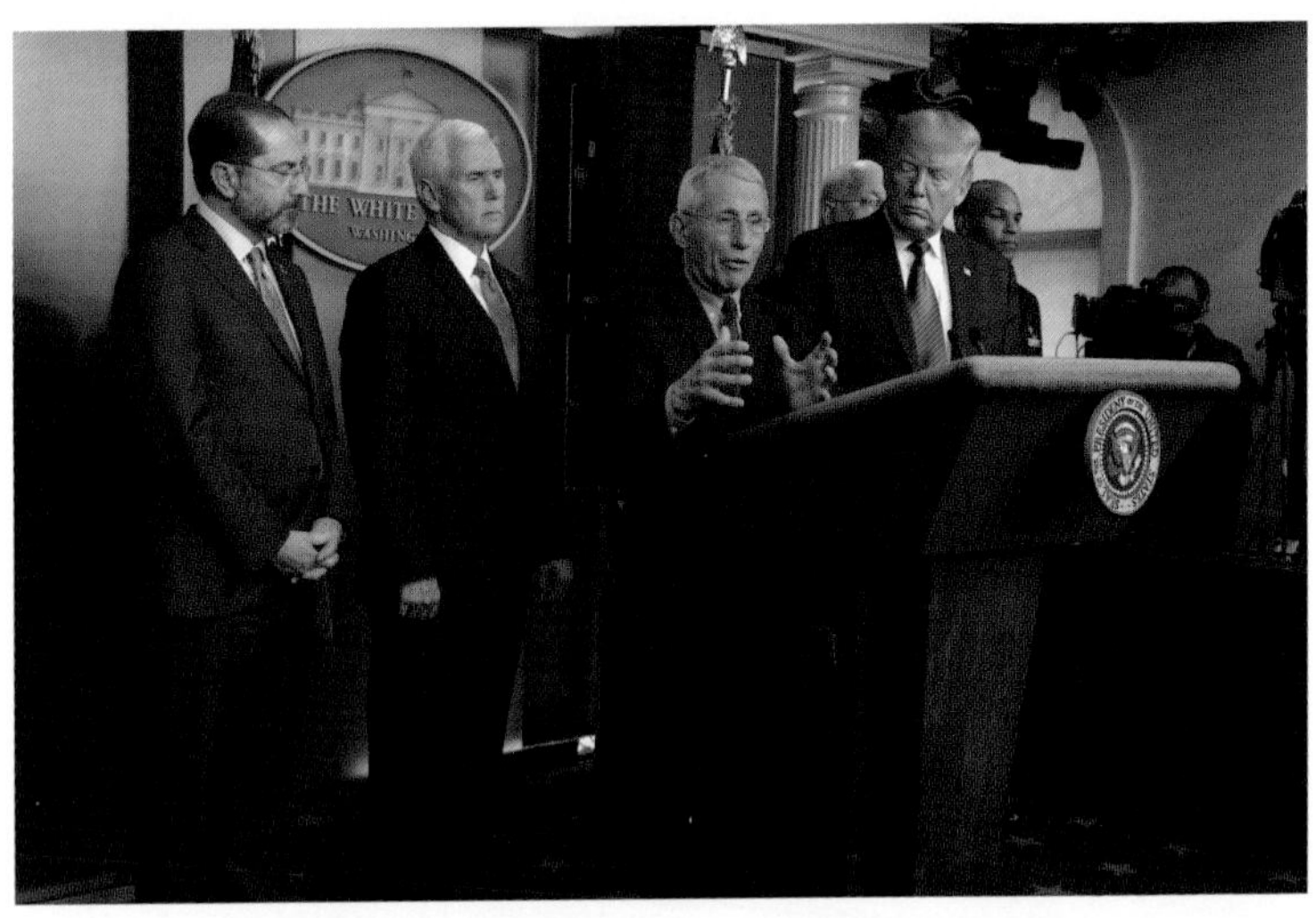

記者会見を行う国立アレルギー感染症研究所（NIAID）所長アンソニー・ファウチ（中央）。新型コロナウイルス感染症によるアメリカ初の死者が出たことを伝えている。ドナルド・トランプ大統領（右）、マイク・ペンス副大統領（左から2人目）、アレックス・アザー（左）とともに登壇。2020年2月29日撮影。ファウチはアメリカ国民とホワイトハウスに向けて、マスクは必要ないと呼びかけた。マット・ポッティンガーは耳を貸さず、3月もマスクを着けて仕事をした。（Alex Wong/Getty Images）

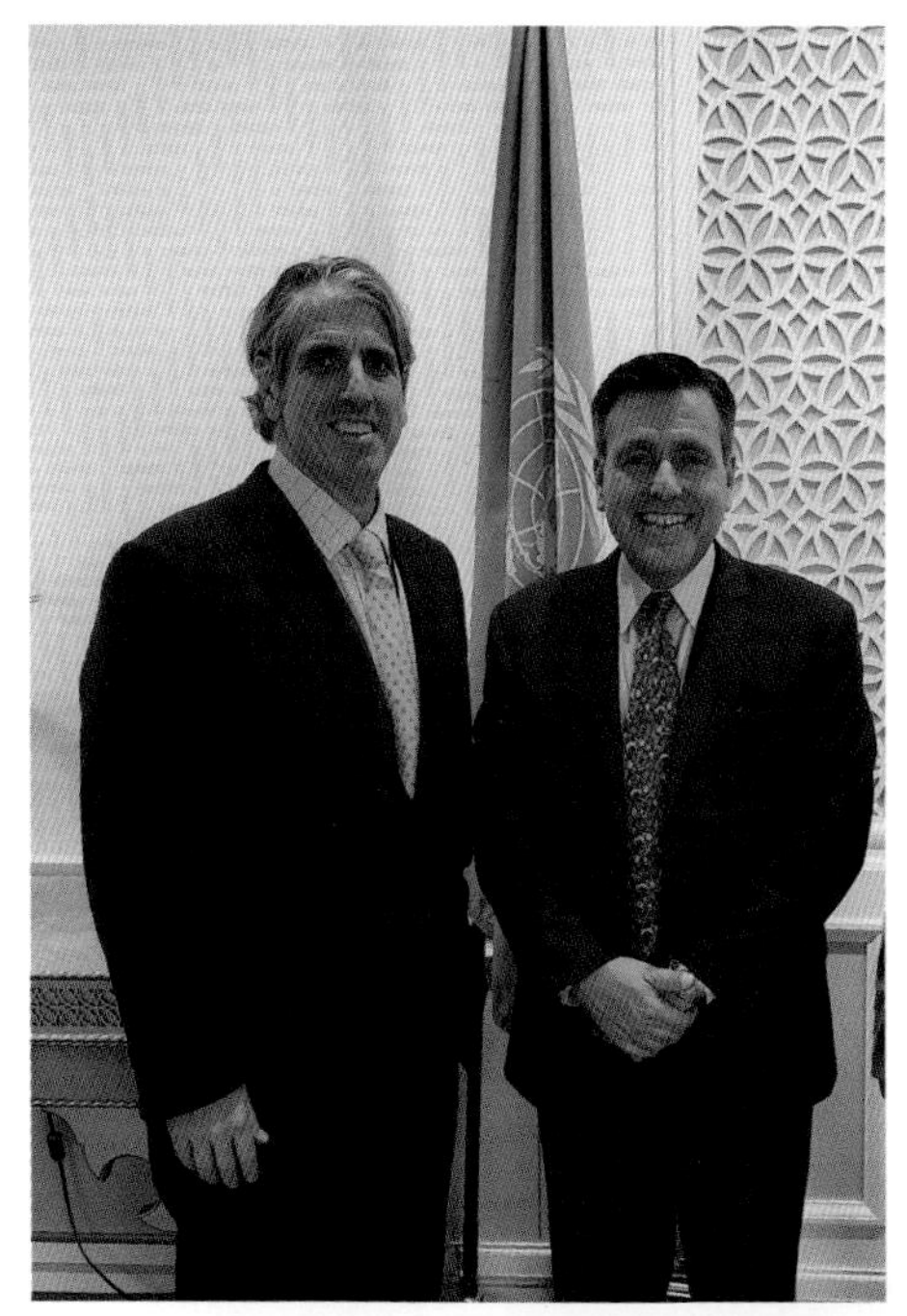

左:トーマス・ディナンノ国務次官補(左)と同僚のジョン・ブラヴァノ(右)、2019年、国連にて。こののち、大きな抵抗に遭いながらも国務省のチームを率いて新型コロナウイルスの起源を調査したディナンノを、中国政策首席顧問だったマイルズ・ユーは「国の英雄」と呼んだ。
(トーマス・ディナンノ提供)

下:ドナルド・トランプ大統領と通商顧問のピーター・ナヴァロ、2020年9月、ホワイトハウスのサウスローンにて。2020年1月の会合で、ナヴァロは中国からの入国禁止をめぐってアンソニー・ファウチと衝突した。大統領はナヴァロの提言を信頼し、国境を閉じたとナヴァロは語った。
(Tasos Katopodis/Getty Images)

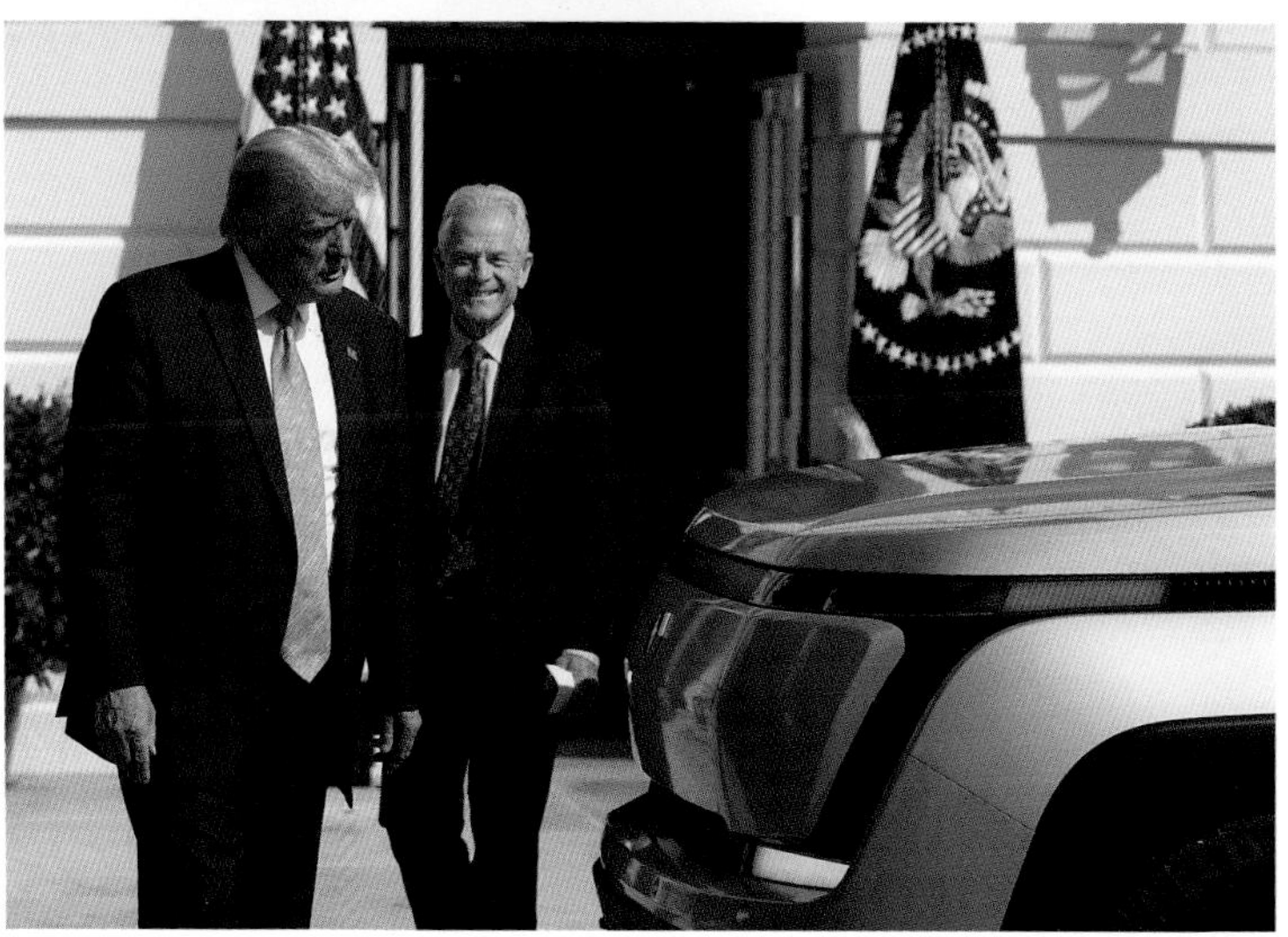

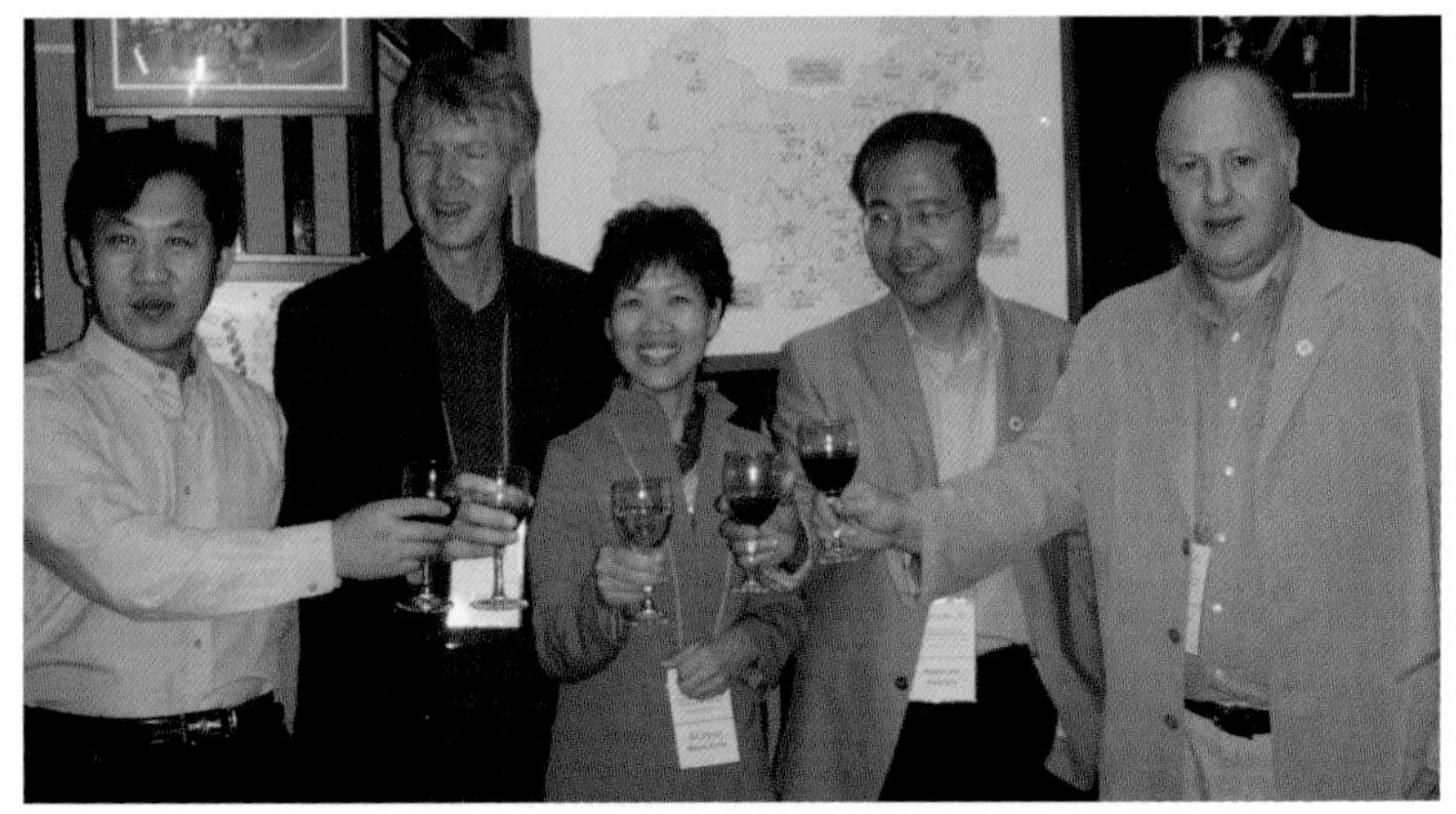

エコヘルス・アライアンスのピーター・ダザック会長（右）、武漢ウイルス研究所・新興感染症研究センターの石正麗主任（中央）、豪連邦科学産業研究機構（CSIRO）の元幹部、王林発（右から2番目）。2005年、『サイエンス』誌に掲載された〈コウモリはSARSと近縁のコロナウイルスの宿主〉という論文を共同執筆したころ。ダザックはWHOの調査団メンバーに指名され、15年来の知り合いである科学者たちから聞き取り調査をすることになった。（武漢ウイルス研究所のページより転載、現在は削除）

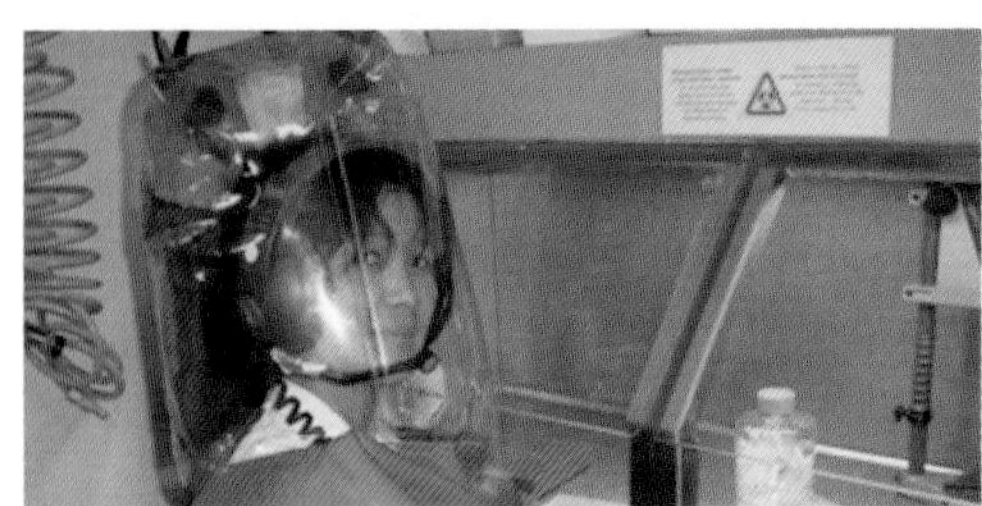

武漢ウイルス研究所の石正麗。2006年、CSIROのラボにて。（武漢ウイルス研究所のページより転載、現在は削除）

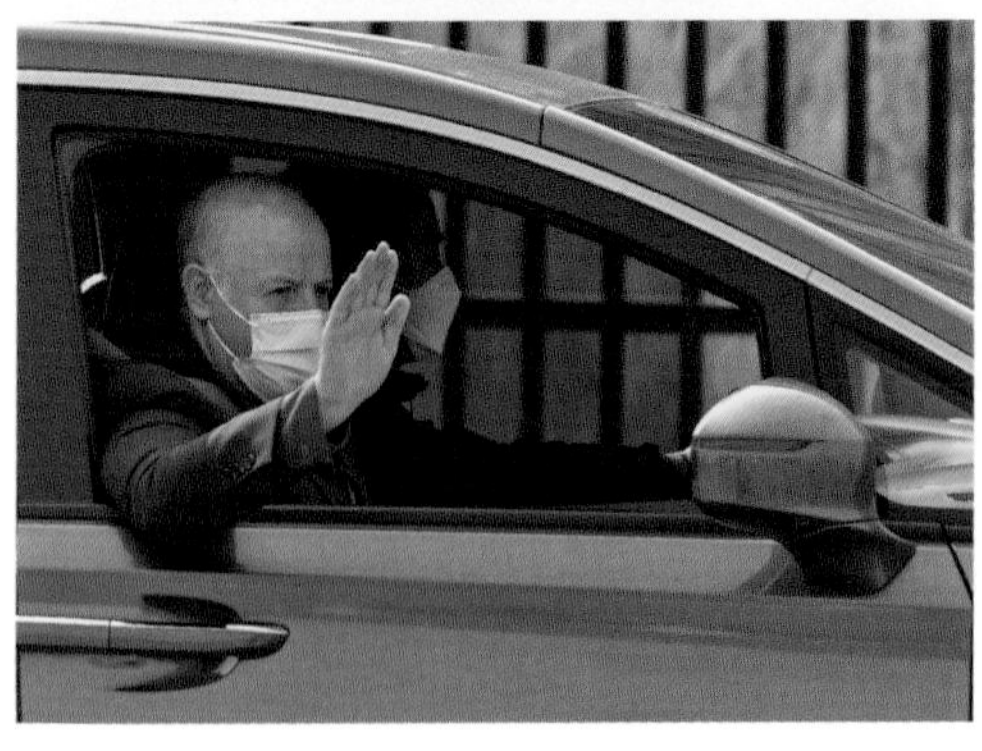

2021年2月3日、WHOによるパンデミック起源調査の一環で武漢ウイルス研究所の視察を終え、カメラに手を振るピーター・ダザック。彼は自身の団体エコヘルス・アライアンスを通じて、研究所に資金拠出していた。ポンペオ元国務長官はダザックの関与を、「最大級の利益相反」と表現した。（AFP＝時事）

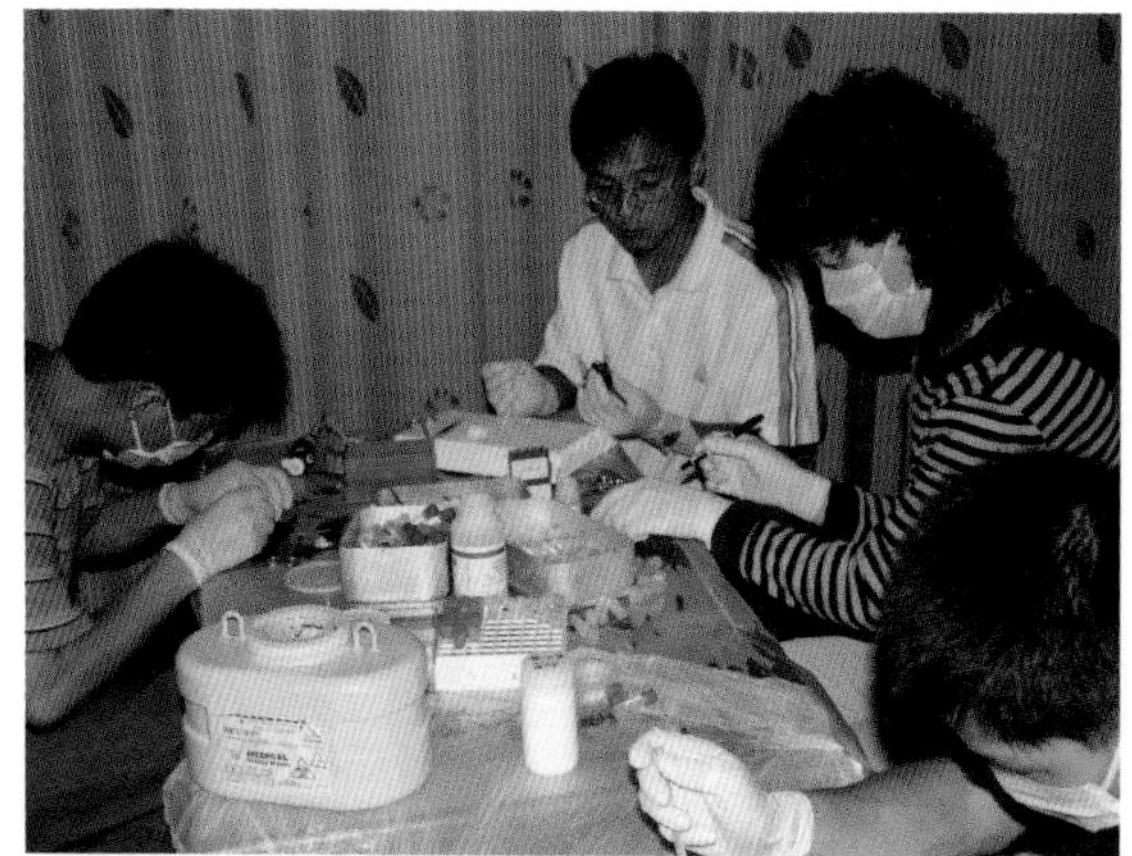

サンプルを処理する武漢ウイルス研究所の研究員。マスクや手袋、白衣などの適切な防護具を着けず、安全基準を軽視していたことが懸念される。（武漢ウイルス研究所のページより転載、現在は削除）

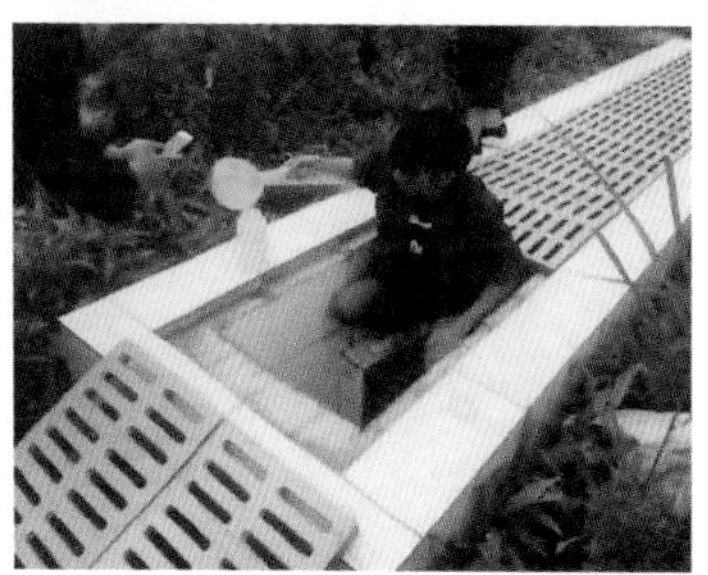

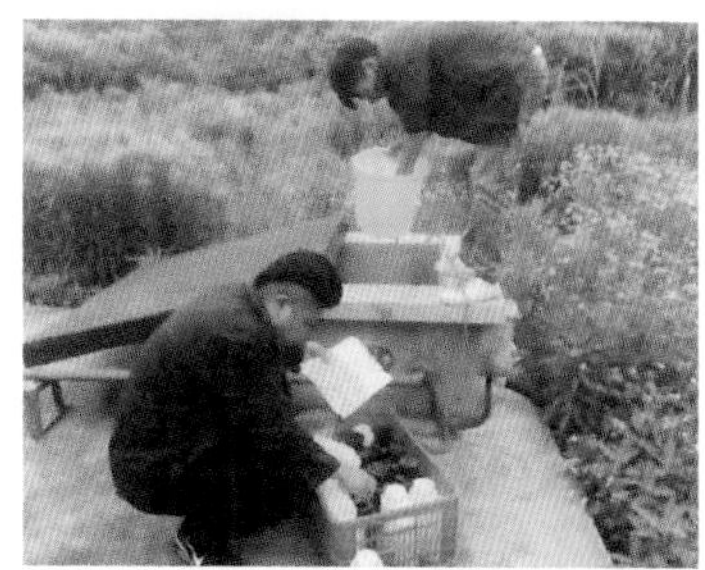

検査のため下水口からサンプルを回収する武漢ウイルス研究所の職員。ここでも適切な防護具は着けていない。（2018年の武漢ウイルス研究所による排水調査レポートより）

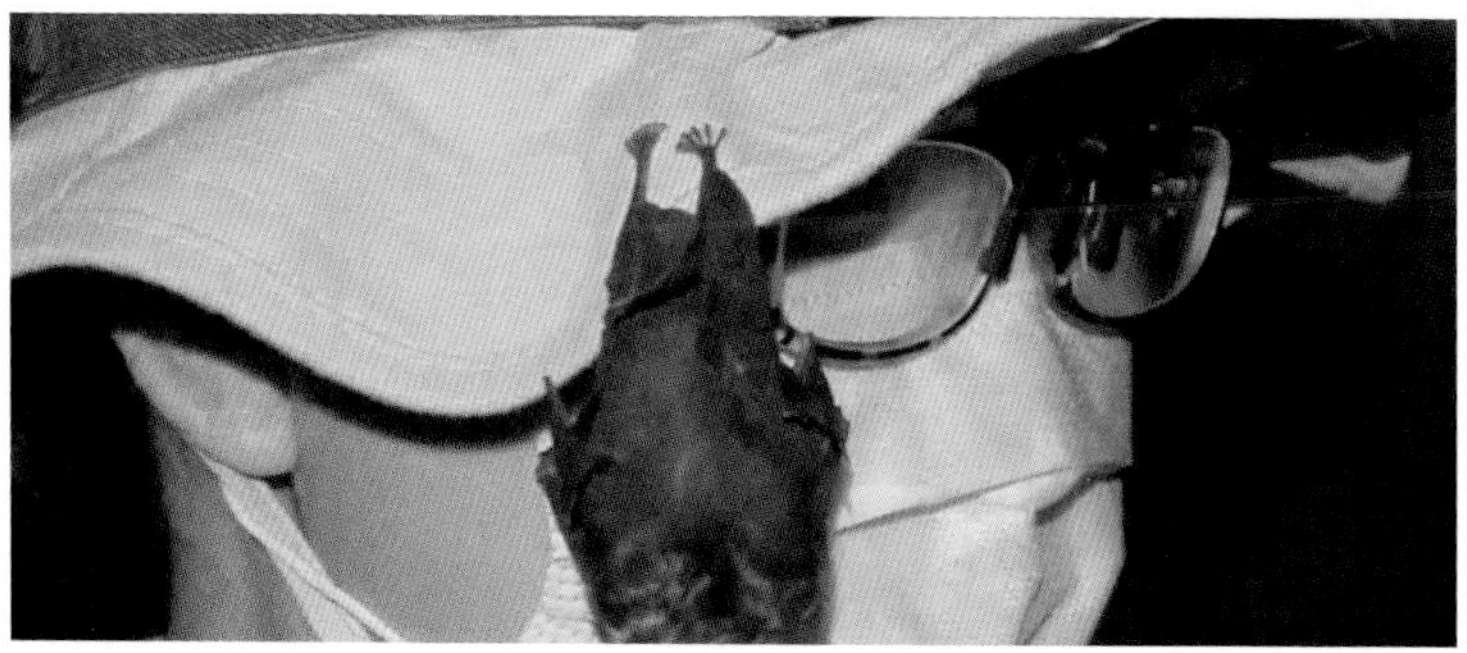

武漢ウイルス研究所の職員の帽子にとまるコウモリ。2017年5月付の中国科学院による公式映像『武漢ウイルス研究所P4施設の建設と研究チーム』のワンシーン。

sky news
.COM.AU
SHARRI
NATURAL ORIGIN OF COVID-19 QUESTIONED

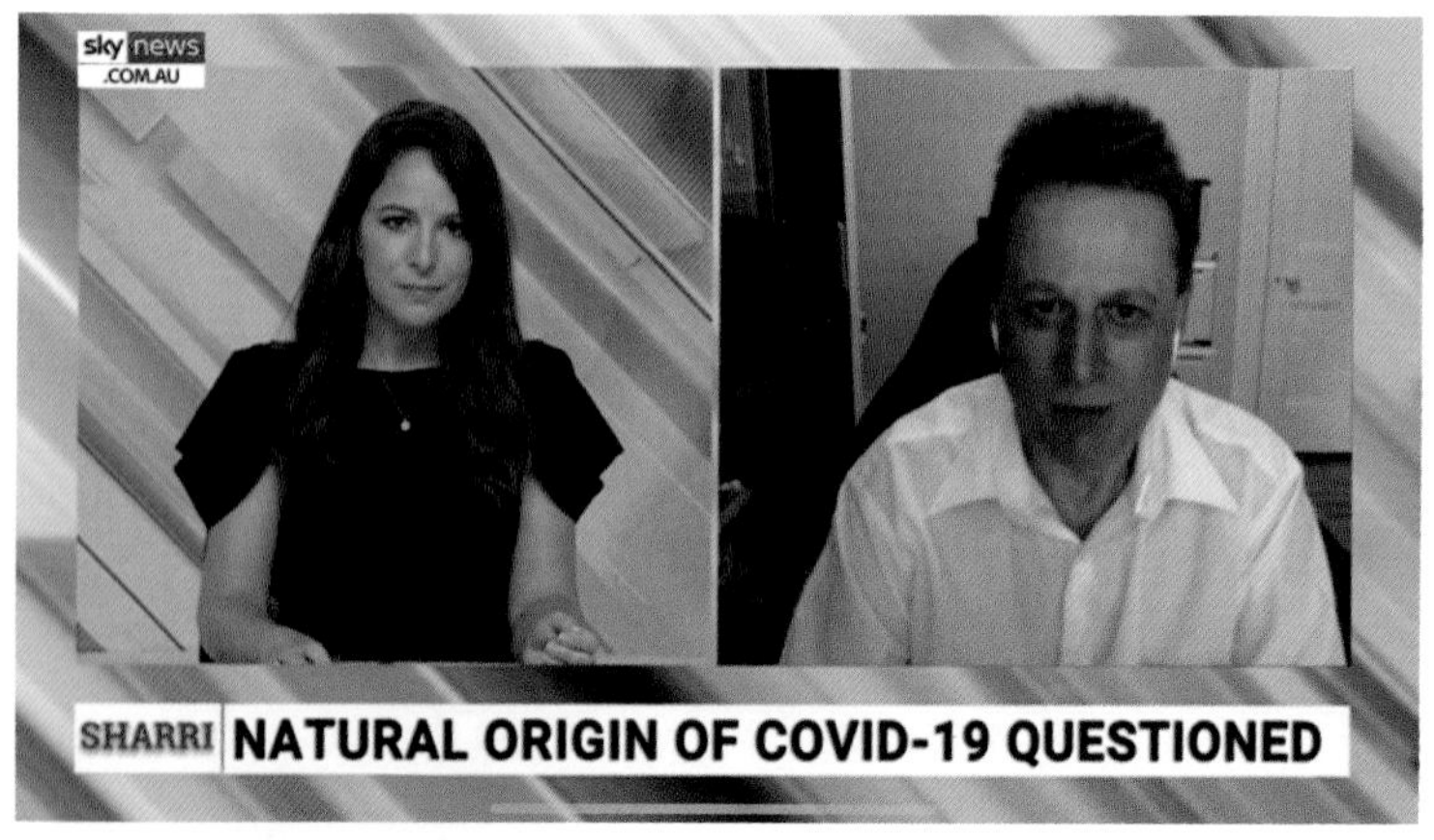

上：著者が2020年11月にスカイニュースにて行った、フリンダース大学ニコライ・ペトロフスキー教授のインタビューの様子。教授はその年の5月24日にテレビの独占インタビューを受け、新型コロナウイルスが研究室の実験で作り出された可能性をはじめて指摘したが、陰謀論とみなされた。（スカイニュースの許可のもと掲載）

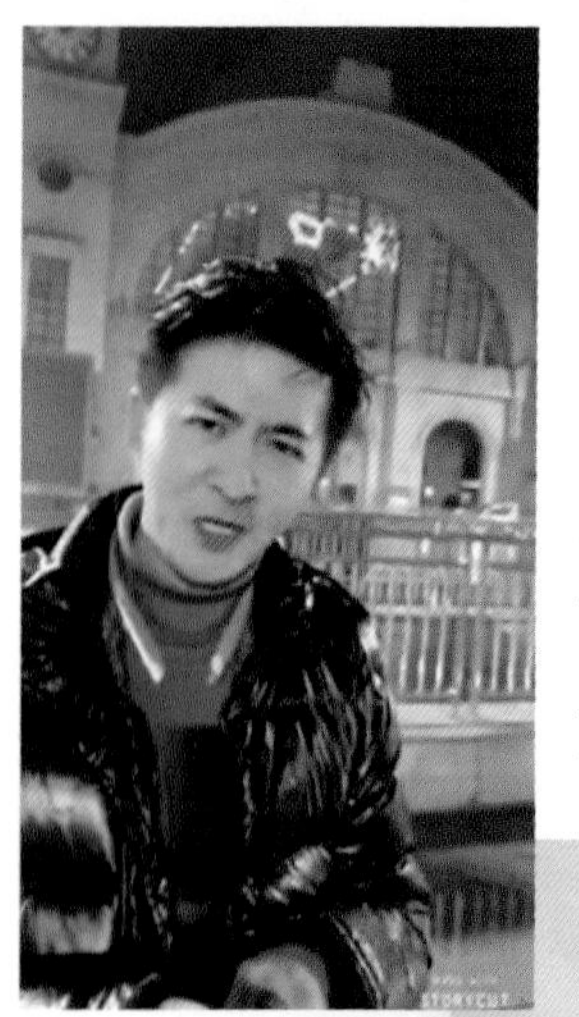

左：中国の市民記者にして活動家の陳秋実。2020年1月24日の旧正月前の大晦日、彼は武漢行きの最後の列車に乗り、封鎖された街の惨状を伝えた。「自分のカメラを使って武漢の実情を撮影する。約束する……真実の隠蔽はしないと」。陳はそう言って取材に入った。

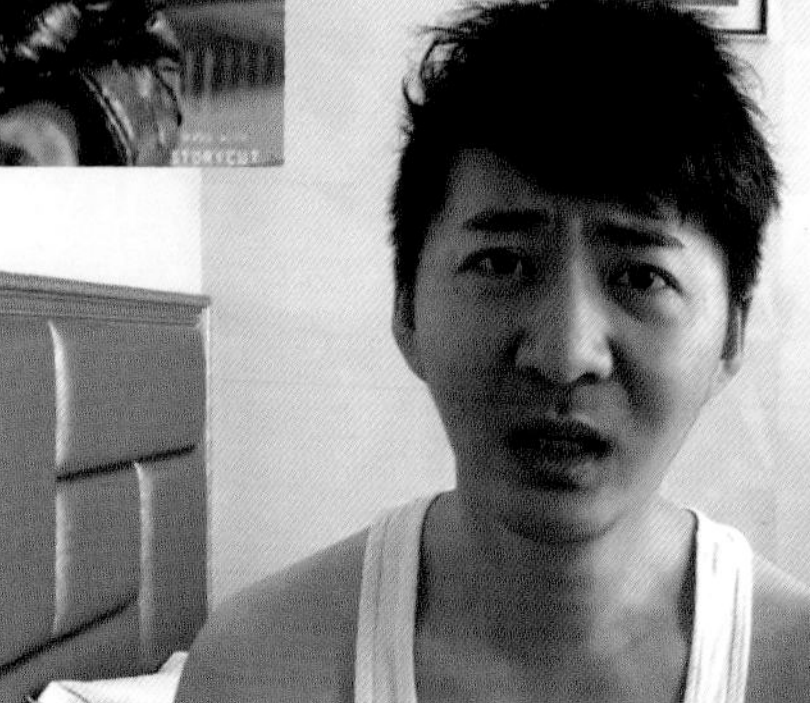

ホテルの部屋でカメラに向かって語る陳秋実。この動画を最後に、その後1週間もしないうちに姿を消した。2020年2月6日から行方不明とされ、長期にわたって自宅軟禁状態にあったとの報道もある。

今回の恐ろしいウイルスに命を奪われ、
愛する人を残して逝ったすべての人へ

目　次

新型コロナはどこから来たのか

国際情勢と科学的見地から探るウイルスの起源

1 廖大文（リウ・ダイモン） 7
2 勇気ある告発者たち 23
3 広まる知らせ 32
4 混乱の武漢 44
5 春節 64
6 武漢行き最後の列車 74
7 まとまらないホワイトハウス 85
8 透明性 104
9 市場のパニックを避けよ 116
10 ポンペオ 130
11 北京からの公電 156
12 調査失敗 166
13 ニコライ・ペトロフスキー 185
14 声をあげる科学者たち 201
15 ウイルス研究の実態 234

16　アメリカを代表する医師　257
17　アメリカ陸軍感染症医学研究所　271
18　事故率0・3パーセント　284
19　死の洞窟　296
20　利益相反　326
21　武漢ミリタリーワールドゲームズ　356
22　人類にとっての潜在的脅威　371
23　パンドラの箱　392
24　感染爆発の発端　419
25　失踪者　455
26　流出説を支持する理由　461
あとがき　476
原注　501

※本文中の［　］は訳注を示す。

ブックデザイン　　山之口正和＋沢田幸平（OKIKATA）

1

廖大文（リウダイモン）

2019年11月22日　ワシントンDC

コートとマフラーに身を包んだ魏京生（ウエイジンション）は、冬の寒さに首をすくめながら、ある目的を持ってワシントンDC郊外のしゃれた一画を急いでいた。夕暮れの街は家路をたどる人でいっぱいで、そこに紛れるのは簡単だったが、魏はごく普通のアメリカ人ではなかった。彼はアメリカにとって最も重要な、中国からの亡命者のひとりだった。

魏がこの場所を訪れたのは、旧友である廖大文（リウダイモン）と、夫のロバート・スーティンガーの自宅で催される夕食会に顔を出すためだった。スーティンガーは米中央情報局（CIA）の職員で、20年前に魏のアメリカ亡命を実現させ、生き地獄から救い出してくれた人物だ。魏はそれまで、中国共産党に真っ向から背いた罪で、18年にわたって監禁されていた。

魏は廖とスーティンガーの暖かな家に足を踏み入れた。キャピトル・ヒル近くの赤レンガの集合住宅を改装した家で、中には魏が子どものころから慣れ親しんだにおいが漂っていた。友人のあいだでは有名な、廖お手製の広東料理の香りだ。廖とスーティンガーにとって、この場はいつもと変わらない金曜の夕食会でしかなく、不穏な空気は少しも感じられなかった。それでも、ふたりはのちにこの日を何度も振り返り、魏がもたらした知らせをどう解釈すべきだったのか、貴重な情報を使ってもっと何かできたのではないかと思い悩むことになる。

　この晩、ふたりは世界の大半の人たちに先駆けて、致命的な新ウイルスの感染が中国の武漢で密(ひそ)かに広がっていることを知った。時は2019年11月22日、中国が世界保健機関(WHO)に未知のウイルスが見つかったことをしぶしぶ報告する6週間前、そして人から人への感染を認める実に2カ月前の話だった。

　黒髪を長く伸ばした小柄な廖は、人を惹(ひ)きつける温かみを持った女性で、キャピトル・ヒル南東部の高級住宅街にある彼女の家のディナーテーブルには、米政界や諜報(ちょうほう)機関の要人がよく集まる。流暢(りゅうちょう)な英語をしゃべる廖だが、言葉には幼少期を過ごした広東風のなまりがまだ残っている。

　そのとき、廖はキッチンに立ってリブロースステーキ、さらには豆腐と野菜の炒(いた)めものという中洋折衷の料理を作り、スーティンガーはワイングラスを片手にのんびりと過ごしていた。反骨の人権活動家である魏は慣れた手つきでおろし生姜(しょうが)を料理にかけ、廖がなんの話かといぶかしむなか、伝えなければならないことがあると切り出した。1949年の中華人民共和国の建国にも携わった、中国共産党の古参メンバー一家に生まれ育った魏は、党内部に比類ない人脈を深く築いていた。

　魏は文化大革命期の1966年に紅衛兵(こうえいへい)に参加して暴力的な学生運動に身を投じ、兄弟は共産党の習近平(シージンピン)総書記と若いころには親友だった。「習近平は出来のいい子どもじゃなかった」が口ぐせで、大人になった今も優れた知性を備えているとは思っていなかった。「権力を持った人間がすごく聡明(そうめい)とは限らない」と廖は言う。「学校のいじめっ子はみんなおつむが弱いけど、まわりを脅しつける筋肉があればじゅうぶんだもの」

　聡明さと人脈を兼ね備えていた魏は、1979年に投獄される。前年の78年、北京で〝民主の壁〟運動が高まるなか、魏は〝第五の近代化〟と称した民主化を提唱する文章を積極的に著していた。そして文章の中で、当時の最高指導者である鄧小平(ドンシアオピン)を独裁者と呼んだことが運命を決定づけた。魏は論考に自身の本名と住所を記載していた。当時の魏は、おそらく全能感を抱いていたのだろう。拘禁先の秦城(しんじょう)監獄からも、施設の非人道的な環境を非難する書簡を書いている。

共産党と人民警察は、魏を見せしめにするべく、すぐさま行動を起こし、裁判にかけて投獄した。魏は歯が何本も折れるほど激しく殴打されるなどのひどい拷問を受け、食事もろくに与えられず、独房に押し込められた。そうした耐えがたい状況で、外の世界から忘れ去られたように感じながら、14年を過ごした。1993年には、2000年夏季オリンピックの招致に向けて中国が国際的なイメージアップを図っていたこともあり、仮釈放されたが、それもほんの一時的なものだった。

悪名高い中国の刑務所で苛烈な扱いを受けたことで、反逆の精神をさらに燃え上がらせた魏は、仮釈放中に共産党をいっそう激しく批判するようになった。そして翌94年、アメリカの人権担当国務次官補であるジョン・シャタックとの面会中に身柄を拘束され、またしても独房の暗がりへ放り込まれた。

「シャタックは何度も、魏とは会うなと言われていた。魏は再び処分されるからと。でもシャタックは、彼の持つ情報を欲していた」と廖は言う。

飢えと拷問が果てしなく続く日々に逆戻りした魏は、ここでどれほど人生を無駄にしてきたのだろうかと考えた。

それでも廖は、「彼が自分の境遇に不満を言ったり、怒ったりしているのは見たことがない」と振り返る。「わたしが尋ねると、魏は『これが自分の選んだ道だ。耐える道を選んだんだ』と言う。

ひとつだけ申し訳なく思っているのは、家族に対してだと思う。彼はきょうだいや両親をずいぶん苦しめたと感じてきた。一家から反逆者が出たことで、家族の将来も台無しになった」

ロバート・スーティンガーはＣＩＡの辣腕エージェントで、当時はビル・クリントン政権下の国家安全保障会議で中国担当部長を務めていた。１９９７年、スーティンガーはワシントンＤＣの中国大使館で一等書記官を務める劉暁明（その後、２０２１年までイギリス大使を務めた人物）と会談し、奇跡的に魏の釈放とアメリカ亡命の交渉を成功させた。

タフな交渉術で知られるスーティンガーは、米政府では随一の共産党政権に対する知識を持ち、その目を欺くことは誰にもできない。スーティンガーは、中国が西欧諸国に市場を開放するよう求めていること、そしてそのために、かつてない譲歩をする心づもりがあることをわかっていた。そのひとつが、有名な罪人の解放だった。

１９９７年の魏のアメリカ亡命は、衝撃的なニュースとして世界中で報じられた。11月16日にニューヨーク市へ降り立つころには、彼はある種のセレブになっていた。

アメリカ入りした魏は、中国共産党に抗う反体制活動家としてこれ以上ない存在になった。驚くほど正確な記憶力を持ち、共産党内部の生々しい逸話を憶えていて、幹部の性格や、何よりも活動を驚くほど細かく知っていた。元内部関係者として、またとない情報を持っていた。

廖によれば、魏は彼女がニューヨークに住んでいたころの自宅の電話番号も憶えていた。例の短い仮釈放の時期に助けになればと思って人伝に知らせておいたものだが、魏が番号をそらんじるので古いアドレス帳を引っ張り出して確認したところ、合っていたという。

新生活を送るアメリカでは、狩りを大いに楽しんだ。20年にわたってひもじい思いをしてきたことを考えれば、ごく自然な趣味だった。ときには自分で獲(と)ったイノシシの枝肉を誇らしげに担ぎ、廖の家の玄関をくぐることもあった。そんなとき、廖は笑い声をあげて巨大な牡丹(ぼたん)肉のステーキを焼き、残りは切り分けて冷凍保存するのだった。

そんなふうに普段から中華料理を作り、料理も話術も巧みな廖の家は、中国を担当する分析官や諜報関係者のたまり場になっていた。廖はいつも、魏のために喜んで腕を振るい、そして魏も料理にかぶりついた。彼は激しい男だった。

もう70になる魏は長身で、頬はバラ色、頭髪もじゅうぶんに残っている。この晩はキッチンテーブルに腰を下ろし、料理を口にしていた。何しろ夫妻は古い友人で、家族のような間柄だった。

3人は、ドナルド・トランプ大統領を話題におしゃべりを始めた。それは自然なことだったが、テーマはニュースを賑(にぎ)わせているウクライナ疑惑での弾劾裁判ではなかった。3人とも、トランプが有罪になるとは思っていなかった。話題は大統領の対中政策と衝動的なアプローチ、優秀な側近の必要性だった。トランプ政権では、さまざまな陣営が対中外交についての異なる助言を大統領に送っていて、そして3人の考えでは、〝ウォール街の人間〟が気にするのは中国とのビジネスだけだった。そうした者たちは、新疆(しんきょう)ウイグル自治区での人権侵害や、中国全土で行われている個人の自由の制限など、ほとんど気にしていないように思えた。廖とスーティンガー、魏はできるだけ政治的に中立であろうとしていて、トランプ政権内部の人間を含めた共和党、民主党の両方に親しい友人がいた。

全員でリブロースステーキと豆腐と大麦の炒めものをおおむね平らげたところで、魏は椅子にもたれ、お気に入りのフランスたばこを取り出した。そして1本をじっくり味わい、スーティンガーにも勧めた。

魏が廖とスーティンガーを見つめた。「新しい危険なウイルスが中国で広がっている」と言う。「市民が感染しているという話がたくさん出ている。向こうの友人はみなその話で持ちきりだ」と明かし、さらに続けた。「どうやら場所は武漢らしい。チャットルームでその話をしている人たちが、みな武漢の友人の話だと言っている」

廖はたちまち心配になった。「重症急性呼吸器症候群（SARS）は簡単に封じ込めができたでしょう。特に香港では。SARSより深刻ということはありえないし、多分今回も広がらないわ」と不安な気持ちで言った。

魏はうなずいたが、確信はなかった。今回は違う感じがした。「かなり大騒ぎになっている。チャットルームはウイルスの話ばかりだ」

魏はこのウイルスに注目し、気にかけていたが、この時点でウイルスがどれだけ恐ろしく、感染力が強いかをわかっている者は誰ひとりいなかった。新しいSARSウイルスの感染爆発ではないかという疑いはあったが、正確な正体すらはっきりしていなかった。

この断片的な情報に、廖とスーティンガーの胸はざわついた。考えをめぐらせ、自ら体験してきた中国の隠蔽体質と、人権軽視の傾向という共通認識に照らして情報を呑み込もうとした。魏と同様、廖も中国共産党の自国民に対する非人道的で残虐な扱いはよく承知していた。党にとって、自分たちの利益になるのであれば人の生き死になど、たとえそれが女や子どもでもどうでもよかった。

廖の母親は、日本軍が中国の各都市に侵攻した1937年から45年までの8年間、4人の幼い子どもを引き連れ、日本軍の無差別爆撃を逃れてまわる日々を過ごした。夫の廖崇真（リアオチョンジエン）は最前線に送られていた。

父と母は1931年に結婚したが、日中戦争中の8年間から、その後の国共内戦の数年間を通じて離ればなれのままだった。それでも、13年ぶりになんともロマンティックな再会を果たすと、53年には廖を産んだ。最初は42歳でのまさかの妊娠に仰天したが、次第に不安でたまらなくなった。

父親のほうは1938年に中国を離れて香港へ移り、その後の53年にアメリカへ移住して終生をそこで過ごしたが、身重の母親はのちに廖への手紙で綴ったように、〈爆弾と銃弾の雨が降る〉中国に残った。アメリカへの危険な旅に乗り出すのは、あまりにもストレスとリスクが大きかった。

それでも、50年代の中国で子育てができるのだろうかという母親の不安は正しかった。廖は6歳だった1958年、大躍進政策の煽りを受けて死にかけた。文化大革命のさなか、毛沢東は地主、富農、反革命分子、破壊分子、右派を〝黒五類〟と呼んで革命の敵とみなした。父親が政治家で、西側の教育を受けていた廖の一家は、そのうちふたつに該当した。そのため、そもそも少ない量をやりくりしなければならない食糧の配給が、一家の場合はまわりの半分しかもらえなかった。豚肉は月に30グラムで、油は30ミリリットル、穀物は225グラム。食事はたいてい、ほんの少しのご飯となんとかかき集めたおかずだった。多くの人が飢えで命を落とした。大躍進政策期の餓死者は4700万人とも言われているが、正確な数はわかっていない。廖も一歩間違えればそのひとりになっていた。

廖は今も、広東省最大の都市である広州市で過ごした幼いころのひもじさをはっきり憶えている。「いつまでも続く飢えのつらさ」を「研いだナイフを麻酔せずに腹に突き立てられるような感覚」と表現する。「夜になると、眠りに就けるまで声を出さずに泣いていることも多かった。半世紀たった今も頭にこびりついたつらい記憶よ」。廖はそう振り返る。

「当時の中国には、きちんと食事が取れている人はほとんどいなくて、いるとすれば共産党幹部というごく一部の特権階級だけだった。国が穀物を徴収して輸出したせいで、多くの人が無駄に命を落とした。共産党員はよく、自分たちのやり方のほうが民主主義よりも効率的で優れていると自慢していた。確かに効率的だったのは間違いない。何より効率よく、自国民を死に追いやっていたのだから」

子どもたちは、昼間は外をうろついて腹を満たすものを探した。廖もカエルや鳥、ミズゴキブリを獲った。自作の罠でネズミやスズメを捕まえて持ち帰り、それを母親が調理した。樹皮を剥いで食べたこともあった。

「実際には何もかもがやせ細っていて、食べものに困らないのはネズミくらいだった」

8歳の誕生日に母親からもらったのはゆで卵だった。「とても貴重でめったに食べられないものだったから、口にすることができず、ポケットにしまっていた。家にいると兄にかすめ取られるから、通りを歩きながら、ポケットから卵を出しては見つめ、それからまたしまいを繰り返していた。するとわたしが卵を持っているのを見た悪ガキ連中が、こっちへ走ってきた。だから急いで卵を口に詰め込んで、ほとんど噛まずに呑み込んだ。殻のついたまま、悪ガキたちに掴みかかられてぶたれているなかでね」

飢えで体が弱っていた廖は、7歳のときに結核に罹って生死の境をさまよった。「近所の人は、いろいろな感染症で死にかけていた。もちろん、飢え死にした人もいたんでしょうけど」と廖は言う。彼女が助かったのは、医師だった兄が勤め先の病院から抗生物質を盗んできてくれたからだった。

歳月が過ぎるにつれ、母親は廖をなんとか広州から脱出させなければならないと感じるようになった。だから廖が11歳のとき、公安部で働く旧友に頼み込んで出国ビザを家へ持ってきてもらい、別の子どもの名前が書かれている部分をかみそりで切り取って、廖の名前に置き換えた。今に至るまで、廖のパスポートにはその別の少女の生年月日が記されている。

混乱し、恐怖に駆られた母親は、骨と皮だけのような姿になった廖を香港行きの列車に押し込み、末娘が捕まりませんように、偽造したビザが通用しますようにと祈った。

時は1963年、当時の中国は、香港が受け入れられる許容量を超えた出国ビザを発行していた。羅湖駅で列車を降りた廖が目の当たりにしたのは、栄養が足りずやせ細った人たちが、少しでもいい暮らしができればと集まってはきたものの、出入境管理所から引き返し、隅へ追い立てられる光景だった。ゲートの向こう側では、別の一団が身を寄せ合っていた。彼らはましな生活を手にするチャンスをなんとか掴んだ人たちだった。

飢えてガリガリになった廖は、地面に膝をついた。そして四つん這いで数メートル、また数メートルと、誰のものともわからない靴や足首、脚の中を恐怖に息を殺しながら進み、やがて思いきって顔を上げて周囲を見まわした。そこはゲートの反対側だった。通り抜けたのだ。安堵の吐息が漏れた。

「たどり着いたあとは、誰からも声をかけられないうちに、急いでその場を離れた。手元にあったのは、何十年も前に夫が父の秘書を務めていたという女性の電話番号だけで、その夫もずっと前に亡くなっていた」。廖はそれまで電話を見たことも、使ったこともなかった。心臓が早鐘を打つなかで雑貨店に入り、店員の男性に、持っている番号へ電話をかけてくれないかとおそるおそる尋ねた。女性は小学校の先生をしていて、仕事が終わるまで迎えに来られなかった。廖は待つしかなかった。

あたりが暗くなってから何時間もたったころ、女性がようやく迎えに現れた。廖は1日中ずっと、不安な気持ちを抱えながらも辛抱強く、通りでじっと待っていた。女性の家に迎えられた廖は、香港で2年過ごし、そして1965年、父親が手配した飛行機に乗ってアメリカへ行き、新生活を始めた。13歳にして、廖ははじめて父親と顔を合わせた。父は驚くような人生を送ってきた人物だった。アイビーリーグのひとつであるコーネル大学で学生時代を過ごすと、帰国した中国では養蚕部のトップを任され、広東省には彼の名を取った橋や運河、ダムができた。頭もよく、バハイ教の経典の中国語訳も任された。それでも、ニューヨークではまともな仕事にありつけなかった。誇りを打ち砕かれたまま、父は中華料理店のウェイターとして生計を立てていた。

「わたしがアメリカへ行ったことで、生活はさらに苦しくなった。自分では面倒を見られないと感じた父は、わたしをシカゴの親戚に預けた」。2年後、廖は父に「一緒に暮らさせて、でなければ絶交よ」と伝えた。

そうして15歳の廖は父と暮らすようになったが、わずか2年で父親は他界した。その間、父のぱっとしない料理に不満を言い、歴史や政治を教えようとする父に反抗したことを、廖は今も心残りに思っている。ふとした瞬間に当時の食卓での会話がよみがえり、後悔で胸が苦しくなる。記憶は鮮明で、彼女は今もあのころに立ち返り、父親が伝えようとしていた言葉を聞き取ることができる。

父親がこの世を去ったあと、廖はアメリカという異国で自らを奮い立たせ、必死で自活した。友人をたくさん作り、ふたりの夫と出会い、そして何より、生きる目的を手に入れた。「この世界には、なんとしてでも生き延びようと思っている人が大勢いる。わたしもそのひとりよ」。廖は力強く言う。

同じように廖は、共産党が圧政を敷く独裁的な今の中国を変えたいという強い気持ちも持っていた。だから人権活動に人生を捧げ、上下両院で中国の人権侵害について証言したこともあった。母国の人権蹂躙に歯止めをかけることを目指す超党派の国際団体〝対中政策に関する列国議会連盟〟の中核メンバーも務めている。

「中国国民がこんなに苦しまなければならないのはおかしいし、こんなひどい状況で生きなければならないのもあってはならない。必要のないことよ。共産党を憎んでいるわけじゃない。わたしはただ、党が自国の民を傷つけるのを見ていられないだけ」。廖は言う。「アメリカは、組織的に自国民の命を奪う共産党に手を貸し続けている。見過ごせないことよ」

アメリカで生活とキャリアの基盤を築き、天安門事件が起こるまでの一時期、香港大学で教鞭を執った廖にとって、何より胸が痛むのは幼いころに別れた母親のことだった。母とようやく再会できたのは、廖が28歳になった1980年。ジミー・カーター大統領が中国との国交正常化を実現したことで、なんとかアメリカへ呼び寄せられた。

魏とはじめて会ったのは、彼が亡命してきた1997年だ。そこからの2年で親しい間柄になり、ふたりで恒久正常通商関係（PNTR）法案に反対する活動を始め、30人の上院議員と100人の下院議員の前で証言したが、接戦の末、法案はほんの数票差で成立した。「あれはアメリカにとって最大級の外交政策上の過ちだった」。廖は悔しそうに言う。

一方、頑固な知識人であり続ける魏は、英語を学ぼうとせず、そのため廖はしばらくのあいだ彼の通訳を務めていた。ふたりの人生が交わり、数十年続く固い友情を結んだのは必然だったのだろう。廖はほかにも、中国の活動家や中国からの亡命者と強い絆を結んでいた。

廖の快活な表情と楽しげな瞳、普段からほとんど化粧をしない顔を見ていると、彼女が2020年9月に68歳の誕生日を迎えたとはとても思えない。それでも、新たな国家安全法のもとで投獄された香港人を解放する方法など、重大なテーマに話が及ぶと、廖は力強さと負けん気の強さをあらわにする。そうした激しい一面を持っていたからこそ、子どものころに経験した大飢饉を生き延びられた。

魏との夕食を終えた廖はベッドに入ったが、武漢の新ウイルスに対する不安は消えていなかった。廖自身、反体制派の中国人と確かな人脈を築き、そのことでアメリカの諜報関係者から高く評価されていたが、魏はそれ以上に顔が広い。多くの人が、魏は共産党上層部に関する信頼の置ける情報源だと信じていた。

それでも彼の言う新ウイルスについて、ニュースでは何も報じられていないし、新聞にも何も書かれていない。中国のメディアでも、ウイルスが広がっているという話は出ていない。なんとも気になる、心配でたまらない話だった。

2020年1月2日　ワシントンDC

それから6週間後の1月2日、ランチタイムを迎えようかというころ、廖とスーティンガーの家に魏が飛び込んできた。木曜日で、昼食を取りに邪魔してもいいかという電話をもらっていた廖は、慌てて食料庫と冷蔵庫を漁（あさ）り、食材を探していた。ところが魏は入ってくるやいなや、武漢で広がっているウイルスのことをまくしたて始めた。すぐにでも伝えたい様子だった。

廖とスーティンガーはひどく不安になった。魏が言うには、ウイルスは武漢の海鮮市場から広がったというのが、当局の公式見解らしかった。「そんなはずがない」。うわずった声で魏が断言する。海鮮市場でウイルスが野生動物から人へ感染する可能性を、魏は理路整然と、しかし断固として否定した。

廖はもしものときのために冷凍しておいた食材で作った、肉と野菜入りのラーメンをすすりながら、話に耳を傾けていた。「あの日の昼食で、彼が話題にしたのは武漢の感染症のことだけだった」と廖は振り返る。「話を聞いて、恐怖を覚えた」

それでも、本当の意味で廖とスーティンガーを驚愕（きょうがく）させたのは、魏のそのあとの言葉だった。ずっと前に忘れ去られた、もう使われていない30年前の電話番号を憶えているほどの正確な記憶力を持つ魏は、中国共産党が長年続けてきた最高機密の極秘計画について話し始めた。「人民解放軍（PLA）は１９６０年代から、生物戦の研究を進めていた」と重々しく言う。「武漢の研究所が非常に怪しい。あの種の研究所は民間の施設ではなく、軍が管理しているはずだ。ウイルスは研究所から流出したものだ。職員の不手際か、事故や過失、汚染か、それとも意図的なものかはわからないが」

魏はそこで一呼吸置き、それから続けた。「海鮮市場の可能性があるとすれば、欲に目のくらんだ研究員が、実験で使った感染動物を市場で売った場合だけだろう」

さらに魏は、石正麗（シージョンリー）の名前を具体的に出し、彼女の働く武漢ウイルス研究所が流出元として疑わしいとまで言った。さらにここ数カ月、香港の民主化運動が中国政府には制御不能なほど激しくなっていることにも言及した。

「習近平かその政敵が、ウイルスを放出した可能性はあるかしら」。廖はそう尋ねた。

「その可能性は常にある」と魏は言った。「党の上層部は、勢力争いで優位に立つためならなんでもするだろう。仮に流出が意図的だとすれば、一番怪しいのは習近平だ。習は軍を統括しているし、軍は生物兵器の研究を統括している」

魏の言葉をどう理解すればいいのか、廖にはわからなかった。まるで現実味のない、考えられないことだった。感染が広がっているという話だが、国営メディアがまったく何も言っていないのはどういうことだろう。何もかもが隠蔽され、誰もが沈黙を強いられているのだろうか。

廖は魏に「本当にそんなことをしたのかしら」と訊いた。

魏は「連中には〝底線〟がない」と言った。一般的には「下限がない」と訳されるこの言葉は、もっと正確には「どこまでも深く堕ちていける」という意味を持つ。

廖とスーティンガーは衝撃を受けた。「まさかという感じで、耳を疑った」と廖は言う。

時は1月2日、ニュースでも、SNSでも、武漢のウイルスの話は出ていなかった。それでもやがて、廖は情報をホワイトハウスの人間に伝えなくてはならないと考えた。具体的には、トランプ政権のNSCメンバーでアジア上級部長を務めたこともあるマット・ポッティンガーの名前が思い浮かんだ。

ポッティンガーと廖はいい友人だった。はじめてきちんと顔を合わせたのは、中国アナリストのピーター・マティスの紹介で夕食をともにしたときで、ポッティンガーがまだ政権入りする前のことだった。スーティンガーも廖も、すぐにポッティンガーを気に入った。聡明かつ冷静で、中国に詳しかった。中国のことを部分的にしか理解しておらず、優れた助言とよくない助言を見分けられないほかの政治家とは違っていた。夕食会から帰った廖は、ポッティンガーは自分が会った対中責任者で最高の人物だと言って夫をからかった。そのときから、廖は裏でポッティンガーにアドバイスを送り、やっかいな政治対立に身を置く彼を密かに助けるようになった。

ほかの分野でも、ポッティンガーはアメリカの政治に大きな影響を及ぼしていた。ポッティンガーが2017年、筆頭作者で元大統領副補佐官のナディア・シャドロー、共同作者で元大統領補佐官のハーバート・マクマスターとまとめた国家安全保障戦略は、政権が中国に対する姿勢を見直すきっかけになった。

ポッティンガーがトランプ政権入りしたことも、夫妻は気にしなかった。CIAに長く在籍したスーティンガーは、ジョージ・H・W・ブッシュやその息子のジョージ・W・ブッシュ、ビル・クリントンなど、両党の人間とつき合いがあった。

9年前に結婚して以来、廖とスーティンガーは最高のチームだった。スーティンガーは政治の専門用語をしゃべり、政権内部での経験を持ち、対する廖は反体制派の中国人とのまたとない人脈を保ち、中国の事情にも通じていた。もちろん、料理の腕も抜群だった。

魏とのランチを終えた廖は、武漢のことをポッティンガーに知らせようと心に決めた。机に向かい、魏から聞いた重大かつ貴重な情報を紙にまとめた。ところが書いているうちに、魏の話が最初に聞いたときよりもずっととっぴなものに思えてきた。人から人へ感染するウイルスが、人民解放軍の管理する研究所から流出した可能性があり、そこでは60年代から生物兵器の実験を行っている？　だけど少なくとも6週間前から広がっているという話なのに、まだ1回もニュースになっていないではないか。

廖は躊躇した。突拍子もない話に思えた。だから、慌てて伝えるようなことでもないだろうと理屈をつけ、魏から直接ポッティンガーに伝えてもらったほうがいいだろうと結論づけた。

結局、廖がふたりを引き合わせたのは、自宅で春節の宴会を催した1月25日のことだった。切羽詰まった話だと信じる理由はどこにもなく、ウイルスが少なくとも11月22日ごろから広がっているという話は、ニュースで一言も出ていなかった。

頭がおかしくなったと思われないためにも、有名な亡命者の口から直に警告し、注意を促してもらうようにしよう。そう、マットは魏から直接聞かないと。

2 勇気ある告発者たち

2019年11月 武漢

医師のワン・レイは、武漢の医療体制が崩壊した時期を正確に言い当てられる。

それは、新型コロナウイルスは人から人へは感染しないという主張が、完全なる茶番になった瞬間でもあった。遺体が積み重なり、病院の廊下やトラックの荷台に何日も放置されて腐敗していった。保健当局が、正確な死者数を記録することを嫌がったからだ。当局にとって、死体は数字の問題でしかなかった。病院は収容能力の限界に達していて、感染した人たちは自力でなんとかしなければいけなかった。

廖大文(リウ・ダイモン)とロバート・スーティンガーが、謎の新ウイルスについてはじめて耳にしたのと同じ2019年11月、ワン・レイ医師は、武漢を呑み込みつつあるウイルス危機と、ウイルスがもたらす混乱のただ中にいた。地域の衛生サービスセンターで働く壮年のワン医師は、新型コロナウイルス感染症(COVID－19)との闘いの最前線に立っていた。

ワンとまわりの医師たちは、自分たちの闘っている相手が新型コロナウイルスだとすぐに悟ったが、正式な診断結果を公表することは禁じられた。自分たちが感染するようになっても、仕事に出ることを強いられた。保健当局の人間は、問題が起こっていることを決して認めようとしなかった。

異変の始まりは11月上旬だった。熱が出て息が苦しいと訴え、病院を訪れる人がどんどん増え始めていた。院内はすぐさま患者であふれた。

「熱を出した患者の数は、普段の倍に増えていた」とワンは言う。「自分は午前からのシフトに入っていて、朝8時から午後3時までの6時間か7時間で、だいたい30人の患者を診ていた。いつもなら、熱を出した人は5人か6人くらいで、残りは糖尿病や高血圧を抱えるお年寄りだ。それがあの11月は、どのシフトに入っても熱を出した患者がゆうに10人以上はいた。みんな高熱に苦しみ、咳(せき)をしていた」

ワン医師（本人の生活を守るため、この本では名前と年齢層を変えてある）は、人口1100万人の武漢の中心部近くで働き、西洋医学と東洋医学の両方を手がけていた。

11月が進むにつれ、感染者の数も増えていった。ワン医師が言うには、当局は明らかに足元の問題を把握していた。医師たちに向けてインフルエンザ警報を出し、重症化しやすいインフルエンザについて注意喚起を促していたからだ。それでもワン医師は疑念を持った。10月末から11月上旬にかけての高校の中間試験の時期だというのに、感染者を出した学校では学級閉鎖が始まっていた。だから、本当にいつものインフルエンザなのだろうかと考えた。「当時は一部の生徒が学校に行けなくなり始めていて、学校閉鎖まではいかないが、いくつかの授業が休講になっていた」。11月上旬のこの時期に、インフルエンザのような病気で授業がなくなるというのは、今までにない事態だった。

「インフルエンザも高熱が出る。だから当時の我々は、状況があんなふうに変わっていくとは思いもしなかった。おそらくインフルエンザだと思い込んでいた」

ところがすぐ、インフルエンザなどではないことがはっきりした。ワン医師は当時を振り返りながら、自分たちの相手がコロナウイルスだとわかり始めたのは12月の第1週だと指摘する。呼吸器疾患を起こすタイプのウイルスで、飛沫（ひまつ）を通じて感染する。「わたしたちは、ＳＡＲＳの再来だと思った。（中国）メディアが新型コロナウイルスの感染確認を最初に報じたのは12月27日らしい。わたしたち現地の医師がそのことに気づいた具体的な時期は思い出せないが、おそらく12月8日ごろだろう。ウイルスに関する話し合いをして、これはＳＡＲＳだという見解になったんだ。それから我々は、この病気を〝ＳＡＲＳプラス〟と呼ぶようになった。まだ正式名称が決まっていなかったから、そう呼んでいた」

ワンら街の医師は、自分たちの敵がコロナウイルスではないかと考えていたが、恐るべき診断結果を正式に出した最初の人物は、武漢最大の病院〝武漢市中心医院〟で働く艾芬（アイフエン）医師だった。医院で救急科の主任を務める彼女も、ワンと同様、呼吸器感染症に罹り、肺炎のような症状に苦しむ患者の対応に追われていた。２０１０年に主任になって以来、こんな病気を目にするのははじめてだった。

11月、12月は1年で特に寒い時期で、肺炎に罹る人は珍しくないが、患者は普段よりも若い人が多く、治療の効果も薄かった。

胸部のレントゲン画像から呼吸器疾患であることが確認できたため、院内では〝原因不明の肺炎〟という言葉が使われていた。しかし艾には、それが正確な診断ではないとわかっていた。自身の患者に通常の肺炎治療が効かず、熱も下がらずに呼吸困難に陥っていることから、検体を研究室での検査にまわした。ところが、肺炎を起こす一般的なバクテリアやウイルスは検出されなかった。艾が診ている患者に、武漢の海鮮市場に品物を配送している65歳の男性がいた。男性は12月18日に医院に運び込まれ、急速に症状が悪化していた。

中国の雑誌『人物』のインタビューで、艾医師はのちにこう語っている。「不可解なほどの高熱が出ていた。いろいろな治療法を試したが効果はなく、体温は下がらなかった」

12月24日には、男性の肺から採取した液体サンプルを広東省の遺伝子解析企業〝ビジョン・メディカルズ（微遠基因）〟へ送り、検査を依頼した。こうした場合、普通は1日か2日で結果が返ってくる。ところが今回は違った。書面での回答はなく、2日後、医院の呼吸器内科で主任を務める趙(ジャオ)蘇(スー)に電話が入った。

中国メディア『財新』が2020年2月に報じたニュースで、趙は12月26日にかかってきた電話について「彼らは直接電話をかけてきて、新型コロナウイルスだと言った」と話している。

艾芬の患者に関するこの検査結果は、艾医師のもとへは届かなかった。かわりに、北京の中国医学科学院に届いた。ビジョン・メディカルズはSNSで、新型コロナウイルスの初期調査に携わり、ウイルスの発見について記した『チャイニーズ・メディカル・ジャーナル』誌の論文に協力したことを認めている。『財新』によれば、会社はウイルスの遺伝子配列のほとんどがSARSコロナウイルスと同じであることを突き止め、検査結果を医学科学院と共有したという。

ビジョン・メディカルズの幹部は武漢を訪れ、現地の病院関係者、疾病管理予防センター(CDC)の人間と分析結果について話し合った。しかし、非常に感染力が高く、毒性も強い可能性のあるコロナウイルスの問題だったにもかかわらず、一連の出来事はひた隠しにされた。

65歳の配送ドライバーの男性は、不要な人間だった。彼は武漢市金銀潭医院へ移され、そこで息を引き取った。

クリスマスイブ、ワン医師は友人と街へ出た。友人たちにはマスクを配った。「医師のあいだでは、SARSに似た異常なウイルスが原因なのは周知の事実だった」

武漢の大病院に勤める医師の中には、コロナウイルスだとはっきり気づいている者もいたが、何か言うのは禁じられていた。同済医院の呼吸器内科に勤めるベテラン医師はこの月、予防のため家族にタミフルを打った。

「彼は理由を言わなかった。母親にも、娘にも、妻にも理由は話さなかった」。ワン医師は言う。「患者と接触したら、1週間の自主隔離を行った。同済医院の一室で外部との接触を断ったんだ。彼にはコロナウイルスだとわかっていた。ところがそのあとで呼吸器内科が手いっぱいになり、隔離を続けているわけにはいかず、仕事へ戻らなければならなくなった。かなり早い時期の話だよ」

ワン医師によれば、同済医院はSARSウイルスを想定して対策を打った最初の病院だという。

「同済医院の医師たちはコロナだとわかっていたが、何も言えなかった。政府が発表してはじめてしゃべれるようになった。その前は箝口令が敷かれていた」。医師はそう振り返る。

「医師仲間のWeChatのグループの中にも、研究室でサンプルを見たがコロナウイルスで間違いないと言う者がいた。はっきり憶えてはいないが、同済病院か、武漢大学人民医院の医師だったかもしれない。しかし記憶している限りでは、その情報はグループ内でも広まっていなかったと思う」

ワン医師の周囲でも、普段から診ている人たちが次々に感染していったが、打つ手がなかった。疲労が募るなか、医師は追い詰められていくのを感じた。

「25人の患者を診て、23人が肺をやられているとわかった日のことを憶えている。だから、北京に住んでいたときに経験したSARSを基準に行動した。SARSの経験をもとに、ウイルスは1カ月ほどで落ち着くと仮定し、ひと月分のマスクを買った。当時マスクは0・13元［約2円］だった。勤め先の衛生サービスセンターの薬局へ行って、数千枚の在庫を買い占めた。笑われたよ。『昔から心配性なんだから。大丈夫ですよ。ウイルスなんていませんん、大丈夫』とね。

ところがそれから少したつと、マスクは買いたくても買えなくなった。わたしは手元にあった300枚を家族と両親、兄弟に配り、100枚を自分用に取っておいた。そして1月13日にマスクを買い足しに行くと、もう手遅れだった。12月以上のパニックが起こっていた。今も憶えているが、お年寄りの女性が、N95マスク1枚に65元出すと叫んでいた。以前なら何枚かセットで3・5元、最高級品でもたった5元だったのに、それが1枚65元だ。しかもそのあとは、よそから寄付してもらわないと手に入らなくなった。家でマスクを着けるときは、1枚を1週間も使い続けた。それでも職場では、毎日毎日、何時間も病気の人を診なければならないから、マスクは毎日替える必要があった」

武漢市中心医院の艾芬が担当している患者に、海鮮市場と関わりのない41歳の男性がいた。12月27日に男性が搬送されてくると、艾医師は綿棒で検体を採取し、分析のため北京の医学研究施設〝キャピタルバイオ（博奥晶典）〟に送った。

結果は12月30日に戻ってきた。そこには〝ＳＡＲＳコロナウイルス〟と書かれていた。艾医師はその文字を見つめ、それから何度も見返し、結果の重大さをなんとか呑み込もうとした。冷や汗が噴き出してきた。そうではないかと恐れていた知らせだった。

艾はショッキングな分析結果を赤丸で囲み、胸部のCT画像を添えて、武漢の別の病院で働く大学院時代の友人へ送った。武漢市中心医院の艾の同僚で、のちに内部告発者として最も有名になる李文亮（リーウエンリアン）も、すぐにＷｅＣｈａｔでメッセージを送り、学生時代から知っている医療関係者約１００人にこのことを知らせた。「7件のＳＡＲＳ陽性が確認された」。李はそう綴った。

メッセージは、中国のＳＮＳである〝Ｗｅｉｂｏ（微博）〟の医療関係者界隈（かいわい）であっという間に広がった。そのことで、李はのちに制裁を科された。警察に身柄を拘束され、新型コロナウイルスについて発表して多くの命を救おうとしたほかの医師とともに、国営テレビで辱めを受けた。

その晩、謎の新型コロナウイルスの影響を心配する艾芬の電話に、医院の上司からメッセージが届いた。訓戒の言葉だった。パニックを避けるため、コロナウイルスの情報を発信しないように、と書かれていた。

コロナウイルスの感染力の強さを知っていた艾医師は、直属のスタッフ全員に、白衣の下に着るジャケットなど、防護服とマスクを着用するよう伝えた。しかしその状況でも、公式にはマスクと防護服は着けてはならないという方針になっていた。これもまた、パニックを防ぐためだった。その後、キャピタルバイオは分析結果を撤回した。会社は、ＳＡＲＳウイルスは擬陽性で、「ほんの小さなミス」だったと述べた。遺伝子配列の専門家は『財新』に対し、原因はデータベースに限りがあったことだろうと語った。

艾芬は『人物』でこう語っている。「患者が目の前で増えていき、感染の範囲も広がっていった。人から人への感染が起こっているのは確実だった」

それから2日後の1月1日、艾は医院の懲罰委員長に呼び出され、「流言を用いて安定を損なった」として正式に訓戒を受けた。そして、メッセージや画像などを使い、ウイルスの件を誰かに伝えることを禁じると正式に通達された。

艾芬が驚愕の分析結果を受け取る前の段階で、武漢はすでに街全体がウイルスに冒されていた。それでも、街中の病院や診療所に勤める医療関係者と専門家は、不安と恐怖で声をあげられずにいた。

12月27日、湖北省中西医結合医院の呼吸器内科に勤める張継先（ジャンジーシエン）が、保健当局に対してはじめて正式に、新型コロナウイルスが原因で少なくとも180人が病気に罹ったと報告した。張は前日に病院へ来た熱と咳、倦怠（けんたい）感に苦しむ老夫妻の胸のCT画像を見て、普通の肺炎とは違うことに気づいた。

54歳で、医師として2003年のSARSの世界的な大流行（パンデミック）も経験している張は、中国国営の新華社通信に対して、またパンデミックが起こりかけているのを感じたと話している。だから、老夫妻の息子のCTスキャンも行ってほしいと強く訴えた。

「息子さんは最初、検査を受けるのを嫌がった。症状も違和感もなかったから、病院にお金を騙（だま）し取られると思ったのだろう」と張は話している。しかしなんとかCTを撮らせてもらったところ、両親と同じ異常が見つかった。症状は出ていなかったのにだ。「感染症でない限り、家族3人全員が同じ病気に罹るとは考えづらい」。そう考えて3人、さらにはウイルス感染症で受診に来ていた別の患者の血液検査を行ったが、インフルエンザは陰性だった。

張医師は報告書をまとめて病院へ提出し、病院はそれを地区のCDCへ送った。「報告書は、感染症と思われるウイルス性の病気を発見した経緯を記したものだった」と張は言う。

報告書を受け取った武漢市と湖北省の疾病対策当局は、各病院へ内々に通知を出して、海鮮市場の関係者が新型肺炎に罹っていると警告し、似た症例をモニタリングするよう求めた。この通知はインターネットでリークされ、感染爆発を当局が認めていたことを示す最初期の情報となった。ここに至っても、政府は人から人への感染を否定し、そのあと1カ月にわたってその見解にしがみついた。WHOもその言葉に騙され、見解を楽観的に支持し、世界に広めた。

世界有数の遺伝子解析企業〝BGI（華大基因）〟に、武漢の病院から検体が届いたのは12月26日のことだった。29日には結果が判明し、2003年のSARSパンデミックを起こしたウイルスと、遺伝子配列が87パーセント同じ別の未知のウイルスが見つかった。

12月を通じて、ほかの解析企業にも分析の依頼が殺到し、病院や衛生サービスセンターは患者であふれた。ところが数日後の1月1日、こうした新型コロナウイルスの貴重な初期サンプルは、ウイルス蔓延（まんえん）の報を隠蔽しようとする中国政府の厳命で、根こそぎ破壊された。

3 広まる知らせ

2019年12月30日　ワシントンDC

冬のニューヨーク、夕食を終えてメールを確認していたProMED（新興感染症監視プログラム）のマージョリー・ポラック副編集長は、中国語を話す知り合いからメッセージが届いていることに気づいた。中国で新ウイルスが広がっているという情報がWeiboで話題になっているという内容だった。

メールには、武漢での集団感染（クラスター）発生に関する画像や投稿も記載されていた。武漢の衛生健康委員会が出したとする文書の画像も添付されていて、ウイルスと華南海鮮市場との関連が指摘されていた。ポラックは上司であるラリー・マドフ編集長に電話をかけ、単刀直入に、武漢で新たなSARSが広がっているかもしれないと伝えた。

マドフは言う。「マージョリーは30日に電話をかけてきてウイルスの件を警告し、ProMEDとして何を調査し、何か発表する必要があるかを考えなくてはならないと言ってきた。ふたりとも、憂慮すべき重大な事態なのは認識していた。もちろん、ここまで大きな話なのは把握していなかったが」

ポラックは中国メディアで出ている情報を漁り、肺炎に似た症状を起こす新ウイルスの記事をいくつか見つけた。ふたりはそれを見て、「少なくとも暫定的な確認は取れた」と判断した。

ＰｒｏＭＥＤでウェブリサーチャーとして働き始め、以来20年にわたって勤め続けているポラックは、ワクチンで防げる病気を専門とする疫学者でもある。だから肺炎に似た病気のクラスターが発生している以上、今回のケースはＳＡＲＳに似たものかもしれないと判断した。ＷＨＯやアメリカＣＤＣの仕事で、世界50か国以上をまわってきた彼女にとって、今回の知らせは16年前に関わった出来事を思い起こさせる不気味なものだった。２００３年2月10日、中国の広東省で肺炎が広がっていることを世界に知らせたのはＰｒｏＭＥＤだった。肺炎はやがてＳＡＲＳと呼ばれるようになった。

「ＳＡＲＳの感染拡大を経験し、その渦中で働いた人間にとって、今回の知らせにはピンときた。デジャヴがあった」。ある経営コンサルティング会社とのオンラインインタビューで、ポラックはそう語っている。

２００3年のＳＡＲＳの知らせがポラックのチームに届いたとき、それは又聞きのさらに又聞き程度のうわさ話だった。「ある医師のお得意さんが友人から聞いた話として、その友人の友人が広東省の教師が集まるチャットルームを見たところ、病院に患者が押し寄せていて、至るところで人が死に、大パニックが起こっているという報告が寄せられているとのことだった」。ポラックはそう振り返る。「今回の新型コロナも同じ流れだった。Ｗｅｉｂｏに投稿された画像が本物かはわからなかった。だから調査を行い、武漢市衛生健康委員会が文書は本物だと認めているという記事を発見した」

この調査結果に、マドフは不安になった。「一緒に住んでいる妻と娘に、何かが起こっていると伝えた。妻は中国系アメリカ人で、中国に家族がいる。だからよく向こうへ行っていたし、武漢に行ったこともあった」とマドフは言う。「取り越し苦労の可能性もあったが、憂慮すべき理由があった。だから、その日のうちに一報を出すべく、急いで仕事に取りかかった」

4時間後、もうすぐ日付をまたごうかという時間に、ＰｒｏＭＥＤはデータベースに登録してある8万人の医師と疫学者、公衆衛生関係者に向けて、〝診断未確定の肺炎　中国（湖北省）〟と題した警告を発した。

こうした警告の仕組みに致命的な欠陥があることを示すかのように、趣味でブログをやっているフロリダ州のシャロン・サンダースという女性が、ＷＨＯよりも早くウイルスのうわさを嗅ぎつけていた。ＰｒｏＭＥＤが警告を出す少し前に、サンダースは新型肺炎に関する短いブログ記事を投稿していた。彼女は15年にわたって、世界中の感染症を追跡する〝フルートラッカー〟というブログを続けていた。「世界の人々の公衆衛生に捧げる」がブログのモットーだった。

12月30日の午後11時35分、サンダースは〈武漢でＳＡＲＳ感染の疑い、中国中央電視台報じる〉と題した記事を投稿した。知らせはあっという間に広まった。サンダースは36分後の31日0時11分、もっと恐ろしい内容の記事を投稿した。そこには、中国メディアの報道によると武漢で27日以降、「ウイルス性肺炎」や「呼吸器感染症」が確認されていて、感染者のほとんどは「武漢華南海鮮卸売市場の商売人」だと書かれていた。

ほぼ30分ごとに、サンダースは新しい情報に行き当たった。まずは「武漢市衛生健康委員会のサイトに入ろうとしているけど、すごく重い」と伝え、1時までには、ウイルス性肺炎が27例確認され、そのうち7例は重症、残りは症状が落ち着いているという情報を追加した。

残念ながら、中国はWHOや各国政府に新型コロナウイルスのことをまったく報告しなかった。出入国を禁止したり、他国の政府に対して、最近になって武漢を訪れた人は非常に感染力の強い危険なウイルスに感染している可能性があると注意を促したりすることもなかった。とんでもない話だが、各国の保健当局が情報を察知したのは、ウイルスが人々の命を奪っていく状況が8週間も続いたあとだった。ProMEDが30日に報告していなかったら、中国がどれだけ長くウイルスの件を秘密にしていたかは想像もつかない。それでもこの報告のおかげで、状況が大きく動き始めた。

翌31日には、WHOの職員がProMEDのネット上の報告に気づいた。同じ日に、台湾の保健当局もWHOに連絡を取り、情報提供を求めた。WHOの健康危機管理プログラムの責任者を務めるマイケル・ライアン医師によれば、ジュネーブの医師のチームがWHOの中国事務局に連絡を入れ、次に事務局が中国の保健関係者に直接話を聞いて、報道が事実かを確認したという。そうやって周囲からせっつかれ、中国側もしぶしぶ感染の事実を認めた。

12月31日には、武漢で新型肺炎の感染者が出ているという話がWHOの中国事務局へ正式に伝えられた。〈公に発表されている内容とは裏腹に、中国は武漢の感染爆発について、WHOにまったく報告しなかった〉。アメリカ合衆国下院外交委員会が2020年に出した意見書には、そう書いてある。

そして、武漢で肺炎が広がっていることを不承不承ながら認めた（人から人への感染はないという主張は、その後6週間にわたって続けた）のと同じ日、大がかりな隠蔽が始まった。手始めは中国のSNSの大掃除で、「未知の武漢肺炎」や「武漢海鮮市場」に類する言葉を含んだ投稿は軒並み削除された。

新年が訪れようとするなか、2020年に巻き起こる大混乱の兆しはどこにも見当たらなかった。

各国の大手新聞社が新型コロナウイルスについて報じるようになったのは、1月6日になってからだった。『ウォール・ストリート・ジャーナル』紙は、〈中国で謎のウイルス拡大、保健関係者が解決に着手〉と題した記事をウェブサイトで公開した。副題は〈中国中部で59人がウイルス性肺炎に感染、香港とシンガポールが警報発令〉だった。

記事の冒頭にはこう書かれている。〈医療当局は、未知のウイルス性肺炎の原因特定を急いでいる。中国中部では59人がこの肺炎に罹り、7人が重症だという。この知らせを受けて、香港とシンガポールは警報を発令した。新型肺炎の感染例は、中部の街である武漢に集中している。武漢市衛生健康委員会のウェブサイトに掲載された5日夜の最新の情報では、死者は出ていない〉。しかし、実情はまったく違った。艾芬(アイフェン)の患者はすでに命を落としていたし、ワン医師も病棟内に遺体が積み重なる様子を目の当たりにしていた。

イギリスの『タイムズ』紙も似たような記事を載せたが、SARS説は否定していた。〈専門家はまだ感染源を特定できていないが、恐ろしいSARSウイルスが原因である可能性は否定している。患者はみな治療のため隔離され、感染した患者と接触した163人は観察下に置かれている〉

ここでもまた、武漢市衛生健康委員会が出した情報はまったくのでたらめだった。保健当局はすでに、新種のSARSウイルスだという分析結果を解析企業から受け取っていたが、結果はすべて破棄させられていた。それに、ウイルスはこの時点ですでに爆発的な勢いで市内に広がっていたし、患者の家族が隔離されていた、もしくは観察下に置かれていたことを示す証拠もまったくない。もちろん、患者の治療にあたった医療スタッフも隔離されてはいなかった。

『ニューヨーク・タイムズ』紙も同じ日、北京と香港の特派員が書いた記事をウェブサイトで公開した。記事では、シンガポールのデュークＮＵＳメディカルスクールに勤める新興感染症の専門家王林発（ワンリンファー）の言葉が紹介されていて、それによると王は「感染爆発について伝えることを中国の科学者は禁止されていて、その点に不満を持っている」という。王は少なくとも２００６年から、武漢ウイルス研究所の石正麗（シージョンリー）と周鵬（ジョウポン）と一緒に仕事をしてきた人物だ。

また記事によれば、香港でもすでに、最近武漢へ行っていた21人が入院していて、武漢からの渡航者をモニタリングするため、空港にサーマルカメラが設置され高速鉄道の駅員も体温測定を行っていた。市内の大手ドラッグストアチェーンでは手術用マスクが売り切れ、大手薬局チェーンのワトソンズは、手術用マスクと手指消毒剤の売上が急増していると発表していた。

こうした記事のほとんどは小さなもので、新聞の中ほどに埋もれていた。各社は依然として、トランプ大統領の1回目の弾劾裁判に注目していた。武漢から広がりつつある新型ウイルスは、軽く触れられる程度だった。

それでも1月の第1週が終わるまでには、ホワイトハウス内の一部の幹部が異変に気づいていた。中国は、アメリカとＷＨＯからのウイルス封じ込めに対する協力の申し出を断り続けていた。誰ひとり、武漢に足を踏み入れることは許されなかった。

「『スティング』は観（み）たことがあるか？」トランプ政権で国務長官を務めたマイク・ポンペオは、ワシントンＤＣからの電話で、わたしにいきなりそう言った。「古い映画だよ。ロバート・レッドフォード主演の名作で、レッドフォードが詐欺をはたらくんだが、この映画にはシャットアウトと呼ばれるパートがある。賭け屋が敵から金の受け取りを拒否するんだ。とにかく、我々も（中国から）シャットアウトされていた。

こちらは正式な外交ルートを通じて、支援のため医療チームを中国へ派遣したいという要請を出していたんだ。向こうは助けを必要としていたからね。ところが彼らは『自分たちでやれる。問題ない』と言うじゃないか。ならばとデータを提供してくれと頼むと、今度は『持っていない。今まとめているところだ』と言われた。

そのあと非公式なルートも試したがダメだった。それでだいぶ話が読めてきた。向こうの医師たちの告発の問題もあって、中国は何もかもを遮断するつもりだった。1月の終わりには、向こうがこちらをシャットアウトしようとしていることがかなりはっきりしていた」

『スティング』の比喩は言い得て妙だ。ポール・ニューマンとロバート・レッドフォード主演で1973年に公開され、10部門でアカデミー賞にノミネートされたその映画では、主人公たちがとっくに逃げたあとで、敵であるマフィアのボスは自分が騙されたことにようやく気づく。同じように、アメリカも中国に翻弄されていた。そしてポンペオは違うにしても、トランプ政権の一部は中国に完全に騙されていた。詐欺に気づいたときには、もうパンデミックが起こっていた。

ポンペオの記憶では、アメリカは年が明けた直後から、関係者や外交官、医療の専門家から成るチームを中国へ派遣して新型ウイルスと闘い、ついでに情報を手に入れようと繰り返し試みていたが、すべて失敗に終わっていた。支援の申し出はひとつ残らず断られた。

ポンペオは言う。「我々はすぐ、みんなで事にあたるようにした。保健福祉省の人間にCDC、中国にいるわたしの部下を集めて、何度も使節団を組んだ。彼らの安全の確保に努め、中国がウイルスの出どころを特定するのをサポートしようとしたが、状況を見通せるようにしたくとも、そのたびに彼らに完全に阻止されるということがすぐわかった。1月中旬から下旬になっても、状況は変わらなかった。

外交ルートを使って問い合わせたし、こちらの保健当局も努力した。みんながんばっていた。最初の感染者が保有していたオリジナルにできるだけ近い形で、ウイルスの現物を手に入れることが非常に重要だったからね。それがあれば封じ込めもできるし、もちろん、幅広い解決策を見つける過程にも着手できる」

ポンペオは1月中ずっと、怒り心頭のロバート・レッドフィールドと電話で連絡を取り続けた。当時アメリカCDCの所長を務めていたレッドフィールドは、年末から家族とバカンスに出かけていた。ところが12月31日を楽しもうとしていたところで携帯電話が鳴り、「中国の武漢で、原因不明の肺炎による27人のクラスターが起こっている」と知らされた。休暇は年越し前に終わった。翌1月1日から、CDCは状況報告をまとめる作業に取りかかり、報告書を保健福祉省と共有した。

レッドフィールドは2018年、HIVウイルスの拡散とオピオイド危機への対応を評価され、CDC所長という要職に指名された。今回も、本来なら年明けからの数日で、中国CDCの高福（ガオフー）主任と話し合いを重ねるのが当然と思われた。

ところが高はレッドフィールドに連絡を入れて新ウイルスについて警告したり、武漢でウイルス危機が起こっていると知らせたりはしなかった。数カ月前にアメリカを訪れ、パンデミックを想定した対策作りの演習大会〝イベント201〟に参加していたのにだ。世界経済フォーラムと、ビル

&メリンダ・ゲイツ財団が主催したこの大会では、重大なパンデミックが起こった場合でも渡航と貿易は維持すること、誤った情報への対策を打ち出すこと、米内外で治療薬とワクチンの在庫を増やすことなどが提案されている。高から連絡がなかったため、レッドフィールドは1月3日に自らメールを送って話がしたいと伝え、その日のうちに電話会談を行うことが決まった。レッドフィールドにとって、その電話はひどく不安をかき立てられるものだった。なんとも驚いたことに、電話の向こうの高は泣きだした。「きっともう手遅れだ」。高はそう言ったとされる。

高はレッドフィールドに、今回広がっているのはコロナウイルスだが、接触感染はしないと伝えた。「人から人への感染はない」と言った。そして、病気に罹ったのは海鮮市場を訪れた人だけだと続けた。ウイルスを保有しているのは症状が出ている患者だけだとも言った。しかしこのふたつの重要な情報は、どちらも完全なる嘘だった。

レッドフィールドはすぐ、国としての支援を申し出て、チームを武漢に派遣してもいいか尋ねた。自分には許可する権限がない、というのが高の答えだった。

電話の内容と、中国政府の高官が感情をあらわにする異常事態に危機感を抱いたレッドフィールドは、上司にあたるアレックス・アザー保健福祉長官に電話をかけた。アザーはひどい鼻かぜと咽頭炎で、ワシントンDCの自宅で休んでいた。

「新型コロナウイルスです」。レッドフィールドはアザーに伝えた。

「オーケー、意味はわかった。それは大事だ。CDCのチームをすぐ派遣すると高に知らせてくれ。すぐに提案するんだ。支援の用意があると伝えてほしい。すぐに動こう。SARSの二の舞は避けなければ」

アザーはしゃべるのもつらい状態のまま、まずは大統領首席補佐官に連絡を入れると、続けて国家安全保障会議（NSC）とホワイトハウスのロバート・オブライエンにすぐ知らせ、一緒に対応にあたってほしいと頼んだ。

「わたしの中の警報ベルが一斉に鳴っている。新型コロナウイルスはまずい」。アザーは同僚にそう言った。

しかし、中国の国家衛生健康委員会主任である馬暁偉（マーシアオウエイ）とは連絡がつかなかった。話ができたのは、それから3週間が過ぎたあとだった。

レッドフィールドは翌4日に高へメールを送り、〈呼吸器感染症の研究員、疫学者から成るCDCの専門家チームを派遣して、貴殿と中国CDCを支援し、今回の未知の、おそらく新型の病原体の正体を突き止める仕事に協力したい〉と改めて提案した。6日にもメールし、今度は現地支援を申し出る公式書簡を添付した。しかし、その後の数週間にわたって同様の協力を何度も打診したにもかかわらず、中国政府は決して受け入れようとしなかった。

レッドフィールドは、仮にこのとき武漢に自身のチームが入れていれば、中国政府が答えをはぐらかした重要な科学的疑問にいくつか答えが出たはずだと考えている。たとえば人から人へ感染するのか、あるいは無症状での感染は起こるのか。「最高の専門家を集めたチームが現地入りできていれば、1月中にはこうした疑問に答えが出せていたかもしれない」。アメリカ外交問題評議会で、レッドフィールドはそう証言している。

米CDCは、人から人へ感染しないという中国の発言を怪しみ、国内の医師たちに警告文を送って、〈自身の診ている患者に呼吸器感染症の症状が出ていないか、中国の武漢への渡航歴がないかを確認する〉よう要請した。警告の中で、ＣＤＣは〈報告された、原因不明の肺炎を注意深く観察している。この肺炎は、中国湖北省武漢市にある鮮魚と生きた動物の卸売りを行う市場と疫学的な関連を持つ可能性がある〉と述べている。

アメリカとしては、ウイルスを検出する方法を確立することが急務だったが、ウイルスのサンプルもなく、遺伝子配列もわからない状態では不可能だった。遺伝子配列が公開されたのは1月10日で、中国政府は公開した研究所を、おそらく制裁措置として即座に閉鎖している。レッドフィールドのチームが暫定的な検査方法を手に入れたのは1月17日か18日で、特許は取っていないため、誰でも自由に利用できた。

ＮＳＣには、3日の時点でＣＤＣから武漢のウイルスのことが伝わっていたが、新型コロナウイルス感染症の対策会議がはじめて開催されたのは、それから10日以上たった1月14日のことだった。会議の議長は、大量破壊兵器と生物兵器防衛を担当するアンソニー・ルジエロ上級部長が務めた。同じ日、ＷＨＯはツイッターで、人から人へ感染するという根拠はないと発表した。

ポンペオは、中国がこれだけ早い段階で支援の申し出を断ったことに警戒感を抱き、ウイルスの発生源は本当に海鮮市場なのだろうかと疑問を持った。1月というこの段階で中国が透明性を欠いたことで、ポンペオの心に、新型コロナの発生源に対する疑念が芽生えた。中国はいったい何を隠しているのだろうか。

「きみの質問のうち、武漢ウイルス研究所から流出した可能性を最初に疑ったのはいつかという質問にまず答えたのには理由がある。さまざまな可能性を探るようになったのは、中国側が我々に答えを出させるつもりがないとわかってすぐだ」。ポンペオは言う。「それで危機感を抱いた。それがすべてを物語っている。ＷＨＯの要請に応じた各国の対応を見れば、中国は援助を欲していたと思うかもしれない。しかし実際には、中国が望んでいたのはその逆だった」

4 混乱の武漢

2020年1月　武漢

武漢市中心医院の艾芬医師は、新型コロナウイルスについて話を広めようとしていたが、ほぼ同時期、新型コロナに言及した投稿は中国のインターネットから消され始めていた。中国共産党が検閲を始め、党とは正反対のアプローチを採る医師や保健関係者に警告を送ったからだ。

〝#WuhanSARS〟のハッシュタグは、感染拡大や海鮮市場に類する単語とともにブロックされた。

武漢で最も忙しい中心医院の現場は、壮絶な状況になっていた。「自力では車から降りられないほど父が弱っている」と言われた艾医師は、かわいそうに思って病院の外まで助けに行ったが、たどり着いたときにはその男性は死んでいた。同僚の医師が、まだ32歳の息子の死亡証明書を年老いた父親に渡していた光景が忘れられない。老人は悲劇的な知らせを受け止めきれず、医師を見つめていた。

死者数は容赦なく増えていった。病院は収容能力を超えていた。死体の山がのぼれないほど高く積み上がっていた。ある男性は艾に、義理の母親の「入院治療」を手配してもらえないかと頼んできた。病状を心から心配する男性は、艾が入院を手配したことに心から感謝し、時間をかけて礼を言った。ところが病院へ到着したときには、女性は力尽きていた。「ほんの数秒の話なのはわかっている。それでも、あのときの『ありがとうございます』が、わたしの心に重くのしかかっている」。艾は『人物』でそう振り返る。「あの一言を聞いていた時間を治療に使えていたら、ひとつの命を救えたかもしれない」

それから悲しいことに、艾芬の前で同僚たちが倒れ、何人かは帰らぬ人となった。医師が『人物』のインタビューに答えたのは、中国での感染拡大が落ち着いたあとの3月だったが、そのインタビュー記事もネットからは削除された。

ワン・レイ医師はほどなく、今回のコロナ禍は2003年に北京を襲ったSARSの感染爆発よりも深刻だと気づいた。数カ月で治まるようなものではなさそうだったし、人から人へ感染していて、感染のパターンも多かった。新型コロナウイルスによる死者の数を報告することを禁じられていたのも不安だった。政府は、コロナによる死者はひとりもいないと主張し続けていたが、ワン医師は武漢の各病院の実情を知っていた。

ワンの友人は、妻の姉妹と義理の姉妹が感染して入院していた。そこでは、普段なら定員4人の病室に、12人の患者が押し込まれていた。その全員が感染力の強い状態で、飛沫を飛ばし、息も絶え絶えだった。地獄絵図だった。

コロナ関連死の報告は、全面的に撥ねつけられた。ワン医師はこう振り返る。「友人の家族が、武漢市中心医院で治療を受けていた。当時はコロナによる死は報告されていなかったが、治療を受けていたその男性が言うには、たったひとつの病室内で3人が死んでいたそうだ。死体は別の場所へ移されることもなく、何日も放置されていた。男性はそれで恐ろしくなって、どうしたらいいか、わたしにメッセージを送ってきた。

病院がどれだけの人数を病室に押し込んでいたか、想像もつかない。ニュースにならなかったから誰も知らなかったが、ＷｅＣｈａｔの医師のグループや、医師と患者の会話の中ではその話が出ていたから、わたしたちは把握していた。

あのときは、死者を報告することが禁じられていて、当局は誰も死んでいないと言い張っていた。しかし友人は、3人家族のうちふたりが感染し、職場でも同僚がひとり体調を崩していると言った。1月中旬になると、深刻極まりない状況なのがはっきりした。友人の言葉を仲間の医師たちに伝えたら、みんな、自分も似た話を聞いたと言っていたよ。

それからすぐ、状況は思ったよりも深刻だと気づいた。熱はないのに、いきなり呼吸不全に陥る人がどんどん増えていた。患者の体温を測定するだけではもうダメだった。

こうしたことを、病院はなぜ報告しなかったのか。働いている衛生サービスセンターの所長から言われたのは、パニックを起こしたくないから報告はできないということだ。もうひとつの理由は、単純に実際よりも数を少なく見せるためだろう。当局は、武漢の状況はコントロールできていると言い続けていた。23日に都市封鎖（ロックダウン）が行われるまでは、肺の問題を報告することすら許されなかった」

胸の悪くなることに、実際にはそうやって感染拡大に対する犯罪的な隠蔽工作を行っていたなかで、中国の習近平国家主席はＷＨＯやアメリカをはじめとする各国から透明性を称賛されていた。

1月までには、ワン医師は重大な危機が起こりつつあるのを察していた。友人を含めた多くの医師が病に倒れ始め、医師は怖くなった。

新型コロナが中国国外にも広がるなか、中国発のフライトは依然として飛び続けていた。ワン医師が勤める地区の衛生サービスセンターの所長は、1月にヨーロッパへ出張していた。具体的な目的地がどこだったのか、ワン医師にはわからないが、武漢天河国際空港からは、毎日28便の国際線が出ていた。数百人を乗せた飛行機がはるか遠方のパリや東京、ロンドン、ドバイ、ニューヨーク、サンフランシスコ、シドニーへ、さらにはバンコクやシンガポールなどの経由地へ向かっていた。

センター長はヨーロッパに着いたとたん、熱を出して呼吸器不全を起こした。それなのに、すぐさまホテル待機するのではなく、飛行機で武漢へ戻ってきた。

「ヨーロッパへ着いたセンター長は、熱があって咳も出ることに突然気づいた。そして、ヨーロッパでは必要な治療が受けられないのではと不安になり、急いで中国へ戻ってきた」とワン医師は言う。

その過程で、センター長は空港で、機上で、そしてもちろん地上で、多くの人をウイルスに晒した。

「センター長の父親は呼吸器系が専門で、彼にどんな薬を飲めばいいか助言していた。問題は、センター長が体調不良をみんなに隠し、仕事を続けていたことだ。わたしもしばらくのあいだ、同じシフトに入っていた。ヨーロッパですでにかなり重い症状が出ていたのにだ」

その後ワン医師は、回復したセンター長から、市民が怖がり、大規模なパニックにつながりかねないからと、過剰な感染予防は行わないよう指示された。同じ理由で、メディアもウイルスのニュースを報じることを禁止された。

「センター長から言われた言葉をそのまま伝えるよ。彼は『マスクを着けてはならない』と言った。

（中国人疫学者の）鍾南山（ジョンナンシャン）がマスク着用を促した翌日に、そういうめちゃくちゃなことを言ったんだ。そんなばかな方針があるかと信じられない思いだった。相手がインフルエンザだろうと、コロナウイルスだろうと、医師がマスク禁止を命じられるなんてありえない」

だから、ワン医師自身が感染したのは必然だった。1月14日から咳が出始めた。

「胸の痛みが治まらなくなったんだ。なんてこった、この年で心臓発作かと思ったが、そんなわけはなかった。次の朝には痛みが増していた。恐ろしかった」とワン医師は言う。「その日はずっと家を出ず、体温をチェックした。しかし熱はなかった。だから翌日は仕事に戻り、自分で胸のレントゲンを撮った。右肺の下部が感染していた。レントゲンを確認した医師の話では、このウイルスの典型的な臨床的特徴がすべて現れているということだった。その日すでに8人のレントゲンを撮ったが、全員の右肺下部に感染の兆候があったとも言われた」

ワン医師は帰宅し、ベッドで静養を続けた。ひどい症状は3日間続いた。ところが4日目、仕事に戻るよう言われた。長く休むことは許されなかった。体調は日ごとに悪くなっていた。

「センター長には、少し休暇を取りたいと言った。この状態では出勤できないし、患者さんや同僚のみんなにうつしてしまうから、休まないといけないと。ところが、それは認められないと言われた。（1月24日からの）春節の休みまでは出てきてくれというお達しだった。

理由のひとつは、診療スタッフが足りなかったからだろう。もうひとつは、医師が姿を見せないせいでパニックになるのを恐れていたからだ。正式な診断を受けていない以上、仕事には行くしかない。そして新型コロナウイルス感染症の核酸検査（ＰＣＲ検査）がない以上、正式な診断が出るはずもなかった。

当時は検査を受けようと思えば、果てしなく続く行列に並んで待たないといけなかった。プレッシャーのなかで医療体制そのものが基本的には崩壊していたから、正式な診断を受けるのは不可能だった。病院で治療を受けるには、ＣＴスキャンと血液検査だけ受ければよかった。しかし正式な診断には検査が必要だ」

1月20日には、医療施設は感染者であふれていた。ワン医師は、生き延びられないかもしれないと思った。「ＷｅＣｈａｔで友人に、自分はもう終わりだ、自覚があると伝えたのを憶えている」と医師は話す。「別の病院の内科に勤める友人から、場所が空いているからこっちへ来いと言われた。そのときは経過観察を続けたいと返したのだが、次の日には『もう遅い。昨日のうちに来るべきだった。今日はもう所属の医師を治療するスペースもない』と言われた。19日には間違いなく余裕があったのが、20日には厳しくなって、21日には可能性がゼロになった。その2日間で、街の医療体制そのものが崩壊した」

医療は混乱し、病院は無法地帯と化した。院内隔離も、最高の治療もなかった。発熱外来には、どこまでも続くかに見える病人の長い列ができた。ワン医師は、ひどく具合の悪そうな女性が、体調不良と待つことのつらさとで列から飛び出し、苛立ち(いらだ)まじりに地面につばを吐くところを見たという。女性はみんなにうつしてやると叫んでいた。

春節が終わると、ワン医師が勤める衛生サービスセンターでも、新型コロナウイルス感染症の症状に見舞われる医師と患者がどんどん増えていった。「センターには医療従事者が60人ほどいた。清掃スタッフと警備員を入れると、64～65人だったかもしれない。それがやがて、何人かが恐ろしくなったのか、いきなり仕事に来なくなった。わたしは毎日、病気になった人数を数えていたのだが、最初は8人だったのが12人になり、20人を超えたところで数がわからなくなった」
子どものいる親からは、自分の子どもが元気であることを示す健康証明書を出してほしいと迫られるようになった。「中学校や小学校の生徒がたくさん受診しに来るようになった。ほぼ学期末に近い時期で、親たちは、子どもの健康証明書をどうしても出してほしいと言っていた。理由を聞くと、学期末なのに子どもが授業に出席させてもらえないので、学校へ行って試験を受けさせるためにも、健康だという証明書を学校に提出したいと言っていた」

こうしたワン医師の生の言葉から判断すると、1月24日の実際の感染者数と死者数は、中国政府が発表した感染830人、死者26人という数字よりずっと多かったと推測できる。

数カ月後、感染のピークが過ぎ、気候が暖かくなってきたところで、ワン医師は武漢のある大学関係者の自宅を訪れた。バルコニーの椅子に腰かけながら、医師はその人物に、武漢の感染拡大は公式発表よりもずっと前に始まっていたこと、当局がそれを隠蔽していたことを詳しく語った。

わたしはこの人物をある情報筋に紹介してもらい、共産党に検知されない安全なコミュニケーション手段を使って連絡を取った。そしてこの本の仕事への協力を取りつけ、送ってもらったのがここまで紹介してきたワン医師の直接の証言だ。協力の条件は、医師が人民警察に逮捕され、拷問を受けたり殺されたりしないために、名前を変え、勤めている衛生サービスセンターの場所は公表しないことだった。わたしは同意し、身元に関する詳細は変更させてもらった。翻訳はありがたいことに、豪モナシュ大学中国語学科のケヴィン・カリーソ上級講師が引き受けてくれた。それからわたし自身で、医師の身元と職場を確認した。武漢で感染が拡大した過程を直接目にした医師の言葉に触れると、当局による隠蔽の度合い、さらには最前線の医療従事者が抱えていた極限の不満と果てしない絶望が見えてくる。

中国政府は、最初に新型コロナウイルス感染症が確認されたのは12月だと強調しているが、ワン医師が明らかにしているとおり、武漢の医師たちは11月にはコロナ対応にあたっていた。そして11月に市中感染が起こっていたとすれば、新型コロナはさらに前の10月か、ことによると9月に発生していた可能性もある。

中国政府の内部文書も、公式発表の時系列と矛盾する。香港の英字紙『サウスチャイナ・モーニング・ポスト』の２０２０年3月の報道によると、中国政府のデータでは、最初の感染者は２０１９年11月17日に体調を崩した55歳の人物となっているという。

中国ＣＤＣの高福（ガオフー）はこの報道を認めておらず、『サイエンス』誌による２０２０年3月のメールインタビューで、「11月にクラスターが発生していたことを示す確かな証拠はどこにもない。ウイルスの起源については、理解を進めようとしているところだ」と述べている。記事を書いた『サウスチャイナ・モーニング・ポスト』紙のジョセフィン・マー記者は、豪テレビチャンネルのスカイニュース・オーストラリアの番組に登場し、記事の内容を改めて語ったが、のちに引用に間違いがあったと話し、記事を撤回しようとした。

艾芬医師も、新型コロナウイルスについて公表し、世界に警告しようとしたことへの処分でいっとき行方がわからなくなった。音信不通になっていたのは少なくとも2週間。その後の２０２０年4月13日、久しぶりに公の場に姿を現した医師は、武漢市中心医院の外で撮った動画をＷｅｉｂｏに投稿し、「すべて問題ないので、どうか安心してほしい。ありがとう」と話した。

シカゴ大学の政治科学者であるダリ・ヤンはＡＰ通信のニュースで、医師たちへの処罰について

「医師という職業そのものに対する完全なる脅迫だ。武漢の医師たちは恐怖していた」と語っている。

当局に拘束された、あるいは姿を消した告発者の本当の人数は、永久にわからないかもしれない。彼らは自分の身を危険に晒してでも、中国政府が隠蔽しようとした感染拡大の真実を明るみに出そうとした勇敢な者たちだ。若き弁護士の陳秋実（チェンチューシー）もそのひとりだった。

２０２０年１月　ワシントンＤＣ

２０２０年1月14日、歴史的な米中経済・貿易協定に署名するため、中国の代表団がアメリカを訪れた。このとき中国が国内で密かに行っていた隠蔽を考えると、この日のトランプ大統領の発言には愕然とする。

正式な署名式は、翌15日にホワイトハウスのイーストルームで行われた。エグゼクティブ・レジデンスで最も広く、金のカーテンとシャンデリア、等身大の肖像画が彩る荘厳な一室だ。奥に米国旗と中国国旗が掲示され、記念のトランペットが吹き鳴らされるなか、青いネクタイを締めたトランプは、署名を「非常に重要かつ画期的な機会」と呼び、「お互いに利益のある公平な貿易」の実現に向けた大きな一歩だと述べた。

「協定の中身だけでなく、協定の持つ意味という点でも、これほど大きなものはない。ふたつの大国が今後も足並みを揃（そろ）えていくことは、世界にとって非常に重要だ。これは我々だけでなく、世界に利益のあることだ」。大統領はそう述べた。

署名にこぎ着けるまで、舞台裏では大統領首席補佐官代行のミック・マルバニーと通商顧問のピーター・ナヴァロ、そして対中顧問たちとの激しい綱引きが続いていた。その結果できあがった協定は、88の共同合意と、中国側から105個、アメリカ側から5個の誓約を含むものとなった。中国は、2年間でアメリカから2000億ドル相当の商品を追加で購入することに合意し、知的財産権保護とテクノロジー、金融の分野でさまざまな改革を行うことを約束した。協定への署名は、トランプが選挙戦で中国との不平等な貿易を争点にしたあと、1年半にわたって続いた米中貿易摩擦の幕引きを意味する出来事だった。

壇上で中国の劉鶴(リウ ホー)副首相と並び立ったトランプ大統領は、習近平を「とても、とてもよい友人」と呼び、中国は「すばらしい、すばらしい」国だと言った。劉副首相は習近平からの手紙――国家主席がこの場に来なかったことも、中国の状況に対する疑念が深まる要因になった――を読み上げ、今回の協定署名は「平等の原則と尊重の精神に基づいて行動し、対話と協議を通じて関連課題に適切に対処し、効果的に解決していく力が両国にある」ことの証明だと話した。

署名に笑顔を見せ、拍手を送る出席者の中に、オーストラリアのケヴィン・ラッド元首相がいた。トランプを激しく批判していたラッドは、アジア・ソサエティ政策研究所の所長ということで、式典に招待されていた。

国家安全保障問題担当のロバート・オブライエン大統領補佐官は、この2日間で、アメリカも中国も新型コロナウイルスの話題を出さなかったことを認めている。「中国のほうはアメリカよりもウイルスについて詳しく知っていたかもしれないが、だとしても当然、情報は漏らさなかった。ウイルスの件は持ち出さなかった。ホワイトハウスを訪れて、非常に深刻な感染拡大が起こっていると明かしたりはしなかった。目的はひとえに貿易協定であって、コロナではなかった。マスクも誰も着けていなかった」。保健関係者がその場にいれば質問が出たかもしれないが、オブライエンいわく、いたのは「生粋の貿易関係者」だった。「まだ初期だったんだ」とオブライエンは振り返る。「1カ月もたたないうちに状況は一変したが、当時はまだコロナ危機は向こうにとっても、我々にとっても議題ではなかった」

署名後の昼食会で、トランプは中国との関係は「過去最高」だと話し、劉副首相は協定について、「世界の平和と繁栄につながる」と述べた。数カ月後、中国がアメリカへの医療器具や生活必需品の輸出を差し止め、オーストラリアなどのアメリカの同盟国には大幅な追加関税を課す構えを見せ、協定が無意味なものになることなど、このときのアメリカには知るよしもなかった。5月までには中国の国営メディアが、政府が協定の無効化や見直しを望んでいると報じ、トランプ大統領が「興味がない。署名したんだ」と報道を激しく否定する一幕もあった。

署名の際、マイク・ペンス副大統領は「人は目前を見、天は久遠を見る」という中国の言葉を引用し、「この日を輝かしい未来の始まりとしよう」と述べた。奇妙なことに、ペンスは２０１８年にも同じ言葉を引用している。このときは、中国が大統領選に介入した疑いに言及し、中国の人権侵害を非難するためにこの言葉を使った。おそらく、ペンスは中国の言葉をひとつかふたつしか知らなかったのだろう。それとも彼は、異変のにおいを嗅ぎ取っていたのだろうか。

署名式から2日後、米ＣＤＣはサンフランシスコとニューヨーク、ロサンゼルスの各空港で、武漢からの渡航者のスクリーニングと検温を始めた。国家安全保障会議(NSC)からの助言に基づいた措置だった。当時、トランプ政権には力を入れなくてはならない喫緊の課題がいくつもあった。最優先が、週明けに始まる大統領の弾劾裁判だった。トランプは8人から成る弁護団の顔ぶれを明かし、ニュースもその話で持ちきりだった。

テレビでは、大統領の顧問弁護士であるルディ・ジュリアーニとも親しい、ウクライナ出身の実業家レフ・パーナスが、ウクライナに圧力をかけてジョー・バイデンの息子を捜査させようという試みを大統領は把握していたと主張していた。前日の夜には、トランプがパーナスと会っていた証拠になるとされる文書が公開され、朝の番組も、トランプとパーナスが写っている新たな写真を大々的に取り上げた。トランプの就任からちょうど3年がたつこの日、通算4回目のウィメンズ・マーチのデモ行進が行われ、全米で騒ぎになっていることや、イギリスのヘンリー王子とメーガン妃夫妻が王室離脱を発表したことも大きなニュースになっていた。新型コロナウイルスをトップ近くで扱っているメディアはひとつもなかった。

その週末、プレッシャーと寒さの厳しいワシントンDCを抜け出したトランプ大統領は、メラニア夫人と息子とともにフロリダ州のウェストパームビーチを訪れた。到着後にはガッツポーズを繰り返し、18日には摂氏26度の暖かさのなか、自身が所有する高級コースでゴルフに興じた。同じ日の首都では、保健福祉長官のアレックス・アザーが、新型ウイルスの件を大統領に知らせようとしていた。中国では感染者数が急増していた。アザーは、危機に発展しかねない状況だと大統領にわかってもらいたかった。

アザーが最初に電話をかけた午前11時ごろ、トランプは主席補佐官代行のマルバニーとコースに出ていたことがわかっている。大統領がようやく電話に出たのは、夕食どき近かった。

アザーが電話をかけてきた理由など知らないトランプは、お前がわたしに香りつき電子たばこを禁止させたのは間違いだったといきなりまくしたてた。それからふたりで、医療保険制度改革法(オバマケア)の代案についていろいろと話し合った。これで話は終わりだと感じた大統領が、電話を切ろうとするのを遮って、アザーは「お待ちください、大統領閣下。お伝えしなければならないことがあります。中国で大きな問題になっている新型ウイルスの話です」と言った。

アザーは、以前に起こったSARSや中東呼吸器症候群（MERS）の感染爆発の例を持ち出し、なぜこれが重大な問題かを伝えた。ほんの数カ月前、ふたりはインフルエンザの感染拡大について話し合い、中国が新たなウイルスの坩堝（るつぼ）であることをアザーが説明していたから、大統領も今回の敵についてある程度は理解していた。アザーはトランプに、武漢からの渡航者のスクリーニングを前の日から始めていることを明かし、アメリカが警戒態勢に入っていること、CDCの緊急対策本部をすでに立ち上げたことを伝えた。自分の知る限り、アメリカ国内ではまだ感染は確認されていないとも言った。

「中国では常に新型ウイルスや新型インフルエンザが見つかっていて、どれもパンデミックを起こす可能性を秘めているのは確かです」。アザーの口調は、これが重大な事態につながりかねない問題で、週末にわざわざ大統領に電話をかけたのは故あってのことだと物語っていた。「深刻な事態の可能性があるため、警戒しています。メディアからこの件を質問され、大統領が驚かれるようなことは避けたいと思いまして」

トランプ大統領は最後まで黙って話に耳を傾け、質問はひとつも差し挟まなかった。電話は8分から10分続いた。

その後アザーは、ロバート・オブライエンに電話した。オブライエンは、カリフォルニア大学バークレー校のロースクールを出たあと、小さな法律事務所を共同設立した人物で、トランプ政権には２０１７年に加わり、１８年からは人質問題担当特使を務めていた。その後、トランプがジョン・ボルトンを辞任させたことで、政権４人目にして最後となる国家安全保障担当の大統領補佐官に繰り上がっていた。

この本に向けたインタビューで、オブライエンは、２０２０年1月上旬から中旬の時点では、新型コロナウイルスが世界を呑み込む大問題に発展する兆しはなかったとコメントしている。「公衆衛生の問題に発展する可能性のあるものとして、観察を行っている状態だった。局所的な問題に思えたから、観察だけ続けていた。中国からもＷＨＯからも、多くの情報は得られなかった。ＷＨＯは中国共産党の手先や代弁者で、独立性などまったくないことはあとでわかった」

数日後の1月21日、アメリカで最初の感染者が確認された。ワシントン州に住む35歳の男性で、家族と武漢を訪れ、15日に帰国していた。海鮮市場へは行っておらず、記憶している限りでは具合の悪い人間とも接触していなかったが、帰国してから咳と熱が４日続いたため、19日にスノホミッシュ郡の急患診療所を受診した。

男性はマスクを着けて待合室に座り、20分後、診察室へ案内された。医師は男性の渡航歴を確認して、綿棒で鼻の穴をぬぐい、検査にまわした。そして2日後、新型コロナウイルスに感染していることが確認された。

ＣＤＣはその日のうちにプレスリリースを出し、こう述べた。〈当初、このウイルスは動物から人へのみ感染すると思われていたが、限定的な人から人への感染が起こる可能性が高まっている。人のあいだでどれだけ簡単に広がるかはわかっていない〉。そのうえでＣＤＣは、落ち着くよう促し、アメリカ市民が不安を抱く理由はどこにもないと続けた。〈限定的な人から人への感染が発生しているため、このウイルスに対する警戒のレベルを上げなければならないが、アメリカの市民にとっての今回のウイルスの危険性は、現時点では低い〉。もちろん実際には、この段階で新型コロナはアメリカじゅうで拡大していた可能性が高く、男性のケースは単に、研究機関で確認された最初の感染例というだけの話だった。

オーストラリアで最初の感染者が報告されたのは、3日後の1月24日で、場所はメルボルンのモナシュ医療センターだった。午前9時半、インフルエンザのような症状を起こし、呼吸不全に陥った50代後半の男性が、救急科へ運び込まれてきた。それだけなら、当直の医師たちもそこまで気に留めなかっただろう。しかし男性は、武漢から最近帰ってきたところだと言った。ロンダ・スチュワート教授は『オーストラリアン』紙で、この男性が新型コロナに感染していないか検査したところ、翌日に陽性だという検査結果が戻ってきたと話している。

旅行代理店の元職員で、78歳になるジェイムズ・クワンは、横浜に入港していたクルーズ船ダイヤモンド・プリンセスで感染し、3月1日に死亡した。オーストラリア人の新型コロナによる死者はこれがひとり目だった。グレッグ・ハント保健相は同日、「WHOが中国の関係当局と連携して、ウイルスの起源や潜伏期間、重症度など、さらなる関連情報を集めている。重症度はごく軽症から重篤まで、さまざまな可能性がありえる」と発表した。

オーストラリアで最初の感染が確認されてから1週間後、イギリスも、湖北省から戻った大学生とその両親が検査で陽性になったことを発表した。学生は23歳で、母親はヨークへ着いてから数日後に症状が出始めていた。その日、ロックダウン下の武漢を脱出したイギリス国民83人を乗せたチャーター機が、ロンドン近郊に到着した。未曾有の国家的危機が起ころうとしていた。ウェストパームビーチで週末を過ごしたトランプは、世界経済フォーラムの開催されるスイスのダボスへ向かうべく、1月20日の午後6時半にアンドルーズ空軍基地を発った。トランプが新型コロナについてはじめて公の場で口にしたのはこの期間中だった。1月22日、CNBCのニュースキャスターであるジョー・カーネンとの一対一のインタビューに応じた際の発言だった。

20分のインタビューの冒頭で、カーネンは、CDCが特定した米国内での感染例について質問した。「現時点で、パンデミックの懸念はお持ちですか」大統領は答えた。「いや、まったく持っていない。この件は完全にコントロールできている。中国から帰国したひとりの人間の話で、コントロールできている。すぐに問題なくなるはずだ」

カーネンは続けて、習近平国家主席の透明性について尋ねた。「必要な情報はすべて得られると信じていらっしゃいますか」

トランプは、習近平の透明性を完全に信頼していると述べ、「もちろんだとも。習主席とはすばらしい関係を築いている。おそらく史上最大の貿易協定に署名したばかりだ。信じているよ。関係は実に良好だと思っている」とコメントした。

大統領がインタビューで中国の脅威を否定し、逆に称賛したことに、保健福祉省のアザーは憤慨した。ダボスから戻る大統領専用機の機上で、オブライエン補佐官が電話をかけると、アザーはこう言った。「ロバート、冗談じゃ済まされない話なんだ。コントロールできているなんて言うものじゃない。公衆衛生の専門用語なのに、正確な使い方ができていない。いずれ同じことを言い続けるわけにはいかなくなるぞ」

アザーは続けた。「この件に割く人員を増やしている。コントロールするための対策を取り、スクリーニングを行っている」

電話を切ったオブライエンは、大統領の席へ向かった。そして、状況を観察しているが、中国政府は協力的ではないと伝えた。

オブライエンによれば、「そう言われていい気持ちのする」者はもう誰ひとりいなかったという。大統領がホワイトハウスへ戻ったあとの24日、アザーは大統領執務室でトランプと状況の変化について話し合った。

「中国の動きはどうだ」。トランプが訊いた。

「向こうはかなり悲惨な状況のようです」。アザーは答えた。

「ちゃんと情報を提供してきているか?」

「いえ、SARSのときのほうがましでした。いずれにせよレベルの低い話ですが、相手が中国の場合、何がわからないのかすらわかりません。支援のため、CDCを現地へ派遣する必要があります。すでに打診はしてあります。中国からウイルスのサンプルを持ち帰って調査を行い、起源、つまりどうやって発生したかを突き止めなくてはなりません。必要なのは、中国が共有しようとしない第1世代のサンプルです」

トランプは「まあ、中国の透明性を称賛するツイートは投稿することにするよ」と言い、大統領公式ツイートの多くで原案を考えてきた、側近のダン・スカヴィーノに電話をかけようとした。

アザーは「おやめください」と言ったが、トランプは聞く耳を持たず、スカヴィーノに指示を出し始めた。

その日のいくつかのツイートについて、トランプはスカヴィーノに書かせた原案を、誤字脱字がよく見えるよう拡大印刷して執務室へ持ち帰った。それから黒のマーカーで手直しを入れ、スカヴィーノに「やれ」と言った。

アザーは投稿しないよう頼み込んだ。「習近平を褒めたりしたら、向こうの思うつぼです。あの男は明らかにコロナ対応を誤って、国内で苦しんでいます。中国国内は大惨事になっています。その状況で褒めたりしたら、彼を認めたことになります。だからおやめください」

それでもアザーが察していたとおり、トランプはもう心を決めていて、スカヴィーノへの指示を続けた。苛立ったアザーは話の途中だというのに部屋を出て、ロビーを抜けてオブライエンの執務室へ向かった。

「大統領はツイートを投稿するつもりだ……なんとかして中国を称賛するのをやめさせないと。中国がらみでは、こちらには何がわかっていないのかすらわからないんだから。大統領を止めないとならないが、自分には無理だ」

オブライエンは大統領執務室へ向かった。ポンペオも、間もなくウェストウイングに着くはずだった。アザーは、ふたりなら止めてくれるはずだと期待した。大統領は保健福祉担当の自分の言葉など評価しないだろうが、安全保障担当と国務長官の話になら耳を貸すはずだと。

しかし結局、トランプはその日ツイッターを更新し、中国はアメリカに協力的だと国民に請け合った。「中国はコロナウイルス封じ込めに尽力している。アメリカは、その努力と透明性にとても感謝している。すべてうまくいくだろう。何よりも、アメリカ国民を代表して習主席にはありがとうと言いたい！」

当時、メディアの注目は完全に上院での弾劾裁判に集まっていた。裁判の日、マルバニー首席補佐官代行は10時半から、議員たちにとってははじめてとなる1時間のコロナ対策会合の場を設定した。場所は保健・教育・労働・年金委員会の聴聞室だった。「新型コロナウイルスは、新たに発生しつつある公衆衛生上の脅威だ。上院議員たちにとっては、現時点で判明しているウイルスの情報、また状況が変化するなかでの国としての対策について、政府の保健関係者から直接聞く機会になる」。上院保健・教育・労働・年金委員会のラマー・アレクサンダー委員長と民主党のパティ・マレー上院議員は、会合の前日に出した共同声明でそう述べた。

その会合に、マルバニーはアザーとCDCのレッドフィールド所長、アメリカ国立衛生研究所(NIH)で感染症対策を担当するアンソニー・ファウチ、次官級の政府関係者数人を招いた。開始前、ファウチは報道陣に対し、中国の行動は過去のパンデミックのときよりも透明だと驚くべきことを言った。45時間前に武漢がロックダウンに入ったなかで、アメリカの大都市が封鎖されることはないとみているとも言った。

会合には、ほとんど誰も現れなかった。「悲惨なくらい出席者は少なかった。上院議員100人あたり、姿を見せたのはわずか5人といった程度だった」とマルバニーは言う。記者も数人がコロナの記事を書くために出席していたが、マルバニーいわく、「大御所はゼロで、各社の主力はみな弾劾裁判のほうへ行っていた。だから、ホワイトハウス外の注目を集めるのは難しかった」そうだ。

後日『ニューヨーカー』誌が報じたところでは、保健関係者はわずかな出席者に対して大丈夫だと約束し、レッドフィールドは「備えはできている」と言ったという。これほど事実とかけ離れた言葉もそうないという発言だった。

ファウチとレッドフィールドがこれほど自信を持っていたのは、23日に中国政府が武漢のロックダウンを宣言していたことを考えれば、普通ではなかった。ウイルスが人から人へ感染しないなら、なぜ中国は武漢市民を家に閉じ込めようとするのか。ふたりは中国の透明性を欠く姿勢に警戒心を抱くべきだった。しかし実際には、トランプ政権の医療関係者でトップレベルのふたりは、習近平の嘘と、中国国内の惨状を隠蔽しようという試みに目を曇らされたようだった。

CDCとファウチ、トランプが心配ないと公に繰り返すなか、世界中の人々は、新型コロナウイルスは自分たちの健康と生活を脅かすような差し迫った脅威ではないと信じ込むようになった。

5　春節

2020年1月25日　ワシントンDC

カナダ人ピアニストのグレン・グールドの弾くバッハがリズミカルに響くなか、廖大文の家には春節の夕食会に呼ばれた客人が次々に集まり始めていた。このパーティーは、廖が30年間ほとんど欠かさずに続けてきた恒例行事だった。そこは毎年陽気な雰囲気に包まれ、普段ならこうした集まりには参加しない、各国の諜報機関のスパイや政府関係者、記者、反体制活動家が集まり、部屋の隅で秘密の会話を交わす場だった。来客の数は多いときで１４０人にもなり、おかげで家には喧噪が渦巻き、パーティーが終わって普段の姿を取り戻すには数週間かかることもあった。あとから振り返れば、２０２０年1月のこの旧正月は、流れが変わるきっかけが生まれた日だった。この日、ふたりのトランプ政権の重要人物が、世界中に広がりつつある新型コロナウイルスのパンデミックに関して、驚くべきことを発見した。ふたりの人物とは、マイク・ポンペオ国務長官のもとで中国政策首席顧問を務めるマイルズ・ユーと、国家安全保障会議のメンバーで、国家安全保障担当補佐官代行を務めるマット・ポッティンガーだった。

間もなく68歳の誕生日を迎える廖は、疲れを感じながらも、１００人以上の来客のために裏で食事の準備を続けていた。3日間かけて、ひとりで32種類の料理を用意した。茶葉で燻したチャーシューとケールの炒めものに、豚肉と高野豆腐の炒めもの、ほうれん草と枝豆の和えもの、エビワンタン、エビの塩コショウ炒め、中華ロシア風の牛のテールシチュー。デザートにはミカンパイにイチゴのチョコソースがけ、レモンパイ、アップルプレスジュース、ナツメヤシ、ハチミツをかけたアプリコットケーキなどを取り揃えた。テーブルには垂涎の料理が所狭しと並び、訪問客はそれを食べながら、1階の各部屋を歩いてまわった。

廖の家は１８８２年に建てられた赤レンガ造りのタウンハウスで、彼女はそこを改装して各部屋の移動をしやすくし、建築技術を活かして社交に最適の空間を作り上げた。ワシントンＤＣに移ってきた１９９５年、周囲からはジョージタウンに家を買うよう言われたが、そちらは値段がキャピトル・ヒルの倍で、駐車スペースもなかった。当時は治安が悪かった南東部のキャピトル・ヒルも、今ではだいぶ落ち着いた。奥の部屋からは庭に出られたが、寒い1月にあえて表へ出ようとする者は誰もいなかった。

また家には、廖が旅先で集めた美しく珍しい調度品が飾られていた。一方の壁には書画が、別の壁には凝った装飾の大ぶりの壁掛け細工がかかっていた。有名な画家に描いてもらった廖の肖像画や、廖が文字どおり這いつくばりながら抜け出してきた香港の２００年前の鉢もあった。

この年の春節のパーティーは、重要な場だった。廖から有名な亡命者の魏京生を紹介されたポッティンガーは、この場所ではじめて、武漢のウイルス禍の実情を魏の口から直接聞いた。ウイルスのことだけでなく、中国のウイルス研究所や政府が極秘裡に進めている研究プログラムのことも。それは、廖が数週間にわたって重い荷物のように抱え込んでいた空恐ろしい情報だった。ふたりはここで話さなくてはならない。そう思って、廖はふたりを引き合わせた。

客人のグラスに飲みものを注ぎ、談笑しながらも、廖は玄関にちらちらと目を向け、ポッティンガーが来ていないかを確認していた。当然ながら、100人の来客のほとんどはポッティンガーよりも先に到着していて、彼がようやく姿を見せたのは、夜9時になろうかというころだった。廖はすぐさまポッティンガーの腕を掴み、奥の部屋へ連れていった。そこでは魏が、コートを手にソファーの脇に立っていた。彼女はどうぞお話しくださいと言ってその場を離れた。周囲には、手元の皿から料理を口に運ぶ別の反体制活動家たちがいた。

幸運なことに、北京で記者として働いていた経験もあるポッティンガーは、中国語が堪能だった。数カ月後の5月には、ポンペオの顧問であるマイルズ・ユーの協力も得て書いたスピーチ原稿を、すべて中国語で読み上げたほどだった。

そのためポッティンガーは、中国共産党の創設メンバーの家系に連なる魏から、新型コロナウイルス感染症と、ウイルスが中国じゅうに広がっている状況について、直に聞くことができた。驚くべき告白だった。ふたりの会話は、その後の歴史の流れを変えるものだった。

ポッティンガーは、大統領に伝える必要があると感じた。それもすぐに。ポッティンガーはのちに廖に対して「あの晩のことは一生忘れない」と話している。この夕食会をきっかけに、ホワイトハウスは感染拡大の性質の調査と、状況把握に乗り出す方向へ大きく舵を切った。

マイルズ・ユーにとって、旧正月の夜は廖大文の家で一晩じゅう過ごすのがお決まりだった。ポンペオ国務長官のもとで中国政策首席顧問を務めるユーは、廖と似たような境遇の持ち主で、毛沢東の文化大革命の嵐が吹き荒れ、飢餓が蔓延する時代に、四川省の田舎の村でこの世に生を享けた。

歯に衣着せぬ物言いと、情熱的な性格で知られるユーは、廖の春節のパーティーの常連だった。

廖はユーが書いた『*OSS in China: Prelude to Cold War*（中国の戦略情報局　冷戦のプレリュード）』を称賛する。執筆にあたって、ユーはアメリカ国立公文書記録管理局に保管されている公式の極秘資料を土台にした。「容赦ない内容の作品だった。わたしは20冊を買って友人に配った。ユーには優れた文才がある」。廖はそう話している。

ところが2020年1月25日、ユーはポンペオから任された仕事に忙殺され、パーティーには少ししか顔を出すことができなかった。ほかの面々が廖の家でシャンパングラスに口をつけようかというころ、57歳のユーは国務省の自身のオフィスで、2台のパソコン（1台は機密文書専用）の前に座っていた。

ユーは顔を上げ、壁に貼ってある中国発行の世界地図に目を向けた。普通の世界地図とは異なり、中国の地図では中心に中国がある。中国という単語自体が、〝中〟の〝国〟というふたつの漢字で構成されている。世界の中心にある帝国というわけだ。

中国の哲学では、少なくとも紀元前1000年ごろから、中華帝国が世界の中心ということになっていて、学校の授業では今も、中国が真ん中にある地図を使うことが多い。壁にあるこの巨大な地図を目にするたび、ユーは中国では独裁が日常になっていることを改めて思い知らされる。オフィスに入ってきた人間の目に最初に留まるのもこの地図だ。だからあえて貼っていた。それが、ユーとほかの1600人の国務省職員との違いだった。

ユーは2018年の後半に国務省の政策企画本部に加わった。それまでは26年にわたり、メリーランド州アナポリスのアメリカ海軍兵学校で、中国近現代軍事史を教えていた。中国語を母語とし、中国共産党の研究に人生を捧げ、中国語の資料をすばやく読んで理解し、分析できる人材は、国務省でもユーだけだった。そうした彼にしかない能力は、不満の種にもなった。ユーのもとへは、政権幹部からの助言がほしい、あるいは資料を翻訳してほしいという仕事が集中していた。

ユーは驚くべき人生を送ってきた人物だ。1962年に生まれ、85年にアメリカへ留学してくると、ペンシルヴェニアとカリフォルニアの大学で優秀な成績を収めた。本人が言うには、アメリカへ来た理由はロナルド・レーガン大統領のスピーチをラジオ『ボイス・オブ・アメリカ』の中国語版でこっそり聴いたことだという。

「当時のわたしはまだ幼く、国の政治的混乱を全身で体験したというわけではなかったが、純真無垢だった少年時代のわたしは急激な革命の暴力や不条理、イデオロギーを叫ぶ人々、破壊される生活や社会的信用、公共のあれこれ、そして西欧的で〝ブルジョワ〟的なものに向けられる純粋な憎悪などに激しい衝撃を受けた」。ユーは、数年間〝インサイド・チャイナ〟と題したコラムを書いていた『ワシントン・タイムズ』紙の特集記事でそう話している。「共産党政権下の中国で生まれ育ち、今、アメリカで夢のような生活を送るわたしは、世界はアメリカに計り知れないほど感謝すべきだと考えている。レーガン元大統領も言っているように、アメリカは『地上で最後にして最良の希望』だからだ。わたしもそうだと本気で信じている」

アメリカでは、天安門事件にもつながった民主化を訴えるデモ活動を支援し、事件の生き残りをサンフランシスコへ迎え入れる手助けもした。チャイナ・フォーラムと名付けた講座を主催し、中国の反体制活動家が声をあげる場所を作った。当時のことは話したがらず、話を振っても話題を変えようとするユーだが、共産党にはすさまじい苦しみを味わわされたという。ユーと共産党との闘いはごく個人的なもので、共産党の機関誌『環球時報』は、ポンペオのもとで働く彼を「漢族の裏切り者」と呼んでいる。

ユーの存在がポンペオの目に留まるのに、さほど時間はかからなかった。彼の視点は国務省内で影響力を増し、省に受け入れられていた。アメリカにとって最善の対中政策をテーマに、ポンペオとよく一対一の話し合いを行い、アメリカ、オーストラリア、日本、インドの〝クアッド〟による国外での会合にも、ポンペオの同行者として参加した。

ユーにスポットライトを当てた『ワシントン・タイムズ』の特集記事で、ポンペオはユーについて「チームの中核として、いかにして中国共産党の脅威からアメリカ国民を守り、自由を確保するべきかという視点から助言をくれている」と述べている。元国務次官補（東アジア・太平洋担当）のデイヴィッド・スティルウェルも、同じ記事で「民主主義的統治と権威主義的統治の違いを理解し、民主主義を誰よりもうまく説明できる国の宝だ」と評している。

国務省入省後は、中国に関わる幹部職員を招いて中国の政策を教え込む〝合宿〟を行って存在感を示した。さまざまな覚え書きをポンペオに見せるべきかの最終判断を下す門番の役割も担った。ところが、そうやって存在感が増したことで周囲の嫉妬を買い、官僚的な抵抗に遭うようにもなった。彼の分析や政策に関する意見が綴られた覚え書きは、政策企画本部の正式なルートを使ってポンペオのもとへ直接届くようになっていて、ほかの誰かの承認は必要ないはずだったのが、具体的な提案をしている一部の覚え書きは、国務長官のもとへ届くまでありえないほど時間がかかるようになった。途中で遮断されることも何度かあった。そこでユーはポンペオの右腕で、上級政策顧問を務めるメアリー・キッセルと同盟を組み、自身のメモを国務長官のデスクへ直接置いてもらうようにした。

政策の面で、ユーにとって何より不満だったのは、アメリカ政府が中国共産党と習近平国家主席の正体を誤解していることだった。２０２０年、ユーはこんなことを言っている。「不本意ながら我々は、共産党のしばしば猛烈なはったりに騙されてきた。数十年にわたって、アメリカの対中政策は〝アンガー・マネジメント〟が軸になっていた。つまり、何が一番アメリカの利益になるかではなく、中国共産党がどれだけ怒りそうかを計算しながら政策を打ち出してきた」

パンデミックの最初期にあたる1月25日、ユーは壁の地図を見上げながら、中国共産党はいつでも党の利益を最優先に考え、国際社会に対する責任を二の次にしてきたことを改めて思い出していた。ポンペオからもそのことは常に念を押され、「中国共産党を相手にする際は、相手を信じず、裏を取るのが一番だ。まずは疑ってかかり、最初から信用したりせず、間違いだと自力で証明しようとする必要がある」と言われていた。「これがポンペオの方針で、わたしたちはみなそれに従っていた」とユーは言う。

ポンペオのやり方は、明らかに、冷戦末期のレーガン大統領の対ソ連外交に倣ったものだった。この方針は、ポンペオが半年後にリチャード・ニクソン大統領図書館で行った辛辣なスピーチでもはっきり表れていて、彼はそこでアメリカの中国に対する「絶対的な信用ぶり」を批判している。

ユーは机に向かい、中国のＳＮＳで新型コロナウイルスが大きな話題になっていること、対照的に共産党が沈黙を守っていることについて考えていた。目をとおした中国メディアの記事では、ほとんどすべての研究機関と病院がコロナ対応に携わっていると書かれていたが、奇妙なことに武漢ウイルス研究所は外されていた。共産党のやり口を知っているユーにとって、これは不審な点だった。機密情報専用ではないほうのパソコンで〝武漢ウイルス研究所〟を検索し、サイト全体を閲覧し始めた。コロナウイルス研究プロジェクトに関する部分を貪るように読み、国際的な協力関係を幅広く築いていることに気づいた。職員一覧と公式アナウンスを読み込み、訪れるそばからページをコピーしてスクリーンショットを撮っていった。

ユーは目にした内容の重みに気づいた。世界有数のコロナウイルスの研究施設が、新型コロナウイルスの感染爆発が始まった街にある――。その意味に直感的に気づいた。感染拡大が始まったその街は、コロナウイルスの危険な遺伝子操作を行うバイオセーフティレベル４（ＢＳＬ４）の研究所がある街でもあった。中国にＢＳＬ４の研究施設はふたつしかなく、武漢ウイルス研究所がそのひとつだということもわかった。もうひとつはハルビン獣医研究所で、こちらは動物由来のウイルスの研究を行っていた。

目にした情報に不穏なものを感じ取ったユーは、サイトの主要なページをお気に入りに登録した。ところがわずか数週間後にリンクをクリックすると、見られなくなっていた。削除されていた。

ユーは、武漢の研究者がウイルスを保有するコウモリを集めていることなど、わかった点を報告書にまとめ、国家安全保障局（ＮＳＡ）とＮＳＣのポッティンガーへ送った。対中政策の点で、ユーとポッティンガーは基本的に同意見だった。ユーには知るよしもないことだったが、ポッティンガーはほとんど同時刻、同じくらい不穏な情報を魏から受け取っていた。

翌日、ユーはわかったことをポンペオに伝え、「武漢ウイルス研究所と今回のウイルスに関連がある可能性について、まだ公式に発表はしないほうがいいでしょうが、個人的にはかなり疑っています」と言った。ポンペオも情報を重く受け止め、何か進展があれば知らせてほしいと言った。

「この件から目を離すなよ、マイルズ」。ポンペオはそう言った。

そこから数日間、ユーは猛烈なペースで調査を続けた。武漢ウイルス研究所の研究員で、〝バットウーマン〟の異名で知られる石正麗（シージョンリー）や、海鮮市場の近くにある別のウイルス研究所について調べ、中国社会科学院が、過去12年で2000種類のウイルスを発見し、ほかの国が200年かけて成し遂げてきた偉業を12年で達成したと吹聴（ふいちょう）していることを知った。

しかしポンペオを別にすれば、残念なことに国務省や他機関の反応は薄かった。武漢の研究所が感染爆発と関連している可能性があるというユーの主張に、疑いの目を向ける者もいた。本格調査が始まる見込みはなさそうだった。「非常に腹立たしいことに、資料を送ったがNSCからの反応は何もなかった」とユーは言う。「武漢ウイルス研究所がどういう場所か、知っている人間は皆無だった」

ユーはポンペオに、「上の人間が公式発表を行う前に、NSCから諜報機関に依頼して、情報を検証してもらったほうがいいと思います」と提案した。ポンペオも同意し、自ら諜報機関に連絡を入れて、検証の仕事を任せた。

ポンペオはさらに、ウイルスが武漢の研究所から流出した可能性があるか、それを示すじゅうぶんな状況証拠があるかを資料にまとめるようユーに指示した。ユーはその仕事に取りかかり、昼夜を問わず、研究所や中国の生物兵器プログラム、早い段階からウイルスの危険性を訴えていた告発者たちを調査し、中国語のニュースサイトを漁った。

「このころはみな、コロナの感染拡大に対応するので手いっぱいだった」とユーは振り返る。「理由に目を向ける者はごくわずかだった。もちろん、共産党の責任を追及する者もね。わたしたちは、おおもとが何か、感染が拡大した責任は誰にあるかを突き止めなくてはならないとわかっていた」

数カ月の時間を要した末、ユーは4月にようやく資料をポンペオに渡した。そこには、武漢ウイルス研究所が疑わしいと思える強力な状況証拠がいくつも並んでいた。中国の研究施設の安全基準の甘さや、研究手法のずさんさも強調されていた。

そうやってマイルズ・ユーは、武漢ウイルス研究所について警鐘を鳴らした米政府で最初の人間となった。しかしアメリカ国民は、気になる研究所が武漢にあることをまだ知らなかった。トランプ政権の幹部が、新型コロナウイルスは武漢ウイルス研究所から流出した疑いがあると公に話したのは、それから2カ月後のことだった。そして、この説は陰謀論と批判されるようになった。

6 武漢行き最後の列車

2020年1月24日　武漢

アメリカとは地球の反対側の武漢では、若き人権弁護士の陳秋実（チエンチユーシー）が、まったく異なる春節を体験していた。駅を出て、小雨がぱらつく摂氏6度の武漢に降り立った陳は、夜10時の寒さに身を震わせた。しかし、体内ではアドレナリンが噴き出していた。グレーの肌着の上に革ジャケットをまとった二枚目の弁護士は、熱い口調で矢継ぎ早に言葉を紡いだ。自分がどれほど危険なことをしているかは承知していたが、やらなければならないと感じていた。責務だと思っていた。

34歳の陳は、職場と自宅のある北京を午後3時20分に出て、5時間半の列車の旅をへて武漢に着いたばかりだった。彼が乗ったのは、武漢行きの最後の列車だった。乗り込んだ陳に向かって、車掌は武漢行きの列車は少なくとも1カ月間は運行停止になると告げた。泊まる場所もなかなか見つからなかった。武漢へ入る道はどこも封鎖されていて、フライトも無期限延期になっていた。市内全域のロックダウンが実施されていた。武漢を離れる交通手段はなかった。出口なしだった。

「1カ月は武漢を離れる予定はありません」。陳は車掌に言った。

1月24日のその晩、武漢へ着いた陳は、神経を高ぶらせながら新たな世界へ足を踏み入れようとしていた。恐ろしい感染爆発の中心である武漢へ向かうことは、両親には言っていなかった。中国当局に監視されているのも察知していた。2019年8月に香港の民主化運動を取材していた陳は、この1カ月前のクリスマスイブにWeChatのアカウントを永久に凍結されていた。民主化運動を最前線で取材し、携帯電話で動画を撮影した陳は、肌をやけどし、催涙ガスを浴びていた。

12月には、日本への渡航を禁止された。友人40人と家族のために旅行の計画を立て、小学校の先生をしている母親をはじめて国外へ連れ出す日を楽しみにしていた。ところが間もなく日本へ飛び立とうかという12月10日、警察から電話がかかってきて署へ呼び出され、国外への渡航は許可できないと言われた。陳が空港で友人と家族に別れを言うなか、近くでは警察が、一緒に飛行機に乗り込まないよう監視していた。本人はのちにツイッターで、これが法的な問題ではなく、政治の問題だということはわかっていると記した。

警察の監視下で過ごしていたことを考えると、陳の勇敢さは称賛すべきものだった。実況中継のような動画の投稿を続ける陳は、働いていた法律事務所でも居場所を失っていき、2019年12月31日限りで契約を打ち切られていた。それでも、彼は口を閉ざさなかった。通信機器メーカーのファーウェイ（華為技術）の職員が長期間拘束されていたことがわかると、SNSで同社の商品購入をボイコットするよう呼びかけた。

自由が制限され、生活の糧も奪われるなか、それでも陳は、新型コロナの感染爆発が起こっているさなかの武漢に向かった。漢口駅を出て通りをわたる。あたりは人っ子ひとりいなかった。普段の春節であれば、人口1100万の大都市の3つの主要駅のひとつである漢口駅の周囲では、一晩じゅうお祭り騒ぎが続き、興奮や色、音楽、食べもの、光、幸せな空気が満ちているはずだった。

中国のほかの街では、人々が宴会会場で、あるいは通りで、家族や友人とお祝いを始めようとしていた。ところが陳が訪れたここは、誰も行きたがらない街だった。死の一帯だった。通りは空っぽで、人は死に、死体が積み重なり、病院はいっぱいになっていた。恐怖の街だった。

「なぜここへ来たのか」。陳はそう言って、カメラをまっすぐ見つめた。「ぼくは、市民のための記者だ。大惨事が起こり始めた瞬間に、惨劇の最前線に来ようとしない人間を、本物の記者と呼べるだろうか。だからぼくは、最後の高速列車に乗って武漢へやってきた」

陳が到着する前日、武漢は厳しいロックダウンに入っていた。防護服を着たスタッフが通りを消毒してまわるあいだ、住民は窓を閉めきっておくように指示された。SNSには、人民警察がアパートを板で囲い、家のドアに板を打ちつけて、住人を完全に閉じ込める動画が次々に投稿された。その状況を、陳はツイッターで「違法な拘束」だと呼んだ。

ロックダウンが始まる前の数時間のあいだに、列車で武漢から逃げ出した人間は、30万人とも言われている。陳は、のちに世界を麻痺（まひ）させるパンデミックの中心に頭から跳び込もうとしていた。勇敢としか言いようのない行動だった。

「仮に運悪く感染したとしても、運命と思って受け入れる」。陳はカメラに向かってそう言った。「武漢から逃げ出すのではなく、この場所で死にたい」。それから、武漢を訪問しようとしない習近平国家主席を激しく非難し、ウイルスの真実を伝えなければならないと言った。「これまで2度の感染爆発が起こったが、そのどちらでも、当局は真実を隠蔽し、情報を遮断して、それが感染の拡大を招いた。同じ過ちを何度も繰り返すわけにはいかない。少なくとも、ニュースと情報を口にし、広げることは許されるべきだ。ウイルスよりも早くニュースと情報を拡散できれば、ぼくらはこの闘いに勝てる」

この動画は、本書の執筆時点で150万回以上も再生されている。

夜遅くだったにもかかわらず、陳はすぐさま仕事に取りかかり、その理由として、医師たちは夜のほうが話す時間が取れるはずだと口にした。それから、武漢市中心医院の発熱外来を訪れた。ライトを明滅させた救急車が、救急センターへ入ってきていた。足元にはマスクと防護服が散乱していた。陳はマスクと手袋、白の水泳ゴーグルを着け、病院の待合室へ向かった。そこにも、腕に点滴をつけた人たちがいた。床には片付けられないままの吐瀉(としゃ)物があった。誰も陳が動画を撮っていることには気づかず、大量の患者の対応に忙殺されていた。早朝、陳は訪問時の動画をインターネットに投稿した。

午前5時、陳は武漢市中心医院を離れ、まだ暗い外へ出た。滞在場所は見つかっていなかった。住民からは、大歓迎するので寝泊まりに使ってほしいという親切なメッセージが数多く寄せられていたが、賢明な陳は、感染を広げるおそれがあるからと申し出を受け入れずにいた。お金を送るという人もいたが、そういう人には、お金は感染者の救済基金に寄付してほしいと返事をしていた。中国政府はホテルが予約を受け付けるのを禁止していたが、それでも泊めてくれるという小さな宿泊施設が見つかった。客は陳ひとりで、安全に過ごせたのは一晩か二晩だけだった。

次の目的地は、新型肺炎の患者であふれ、人でごった返す武漢市第十一医院だった。陳は、薬が足りないと叫ぶ人の声がすると言った。近くには死体の乗った担架もあり、誰が生きていて、誰がもう死んでいるのかも判断がつかなかった。「最初に見たときは、横になったまま静脈注射を受けているのかと思ったが、反対側へまわってみると、顔に白布がかかっていて、息をしていなかった。あれは死体に違いない」

ある女性看護師が言うには、数日前には「廊下全体に患者がひしめいていた」という。「歩くことすらままならなかったそうだ。間違いなく1000人以上いたらしい。大きなプレッシャーのなかで、みんな神経をすり減らし、ずっと泣いていた」

「政府は何もしてくれない」。看護師はそう嘆いたという。

同じ日、陳の両親は息子が武漢にいることに気づき、身の安全を気遣うメッセージを送った。「武漢にいるなんて、まったくの予想外だったぞ」。父親はソファーからそう伝え、母親はすぐそばでその様子を見つめていた。「どうして先に教えてくれなかったんだ。お前のことが心配だよ」

両親はおそらく、息子の使命感を理解していた。「武漢の人たちを助けてあげて。がんばって、客観的で公平なニュースを届けなさい。だけど、自分のことも大切にしてね」。母親はそう言った。「大事なことは3回言うのがうちの決まりでしょう。だから安全、安全、安全を心がけて。帰りを待ってる」

両親の励ましの言葉が耳の奥に響くのを感じながら、陳は再び街へ出て、今度は1月1日から閉鎖されている華南海鮮市場へ向かった。ツイッターに、「新しい装備だ」と言って青い水泳ゴーグルと白いマスクを着けた自分の写真を投稿した。市場の巨大な鋼鉄のゲートは閉じられていた。以前は1000個のブースで生きたままの動物や加工品が売られていたのに、今、場内の狭い通路に生き物の気配はなかった。「中はがらんとしている。ホラー映画にぴったりだ」。陳はそう評し、死者がよみがえってこの場所を襲いに来るかもと続けた。警備員が、その言葉に笑い声をあげながら脇を通り過ぎていった。

日数がたつにつれ、陳は当局の追跡の手が迫りつつあることを痛感するようになっていった。それでも病院を訪れ、医師や看護師から話を聞いた。火神山医院では、マスク3万枚を届ける手伝いもした。

陳にとって武漢での最後のものになった動画で、ランニングシャツ1枚の陳は、乱れた髪のまま、ホテルの狭い一室のベッドに座り、動揺した様子を見せていた。窓から陽光が差し込むなか、陳は中国共産党にまっすぐ語りかけた。当局からの電話を何度か受け、なぜ武漢にいるのかを訊かれていた。当局は、彼の居場所を知りたがっていた。「怖い」。陳は言った。「目前にはウイルスが、背後には司法機関が迫っている。まだ生きていられたら、取材を続けるつもりだ」。そして涙をこらえながら、指をカメラに向かって突き出し、こう言った。「くそったれ、死ぬのが怖いもんか。ぼくが怯(おび)えてると思ってるんだろう、中国共産党め」

それから1週間もたたないうちに、陳は姿を消した。友人と家族には、大型仮設病院のひとつである方艙(ファンツァン)医院へ行く予定だと言っていた。ところがその後、音沙汰がなくなった。翌日、母親は武漢の人たちに向かって、息子を見つけ出す手助けをしてほしいと必死で呼びかけた。「昨晩の7時か8時から、午後2時になる今まで、秋実と連絡がつきません」。録画映像の中で、母親はそう明かした。「こうして動画を撮っているのは、インターネットユーザーのみなさん、特に武漢のインターネットユーザーのみなさんに、息子を見つけ出す手伝いをしていただきたいからです。お願いです、助けてください」

動画を見たある武漢市民が、陳が泊まっていたホテルへ行ってドアをノックした。しんとしていた。中には誰もいなかった。陳の動画、そして母親の動画を見た無数の人が、彼はいったいどうなったのかと考えた。陳はどこへ行ったのだろうか。

2020年2月

陳秋実の武漢取材動画をつぶさに追っていた中に、李沢華(リーゾーホワ)という中国人ジャーナリストがいた。25歳の李は、国営テレビの番組で司会者を務めていたが、陳が消息を絶ったのを知り、仕事をやめて李のあとを追って武漢へ行き、何が起こったかを調べたいとプロデューサーに伝えた。ひとりではなく、友人と一緒に行くつもりだったが、ふたりの計画を知った友人の両親が、友人を家に閉じ込めた。

李は武漢の先の停車駅までの列車の切符を買うと、手前で降ろしてほしいと車掌に言って、武漢に潜入した。陳が滞在していた場所の隣のホテルにチェックインしたが、警察が支配人に、泊まっている人間がいないか部屋を全部チェックすると警告したため、一晩で追い出された。

動画の中で李は、武漢の様子を撮影するのは、北朝鮮を取材するよりも恐ろしいと漏らした。それでも陳と同じように、彼は新型コロナの真実にたどり着きたいという強い意志を持っていた。「今、感染拡大に関する悪い知らせはすべて中央政府が集めたもので、地元メディアはいいニュースしか伝えない」。2月12日に投稿された動画で、李はそう言った。「国民が知りたいことを、政府は国民に知らせたくない」

ロサンゼルス・レイカーズのパーカーと野球帽という出(い)で立ちで、ベッドに座った李は、カメラに向かって言った。「だからこそ、ぼくはここにいる。自分自身の目と耳で情報を掴み、判断しないといけない」

カメラとGoProをまわしながら、李は外へ出て街の人たちに話を聞いた。そのなかで、当局が実際の感染者数と死者数を隠している公算は強まっていった。火葬場へ行き、忙しくて人員が足りないため職員を募集していること、政府が発表している公式の死者数よりも多くの死体を火葬にしていることを知った。午後11時にそこを訪れた李は、「自分が帰るときも、火葬炉は動いていたみたいだった。大きな音が響いている」と話した。

しかし、武漢ウイルス研究所を調査しようと決めたことが、彼の運命を決定づけた。2月26日、李はツードアのフォルクスワーゲンに乗って研究所へ行き、周囲を歩きまわった。中へは入れなかったため、帰ろうとしたところ、白の覆面パトカーがやってきていて、乗っていた平服の警官が李に車を止めるよう指示した。李は恐怖で身を硬くしながらも、指示に従わず、スピードを上げて走り去ろうとした。当然、パトカーは追跡してきた。その様子を、李は動画に撮った。運転しながらなんとか撮影して、30秒間の〝ＳＯＳ〟動画をＹｏｕＴｕｂｅに投稿した。

明らかに動揺した様子の李は、震え気味の早口で、男たちに追われていると言った。「追いかけられている。助けてくれ！」そしてパトカーに幅寄せされながらも車を止めず、アクセルを踏み込んで、なんとかその場は難を逃れた。

ひとまず安全なホテルの部屋へ戻った李は、部屋の電気を消し、ＹｏｕＴｕｂｅの生配信を始めた。映像は真っ暗で、李は黙っている。多くの視聴者が配信を見つめ、口から心臓が飛び出るほどの緊張感のなかで、李の無事を祈り、それでもこの配信が無事には終わらないことを予感していた。やがて、暗がりの中に部屋のドアを叩く音が響いた。ドン、ドン、ドン。警察は、部屋に李がいるかを確かめようとしていた。李は押し黙り、ノックの音が続いた。

「頼む、彼は悪くない」というコメントが流れた。

「黙っててくれ」。別の誰かがコメントした。

しばらくして当局の人間は帰ったが、わずか4時間後に戻ってきた。恐怖の4時間だった。配信を始めてから40分後、李はどうしようもなくなったことを悟った。隠れる場所はどこにもなかった。「逃げられる可能性はゼロだし、そのつもりもない」。最悪のケースを想定しながら、李はこれが自分の「最後の言葉」になるかもしれないと言った。「怖くないと言えばもちろん嘘になる。だけど、ぼくが今恐怖を感じているかなんてどうでもいい。捕まえたいならそうすればいい。ここへ来る前に、彼（陳秋実）のようになることは覚悟していたが、こんなにすぐだとは思っていなかった」

ドアを開けてくれ、大丈夫だという警察の声がした。結局、李はドアを開けた。4人の警官がゆっくり入ってきた。李は逮捕され、連行された。こうしてまたひとり、人が消えた。また隠蔽が行われ、また若い命が危険に晒された。

そして残念ながら、こうしたケースは陳秋実と李沢華に限らなかった。ほかにも多くの人が姿を消した。危険な新型ウイルスが武漢を襲っていることを中国政府が隠蔽していると、勇敢にも世界に警告しようとして……。

方斌（ファンビン）は、武漢で織物業を営む商売人だったが、陳と同じように、自分が住む街で起こっていることを世界に伝える必要があると感じるようになった。彼が最初に投稿した1月25日付の動画は、悲惨かつ克明だった。41分の動画には、間に合わせの霊柩車（れいきゅう）と化したバスの中に、死体が残っている場面がある。方はその数を数える。「5、6、7、8。5分間で8人だ。こんなにたくさん死んでいる」

方は果敢にもマスクだけの防備で病院の中へ入り、人で混み合う病棟へ進んで、新型コロナの犠牲者や、防護服で完全に身を固めた医師、泣き叫ぶ犠牲者の家族を撮影した。2月2日には動画で、警察にパソコンを押収され、尋問を受けたことを報告した。2日後には自宅から生配信を行い、警察に取り囲まれていると明かした。嫌がらせと監視は何日も続いた。

最後の動画はわずか12秒の短さで、涙なしには見られない。それは〈すべての人よ、反抗せよ。人民に力を〉と書かれた紙が映る動画だった。以来、方は音信不通になった。

北京大学の元講師で、47歳の人権活動家だった許志永（シュージーヨン）は、2月上旬、習近平はコロナ対応を誤った責任を取って辞任すべきだと主張する論考を発表した。論考の中で、許は習主席を「無知」と呼び、〈真実を公表することを認めず、その結果、感染は国家レベルの災害になった〉と綴り、〈頼むから辞めてほしい〉と述べた。その後、友人の家に隠れていたところを逮捕、拘束された。

著名な大学教授の許章潤（シュージャンルン）も、同じ目に遭った。57歳の許教授は、〈怒りが恐怖に打ち勝つとき〉と題した論考を発表し、政府による情報の検閲と、言論の自由に対する制限を批判した。そして発表後に姿を消し、ＷｅＣｈａｔのアカウントは停止され、Ｗｅｉｂｏからは名前が消えた。のちに、許教授は自宅で軟禁状態にあることがわかった。警備員が24時間態勢で自宅を監視し、インターネットへのアクセスは遮断された。２０２０年7月に軟禁は解かれたが、その後、働いていた清華大学を解雇された。

70歳になる不動産業界の大物で、３７００万人という驚くべきＷｅｉｂｏのフォロワー数を誇った任志強（レンジーチアン）は、習主席のコロナ対応を批判して姿を消し、その後わずか1日間の裁判をへて、汚職や横領などの罪で禁錮18カ月の判決を受けた。

28歳の蔡偉（ツアイウエイ）と陳玫（チエンメイ）、蔡の女友だちの唐紅波（タンホンボー）の3人は、共産党がインターネットから削除しようとしている情報を保存したため、2020年4月と5月に姿を消した。家族のもとへはしばらくたってから、3人は「指定の住居で監視」されており、裁判にかけられる旨が伝えられた。

北京市公安局は、4月19日に陳を逮捕して秘密の場所へ連行すると、パニックを起こした母親には、およそ1カ月後に書面で状況を伝えた。わたしはその直後、中国の国外に住んでいる陳の兄弟から話を聞くことができた。彼はわたしに、陳がどこかに閉じ込められ、拷問を受けているのではないかと思うと怖いと告げた。「逮捕から数カ月たっているのに、まだ居場所もわからない。両親の身が心配だ。わたしの家族、妻、娘、そしてわたし自身を含めた全員の安全も」

彼からは、西欧各国の政府へのメッセージを託された。「3人を忘れないでほしい。3人のことを知る人が増えるほど、中国政府に解放を求める人も増えていく」［その後に解放されたが、禁錮15カ月の有罪判決を受けた］

記者で弁護士の37歳の張展（ジャンジャン）は、報道によれば警察に拷問され、武漢から生配信を行った罪で禁錮4年の判決を受けた。彼女は獄中で7カ月に及ぶハンガーストライキを敢行したため、当局は手足を拘束したうえで、死なないようにチューブで栄養を与えているという。有罪になったのは、「もめ事を起こし、問題を招いた」ためだった。

人権団体のチャイニーズ・ヒューマン・ライツ・ディフェンダーズ（CHRD）の資料によれば、2020年1月から4月にかけて、〈習近平国家主席が感染拡大に透明かつ巧みに対処したという政府のプロパガンダ〉に異議を唱えて処罰された人は、897人に及ぶという。国境なき記者団（RSF）という別の非営利団体は、行方不明になったり、拘束されたりした人の数をつぶさに記録している。RSFは中国を「記者にとって世界最大の監獄」と呼び、「直近までのRSFの記録によれば、少なくとも120人が拘束されるか、姿を消すかした」と指摘している。

7 まとまらないホワイトハウス

2020年1月27日　ワシントンDC

国家安全保障会議(NSC)のマット・ポッティンガーにとって、廖大文(リウダイモン)の家で開かれた旧正月の集まりで魏京生(ウエイジンション)ら反体制活動家から集めた情報は、軽く受け流せるものではなかった。魏が中国本土に築いている人脈の幅広さは把握していたし、魏ほどの人材が収集した貴重な情報を無下にするのは間違いだともわかっていた。「魏らパーティーにいた面々は、中国の知り合いと話すなかで、向こうの状況は報じられているよりもひどく、武漢に限らない多くの場所に広がっていて、北京も危機に陥っているという共通の印象を持っていた」。ポッティンガーはわたしにそう語った。

夕食会を終えたポッティンガーは、記者としての経験で育んだ直感に従い、『ウォール・ストリート・ジャーナル』紙で2003年のSARSの感染拡大を扱った際に知り合った情報提供者に電話を入れた。そして、魏から聞いた内容の裏付けを得るとともに、魏の情報源としての重要性が増していることを確認した。感染症の専門家である兄のポール、さらにはウイルス学者で、CDCの元職員でもある妻のイェン・ポッティンガー博士ともじっくり話をした。

そしてその日の終わりには、ホワイトハウス内に警戒を促す必要があると思うようになっていた。わずか24時間で得た情報から、政府が新型コロナウイルスを真剣に捉えていなかったことを痛感した。週が明けて仕事に戻ったポッティンガーは、28日火曜日にNSCの補佐官委員会を招集した。何人かの閣僚と関係機関のトップも招いた。これはおそらく、国家安全保障問題担当補佐官代行という彼の地位を考えれば、少し出すぎた行動だったが、上司であるロバート・オブライエンの承認と後押しは得ていた。オブライエンは言う。「マットはわたしの補佐を務めていた。中国と台湾、香港といった地域から情報を集めていて、情報源の医師たちは、今回のウイルスは大きな問題で、SARSよりも深刻だと言っていた」

ポッティンガーは、公衆衛生の関係者も何人か呼んでもらえないか、オブライエンに頼んだ。結果、会議には保健福祉省のアレックス・アザーとCDCのロバート・レッドフィールド、国立衛生研究所からはアンソニー・ファウチ、スティーブン・ビーガン国務副長官らも顔を見せることになった。ポッティンガーはそこで、集めた情報を出席者に渡し、2003年のSARS危機の際に中国が行った隠蔽工作を改めて取り上げた。そして中国からの入国を制限することを提案したが、誰からも支持は得られず、ばかげていると一蹴された。中国からの入国を禁止して医療器具の流通を止めるのは非生産的だし、市民がヒステリーを起こし、こっそり入国する者が増えればかえって感染が広がりかねないというのが公衆衛生関係者の主張だった。

ある人物は、こう発言したのを憶えている。「きみの隣には世界をリードする感染症の専門家がいて、大きな問題じゃないんだからフライトを止める必要はないと言っている。それなのに、ファウチよりもきみの言葉を信じなくてはならない理由がどこにある?」

別の政権幹部も、見下したようにこう言った。「わかったよマット、けっこうな話だ。しかし根拠はどこにある?『ウォール・ストリート・ジャーナル』時代の経験か?」参加者はみな、ポッティンガーの論理は心配性の人間のもので、耳を貸す必要はないと考えた。中にはそうやって上から目線でポッティンガーの賢明な意見を無視したことを、今ごろ後悔している出席者もいるかもしれない。いずれにせよ、ポッティンガーは冷静さをなくさなかった。感情的になったりはしなかった。

会議を終えたトランプの上級顧問たちは、ポッティンガーをこき下ろした。トランプの側近にとって、ポッティンガーは「まじめなやつ」ではあったが「専門家」ではなく、そのため意見も真剣に受け止める必要のないものだった。もし提案したのが別の人間だったら、捉え方も違っていただろう。ある側近は言う。「我々は、マットの話が信用できるのかを気にしていた。彼の妻はCDCで感染症関連の仕事をしていたし、中国からの口コミの情報に頼りきりだったからだ。以前は記者だったわけだしね。マットは科学者ではなくジャーナリストだ。才能ある記者で、国防問題はお手のものだが、医師でも感染症の専門家でもない。そういったタイプの情報を政策の指針にすることに、賛成できるはずがなかった」

その後もポッティンガーは、入国禁止を訴えてまわった。しかしポッティンガーいわく「公衆衛生の関係機関は定説に囚(とら)われていた」という。「パンデミック対策で入国禁止をしてはならないというのが、1世紀にわたる通説だった」

ポッティンガーが中国からの入国禁止を呼びかけたのと同じ日、WHOのテドロス・アダノム・ゲブレイェソス事務局長は、新型コロナの感染拡大後はじめて習近平国家主席と会談し、アザーはようやく中国の国家衛生健康委員会主任である馬暁偉(マーシアオウエイ)と連絡がついていた。アザーはテドロスと前日の26日深夜に電話で話をし、今後について議論していた。北京に到着したばかりの疲れ果てたテドロスに、アザーは言った。「聞いてください。こちらのCDCのチームは、すぐさま中国へ向かう準備ができています。我々には、中国から提供されない第1世代のウイルスのサンプルが必要です」

テドロスは「WHOのチームのほうがいいのではないだろうか」と答えた。

「なんにせよ、とにかくそちらへ人を送り込まないと」とアザーはたたみかけた。「そちらを全面支援する用意はできています。習近平には強く出てください。向こうはSARSのときに透明ではないとみなされましたから、二の舞は避けたいと考えています」。テドロスは同意したようだった。アザーはさらに「あなたは習近平を頼みます。わたしは馬を攻めます」と言った。そうやって、アザーはテドロスと足並みを揃え、中国に協力を促すためのタッグが組めた手応えを感じながら電話を切った。

アザーと馬は親しい間柄ではなかった。前の年にスイスのジュネーブで開催された世界保健総会で顔を合わせていたし、ともに二国間会議に出席したこともあったが、アザーは台湾独立の支持者としてよく知られ、台湾代表の世界保健総会への出席を認めるべきだと積極的に主張していたから、馬も会うたびにまずは共産党としての抗議文を読み上げ、アザーとアメリカの行動は内政干渉だと非難するのがお決まりだった。

翌28日の電話で、馬は電話を折り返すのに時間がかかったことを平謝りし、武漢に入っていたのだと言った。アザーは改めて、中国へチームを派遣したいと強く要求した。「馬主任、我々はどんな形でもそちらを助けたいと思っているのです。こちらはCDCのチームを即時派遣できますし、お望みであれば、WHOを通じた派遣のほうがよろしければ、こちらは全面支援します。肝心なのは、外部の専門家を現地へ送り、ウイルスの情報を集め、ベストな感染症対策、疫学的対策を用いて市民を守ることです」。しかし馬は、こうした言葉に気のない返事をするばかりで、確約はしなかった。中国が武漢にWHOの調査団を受け入れたのはそれからさらに3週間後で、しかも入れたのはたった3人、時間もわずか48時間だった。

入国禁止の議論が行われるなか、トム・コットン上院議員はマイク・ポンペオ国務長官とアザー、チャド・ウルフ国土安全保障長官代行に書簡を送り、今回のウイルスは研究所から流出したものかもしれないと述べた。共和党の人間で、その可能性を取り上げたのはコットンが最初だった。そして、そのことで笑い者になった。「仮にウイルスの起源が海鮮市場でないのなら、どこなのかを特定することが重要です。何しろ武漢にはBSL4の特別な研究所があり、そこではコロナウイルスをはじめ、いくつもの危険な病原体の研究をしています」。しかしこの意見はほとんどのメディアでばかにされ、流出説は「でっち上げ」のレッテルを貼られた。

大統領補佐官で通商顧問のピーター・ナヴァロは、自説を強硬かつ声高に主張する経済学者、また環境活動家で、この6年前にパンデミックを予見する本を書いている。ナヴァロもまた、感染が中国から始まったことに嫌な雰囲気を感じた。そこで、ポッティンガーよりも過激で直接的なアプローチを採った。大統領執務室へまっすぐ向かい、中国からの入国禁止をトランプに求めたのだ。当時のトランプは、別の大問題で頭がいっぱいだった。何より弾劾裁判のことがあり、ほかにもイラン・イスラム防衛隊のガーセム・ソレイマーニー司令官の暗殺事件もあった。それでも大統領は、通商顧問の意見におおむね同意し、新型コロナウイルス対策のタスクフォースの設置を提案するよう言った。ナヴァロは29日の水曜日に指示を実行した。

「大統領からは基本的に、入国禁止に賛成の立場でタスクフォースを結成するよう言われた」。ナヴァロはそう振り返る。しかし保健関係者の説得に送り出す人材として、おそらくナヴァロは最適ではなかった。彼を生来の交渉上手、あるいは仲裁人と評する人は誰もいない。だからホワイトハウスのシチュエーションルームで、中国からの入国禁止をテーマに行われた話し合いは、険悪なものになった。

ナヴァロはファウチの向かいに座った。顔を合わせるのははじめてで、正直に言えば、向かいに座った男が誰なのかもわからなかった。最初の話し合いは不首尾に終わった。ナヴァロは言う。「傲慢で独善的な能なしというのが、ファウチの印象だった。うぬぼれ屋で、高圧的に『あなたは自分がなんの話をしているかもわかってないでしょう?』という感じで話しかけてきた」

大統領の後押しを自信にしながら、ナヴァロは直接的な言葉で入国禁止を主張した。「アメリカで何百万人という人間が感染する前に、中国からの移動をシャットダウンする必要がある」と言い、できるだけ早く実行すべき理由を並べた。

ファウチはすぐさま反論し、「入国禁止はうまくいかない」と厳然とした口調で言った。ナヴァロが「そう言うからには根拠があるんでしょうな」と言うと、ファウチは「わたしの経験ではうまくいきません」と返したが、過去のパンデミックで入国禁止を実施した経験があるのかは言わないままだった。

「中国からは1日に2万人がアメリカを訪れていて、その一部が新型コロナウイルスに感染している可能性がある。それでも感染は広がらないと?」ナヴァロは叫ぶように言った。

ファウチは腹立たしげに「入国禁止はうまくいきません」と繰り返した。

ナヴァロは激高した。「やつは人間というよりオウムだった。（大統領首席補佐官代行の）マルバニーも同じくらいひどかった。アザーとレッドフィールドもファウチ側で、入国禁止には反対だった」

ポッティンガーも同席していたが、ナヴァロが言うには、要人が集まっていたなかでまったく口を開かなかったという。「彼もいたが、高官ではなかった。NSC補佐官代行は高官じゃない」

怒り心頭のナヴァロは部屋を飛び出し、ペンを走らせた。自分の賢明な提案を聞き入れなかったらどうなるかを、書面で警告してやる——。そして、今すぐ中国からのフライトを止めなければ、無数の人の命が失われ、莫大な額の損害が出る可能性があることを訴える覚え書きを記し始めた。

同じ日、ポッティンガーは中国にいる医師と話をし、これまでで最も強い警告を受けた。医師が言うには、今回のケースは2003年のSARSではなく、1918年のスペインかぜの再来だった。無症状患者がウイルスを広げているという、WHOとアメリカの保健関係者が完全に否定していることが起こっているという話もあった。

話を重く受け止めたポッティンガーは、さらに思いきった行動に出た。これは単なる公衆衛生の危機ではなく、国防の問題でもあると警告したのだ。しかし保健関係者は聞く耳を持たなかった。それから数時間のうちに、ポッティンガーは大統領に直接訴え出る機会を得た。ロバート・オブライエンに手に入れた情報を伝えると、「一緒に来い」と言われた。

ワシントンDC　大統領執務室

オブライエンはもともと、大統領と執務室で諜報関係の話し合いをする予定があった。しかし新型コロナウイルスが議題になりつつあることを知り、ポッティンガーから新情報を得た今、彼を伴って行くことにした。この数日で、今回のウイルス危機はひどいものになる、それも極めてひどいものになるという直感がオブライエンの中で強まっていたが、それでもそこからの1年で50万人のアメリカ国民が命を落とすことになるとは知るよしもなかった。知っていたのは、中国で大規模な隠蔽が行われていることだった。

アメリカが今後直面しうる問題の大きさについて、はっきりオブライエンは警告した。オブライエンはこう明言した。「大統領閣下、これらはすべて、今回がチェルノブイリに似た状況であることの証明です。ＷＨＯは協力的でなく、中国も協力的ではありません。これは閣下の在任期間中、最大の国防の脅威になるおそれがあります」

トランプは「そこまでか」と言った。

「我々が相手にしているのは、別のタイプの共産党政権です」。オブライエンは続けた。「鄧小平や胡錦濤（フージンタオ）を踏襲した政権というよりは、ソ連型に近い。チェルノブイリの再現になるという感覚を抱いています」

それからオブライエンは、諜報特別委員会の面々のうしろでソファーに座っていたポッティンガーに、独自に集めた情報を大統領に伝えるよう言った。ポッティンガーは中国の医師から聞いた内容と、事態が武漢だけでなく北京でも進行している状況を詳しく語った。「１９１８年のスペインかぜでは、非常に深刻なパンデミックが発生しました。状況はコントロール不能に陥るおそれがあります」

トランプはその言葉を重く受け止めた。「大統領は熱心に話に耳を傾け、質問をしてきた」。ポッティンガーはそう振り返る。

ピーター・ナヴァロとも話したばかりのトランプは、入国禁止に関する意見をふたりに求めた。オブライエンは「やるべきです」と言い、ポッティンガーも強く同意した。

オブライエンは大統領に「状況が正確に把握できるまでは、入国禁止が賢明です。いったん止めて現状理解に努める必要があります」

トランプは意見に耳を貸しながらも、その場では決断しなかった。していたのかもしれないが、口には出さなかった。「大統領は真剣に捉えた。わたしを信じ、会議のあとはすぐに動いてくれた」。オブライエンは言う。

ナヴァロはその後、覚え書きを全員へ送りつけた。大統領に首席補佐官、経済顧問、首脳部、NSC。そして「免疫や治療法、ワクチンがない現状では、アメリカで本格的な感染爆発が起こった場合、国民は無防備だ」と警告し、改めて具体的に入国禁止を呼びかけた。「パンデミックの確率が約1パーセント以上あると仮定した場合、新型コロナウイルスをゲーム理論的に分析した際の支配戦略は、即座に入国を禁止することである」

この覚え書きは、すぐさまメディアに流出した。ナヴァロは誰かがリークしたのだと言っている。しかし、ホワイトハウス内でナヴァロの評判は芳しくなかった。そしてそのせいで、提案もまともに取り合ってもらえなかった。政府高官はナヴァロを「頭のおかしい、信用のならない男として悪名高い」とみなしていた。「ピーターがウェストウイングで最も信用ならない情報源のひとりだということは周知の事実だった」とある高官は言う。彼らは、ナヴァロが自身の学術的研究を引用する人間としてでっちあげたキャラクターをナヴァロの架空の友人、あるいは別人格だと言って嘲笑した。そのキャラクターは〝ロン・ヴァラ〟という〝ナヴァロ〟の文字入れ替え（アナグラム）の名前を持っていて、履歴書もあった。2019年10月、ある記者からそのことを問われたナヴァロは、「意見を言ったり、純粋に楽しんだりするためにずっと前から使っているいっぷう変わった装置、あるいはペンネームであって、事実を確認する際の情報源とするためのものではない」と述べている。

タスクフォースの一員に指名されなかったナヴァロは、大統領に「今年200万人が死にますよ」と言った。

「みんな思わず彼を見つめたよ。こちらはなんとかパニックを起こさないようにとがんばっているのに、ふざけた数字をでっち上げるな、という思いだった」。ミック・マルバニーは言う。

大統領執務室でのさまざまな話し合いに参加した別の幹部は「ホワイトハウス内には慌てふためいている者たちがいたが、みな信用できない連中だった」と言っている。

ナヴァロとポッティンガーが一方で異例の同盟を築いていたとすれば、もう一方にいたのはファウチとレッドフィールドのコンビで、こちらはもっとずっと柔軟な姿勢を取るべきだと主張していた。入国禁止は必要ないというのがふたりの見解だった。マルバニーと、国家経済会議委員長のラリー・クドローも同意見で、この時点ではパンデミックよりも入国禁止が経済に及ぼす影響のほうを気にしていた。彼らは極端な行動は慎むよう進言した。一方でナヴァロの発言は、今回の危機は世界の終わりを招きかねないと言っているのとほとんど同じだった。

1月30日木曜日までには、米国内での市中感染が広がっていることを示す確かな根拠が見つかっていた。ドイツでの事例から、無症状の人もウイルスを広げるという情報も検証されていた。時を同じくして、中国での新規感染が急増しているという報道も出た。こうした要素に影響され、保健関係者は午前の会合で完全に掌(てのひら)を返した。CDC幹部のナンシー・メソニエはわずか1日前の意見を翻し、中国からの入国禁止の支持派に転じた。その後に行われたタスクフォースの会議で、アザーはCDCが一晩で変節した衝撃の事実を伝えると、「中国からの入国を禁止して、湖北省への渡航歴があるアメリカ人は隔離すべきだろう」と言った。思いきった方針転換だったが、タスクフォースは提案を受け入れた。

マルバニーは言った。「大統領にお話ししないと。午後には仕事でアイオワに飛ぶはずだ。この件を電話で話すわけにはいかないから、明日にしよう」。こうして時間を一晩与えられたチームは、今後の作戦を練った。

ポッティンガーは週の前半の時点で、中国の医師たちから、無症状感染者によってウイルスが急拡大するという情報を得ていた。「中国での感染爆発の深刻さが明らかになるなかで、入国を禁止し、水際で感染拡大をストップはできないにせよ、スローダウンさせるべきだという論理も明らかになっていった」

その午後、トランプ大統領はミシガン州の工場を訪れ、新型コロナウイルスは脅威ではないと話していた。大統領は、問題がアメリカにとって「いい終わり方をする」と述べ、「中国とは非常に緊密に」連携していると主張した。「じゅうぶんにコントロールできていると思っている。現時点で、国内では5人とささいな問題だし、その5人も順調に回復している」と言い、ツイッターでも「コロナウイルスの感染拡大では、中国ら各国と密に連携している。アメリカではわずか5人で、みな回復している」とつぶやいた。

同じ日、アメリカの国連常駐代表を務めるアンドルー・ブレンバーグは、中国の張軍（ジャンジュン）国連大使と話をした。ブレンバーグは、ＷＨＯが〝ＰＨＥＩＣ（国際的に懸念される公衆衛生上の緊急事態）〟を宣言するのを止めないよう、張に念を押した。「ＰＨＥＩＣの宣言をブロックするようなことはしないでいただきたい」。ブレンバーグはそう伝えた。

しかし張は「習主席は国内の状況をコントロールできている。中国国内の情勢について、世界が推測をめぐらせる状況は適切ではない。自信のなさと国民に受け止められかねない」と反論した。

ブレンバーグは仰天して張を見た。わたしが非常に驚いた顔をしているのが向こうにもわかったはずだ、とブレンバーグは言う。「何を言ってるんだ。これは中国国内での反応の問題なんかじゃない。パンデミックを起こしうる病原体が見つかったことについて、世界に警告するかどうかという話だ。ＰＨＥＩＣが宣言されれば、アメリカは中国の国内でのコロナ対応がまずかったことは言わないでおく。しかし宣言が出されなければ、中国が宣言に反対したことを必ず発表する」

張は「実に興味深い」と言った。

結局、ブレンバーグの交渉はうまくいき、ＷＨＯはＰＨＥＩＣを宣言した。ＷＨＯは公式声明で、宣言は〈中国と中国国民、そして中国が取ってきた行動に対する支援と感謝の精神とみなされるべきだ。彼らは今回の感染拡大の最前線で透明性を持って闘い、そして勝つと見込まれている〉とした。

31日金曜日の午後、トランプ大統領は顧問たちに相談をし、執務室での会議を招集した。入国禁止の最終判断はまだ下していなかった。国内での感染例はまだわずかだった。執務室で、補佐官代行のミック・マルバニーはトランプの正面にある金色の椅子に座り、ポッティンガーはその横に腰かけた。さまざまな会議を進行してきたマルバニーは、ポッティンガーの肩を叩き、ソファーのレッドフィールドに向かってうなずいて意見を求めた。それから、自分では賛同しかねるものも含め、大統領にさまざまな見解を示した。

アザーも簡潔に、入国禁止は妥当な予防措置だと述べた。ファウチはまだ入国禁止を完全には支持せず、マルバニーと同様の抜け目ない経済関係者であるケリーアン・コンウェイ上級顧問、大統領経済諮問委員会のトーマス・フィリップソン委員長代行も、依然として反対だった。

それでも、大統領は入国禁止を実施した。保健関係者の助言を無視するわけにはいかなかった。

ナヴァロは、関係者のトーンが変わったのは自身のメモが流出したからだと考えている。入国禁止に反対していた面々も、書面での警告がメディアで紹介されれば、無視するわけにはいかない。ナヴァロは言う。「わたしの書いたメモが表に出たおかげで、彼らも立場を変えるしかなくなった。わたしの行動がなければ、そうはしなかっただろう。マット（・ポッティンガー）は好漢だが、みなの言うように、あの部屋にいた面々を動かせる力はなかった。針を動かしたのは、ゲーム理論を使い、無数の人が犠牲になると予測したわたしのメモだ」。一方、保健関係者は覚え書きの流出で意見が変わったことを否定する。「CDCやNIHのキャリア連中が一晩で意見を変えたことに、ナヴァロのメモが影響したとは思わない。みんな中国で感染が急増し、ほかにも世界各地で広がるのを見ていたんだ」とある関係者は語った。

そんなわけで、ポッティンガーが最初に内閣関係者に訴えてから4日後、トランプ政権は中国からの入国禁止という抜本的な措置を取り、2月2日の午後5時から施行することを発表した。

トランプは入国禁止に賛成だった一方で、決断の責任は取りたくないと思っていた。だからアザーに「きみがホワイトハウスで登壇して発表したらどうだ」と言った。重要な記者会見を部下に任せるのは、それまでのトランプのやり方からすれば異例だった。「いったんアザーを矢面に立たせ、様子を見るつもりだったのではないか」とある関係者は話す。

アザーは大統領執務室からルーズベルトルームへ移動して、重大な記者会見の準備をし、公衆衛生上の緊急事態を知らせる宣言に署名した。ホワイトハウスの職員がその瞬間の写真を撮ることを嫌がったため、アザーの補佐官であるブライアン・ハリソンが自分のｉＰｈｏｎｅで歴史的な瞬間を記録した。

会見は午後5時から行われた。過去2週間のうちに中国湖北省を訪れた米国民は、帰国時に2週間の隔離を要する――。これは、アメリカではここ50年ではじめての検疫措置だったが、衝撃を与えたのは入国禁止のほうだった。「米国民および永住権を持つ住民の近親者を除く外国人で、過去14日間に中国への渡航歴がある者は、合衆国への入国を拒否する」。アザーはそう発表した。

8時間後、オーストラリアも同様の入国禁止を2月1日の午後5時から実施すると発表した。グレッグ・ハント保健相は、息子のクリケットの試合を観戦していた日の午前にブレンダン・マーフィー保健相付政務官からの電話を受け、大胆な提案をされた。マーフィーは、新型コロナウイルスがオーストラリアへ到達するのを防ぐには、中国に対して国境を封鎖する必要があると言った。ハントはすぐさまスコット・モリソン首相へ電話し、「お気に召さないとは思いますが」と部下の提案を伝えた。

ふたりはマーフィーと回線をつなぎ、オーストラリアにとって最大の貿易相手である中国からのフライトを禁止するという、前代未聞の対策について話し合った。当時はまだ、大手の大学や観光業界がこの抜本的な措置に強く反対していた。2時間半のあいだ、ハントは試合を観ながら電話を続け、ときおり息子を応援した。夜9時までには、オーストラリアは中国全土に対して国境を閉じた。

オーストラリアはその後、帰国する国民を除いた全員の入国を全面的に禁止し、帰国する国民にも隔離を義務づけた。これが奏功し、ウイルスの侵入をかなり防げた。「オーストラリアはウイルス拡大のかなり初期の段階で、世界のどこよりも早く、前例のない措置を取った」とハントは述べた。中国からの入国禁止を決断するなかで、モリソン首相はニュージーランドのジャシンダ・アーダーン首相と臨時の電話会談を行った。会談の途中で、アーダーンはモリソンに対して、ウイルスの起源についてどう話すつもりか、研究所から流出したものなのかを尋ねたとされている。豪政府が助言を仰いでいる疫学者のあいだでも、新型コロナウイルスが遺伝子操作されているかについては、意見が分かれていた。

ある政権幹部によれば、アーダーン首相との電話を終えたモリソンは、話した内容を閣僚に伝え、「アーダーンは各国首脳ではじめて、研究所から流出した可能性を取り上げた」と話したという。ある閣僚は、そのとき聞いた専門家の意見では、ウイルスが研究所から流出した可能性は50パーセントだったのが、のちに大きく下がって5パーセントになり、再び上がったと認めている。

モリソンはアーダーンとの会話の内容を憶えていないというが、顧問の話では、電話をしたのは間違いないという。ニュージーランドの政府広報は、「モリソン首相と話した内容は機密情報」だと言った。

モリソンとアーダーンの電話会談の翌日にあたる2月2日午後、ニュージーランドもオーストラリアに倣って中国からの入国禁止を発表した。イギリスやほかのヨーロッパの大多数の国は入国禁止措置を導入せず、イタリアと南アフリカ、チェコ、北朝鮮だけが中国からのフライトの運航停止を決めた。

オブライエンは欧州の安全保障担当者に、アメリカと同様の入国禁止措置を取るよう促したが、拒否された。オブライエンは言う。「同じようにするべきだと伝えたが、残念ながらヨーロッパは反対で、こう言われた。『これはEUの問題で、こちらには情報が足りていない』とね。最終的には中国の国内でも移動が禁止されたが、それでも武漢や湖北省の住民がヨーロッパへ渡ることは依然として認められていた。そして結局、アメリカ国内での感染の多くは欧州からジョン・F・ケネディ国際空港を経由して広がった。欧州は中国からの渡航者を大量に受け入れていたからだ。ヨーロッパ各国がアメリカやオーストラリア、ニュージーランドと同じ入国禁止を実施していたら、もっと積極的な封じ込めができていたかもしれない」

トランプ大統領が中国からの入国禁止を決めたあと、当時は民主党の大統領候補だったジョー・バイデンはツイッターで、トランプは後悔することになるだろうとつぶやいた。「我々は新型コロナウイルスという危機のただ中にいる。我々が道を先導するのに必要なのは科学であって、ヒステリーを起こし、外国人を排斥し、恐怖で人を支配しようとするドナルド・トランプではない。世界的な公衆衛生上の緊急事態のなかで国をリードする人間として、彼は考えうる限り最悪の人物だ」。バイデンは2月1日にそうツイートした。

バイデンの広報担当チームはのちに、バイデンはトランプの人種差別を非難したのであって、具体的に入国禁止に言及したわけではないと主張している。陣営で広報を担当するアンドルー・ベイツ副報道官は、バイデンは「トランプの長年にわたる外国人嫌悪を非難し、そうした思想を理由に感染拡大への対応を決めるべきではないと言っている。渡航制限とは関係のない話だ」と述べている。

とはいえ、この主張はこじつけだ。トランプはこのツイートの前日に入国禁止を発表していて、しかもこの時点で中国に対して取った大きな行動はこれだけだった。何しろ、トランプはまだ習近平を称賛していた。

WHOも、中国からの入国禁止に難色を示した。WHOは、渡航制限は推奨しないと助言し、中国は今回のウイルス危機にうまく対処していると主張していた。「まず、国際的な渡航と貿易に不必要に介入するべき理由がない。WHOとしては、貿易と移動の制限は勧めない」。1月30日、テドロス事務局長はそう述べた。「各国には、データに基づいた一貫性のある判断をお願いしたい。WHOとしても、講じるべき措置を検討中の国には助言を送る用意がある」

オーストラリアがパンデミックを宣言したのは、WHOが宣言する10日前のことだった。

アメリカで大統領選挙が行われた2020年、この早めの入国禁止措置は、トランプのコロナ対応で数少ない良策のひとつだった。当時を振り返るマルバニーは、自分たちの正しさを主張し、トランプ政権の初期対応はじゅうぶんではなかったという批判を撥ねつけた。マルバニーは言う。「我々の動きが少なかったと言う連中がいる？　なら言わせてもらうが、今から振り返ればロックダウンはやり過ぎだったと思っている。結局のところ、思ったほど致命的な病気ではなかったわけだからね。この国での致死率は2パーセント以下で、それに対して当時の我々は、15～35パーセントではないかと思っていた。ロックダウンなど必要なかった。経済をオープンに保ち、弱い立場の人々を守るべきだった」

入国禁止措置を導入した際、トランプ政権の幹部は、ＭＥＲＳとＳＡＲＳという直近のコロナウイルスへの対応例から、移動を禁止すれば致死率は下がらないかもしれないが、感染は簡単に抑えられると考えていた。

「コロナウイルスが基本的にかなり致命的なのは知っていたし、ＳＡＲＳとＭＥＲＳがインフルエンザと同じように簡単に広がるものではないのも知っていた」。マルバニーはそう説明する。「だから最初の段階では、いわゆる封じ込めだけに集中し、感染している可能性のある人をアメリカに入れないようにしようと努めていた。だからこそ、武漢から、次に中国全土からの入国禁止を実行し、さらに対象を各空港を通じた各国からの渡航者に広げていった」

入国禁止措置に対して、中国は激怒した。外交部の華春瑩(ホアチュンイン)報道官は、トランプの入国禁止は「明らかに善意の行動ではない」と述べた。「必要な友人は真の友人だけだ。多くの国が、さまざまな形で支援を申し出ているが、対照的に米政府の言葉と行動は、実際的でもなければ適切でもない。ＷＨＯが渡航制限に反対しているなかで、アメリカは焦って逆の道を行った」

さらに外交部は、ツイッターで王毅(ワンイー)部長の言葉を紹介し、「とある国がＷＨＯの助言に目を背け、中国に全面的な入国禁止を課した」と述べた。オーストラリアに対しても、「中国本土からの外国人の入国に制限を課すという政府の発表に、深い遺憾の意と不満」を表明した。

駐豪中国公使の王晰寧(ワンシーニン)は、オーストラリアへ入れなくなった中国人留学生に金銭的な補償をするべきだという、厚かましいとしか言いようのない要求を行った。「今後12日間、オーストラリアへ入れない中国人留学生の利益を非常に懸念している。適切なビザの延長や、期間中の経済的損失があった場合の補償を含め、彼らの権利と利益が守られることを期待する」。王はそう話し、入国禁止を「パニックと過剰反応の悪しきサイクル」と呼んだ。

中国のイスラエルに対する反応も、同じくらい激烈だった。1月30日、イスラエルのヤーコフ・リッツマン保健相は、中国からのフライトを全面的に停止し、翌日にはアリエ・デリ内相が、中国への最近の渡航歴がある外国人の入国を禁止した。

中国の駐イスラエル代理公使は、この措置をホロコーストにたとえ、記者会見でこう言った。

「ユダヤの民にとって最悪の暗黒の日々にも、我々は扉を閉ざさなかった。イスラエルも、中国に対して扉を閉ざさないことを願う」

8 透明性

2020年2月1日　スイス　ジュネーブ

アメリカの国連常駐代表であるアンドルー・ブレンバーグは、スイスのジュネーブで開催されたWHOの会合で、テドロス事務局長を外へ引っ張り出した。テドロスは北京での習近平との一対一の会談から戻ったところだった。1月29日、テドロスと習主席は握手を交わし、笑顔を見せ、写真撮影に応じた。それからテドロスは、中国がいかに透明で協力的かを世界に改めて伝え、習近平の新型コロナウイルス対応を絶賛した。「中国は今回の病原体を記録的な速さで特定し、すぐさま情報を共有した。それが診断ツールのすばやい開発につながった。中国は国内外を問わず、透明性を完全に遵守している。支援を必要としている他国との連携にも合意している」

その一言一言にじっくり耳を傾けていたブレンバーグは、いたく不安になった。現実には、中国は透明ではなかった。WHOが新型コロナウイルスのことを知ってから1カ月がたつなかで、アメリカはウイルスのサンプルの入手を何度も試みたがうまくいかず、保健関係者を武漢へ入れる許可も得られていなかった。

モダンなWHO本部の階段に立ちながら、ブレンバーグはたしなめるような声でテドロスに言った。「言葉にはお気をつけを。あなたのおっしゃったことは、我々も真実であればいいと思っていますが、そうではない可能性があります」

テドロスは、何も問題はないと断言した。先日の中国訪問を誇りに思っていて、チームを中国へ入れられるようにするという習近平の約束に満足していた。

「先走ってはいけません。うまくいかなかった場合、ＷＨＯという組織とあなた個人の信頼が揺らぐことになります」。ブレンバーグはそうテドロスに訴えた。

事務局長は、何も問題はないと断言し、ブレンバーグをなだめた。「心配するな。勇み足ではない。すべてうまく運んでいる」

その言葉を聞いて、ブレンバーグの心はますますざわついた。その後の10日間で、習近平の約束など無価値だったことが明らかになった。ブレンバーグは専門家チームの武漢派遣をしつこく求め、テドロスとの日々の会話はますます険悪になっていった。「向こうの動きが遅いなら、そう言うべきです。あなたが悪いのでも、あなたのミスでもないのですから」

やがて、ブレンバーグは大統領の許可を得ないまま、独断でテドロスを脅迫した。「派遣の話をまとめられないのなら、アメリカからの資金拠出をすべて停止します」。ブレンバーグはそう告げた。テドロスはひどく不快そうだったが、この最後通牒が効いた。数日後、ＷＨＯのチームの中国派遣が承認された。

9か国から集まった25人の保健関係者が、事実を明らかにするという使命を携え、中国に飛んだ。期間は2月10日から24日。ところが視察の終盤になって、大きな問題が発覚した。ＷＨＯと中国は付帯決議を結び、調査団の権限に手を加え、ウイルスの起源を調査項目から削除していた。そのため調査団が中国で入手できたのは、感染拡大への対応に関する情報だけだった。ブレンバーグは言う。「彼らは付帯条項を完全に骨抜きにしていた。ウイルスの起源をできるだけ早く調べるための項目だったのに」

中国は結局、WHO関係者の武漢視察をわずか2日間、それも3人での視察しか認めなかった。選ばれたのはブルース・エイルワード、チクウェ・イヘクウェアズ、ティム・エックマンズの3人で、アメリカ人はひとりもいなかった。3人は海鮮市場も、武漢の研究施設も訪問せず、かわりに病院を視察して、現地の関係者と会合を持った。WHOは、武漢の視察は非常に難しかったと言い訳した。「調査団は意味のある情報を何ひとつ得られなかった」。ブレンバーグは言う。

わたしは2020年5月、WHOの広報担当であるマーガレット・ハリスにインタビューを行い、なぜ3人は海鮮市場や研究所へ行きもしなかったのかを質問した。するとハリスは弁解するかのように「調査団の目的は中国のウイルス対応を学ぶことであって、起源を探ることではなかったので、海鮮市場や研究所は議題にのぼりませんでした」と言った。「武漢へ行くことも目的ではありませんでした。当時は感染が非常に広がっていて、病院も余裕がなかったからです。我々の専門家チームが必要としていたのは、向こうの専門家と話をすることで、そして当時、武漢の感染症予防と対策の専門家たちは、非常に大規模な感染爆発の対応に追われていました」

アメリカが非常に重要視していた、ウイルスの初期サンプルの入手はできなかった。中国政府は、そうしたサンプルをすでに全力で隠していた。中国は2019年末、未知の肺炎が広がっているとWHOに報告することを強いられたが、中国の調査メディアである『財新』によれば、12月30日には当局が、遺伝子分析の研究所にあるサンプルをすべて破壊するよう指示したという。遺伝子分析企業も、感染拡大に関連のあるサンプルの検査をやめるよう指示され、結果を患者や医療関係者に渡すことを禁止された。送っていいのは当局だけだった。武漢ウイルス研究所も、保有している分離株サンプルの情報を提携している研究所、具体的には生物学的封じ込めの専門機関であるテキサス大学バイオコンテインメント研究所と共有できなくなった。

こうしたサンプルは重要なものだった。ブレンバーグは言う。「テドロスには、サンプルを共有するよう中国に依頼する必要があると何週間も言い続けた。我々は目の前の診断方法の確立だけでなく、次に向けた治療法の開発にも取り組む準備ができていたが、ワクチンも重要になる。そのためには、知られている最初期の株のサンプルを手に入れて分析し、急いで正しいアプローチを見つけ出す必要があった」

しかし、中国は決してサンプルを提供しようとしなかった。

「2021年のはじめには、自分の仕事の意義がわからなくなりかけていた。自分がここまでがんばってきた理由が、毎日ニュースで取り上げられていたからだ。つまり、新たな変異株が登場しつつあることにみんなが気づいていて、そして新しいワクチンが新変異株にも効くのかが大きな話題になっていた。だからこそ、我々は初期のサンプルがほしかったんだ」

中国は感染拡大のあらゆる段階で隠蔽を行い、各国を苛立たせた。ウイルスの発生源は海鮮市場だというのが中国の当初の公式見解で、そこに関係のある感染例だけが報告されていたようだが、それを証明する証拠も、あるいは否定する証拠も抹消された。WHOにウイルスのことを知らせた翌日の1月1日には、華南海鮮市場を閉鎖した。清掃チームを派遣して市場の消毒と殺菌、洗浄を行い、収集できたかもしれない隠蔽の証拠を破壊した。

艾芬（アイフェン）ら勇敢な医師がウイルスのことをＷｅＣｈａｔで共有し、ＷＨＯが武漢のコロナウイルスについて知ったのと同じ日、中国当局はウイルスに関する文言をインターネットから組織的に削除し始めた。12月31日には、感染拡大に関連した中国のインターネット上のキーワードが検閲されるようになった。配信プラットフォームのＹＹは、〝未知の武漢肺炎〟や〝武漢海鮮市場〟といった言葉を検閲し、ＷｅＣｈａｔは感染拡大に関連した言葉を検閲したうえ、推測か事実に基づいているかにかかわらず、感染に関連した情報を投稿することを禁止した。カナダのインターネット研究機関シチズン・ラボが２０２０年3月に出した報告書によれば、〈国営メディアが報じた政府の対応に関する中立的な内容〉でさえ削除された。中国共産党は検閲を使い、情報の共有こそが命を救うとわかっている医師や保健関係者に警告した。この重要な一点を見ても、中国があえて、意図的に、ウイルスの隠蔽をはっきりと決断し、自国民や他国民がウイルスについて調べるのを阻もうとしていたことがよくわかる。

検閲の指令は、トップが直接下していた。国営メディアが伝えた2月3日のスピーチで、習近平は、「前向きなエネルギー」を高め、「オンラインメディアに対するコントロールを強化して社会の安定を保つ」ための指令を出している。愛する家族の死についてのネット上の会話を削除された人たちは、憤りを覚えたという。火葬場の画像は検閲され、家族の死を悼む人たちは監視の対象になったと、『ニューヨーク・タイムズ』は伝えている。

中国の隠蔽で最もひどいのは、人から人への感染を否定したことで、これが世界各地での感染拡大に直接つながった。中国は12月6日の時点で、人から人への感染が起こるというデータを手にしていた。その日、ある女性が夫から5日遅れて具合が悪くなった。女性は海鮮市場に行ったことはなかった。それなのに中国は人から人への感染を認めず、新型コロナウイルスの感染力が史上最悪レベルだとわかったのは、それからさらに6週間以上あとにずれ込んだ。

1月6日、中国政府の専門家チームのトップとして武漢入りした許建国（シュージエングオ）は、「中国には疾病対策の長い歴史がある。春節に伴う移動で感染が広がる可能性は絶対にない」と言った。香港で発行されている共産党の機関紙『大公報』には、「人から人へ感染するという証拠はまったくない」と断言した。数日後には、著名な医師の王広発（ワングアンファー）が同じ内容の発言を繰り返し、国営中国中央電視台（CCTV）のインタビューで、感染は「コントロールできて」おり、ほとんどが「症状は軽い」と述べた。人から人へ感染している兆候はないとも言った。

しかし中国政府の関係者は、人から人へ感染すると知っていた。AP通信によれば、国家衛生健康委員会主任の馬暁偉（マーシアオウエイ）は、各省の保健関係者との極秘の遠隔会議で、深刻な様子で感染爆発を認めたという。馬は、今回の新型ウイルスは「2003年のSARS以降で最も厳しい課題であり、公衆衛生上の大事件に発展する可能性が高い」と話し、「集団感染が発生していることからも、人から人への感染が起こっている可能性がある」と続けた。春節に伴う人の移動で、ウイルスが拡散することも警戒していた。同じ日、WHOの新興感染症部門は、「現時点で、人から人への継続的な感染は起こっていないのは明らかだ」と発表した。

中国が公式に人から人への感染を認め、WHOがその確かな根拠（先ほど述べた海鮮市場で働く男性の妻が感染したケース）を手に入れたのは、それから6週間以上がたった1月20日のことだった。それでも中国は、春節で無数の人が国内外で移動するのを止めなかった。

また中国当局は、感染者数を意図的に過少報告し、他国の政府に本当の感染状況を知らせなかった。共産党が感染者数の発表を始めたのは２０１９年12月の下旬になってからだが、武漢では少なくとも11月、場合によっては10月から感染が広がっていた。1月3日、武漢市衛生健康委員会は、患者が華南海鮮市場と関連のある場合、感染拡大に伴う感染例として報告できると話したが、事ここに至っても、報告されていたのは公式の研究施設による検査で新型コロナウイルス感染症と診断され、症状が出ているケースだけだった。ところが、そうした検査を受けることは困難だった。

アメリカ合衆国下院外交委員会の〝少数派による意見書（通称マコール報告書）〟は、ナショナル・パブリック・ラジオの報道を参考にしながら〈2月中旬より以前の中国共産党は、症状があり、研究所による検査で診断、確認されている感染例のみを報告していた〉と述べている。共産党が方針を変更し、無症状の人を公式の感染者数に含めるようになったのは、3月31日になってからだった。すると1日の感染者数は1万４８４０人も増えた。『サウスチャイナ・モーニング・ポスト』紙のジョセフィン・マー記者が入手した共産党の機密データによると、2月末までに検査で陽性となった無症状感染者は4万３０００人いたらしい。これは感染者全体の3分の1にあたる数だった。

中国が公式に発表している死者数は、3月末の時点で２５００人だったが、マコール報告書は、これが実数ではない可能性を指摘し、武漢の漢口にある火葬場が、業者から1日５０００個の骨壺を受け取っていたと述べている。アメリカのラジオ局〝自由アジア放送〟の取材に応じた武漢の住民の言葉も紹介されていて、その住民は、3月末時点の実際の死者数は4万人以上と、報告されている２５００人とかけ離れた数字を口にしたという。

一方、現地メディアは沈黙を強いられていた。香港のテレビ局である無綫電視によれば、人民警察は1月中旬、武漢市金銀潭医院で取材をしていた記者たちを拘束し、映像を消すよう迫り、携帯電話を調べたという。TVBの記者は「病院内の警察の詰所へ連れていかれ、院内で撮影した素材を削除するよう言われた」と話している。華南海鮮市場を訪れた別の記者は、逮捕するぞと脅された。

新型コロナウイルス（SARS－CoV－2）の遺伝子配列の公開でも、中国は秘密主義だった。中国の科学者は1月2日の時点で、武漢ウイルス研究所でこのウイルスの遺伝子配列のマッピングを終えていた。また少なくとも、遺伝子解析企業が艾芬医師に分析結果を送り返した12月末以降は、病原体がコロナウイルスだとわかっていた。3日後の1月5日には、上海市公共衛生臨床センターが当局にマッピング完了を報告した。しかし中国政府は結果をすぐに公表するのではなく、検閲をして、公表はしないようセンターに指示した。

中国政府が正式にデータをWHOに提出したのは1月8日で、そのときにはすでに『ウォール・ストリート・ジャーナル』が、これは新型コロナウイルスだと報じていた。中国CDCの高福(ガオ フー)主任は、2020年3月に掲載された『サイエンス』誌によるメールインタビューで、あれは「『ウォール・ストリート・ジャーナル』による非常に鋭い読み」であって、科学者のあいだでは情報の共有が「すぐさま行われていたが、公衆衛生上の問題であるため、公表は政府の判断を待たなければならなかった」と強調した。

遺伝子配列をすぐさま公開しなかった理由として、高主任は、不安を煽りたくなかったからだと話している。「誰だって市民をパニックに陥らせたくはない。そしてこのウイルスにパンデミックを起こす力があるとは誰にも予測できなかった。インフルエンザ以外のウイルスがパンデミックを起こしたのは今回がはじめてなのだ」

遺伝子配列がvirological.orgのサイトにアップロードされたのは、アメリカ時間の1月10日で、アップしたのは上海市公共衛生臨床センターとつながりのあるシドニーの科学者だった。その後センターは、遺伝子配列の公表に関わったことで処分され、「矯正」のため一時閉鎖された。

1月15日、中国ＣＤＣは国内で最高レベルの緊急事態対応を導入したが、ＡＰ通信の記事によれば、感染者の特定方法に関する指示は「内的」なもので「公開してはならない」とされていたという。

中国はウイルスの脅威を否定して、感染者数や死者数を少なく報告する一方で、密かに医療器具と個人防護具（PPE）を世界中から買い上げていた。同時に医療品の輸出も減らしていた。ＡＰ通信が引用したアメリカ国土安全保障省の報告書には、中国政府は医療物資の在庫を維持するために、新型コロナの〈深刻さを意図的に隠していた〉と記されている。マコール報告書によれば、中国は〈サプライチェーン、またゼネラルモーターズや３Ｍといった海外企業による医療物資の製造能力を国として管理し、同時にそうした製品の輸出申請を却下した〉という。

そうしたなかで、中国は自分たちのコロナ対応を称賛することを諸外国に打診――ときには要請――していた。『ニューヨーク・タイムズ』は、共産党関係者が米ウィスコンシン州選出のロジャー・ロス上院議長に連絡を入れ、〈中国共産党の対応を称賛する決議をとおす〉よう求めてきたと報じている。ドイツに対しても、外交団が同様の要請を出した。その後、感染拡大や、経済的ダメージを引き起こした中国の対応に疑問を呈した国には制裁を科した。

共産党がデータを明らかにわかりにくくしたり、公表を拒否したりしていたにもかかわらず、２０２０年初頭の習近平国家主席は、諸外国の首脳や保健当局から称賛される一方だった。今回の危機はコロナウイルスの感染拡大だったのだから、中国は世界の保健当局や政府に警告し、ウイルスの封じ込めを図る責任があった。しかし実際には、情報の共有とはまったく逆のことをした。中国政府が何かするたびにウイルスは広がり、世界中で感染者が増えていった。国民を守るのに欠かせない重要な情報を他国に渡さず、国内の移動は1月23日に禁止した一方で、中国を発つ国際線には引き続き運航を許可していた。

「中国当局はデータを破壊し、新型コロナウイルス感染症の起源にまつわるデータを提供できる人間は残らず黙らせた」。ビル・クリントン大統領時代の政権メンバーであるジェイミー・メッツェルはそう語る。「感染拡大後の重要な最初の数週間、武漢当局は告発者を強引に黙らせ、自分たちに不利になる可能性のある証拠を隠滅した」

中国がコロナウイルスを隠蔽するのは今回がはじめてではない。世界の保健当局と各国のリーダーは、最初の段階から中国による隠蔽の可能性を警戒すべきだった。２００２年暮れから２００３年にかけてのＳＡＲＳのパンデミックという、直近の経験があったからだ。当時、中国はウイルスの感染拡大を隠し、各国の保健機関に警告しなかったことで、国際社会から批判を浴びていた。中国では、衛生部による公開の許可が下りる前の情報は〝国家機密〟に分類される。ＳＡＲＳウイルスは広東省で発生し、コウモリからハクビシン、さらに人へ伝播したと考えられている。ＳＡＲＳのパンデミックは、収束に8カ月を要した。

〈ＳＡＲＳの感染爆発は、中国共産党に政治的打撃を与え、党はウイルスへの対応を誤り、感染例を隠蔽し、報道をもみ消したとして広く非難された〉。『ワシントン・ポスト』紙は２０２０年1月にそう報じている。だからこそ、各国は中国が情報を共有する本当に透明な国かを疑い、問いただすべきだった。ところが実際には、誰もが中国をひとまず信じてみることにした。WHOは特にそうだった。

中国共産党の言いなりで、ウイルスが世界中へ拡散する原因を作ったWHOの責任は果てしなく大きい。WHOは中国が誤った情報を広め、真実を隠蔽する過程に大きく関与した。テドロス事務局長は繰り返し中国の「透明性」を称賛していた。WHOが1月5日に出したプレスリリースは、今読むととんでもない。〈WHOは、中国との渡航や貿易の制限に反対する。渡航者を対象とした具体的な方策は推奨しない〉。リリースにはそう書かれている。

その後、1月23日には武漢のロックダウンが実施されたことをWHOが称(たた)えた。これにはブレンバーグ国連代表も我慢ならなかったという。「中国は1月、湖北省全域をロックダウンするという、最も強権的な移動制限を実施した。そうやって中国の取り組みを評価、支持しながら、一方では各国の部分的な入国禁止に反対していたんだ」

1月9日の発表では、「これだけの短い期間で新型ウイルスをひとまず特定したのは、特筆すべき成果であり、中国が新たな感染爆発に対応する力を高めてきたことの表れだ」と称賛している。テドロスはその頃、〝PHEIC（国際的に懸念される公衆衛生上の緊急事態）〟を宣言しないと一度決めてもいる。

テドロスは3月になっても世界を間違った方向へ導き、「新型コロナウイルス感染症の感染力はインフルエンザほどではない」と言ってブレンバーグをひどく失望させた。

WHOが新型コロナウイルスの「パンデミック」を宣言したのは、中国の関係者が感染拡大の事実を把握してから3カ月後の3月11日のことだった。公式の統計で、感染者数は世界114の国で

11万8000人に達していた。

世界に恥を晒しながら、それでもWHOは、渡航禁止に反対したのは間違いだったと認めようとしなかった。

中国がWHOに過剰な影響力を行使する状況はその後も続き、イギリスの『デイリー・メール』紙の記事によれば、各国の科学者、学者がウイルスの起源を調査する過程にも口を出していたという。そうやって、中国共産党はWHOの助けも得ながら、新型コロナウイルス感染症のニュースと、接触感染しやすいというウイルスの性質を隠した。そして、アメリカはそのことに不満を強め、やがてWHOへの資金拠出を停止した。

〈中国共産党が積極的な隠蔽工作を行って、データをわかりにくくし、公衆衛生に関連する情報を隠し、警告を試みた医師と記者を弾圧したことは間違いない〉。マコール報告書はそう述べている。〈習近平国家主席を含む中国共産党の上層部は、感染爆発が起こっていたことを発表の数週間前に知っていた。その状況に透明かつ責任を持って対応しようと思ったのであれば、共産党は他国の対応を支援し、ウイルスの扱いに関する情報を世界と共有してもよかったはずだ。彼らがそうしていれば、現在のようなパンデミックは防げた可能性が高い〉

中国共産党がウイルスを意図的に隠蔽したことは、天安門事件に匹敵するほどの恥ずかしく忌まわしい犯罪だ。多くの命がすでに失われ、その数は今も増え、世界の津々浦々でたくさんの人が悲劇に見舞われている。経済は停滞し、生活の糧を失った人は困窮している。

問題は、なぜ彼らがそんなことをし、何を隠蔽しようとしていたかだ。

9 市場のパニックを避けよ

2020年2月　ワシントンDC

中国の隠蔽という背景があるなか、2月6日、トランプ大統領と習主席は電話会談を行い、新型コロナウイルスについて話し合った。華やかな貿易協定の署名から3週間ぶりとなる両国のやりとりだった。このときの電話について、事情に明るい情報筋から聞いた話では、習主席は非常に協力的で、アメリカの医師たちが中国を訪問できるようにするとトランプに話したという。大統領は前向きな気分で電話を切った。

話し合いの途中、習近平はウイルスについて驚くべきことを主張した。記者のジョシュ・ロギンが著書『*Chaos under Heaven*（天下の混沌）』ではじめて伝えたところでは、夏になって気温が上がればウイルスは消え、さらに漢方薬も新型コロナウイルス感染症の予防に効果的だと話したという。トランプが習近平にいい印象を抱いたことは、翌日のツイートにも表れている。大統領は「ウイルスの封じ込めに力強く、鋭く注力している」と習主席を称え、「彼はうまくやるだろう。特に気温が上がって暖かくなれば、ウイルスは弱まり、やがて消えるはずだ」と言った。「中国はすばらしく規律をもって行動し、習主席は力強く指揮している。作戦は成功するだろう。我々も中国と緊密に連携しながら助けていきたい」

2月19日、トランプはまだ習近平国家主席のコロナ対応を称賛していた。アリゾナ州フェニックスから出演したFOX系列の番組で、大統領はこう話した。「彼らが懸命の努力をしていることに自信を持っている。取り組んでいるんだ。病院を7日間で建て、もうひとつ建てようとしている。うまくいくはずだ」

もっとも、大統領に近い筋の話では、トランプは中国が感染拡大にうまく対処していると本気で考えていたわけではないようだ。これは、褒めることで習近平から情報や、アメリカとWHOに協力する姿勢を引き出そうという一種の懐柔策だった。当時の大統領首席補佐官代行であるミック・マルバニーは言う。「それが人間の本質というものだ。よい結果を得るのに、鞭(むち)よりも飴(あめ)のほうが有効な場合がある。大統領は中国について好意的なことを言っていたかもしれないが、それは協力を取りつけるためだ。ビジネスの交渉術だよ。交渉の冒頭で、相手の悪口を言ってなんになる？大統領は、習主席に同情していたし、どうすれば連携を深められるかもわかっていると思っていた。侮辱よりも賛辞のほうが効果的だとね。その認識は正しかったはずだ。ばかにすると中国は実に非協力的になる」

このときの電話とトランプ政権の戦略に詳しい別の高官も、マルバニーと同意見だ。「大統領が本気で習近平は透明だと思っていたかはわからないが、それでもWHOと同じように、中国が透明になり、門戸を開いて我々を受け入れるようになることを目指していたし、そのために自分がまず協力的かつ前向きであろうとしていた。中国の協力を引き出そうとしていたのだろう。それ以外に理由は考えられない」

オーストラリアの駐米大使を務めたジョー・ホッケーは、どちらかといえばトランプは、「強い男」への親近感を抱いていたのではないかと考えている。「トランプは強いリーダーが好きだった。みなが群れのボスとみなすような人物、プーチンや金正恩、そして習近平がね」

匿名希望の別のトランプ政権幹部は、トランプの褒め殺し作戦は、武漢にいるアメリカ人を安全に脱出させる方法を政府が考えるあいだ、習近平を味方につけておくためだったとみている。「国務省の人間は、アメリカ国民を武漢から戻す方策を大慌てで練っていた。民間の航空会社の協力のもと、10万人のアメリカ人を家へ帰す作戦をゼロから立てるのは前代未聞のことだった。だからその一環として大統領は、危機の規模や封じ込めの方法、対象者の安全を保つ方法を考えたのかもしれない」

別の高官たちによれば、大統領の態度は、署名したばかりの経済・貿易協定を守るためのものだったという。「大統領は、優しく話しかけて中国側からなんらかの行動を引き出す以上のことをやろうとしていた。一方でポンペオとアザー、ポッティンガーは高圧的な警官として中国を批判し、ナヴァロは最悪の警官役を務めていた」

電話会談の前、トランプはいつものように、ロバート・オブライエン安全保障担当補佐官と、マイク・ポンペオ国務長官と話し合いを行った。懐柔策は、彼らも賛成した意図的なものだった。話し合いでは、中国政府と習近平国家主席も隠蔽の全容を掴みきれていない可能性が話題になった。「中国の役人が、習に悪い知らせを伝えようとするだろうか。そんなことをすれば、ローゼンクランツとギルデンスターンのように、知らせを届けたはいいがそのまま二度と部屋を出られないということにもなりかねない」。『ハムレット』の作中で、イングランド王に手紙を届けて殺されたふたりの名前を出しながら、オブライエンが言う。「である以上、情報が官僚たちのもとから本当に習へ届いていたかは不明だ。あれはまだパンデミックの初期段階で、電話会談のひとつの目的は、我々のCDCの医師とWHOの医師、そして専門家を中国に入れ、現状を把握して対策を講じられるようにしてほしいと促すためだった」

協力を促す戦略は、その後もしばらく続いた。アメリカの個人防護具(PPE)や先端医薬の材料、人工呼吸器やマスクの部品のサプライチェーンが中国に大きく依拠している以上、トランプとしては中国と敵対するわけにはいかなかった。人の命が懸かっていた。

「いくつかの重要な製品で、我々が中国に頼りきりだと気づいたことで、政府の人間もはっきり目を覚ました」とオブライエンは言う。「ほぼ全員が気づいたよ。なんとしてもサプライチェーンを国内で確立するか、同盟国とのあいだに信頼できるサプライチェーンを築くかしなければならないことにね。パンデミックが起こりつつあるなかで、ウイルスの起源やパンデミックの性質、対策の確立に必要なデータが手に入らないのは大きな懸念材料だったが、中国がPPEや薬など、必需品のサプライチェーンを切り離すのではないかというのも懸念点だった」

しかしオブライエンは、中国がサプライチェーンで優位に立っているのをいいことに、PPEを使った〝戦狼(せんろう)外交〟を世界中で展開したことは、最終的に裏目に出たとみている。「コロナによって、中国に対する党派をまたいだ合意形成が加速した。中国は5Gサービスのプロバイダーや、医療器具、先端医薬、チップの提供元として信用できないという見方だ。今までのように、必需品の供給を中国に頼るわけにはいかない。他国も同じ結論に達していた」

習近平に対して好意的に出るやり方は長く続かず、1カ月もしないうちに米中関係はかつてないほどに悪化していった。公の場では、新型コロナウイルスは危険なものではないと語っていたトランプだが、大統領に近い筋によると、実際にはウイルスの危険性を把握していたという。安全保障に関する会議では、差し迫った警告を耳にしていた。無視できない発言だった。

それでも、新型コロナの米国内での拡大について、何よりトランプが心配していたのは、国民がパニックを起こして経済が崩壊することだった。「我々がパニックを恐れていたのは100パーセント間違いない。我々は確実にそれを恐れていた」。マルバニーは言う。「わたしからすれば、大統領がパニックを避けようとするのは当然だった。大統領はパニックの発生を心配し、前向きな思考の力を信じていた。うしろ向きなことよりも、前向きなことのほうにずっと力を入れていた。コロナ危機への対応でも、それが出たのだと思う。外に向かって最悪のケースを口にするのは、大統領には非常に難しかった。

コロナは春にはなくなるという表向きの発言は、まったく根拠のないものではなかったが、目の前にある圧倒的な量のデータは、明らかにその説を否定していた。気温が上がって日が長くなれば、コロナも消えてなくなることはあるだろうか。ある。大統領はそう考えてごくごく小さな根拠を取り上げ、それを膨らませて、表向きには最高に前向きなことを言ってみせた。もちろん、今から振り返れば、その姿勢が政府の危機対応を骨抜きにした」

保健福祉省のアザー長官はマルバニーに、正式な作業部会を立ち上げて定例会議を開くようにしてはどうかと持ちかけた。主催はマルバニーだったが、実際にはアザーのグループとみなされた。最初の仕事は、アメリカの外交官と家族を武漢から避難させ、中国からの入国を遮断することだった。アザーとマルバニー、スティーブン・ビーガン国務副長官、ロバート・レッドフィールド、保健福祉省のロバート・カドレック次官補（危機準備・対応担当）、アンソニー・ファウチらがシチュエーションルームに集まった。ある機関のトップが、武漢から避難したアメリカ人数百人を乗せた飛行機が2機、アメリカへ向かっている途中だと最新の情報を伝えた。「すばらしいことに、両機はすでに飛び立っている」

参加者がお互いの背中を叩き合ったあと、誰かが本質を突いたことを訊いた。「どこへ向かっているんだ？」政権の要職を担う各機関のトップたちは、室内を見まわし、誰かが口を開くのを待った。沈黙が降り、誰もが目的地がまだ定まっていないことを悟った。乗っている数百人は全員が感染しているかもしれず、向かうべき場所もなければ、従うべき衛生上の手順もない。熟慮の結果、燃料補給のためいったんアラスカに降りることは決まったが、最終目的地はなかなか定まらなかった。暫定的に、飛行機はロサンゼルス国際空港を第一候補に、どこかの民間空港に降りてもらい、乗客はそこからバスで近くのホテルへ向かい、そこで2週間待機してもらうことになった。「どれだけ反対意見が出たかは想像がつくだろう」。ある人物は言う。「誰もが周囲を見まわして、『そんなことは不可能だ』と言っていた」

ざわつきが収まったあと、国防総省の人間が廊下へ出て、携帯電話の番号を叩いた。15分後、その人物が解決策を携えて戻ってきた。それは、感染している可能性のある数百人をカリフォルニア州南部の空軍基地に降ろすというものだった。そこなら市街地からも離れているし、数百人が滞在できる施設もあった。

混沌とした状況に、多くの出席者がショックを受けた。ある参加者は言う。「典型的な官僚主義だった。多くの機関が関わっていて、誰も責任を取ろうとしない。我々の誰も正確な目的地を知らないまま、飛行機は飛び立っていた。信じられなかった」

トランプは2月のはじめから、毎日のコロナ対策会議にほぼ毎回参加していた。10時からは10機関が集まる会議、3時からはアザーとマルバニーが共同議長を務める作業部会の会議、6時からはタスクフォースの会議があった。

夜からの新型コロナウイルス・タスクフォースの会議は、張り詰めた雰囲気で進み、激しい議論になることも多かった。大統領のまわりには、コロナ対応への意見が大きく異なる大物たちが集まっていた。大規模な会議で、毎日6時になると、15人から20人が大統領執務室に詰めかけ、立錐の余地もなかった。大統領が専用のデスクに着くなか、周囲では行きつ戻りつの議論が巻き起こった。

「それがトランプ流だ。大統領はデカい会議が好きだった」とある出席者は言う。

情報を取り込む際のトランプは、誰かがしゃべる言葉に耳を傾けるスタイルを好んだ。データや政策の提案、会議用メモ、分析といったものは好まず、一晩考えるといったこともなかった。イタリアで感染が急増していることを示すグラフ、あるいは生データのようなものがある場合でも、たいていは1ページで、3ページになることは絶対になかった。すべては口頭での、新鮮な情報の流れだった。それがトランプのやり方だった。6時からの会議のあとには、夜の記者会見が続いた。

アメリカが武漢から外交官を戻す決断をしたこともあって、武漢にいるアメリカの政府関係者はごくわずかになった。そのため情報は限られ、ウイルスの深刻度や特性に関する情報は中国当局に頼りきりになった。「コロナウイルスだということはわかっていたし、武漢が中心だというのもわかっていたが、情報はほとんどそれですべてだった。憶えているかと思うが、中国はＷＨＯの受け入れも制限していたんだ」。マルバニーは言う。

通商顧問のナヴァロは政権がいまだにウイルスを深刻に捉えていないことに苛立っていた。ナヴァロの見解はいつも否定され、そのため彼はペーパーレス化が進むホワイトハウスで、自身の提案が記録となるよう、覚え書きを残す作業を続けていた。トランプの側近中の側近は、大統領記録法に基づいて、文書やメッセージアプリのワッツアップを使ったコミュニケーションを禁じていた。文書禁止は自分にまつわる情報の漏出を偏執的に嫌がるトランプにとっても好都合だった。一部の幹部が使う仕事用の携帯電話は、メールやカメラの利用すらできないようになっていた。「政府支給の電話では、写真撮影も、メールもできなかった」。ある情報筋は言う。「そうしたコミュニケーション手段は認められなかった。ホワイトハウス内でのメール使用には大きな制限が課されていた。少なくとも政権初期には、メールが法律に従って保存される保証はまったくなかった」

しかし、ナヴァロは指示を無視した。「わたしはメモを書きまくった。2月は10枚以上は書いたはずだ。周囲に危険が及ぶ可能性があるのはわかっていたが、それがわたしの持つ力だった」

2月23日、ナヴァロは覚え書きを大統領に送り、コピーをオブライエンとポンペオ、タスクフォースの面々にも渡して、大量の犠牲者が出る可能性を警告し、ワクチン開発にリソースを注ぐ必要があると強調した。〈本格的な新型コロナウイルスの感染爆発が起こる可能性は高まっており、そうなれば最大で1億人のアメリカ人が感染し、100～200万の命が失われるおそれもある〉。そう綴ったナヴァロのメモはのちに流出し、ニュースサイト『アクシオス』に掲載された。〈通常の半分の期間でワクチンと治療法を開発することは確かに可能だ。我々は適切な防具と、治療現場での診断方法を手に入れなければならない〉。ナヴァロはそう述べ、〈数兆ドルの経済的打撃を及ぼす可能性のある危機への適切な資金拠出に慎重な、一部のタスクフォースのメンバー〉に反論した。これはマルバニーと、副官であるクリス・リデル大統領次席補佐官への完全なる当てこすりだった。

一方でCDCの上層部は、今回のウイルス禍の深刻さを受け止め始めていた。ロバート・レッドフィールドはCDC所長の職を辞したあとの外交委員会との話し合いで、次のように語っている。「パンデミックの影響に関する予測をはじめて見たのは2月下旬のある日で、難しい夜になった。そこでは、9月までに最大で220万人の死者が出ると予測されていた。この病原体は大きな問題になりそうだった」。その2日後、CDC幹部のナンシー・メソニエは米国民に対し、新型コロナウイルス感染症は全米に広がる可能性が高く、日常生活は「ひどく」破壊されるだろうと警告した。パンデミックの可能性についても警告した。メソニエは、タスクフォースがパンデミックの危機対応プランのレベルを上げる決断をしたことを受け、記者会見を開いたが、大統領には会見を実施する旨をまだ知らせていなかった。

家族との36時間のインド旅行から戻っている最中だったトランプは、大統領専用機からアレックス・アザー保健福祉長官に電話を入れ、公聴会での新型コロナに関する質問への応対を褒めた。メソニエの発言はまだ知らなかったが、ルイジアナ州選出のジョン・ケネディ上院議員から、アザーの働きぶりは見事で、逆に国土安全保障省のチャド・ウルフ長官代行が「ひどかった」ことは聞き及んでいた。トランプはアザーに、新型コロナウイルス感染症に関する毎日の記者会見を始めてほしいと指示した。わずか1カ月前、トランプが別の人間の見ている前でアザーを「ビビり」と呼び、会話の内容がメディアに漏れたことを思えば、驚くほど前向きな電話だった。

翌朝、アザーはホワイトハウスへ戻ったばかりのトランプ大統領から早朝に電話を受けた。トランプは、メソニエのコメントを知って怒っていた。「あんなことを言って市場を怖がらせるなんて、あいつはどういうつもりだ?」トランプはそう問いただした。

その日、ダウ・ジョーンズ工業株価平均は900ポイント近く下がり、2008年のリーマンショック以降では最悪の下げ幅を記録した。「大統領閣下、彼女の発言は事実に基づいた正しいものです。というより、今日の午後、まさにその件で大統領と話し合う予定でした」。アザーはそう返した。

トランプは言った。「今日の午後は記者会見を開いて事態を沈静化したい。国民に事情を説明しなければ。コントロール不能に陥っている。市場は過剰反応を起こしている」

アザーはブッシュ政権時代に一緒に働いたこともあるメソニエをあえて擁護した。しかし、その代償を払わされる羽目になった。

8時45分、ニュースメディアの『ポリティコ』に、トランプがコロナウイルス対策のトップにスコット・ゴットリーブを指名することを検討しているという記事が出た。ゴットリーブは米食品医薬品局の元長官で、ホワイトハウスの非公式な顧問を務めていた人物だった。FDAは、アザーが指揮する保健福祉省傘下の組織だった。

新型コロナウイルス・タスクフォースの正式なトップはマルバニーだったが、ゴットリーブの指名は、アザーを降ろすための措置だとみなされた。

記事が公開されたとき、アザーは下院歳出委員会の公聴会でデータを示していた。ローザ・デラウロ委員長は、ゴットリーブ指名の件についてアザーに訊いた。アザーにとっては初耳だった。

休憩中、トランプからアザーのもとへ電話がかかってきた。「スコット・ゴットリーブをコロナ対策のトップに指名するべきだと思うか？」

「スコットはすばらしい人材です。わたしも大好きな男ですが、彼は受けないでしょう」。アザーはそう返し、ゴットリーブがコネティカットで家族と過ごしたいという理由があってホワイトハウスを離れたこと、ファイザーの理事を辞める可能性も低いことを説明した。トランプは、デボラ・バークスの名も候補に挙げた。アザーは、予定どおりに午後5時の会議で会いましょうと伝えた。

マルバニーは、そうした会話があったことを大統領執務室ではじめて知った。トランプは言った。「我々には変化が必要だ。トップを務める大物が要る」。調整を加えるのは、メソニエの発言だけが理由ではなかった。2月末、イタリアの状況が深刻になり、アメリカ国民のあいだに不安と警戒感が広がるなか、トランプは本物の専門家をタスクフォースのトップに据えたいと考えていた。各種機関をまたいだチームの指揮を大物に任せれば、世論の風向きも変わるし、「本気度」も伝わると思っていた。

「大統領閣下、それで何も問題ありません。完璧に理にかなっています。誰をお考えですか」。マルバニーは答えた。トランプはゴットリーブの名前を出した。「スコット・ゴットリーブは無理でしょう」。マルバニーは言った。「ゴットリーブは以前アザーと働いていました。彼をトップに据えれば、アザーはそれを侮辱と捉えて辞めるでしょう。そしてアザーがそう感じるのは当然です。部下が上に来ることになるのですから。アザーが辞めるのはほぼ不可避です」

大統領が考え込むなか、マルバニーはさらにたたみかけ、新たな醜聞の種になりかねない決断は控えるべきだと訴えた。「大統領、パンデミックが発生する可能性のある状況で、(保健福祉長官を)辞任させるわけにはいきません」。マルバニーはそう懇願した。

午後5時までに、トランプはマイク・ペンス副大統領という、閣僚よりも上の立場の人間に任せることを考えついた。結局、ペンスは対コロナ戦略全般の担当に指名されたが、目立たない立場を保ち、責任を追及されることを免れた。責任は、すべて大統領の肩にのしかかった。

2月26日水曜日の夜、トランプ大統領ははじめて、国民に向けて新型コロナウイルスについて話した。タスクフォースの責任者に指名されたばかりのペンス、さらには数名の政権幹部を脇に従えたトランプは、鮮やかなピンクのネクタイを締め、アメリカで新型コロナに感染したのはわずか15人で、全員「よくなっている」と言った。「アメリカ国民に対するリスクは依然としてかなり低く、この国には世界最高の専門家がいる」。世界で急速に広がりつつある死のウイルスに対するものとしては、なんともうぶで緩い態度だった。アザーやナヴァロ、ポッティンガーらは不安になった。

CDCは新型コロナを非常に懸念していたが、トランプ政権の幹部は市場を守るため、コロナを軽視し続けていた。マルバニーはテレビ番組に出演し、マスクを着けないでほしいと国民に促した。取材を受けたのはファウチの指示だった。ファウチはのちに、当時のマスクに対する見解について言い訳をし、国内のマスクが不足していたから、限られた在庫を医療の専門家のために取っておきたかったと言っている。しかしマルバニーは、アメリカの医師のトップと言えるファウチから、そういう説明を受けた覚えはないと話している。

マルバニーは言う。「わたしもチームも、そんなことは言われなかった。『国民にはマスクを着けないよう言うこと。マスクを着けると、実際には状況は悪化する。手術用マスクの適切な使い方の訓練を受けていない人間は、顔にべたべた触ることになり、ウイルスに感染する確率が高まる。だから頼むから、国民にはマスクを着けないよう言ってくれ』。そうしてわたしは2月の全国番組で、言われたとおりのことを伝えたんだ」

別の保健関係者も、ファウチは実際にそう助言したと認めている。「マスクを着けた人間はマスクを無意識にいじり、感染症が汚い手から呼吸器系へ移りやすくなるというのが彼の見方だった」。この関係者はそう語りつつ、当時マスクが足りていなかったことも認め、慌ててマスクを買いに走る国民より、最前線の医療従事者のために確保しておく必要があったのは確かだと話した。

　ファウチのマスクに関するアドバイスの矛盾は、彼が２０２０年2月5日に送ったメールが公開されたことで、誰の目にも明らかになった。情報自由法に基づき、２０２1年6月にオンラインメディア『バズフィード』が入手して発表したメールで、ファウチはこう記している。〈マスクは感染を防ぐためのものではなく、感染者が感染していない人にうつすのを防ぐためのものだ。ドラッグストアで売られている一般的なマスクにウイルスを遮断する効果はあまりない。ウイルスは非常に小さく、繊維の隙間を通り抜けてしまうからだ。マスクの着用は、特に危険の非常に小さい場所へ行く際には推奨しない〉

　トランプの顧問にふたつの陣営があり、そのあいだで綱引きが行われていることが明らかになったのは、マルバニーがメリーランド州で行われた保守政治活動協議会へ参加したときだった。協議会で、作家で記者のスティーブン・ムーアの取材を受けたマルバニーは、新型コロナウイルスを「現代の作り話」と呼んだとされる。2月28日の取材で、マルバニーは明らかにコロナの脅威を軽視していて、「これはエボラじゃない。SARSでも、MERSでもない」と言っている。「黙って市場を見ていれば、こんなふうな大パニックが起こっているが、それならなぜ毎年のインフルエンザでこうした大パニックにならないんだ？」マルバニーはさらに、メディアがコロナに注目するのは「大統領を追い落とす材料になりそう」だからだとも言った。「なぜ少し前はコロナが話題にならなかった？　4週間か5週間前はどういう状況だった？　弾劾裁判だ。メディアはその話ばかりしたがった。今回もそれとまったく同じだ」

700キロ離れたサウスカロライナで、選挙集会を行っていたトランプも、ウイルスはでっち上げだという主張を繰り返した。「民主党は新型コロナウイルスを政治に利用しようとしている。部下のひとりがわたしのところへやってきてこう言ったよ。『大統領、連中はロシアの件であなたを追及した。しかしあまりうまくいかなかった』とね。やつらは失敗した。弾劾裁判もでっち上げようとした。今度もあいつらのでっち上げだ」

その当時、新型コロナウイルスは世界で2800人の命を奪い、8万人の感染者を出していた。トランプ政権の一部は、新型コロナを本物の大きな脅威と捉えなかったようだ。しかし政権は、一方ではでっち上げを主張し、他方ではナヴァロのような人間がFOXニュースのキャスターであるマリア・バーティロモのインタビューに応じ、ウイルスは生物兵器の研究施設から流出した可能性があると答えていた。一国の政権が発するメッセージとして、これほど一貫性を欠くものもなかった。

10 ポンペオ

習近平国家主席は、トランプ大統領の目はごまかせたかもしれないが、マイク・ポンペオ国務長官の場合は、そうはいかなかった。ポンペオは米ＣＩＡの長官をへて、２０１８年4月に国務長官に就任した人物で、ＣＩＡ時代から、中国が戦略上の重大な脅威であることはよく理解していた。「誰もそう国務長官に告げる者はいなかった。彼にとっては当たり前の事実だった」。ある内部関係者は言う。

就任からの半年間は、バラク・オバマ大統領が署名したイランとの核合意からの撤退に注力した。政権はポンペオの就任から1カ月後に合意からの撤退を発表した。イランに強い関心を抱いていたポンペオは、下院議員時代の２０１５年には、トム・コットン上院議員とともに、イランと国際原子力機関（IAEA）が秘密裏に結んでいた追加条項の存在を明らかにしていた。

２０１８年の暮れ、ポンペオは関心の矛先を中国へ向けた。ポンペオ主導のもと、アメリカは対中関係と対中政策を大幅にリセットした。民主党政権か、共和党政権かにかかわらず、アメリカはそれまで長いあいだ、中国をパートナーや対等な協力者、あるいは豊かになるための機会と捉えてきた。しかしポンペオのもとで、その関係は取り返しがつかないほど一変した。これ以上ないほどの転換だった。

トランプは以前から、中国との不公平な貿易関係について指摘していたが、ポンペオは指摘の範囲を経済だけでなく人権にまで広げ、中国が行っている影響力作戦や、知的財産権の侵害など、アメリカに痛手を与える中国の悪行を明らかにしようとした。「問題は、ポンペオがそれをどう実現するつもりだったかだ。この件では、大統領が主導権を握っていた」。ある内部関係者は言う。しかし2016年の選挙戦でトランプが繰り返した言葉を見ればわかるように、大統領は「不公平な貿易」以外の部分で中国を追及する姿勢は見せていなかった。

ポンペオはたいていの場面で、トランプとうまく足並みを揃えていた。トランプの承認を得ずに行動を起こさないよう気をつけていて、そこが前任者のレックス・ティラーソンとの違いだった。ティラーソンはプライベートな集まりでトランプを能なしと呼んだと報じられ、3時間後に本人からそのことを問いただされた。ふたりの意見の対立は、北朝鮮外交から対ロシア戦略、気候変動に関する国際的な合意、通称〝パリ協定〟から離脱するかまで、多岐にわたった。

そのティラーソンと比べると、ポンペオはトランプとかなり近いイデオロギーを持っていた。元軍人で、実業家の経験もあるポンペオは、トランプも好意的に見ていた茶会運動が巻き起こった2010年、下院選挙で当選して議員となった。カリフォルニアで生まれ育ち、ストレートな物言いと親しみやすさが特徴で、ベルリンの壁の崩壊直前に鉄のカーテンを監視したあと、ハーバード大学のロースクールを出ていた。

オバマ政権の外交戦略、特に対イラン外交は激しく批判し、人間の影響による気候変動にも懐疑的だった。だから、ティラーソンと違ってパリ協定からの脱退やイラン核合意からの離脱、アフガニスタンからの米軍撤退の判断には拍手を送った。

ポンペオはトランプ大統領の在任期間中から、退任後に至るまで彼に忠実であり続け、それでいながら、トランプ時代を信用を失わずに切り抜けた。

深夜にテレビを観て、ゴールデンタイムの番組の感想をツイッターで数百万のフォロワーに向かってつぶやくトランプ大統領については、変わったエピソードがいくつも生まれたが、ポンペオはそれとは正反対と言っていいほど生真面目だった。朝5時に起きて、たいてい6時15分から7時までのあいだには執務室へ入っていた。手帳には、そこからのスケジュールが15分刻みで記され、ほとんどの場合は、諸外国の首脳との電話が5時まで続いた。それから家族と夕食を取り、その後は書斎へ引っ込んでまた遅くまで仕事をした。

こうした過酷なスケジュールを、ポンペオは２０１８年4月からトランプ政権に幕が下りた２０２１年1月まで、毎日続けた。ホワイトハウス内部のある人物は、「なんとも殺人的なスケジュールだった」と話している。「ここにいたのは、ウェストポイント（陸軍士官学校）へ行き、18歳のときから国に尽くしてきた男だった。彼はそうやって人格を形作ってきた。非常に異例なタイプの国務長官だった。あのような働き方をする国務長官が過去にいたかはかなり疑問だ。完璧にイカレていた」。おかげで部下も、たいていはポンペオと同じ時間帯に働かなければならなかった。

ポンペオが中国に着目しだしたのは、ちょうど『ウォール・ストリート・ジャーナル』紙の論説委員メアリー・キッセルを上級政策顧問に迎え入れることを決めたころだった。キッセルは、ハーバードでは神童ぶりを見せ、ゴールドマン・サックスの投資銀行部門でも、あるいはＷＳＪ香港支局の金融コラムニストとしても活躍し、輝かしい経歴を誇る人物だった。キッセルが論説で、シンガポールの司法の独立性の不足を批判したことで、ＷＳＪアジアはシンガポール政府から裁判を起こされている。中国共産党のこともたびたび批判し、アジアに関するオピニオンのページの編集をしていたころには、中国の人権侵害や香港での民主化運動弾圧などを取り上げていた。

キッセルの上級政策顧問登用が決まった際には、彼女がWSJの論説でトランプの外交政策を批判していたことが注目された。キッセルは朝のテレビ番組『モーニング・ジョー』で、トランプには政策がないと話し、トランプはツイッターでそれに反応した。その様子を、メディアは嬉々として報じた。キッセルを「ひどい負け犬」と評した誰かのコメントを、トランプ本人がリツイートしたこともあった。ポンペオがキッセルを迎え入れた際、ニュースサイトの『ポリティコ』は「このことを前もって知っていたとすれば、トランプは頭がおかしくなったのだろう」という元政府関係者の言葉を紹介した。

それでもキッセルは、FOXニュースへの出演や、WSJの外交政策に関するポッドキャストの司会を通じて、保守派としてのじゅうぶんな経歴を築いていた。ポッドキャストでは、アメリカと中国の21世紀のイデオロギー闘争をよくテーマとして取り上げた。また有名なダライ・ラマへのインタビューでは、当時「神にお会いできたかのようだった。本当に並外れていた」と語り、逆にオーストラリアのマルコム・ターンブル前首相は、ほかの多くの人間が気づくより先に「名ばかりの保守」と批判していた。

キッセルの採用は、一部の熱烈なトランプ支持者を当惑させたが、それでもポンペオはキッセルの外交の専門知識、特に中国に関する情報と、彼女が構築・維持している幅広い人脈を評価していた。そうしてキッセルは2018年末、マンハッタンのミッドタウンにあるWSJの本社から、ワシントンDCへ移ってポンペオの上級政策顧問となり、ポンペオに政策について助言し、アメリカが直面している脅威、とりわけ中国の脅威を伝えるようになった。

米政権は何代にもわたり、悪影響に気づかないまま、中国との絆を深めようとしてきた。そのなかで、アメリカ人の中国に対する見方を変え、築き上げてきたストーリーを書き換えるのは並大抵のことではなかった。それまでは「中国はパートナー、中国に投資せよ」が合い言葉で、中国共産党の国力増強計画や知的財産権の侵害、スパイ活動、サイバー攻撃、アメリカの研究成果や技術の軍事への転用といった脅威は無視されてきた。

アメリカの対中政策の転換が成功した要因はさまざまだが、キッセルの果たした役割は非常に大きい。彼女は、ポンペオが対中戦略を幅広く実行するのを助け、中国共産党に関する国民のあいだの議論を促すことで、国務省に爪痕を残した。「中国関連では、メアリーこそが国務省の絶対的なエネルギー源だったと広く認識されている」。〝対中政策に関する列国議会連盟（IPAC）〟のルーク・デ・プルフォードはそう語る。「香港に住み、そこで働きながら、メアリーは香港市民の権利保護に決然と取り組み、そしてその熱意は仕事ぶりにはっきり表れていた。彼女を〝陰の実力者〟と呼ぶのはアンフェアだろう。ポンペオ自身も中国に巧みに対応したのは明らかだが、それでもアメリカの対中戦略確立に果たした彼女の影響と実効性を疑うのは愚かというものだ」

マイルズ・ユーはキッセルを妹のような存在と呼び、「彼女はなんとも骨のある女性だよ」と言って笑う。あるオーストラリアの政府関係者は、キッセルは「実に頭がいい」と話し、ピーター・ナヴァロは「誰もメアリーを敵にまわしたくはないはずだ」と語る。

２０１８年末から、ポンペオはアメリカが長く維持してきた中国に対する外交的アプローチを大きく変え始め、新疆ウイグル自治区や中国全土でのウイグル族迫害の問題を軸に、戦略を練り直すようになった。結果、政権の発する言葉は一変した。ポンペオは、習近平を国家主席とは呼ばず、

「中国共産党総書記」と呼び、中国は「一党独裁国家」だと表現した。また、中国に対する論調を変えようと、5G技術や通信機器大手のファーウェイがもたらす国防上の懸念点を口にした。ある政権幹部は「我々はオーストラリアに注目していた。オーストラリアはアメリカよりも先に中国の影響力作戦や政界工作の対象になっていた」と語る。

2019年1月から、ポンペオはファーウェイやウイグル族の苦難について公の場で語るようになり、そうした問題を幅広い対中戦略の枠組みにはっきり組み込むようになった。キッセルとともに、中国の「空約束」(もともとは「約束破り」という言葉を使うはずだった)を攻撃し、香港の自治権の問題で中国が嘘をついたことを強調した。言いたいことはこうだった。中国共産党が香港に対して嘘をついたなら、よそでも約束を破る可能性がある。そんな連中の言葉がどうして信用できようか。

ポンペオが2019年5月にイギリスを訪問した主な理由も、当時のテリーザ・メイ政権に対して国防上の不安を指摘し、イギリスの5Gネットワークからファーウェイを除外するよう訴えるためだった。1年後、イギリスは言われたとおりにした。ポンペオは国連でもウイグル族の問題を取り上げた。

2019年6月4日の声明では、史上はじめて、天安門事件の犠牲者に対する責任を追及した。ポンペオは、早朝の北京の天安門広場に集まり、権威主義的政治の変革と民主化を求める100万人のデモ隊に対し、人民解放軍が武力弾圧を行った1989年の恐ろしい事件を振り返った。事件では、1万人もの無辜(むこ)の中国人が殺されたとも言われている。現在の中国共産党は、事件が起こったことそのものを否定している。

凄惨な事件からちょうど30年の節目にあたる6月4日、ポンペオは「中国政府は殺された、もしくは行方不明になった人たちの公式な総数を調査し、歴史の暗黒の1ページの犠牲になった多くの人たちに安らぎを与えるべきだ」と促した。アメリカが直接的な表現を避けることにすっかり慣れきっていた中国政府は、この声明に衝撃を受けた。ある政府関係者は、ポンペオを「傲慢」と呼び、自分たちをひいきにしておきながら脅すような人間は「歴史のごみ箱行きになる」と憤った。

キッセルは言う。「声明は北京時間の12時01分きっかりに出るように調整した。我々が中国時間に合わせて行動したこと、中国国民の苦しみを認識していることが、共産党に伝わるようにね」

舞台裏では、キッセルの手引きで、ポンペオと香港の実業家でネットメディアの創業者であるジミー・ライ（黎智英）との面会が2019年7月、ワシントンDCで行われた。キッセルはこう振り返る。「我々は、新疆ウイグル自治区での人権侵害の問題に非常に力を入れていた。ほかにも、台湾との交流で無駄な制約になっていた官僚機構を取り除くことや、アメリカの大学に対する影響力作戦の実態を暴くこと、クリーンネットワークを拡大すること、国連の活動をさらに加速させて共産党の影響力を弱めること、〝クアッド〟の結束の強化や、中国政府の環境記録の暴露なども目指していた。それらが国務長官としての最後の年、ポンペオが中国戦略で重視した項目だった」

ポンペオは2019年10月30日、ハドソン研究所で一世一代のスピーチを行い、共産党政権下の中国がもたらす脅威と、外交方針の転換に関するビジョンを詳しく語った。中国について詳しく言及したいと何カ月も前から思っていて、適切なタイミングをうかがっていた。

スピーチの原案は、ユーとキッセル、表現力の巧みなチーフスピーチライターのデイヴィッド・ワイルゾールが共同で考えた。「あのスピーチはどこからともなく出てきたものではなく、中国の問題は非常に幅広いものだという考えを盛り込んだ」とキッセルは言う。「ハドソン研究所でのスピーチは、中国がテーマで、ポンペオにとっては大きなカミングアウトだった。そこで彼は、中国共産党の性質と、我々が目を覚ますのにこれほど時間を要した理由を説明した」

スピーチでポンペオはこう語った。「我々が、アメリカの国防に及ぼす中国の脅威になかなか気づけなかったのは、そもそも中国との友情を望んでいたからだ。ところがその目標の達成を目指すなかで、我々は数十年にわたって中国の台頭を助長してきた。アメリカ人の価値観や安全、優れた感性を犠牲にして……。我々は全力で中国の成長を助けてきた。それは共産党中国がもっと自由で市場主導の国になってほしい、最終的にはもっと民主的になってほしいと期待していたからだ。しかし現実的には、もはや両国の体制の根本的な違いと、その違いが合衆国に与えうる影響を無視することはできない。何より我々アメリカ人は、こうあってほしいと望むのではなく、ありのままの中国に向き合わなければならない」

ポンペオのスピーチを契機に、トランプ政権の幹部がそれぞれに演説を行うようになり、中国の真の姿を国民に知らせる幅広い戦略が始まった。全体的な方針は、ポンペオの執務室にウィリアム・バー司法長官とクリストファー・レイ連邦捜査局（FBI）長官、そしてオブライエン国家安全保障担当補佐官が集まって話し合い、攻撃、つまり演説の計画を立てた。「中国が原因で我々が直面している新型コロナ以外の課題について、アメリカ人を啓発、動員しようという取り組みだった」とオブライエンは言う。

話し合いの場で、オブライエンは国務省職員だったジョージ・F・ケナンが１９４７年の『フォーリン・アフェアーズ』誌に寄稿した〝X〟論文を取り上げた。ケナンがXというペンネームで書いたこの論文には、ヨシフ・スターリン政権下のソビエト連邦が持つ西側諸国への見方が示されていた。集まった面々は、現代のアメリカ人に中国の危険性を訴えかける方法を話し合った。「我々は現状を裁判のようなものとみなしていた。必要だったのは、国民に我々が直面している中国の脅威をわかってもらうことだった」。オブライエンはそう振り返る。「法曹界での実務と研修の経験が豊富な弁護士も4人連れてきていた。たしか、仕事を分担しようということが直感的に決まったはずだ。そして、それぞれがいくつかの論点を担当し、アメリカが直面している課題がどんなもので、どれだけ深刻かを伝えることを目指した」

中国の脅威を広く知らしめる戦略に基づき、4回のスピーチが実施された。先陣を切ったのはオブライエンで、2020年6月にアリゾナ州フェニックスで、中国共産党のイデオロギーと、それがアメリカ人の生活に密かに及ぼす影響をテーマに演説した。NBAチームのヒューストン・ロケッツのゼネラルマネージャーが香港の民主化運動を支持するツイートを投稿したのに対して、中国共産党が、ロケッツの試合の国内での放送をやめるという対応を取ったことを持ち出した。「我々は同盟国やパートナーとともに、中国共産党に抵抗する。彼らはアメリカ国民やアメリカ政府を操作し、経済に打撃を与え、我々の主権を脅かそうとしている。アメリカが中華人民共和国に消極的かつばか正直な対応をしていた時代はもう終わりだ」

FBIのクリストファー・レイ長官は、中国の経済的な圧力と諸外国への悪影響、さらにアメリカの知的財産を盗んで中国で特許を取り、再びアメリカに売るという国力増強計画をテーマにした。学問の世界に及ぼす脅威についても話した。「中国は非常に緻密で悪質な影響力作戦を国外で実施し、贈賄や脅迫、裏取引などの手法を用いている。外交団はあからさまな経済的圧力をかけ、表向きには中立な中間者を使ってアメリカの役人に自分たちの好みを押しつけている」

ウィリアム・バー司法長官もその後の２０２０年7月に講演し、中国がアメリカの強敵として台頭してきただけでなく、サプライチェーンのボトルネックになりつつあることを示した。「中国の支配層の最終目標は、アメリカとの貿易ではない。アメリカからの略奪だ。アメリカのビジネスリーダーの中には、中国共産党がもたらす短期的な見返りに食いついている者もいる。しかし中国の最終目標は、自分が彼らリーダーに取って代わることだ」

そして7月23日、一連の作戦のトリを飾るべく、ポンペオがカリフォルニア州のリチャード・ニクソン大統領図書館で演説した。ポンペオは「自由な世界は、この新たな専制政治に打ち勝たなくてはならない」と述べ、「中国に物も言わずに協力する古いやり方」はもはや通用しないと訴えた。「過去の我々の取り組みは、リチャード・ニクソンが望んだような変化を中国にもたらさなかった。現実には、我々をはじめとする自由主義各国の方針が原因で、崩壊しかけていた中国経済は立ち直り、今では差し出された各国の救いの手に中国政府がかみついている」。表現もどんどん過激になっていき、習近平国家主席を「破綻した全体主義的イデオロギーの真の信奉者」と呼んだ。

ポンペオの言葉は、演説を聴いていたある人物には特に思い当たる節のあるものだった。その人物とは、中国の「民主化運動の父」と呼ばれ、数カ月前に新型コロナウイルスの危険性をはじめて口にした反体制活動家の魏京生（ウェイジンション）だった。

ポンペオとポッティンガー、ナヴァロ、オブライエン、ジョー・バイデンの勝利が決まったあと、ほかに24人の関係者、また近しい親族とともに中国から制裁を科され、中国本土と香港、マカオへの出入りを禁止された。関連会社も中国との取引を制限された。

この本の執筆時点で、バイデン新政権は、ポンペオが行った対中外交の方針転換を元に戻すことはしていない。イランへの対応とは異なり、民主党政権に代わっても、中国に対する強硬なアプローチは続けている。それでも、アントニー・ブリンケン新国務長官と、国家安全保障担当のジェイク・サリヴァン大統領補佐官が最初の会合で激しくやり合ったことを別にすれば、政権の対中姿勢はおおむねトーンダウンしている。対中政策に関して、「ポンペオをそのままなぞることはしない」というのがバイデン政権の常套句だ。２０２1年前半の時点では、バイデンは中国の問題を、西側のキリスト教国家と無神論者による共産党国家の対決という、文明の衝突の構図に当てはめることは避けようとしているようにみえる。思惑が一致するアジア太平洋地域の4か国、すなわちアメリカ、オーストラリア、日本、インドの〝クアッド〟の連携強化では、ポンペオの路線を継続しているが、もちろん、中国の台湾政策次第ではすべてが一変する可能性がある。

そして、トランプが習近平の透明性を称える裏で、ポンペオは中国による新型コロナウイルス隠蔽の実態をつぶさにチェックしていた。毎週、ときには毎日、ポンペオはマイルズ・ユーの助けを得ながら、中国の内部告発者や活動家とＷｅＣｈａｔで情報交換を続けた。多くのメッセージが、投稿からものの数分で消滅した。ポンペオは、中国で何か非道なことが行われているとすれば、政府は必ず隠蔽するとわかっていた。だからこそ、ウイルスが自然に発生したものではない可能性を真剣に追い始めた。

「我々は別の道（起源）に目を向けるようにした。耳にするのは海鮮市場のコウモリやセンザンコウの話ばかりだった。人工のウイルスということはありえないという科学者の発言も目にした。しかし、あれはちょっとしたかかし論法だった」。ポンペオはわたしにそう語った。「仮に自然由来だったとしても、研究所で行われていた研究の実態は正しく伝わっていない。きみも見たとおり、中国はあらゆる場面で、あの説（海鮮市場とセンザンコウが原因という説）を推していた。

もちろん、あの研究所の歴史はよく知っていた。西側とのつながりがあったわけだからね。フランスが設計、建設し、我々も研究パートナーとして科学者を派遣していたから、どんな研究が行われているかはよく知っていた。だから1月にああいうことになってからすぐ、中国が言うのとは別の可能性について暫定的な仮説を打ち出していた」

公の場では大統領に背かないよう気をつけていたポンペオだが、中国の隠蔽とパンデミックの責任については、持論をトランプに伝えていたとされている。しかしメッセージはトランプには届いた一方で、当然ながら上級顧問の大半は知らなかった。

残る問題は、中国が武漢の研究施設で行っていた活動について、いつアメリカ国民と世界に伝えるかだった。

2020年3月　ワシントンDC

ウイルスはほんの数週間で、世界中で猛威を振るうようになり、最初はイタリアが深刻な感染爆発に見舞われた。ロバート・レッドフィールドは、イタリアで無症状感染者による人から人への感染が広がっていることを知らされた。マルバニーは、そのとき彼が「くそったれ」とこぼしたのを憶えている。

米CDCのレッドフィールド所長は、各国のCDCがその恐ろしい情報の確認を求めていることを、マルバニーをはじめとするホワイトハウスの関係者に伝えた。無症状感染は、中国がかたくなに否定してきたことだった。

イタリアがコロナ禍に襲われていることに、トランプ政権の幹部は大きな衝撃を受けたと言っていいだろう。アメリカの封じ込め戦略はすべて、無症状の人間からは感染しないことが前提になっていた。保健関係者は、そうした誤った想定に基づいたまま対策を進めれば、アメリカで数十万人が命を落とす可能性があると警告した。

「つまり、我々が実施してきた封じ込めはほとんど無意味だったということだ」とマルバニーは言う。「感染している人間が空港を出て、人の大勢いる場所へ向かえるという意味だからね。実際、そのとおりのことが起きていたのだと思う」

3月1日、クリス・リデル大統領次席補佐官は、ワシントンDCの自宅でちょっとした夕食会を催した。日曜の夜で、首都はまだ肌寒かった。おしゃれな食卓のまわりには、トランプ政権の重鎮が集まっていた。首席補佐官代行のミック・マルバニーと、その妻であるパメラ・ウェスト、ラリー・クドロー国家経済会議委員長と、その妻ジュディスの姿もあった。

トランプ政権の終焉(しゅうえん)まで次席補佐官を勤め上げた数少ないひとりであるリデルは、政権に加わる前はビジネスの世界で輝かしいキャリアを築き、マイクロソフトの最高財務責任者(CFO)にゼネラルモーターズの副会長、ゼロ・リミテッドの会長、カーター・ホルト・ハーヴェイの最高経営責任者(CEO)を務めていた。それからトランプの戦略イニシアチブのトップを任され、次席補佐官に昇格した。ニュージーランド出身のリデルは、間違いなく聡明な男だった。

食事を取りながら会話に花を咲かせるなかで、リデルはある質問を口にし、集まった全員に答えを求めた。「2020年、一番話題になりそうなことはなんだろうか」。ひとりひとり、来客がさまざまな話題を取り上げる。リデル自身は不景気を挙げた。マルバニーは、大統領選でトランプが大勝するという予想を出した。そうやって順番がまわっていったが、驚いたことに、6人のアメリカ人は誰も、2020年を象徴する話題に新型コロナウイルス感染症を挙げなかった。誰ひとりとしてだ。

同席していた医師ひとりを含む4人のオーストラリア人は愕然とした。彼らはみな、新型コロナウイルスが2020年の話題を席巻すると答えた。駐米大使のジョー・ホッケーは一同に、アメリカ国民にマスク着用を促したほうがいいのではと提案した。「もしかしたら、みんなマスクを着けるべきかもしれませんよ。アジアでのSARSのことは憶えているでしょう？　あのときは、マスクで対応した」。ホッケーは、4年前にワシントンDCへ派遣されてきてから友人になったアメリカ人たちに言った。ところが意見は聞き入れられず、マスクは「無意味」だと言われた。「アメリカ人にマスクを着けさせることは絶対にできない」。マルバニーは言った。

マルバニーやリデルとずっと親友だったホッケーは、耳にした言葉が信じられなかった。集まったアメリカ人はみな、新型コロナがインフルエンザの大流行のように、いずれ治まると思っていた。ホッケーは言う。「彼らの誰も、危機対応の経験がなかった。みな、トランプ大統領の就任後に政権入りした者たちだったし、少なくとも、自分が招いたわけではない危機に対応したことはなかった。彼らはコロナを完全に否定していた。シンガポールのように、夏が来ればいなくなると思っていた。『コントロールできている。軽いインフルエンザだ』と言っていたんだ。そうやってあれこれ言い訳を考えていた。しかし彼らを責めることはできない。みな、いろいろな人間から矛盾するアドバイスを受け、従うべき上の人間も混乱していた。大統領選の戦略に悪影響を及ぼしかねないと思っていたのかもしれない」

トランプ自身、数日後の3月9日にインフルエンザとの比較を行っている。トランプはツイッターでこうつぶやいた。「去年は3万7000人のアメリカ人が普通のインフルエンザで死んだ。年平均では2万7000～7万人だ。しかしシャットダウンはしていないし、生活と経済もまわっている。新型コロナは現時点で感染確認が546人、死者が22人だ。その点を考えてほしい」。翌日には「世界に広がっているが、我々は準備できているし、すばらしい対応ができている。いずれいなくなるだろう。落ち着きを保ってほしい。いずれいなくなる」と話した。

ホッケーは困惑し、オーストラリアに届いている状況の深刻さを伝える情報が、トランプ大統領と彼の上級顧問には届いていないのだろうかといぶかしんだ。アメリカ国民が非常に楽観的なのを見て、オーストラリアが不要なロックダウンを敷こうとしているのではないかと思った。「誰もが『騒ぎすぎだ』と言う環境にいたから、オーストラリアは過剰反応しているのではと思うこともあった」とホッケーは振り返る。「ワシントンDCは世界の中心で、外で何か起こっても、現実感がないんだ」

オーストラリアの国防大臣で、当時は内相だったピーター・ダットンは、当時のアメリカの考えについてこう振り返る。「自分たちのところにはウイルスは到達しないと信じていた。一方でオーストラリアはすでに機密情報を手にしていて、あの時点でかなり暗い予測をしていた。当初の専門家からのアドバイスはかなり錯綜(さくそう)していて、集中治療室(ICU)はいっぱいになるという話もあった。幸い、収容しきれなくなることはなかった」

ホワイトハウスの新型コロナウイルス軽視の姿勢は、メディアでも問題視された。FOXニュースの看板キャスターであるタッカー・カールソンは、2020年3月7日にはじめてトランプ大統領のフロリダの別荘〝マール・ア・ラーゴ〟を訪れ、非常に深刻な状況になるおそれがあると大統領に注意を促した。特に心配だったのは、パンデミックに対応できる能力がアメリカにないかもしれない点だった。

カールソンは極秘に別荘を訪れる予定で、バレないように行く手助けをしてほしいとシークレットサービスに依頼もしていた。しかし悲しいかな、同じFOXニュースの元キャスターであるキンバリー・ギルフォイルが、その日別荘で誕生会を開いているのを知らなかった。タッカーはあっという間に見つかり、極秘ミッションの情報はすぐさまリークされた。

カールソンはトランプに「ひどいことになるかもしれません」と言い、アメリカが「コントロールできるというのは勘違いです」と意見を表明した。

「すべての患者を受け入れる能力がアメリカにないかもしれないし、治療薬も足りないかもしれない。そこが心配だった」。10日後の『ヴァニティ・フェア』誌に掲載されたインタビューで、カールソンはそう語っている。

「トランプ大統領は危機に対する非常に鋭い感性を備えていて、それをうまく活用してきたと思う。しかし大統領の側近や周囲の人間、特に共和党の上層部は、何も起こっていないふりをしようと心に決めているようだ。わたしは、ウイルスが簡単に感染するという記事をずっと読んでいる。まさしく取り憑かれたようにね。たくさんの情報が出ていて、臆測も多いが、ある程度の裏付けのある臆測だとみている。だから、今回の件はアメリカにとって大きな問題になりかねないと思っている」

カールソンは、大統領に助言するのは恐れ多い感じがしたが、新型コロナウイルスを政権にもっと真剣に受け止めてもらいたくて別荘を訪れたと話している。

「わたしは討論番組の一司会者だが、できるだけ国民の助けになろうとする倫理的な義務があると思っている。妻もそう強く感じている」

マルバニーも、3月上旬の段階では、新型コロナウイルスが２０２０年を象徴する大問題になるとは理解できていなかったと認めている。「2月から3月には、40〜42の州で大統領が勝つ雰囲気があった」とマルバニーは語る。「その時点では、絶対に勝てる自信があった。当時、２０２０年を象徴する話題は何かと訊かれれば、大統領選だと答えていた」

ポッティンガーは、3月までにホワイトハウス内でマスクを着けるようになっていた。ウェストウイングを出て、アイゼンハワー行政府ビルへ向かうだけでも不安で仕方がなかった。しかしファウチは、マスクは必要ないといまだに言い張っていた。それだけではなく、マスクは状況を悪化させるとまで言っていた。

保健福祉省のアザー長官とロバート・カドレック次官補は、衣料メーカーのヘインズと協力して、全国民に行き渡る枚数の布マスクの製造に取り組んでいた。ふたりは、5枚入りのマスクのパックをアメリカ中のすべての住所に送付しようと考え、ペンスをリーダーとする新型コロナウイルス・タスクフォースでプレゼンした。しかし却下された。

「タスクフォースは、ふたりの提案は過剰反応で、全国民に送ったらヒステリーが巻き起こると考えた」。ある内部の人間はそう語る。「マスクの見た目も気に入らなかったようで、矯正ブラのようだと言っていた」

ファウチがマスクに強く反対したことは、トランプには好都合だった。側近中の側近が明かしたところでは、マスクを着けるべきだという声がメディアで高まるなかで、それでもトランプが抵抗したのには大きな理由があったという。あるトランプ政権の幹部は、ここだけの話だとでも言うかのように「絶対に表沙汰にはしないでほしい」と前置きしたうえで、国家機密を話すかのごとく本題に入った。「大統領がマスクを拒んだのは見た目の問題だ。マスクを着けるとダサく見えると思っていたんだ。大統領はマスクが嫌いだった。科学的ではないし、健康とも無関係で、マスクにまつわるすべてが彼のブランドにそぐわなかった。見た目が気に入らなかった。あれだけ長く抵抗したのはそれが理由だ」

別の政権幹部もこの意見を裏付ける。「大統領はマスク着用を好まなかった。マスクを着けると弱そうに見えると考えていたんだ。実際に『マスクは着けた人間を弱く見せる』と言っていた」

この幹部が言うには、トランプはとりわけ軍関係者、そして保健関係者には、弱さをうかがわせるマスクは着けないよう強調していた。「会見の前には、『そのくだらないものを外せ』とか『そいつを着けるなら、壇上でわたしの横に立つな』と言っていた」

その後の9日、アザーは会議で大統領に、ふたりの人間が1メートルの距離で向き合った場合、マスクを着けていればウイルスの拡散を72パーセント防げるという日本の研究結果を紹介した。「マスクを着ける必要があります。効果はあります」。アザーは言った。

「それはきみの見解だろう。好きにすればいい」。トランプはそう返したと言われている。8月の共和党の全国大会で、ホワイトハウスのサウスローンで撮った写真では、前列でマスクを着けているのはアザーだけだった。周囲の幹部たちは、明らかに不満をあらわにしている。アザーにとっては実に居心地が悪かった。

3月11日、WHOはようやく新型コロナウイルスのパンデミックを宣言し、トランプも2日後、アメリカがコロナの大きな影響を受けると悟って国家非常事態を宣言した。それでも、アメリカを襲うであろう被害のすさまじい規模については受け入れられていないようだった。3月12日、トランプはこう言った。「ウイルスは消えてなくなる。わたしのやってきたこと、政府が中国とともに行ってきた対策のおかげで、アメリカの現時点の死者は32人だ。他国が発表している数字を見てみれば、これがいかに驚異的かはわかるはずだ」

それから4日後の3月16日、トランプもようやく目を覚ましたようで、中国による隠蔽の現実を受け入れた。トーンを変え、新型コロナウイルスを「中国ウイルス」と呼ぶようになった。オブライエンによれば、変わったのにはふたつ理由があるという。ひとつが、中国が協力的になることは永遠にないと判明したからで、もうひとつが、協力しないだけでなく、中国がウイルスを使って有利な立場を手に入れようとしているとわかったからだった。

「隠蔽は減るどころか、激しさを増すばかりだった」とオブライエンは言う。「ひょっとすると、地方や地域の役人は習近平にもウイルスのことを隠していて、習も詳しいことは知らなかったのかもしれない。仮に習が真相の究明に乗り出せば、中国が情報開示する可能性もあるだろう。我々は、そうやって隠蔽が全面的に行われていることを悟った。それから、中国共産党がコロナを兵器として利用しようとしているという事実があった。マスクや個人防護具（PPE）、のちにはワクチンをアメリカと同盟国に売りつけ、5Gネットワークの基幹部分を共産党に乗っ取られることを心配している各国にファーウェイを送り込む。そうした共産党による非常に攻撃的な戦狼外交が見えてきた」

それにより、ホワイトハウス内で対中姿勢が大きく転換したとオブライエンは振り返る。「その段階で政府の人間も、中国政府に善意や協力は期待できないということを悟り始めた。中国が今回のウイルスを世界中に拡散することで、権力と支配力の拡大を狙っているとね」

ほかにもうひとつ、方針が変わった理由は、新型コロナウイルスの感染拡大が、トランプにとって急速に大きな政治問題に発展し始めていたからだった。中国を責めるようにしたのは政治判断だった。

ラリー・クドロー国家経済会議委員長やスティーブン・ムニューシン財務長官のような経済界出身の人間は、中国との貴重な経済・貿易協定が実質的に無意味と化した事実をなかなか受け入れられなかった。ホッケー駐米大使は言う。「これが政治のかじ取りの問題だということはすぐわかった。トランプは敵を作る必要があった。だから中国ウイルスと呼んだ。習近平と事を構えるつもりはなかった。強い男や勝者が好きというのが、彼の考え方だった。中国、中国と連呼しだしたのはポンペオだ。それに、ポンペオがCIA長官だったのを忘れてはならない。ポンペオはすべてを目にすることのできる重要人物だった。だからトランプも、その意見を無視するわけにはいかないと悟った」

4月、ポンペオのもとに、マイルズ・ユーが行った新型コロナの起源に関する調査の暫定的な結果がようやく届いた。調査には複数の機関が関わっていて、ユーは膨大な時間をかけて大量の中国語の文献にあたり、武漢ウイルス研究所をはじめとする武漢の研究施設や、そこで行われている研究について掘り下げた。そうしてできあがったのが、〈中国共産党の生物学的安全性に対する過失と、武漢ウイルス研究所に対する状況証拠〉というタイトルの報告書だった。

厳重なセキュリティが敷かれた国務省の7階で、ユーは厚さ5センチのバインダーを手に、執務室を出て近くにあるポンペオの部屋へ向かった。バインダーの中の資料は簡潔にまとまっていたが、裏付けとなる資料は何百ページにも及んだ。ユーが報告書を机に置くと、国務長官はすぐに読み始め、それから「信じられない」とこぼした。

文書は次のような文章で始まっている。〈中国は危険なウイルスに取り憑かれた国である。国営メディアはしばしば、中国は人類にとって未知の新ウイルスを大量に見つけるという偉大な発見を成し遂げてきたとうそぶく。過去12年で、中国はウイルス学者の軍団を使って2000種類近い新ウイルスを発見してきた。これに対し、世界のほかの国が過去200年で発見してきたのは228 4種である。そうした猛烈なペースを実現し、ウイルス研究の世界を席巻するなかで、中国はたびたび生物学的安全性を無視し、壊滅的な事態を引き起こしてきた〉

2020年4月26日の日付が記されたユーの報告書を、わたしはこの本の執筆に向けた調査の過程で入手した。報告書は、ウイルスの起源は武漢の研究施設の可能性が最も高いと述べている。〈武漢の研究所、そしてコウモリが保有するコロナウイルスの回収と研究の過程で生じる物理的な接触の連鎖が、新型コロナウイルスを最初に媒介した可能性が最も高い。ウイルスの起源に関する信頼の置ける調査は、すべてそこを出発点にしなければならない。我々は、可能性の高い要因を完璧に排除してはじめて、その他の可能性の調査に移るべきである〉

報告書には、こうも記されている。〈武漢ウイルス研究所からの流出がパンデミックの要因だと示す直接的な動かぬ証拠はないが、中国で生物学的安全性を軽視する姿勢が蔓延しており、それによって武漢ウイルス研究所から流出した可能性があることを示す強力な状況証拠はある〉。ユーは、見つけた証拠は〈客観的〉なものであり、〈流出説を広めるためのものではない〉と続ける。

報告書では、バイオセーフティにまつわる習近平本人の発言や、武漢ウイルス研究所の安全性をフランス政府や米政府、各国の関係者が憂慮していた様子が詳細に記されている。感染爆発が起こる前の時点で、中国政府が新型コロナウイルス感染症のワクチンを研究済みだったという衝撃的な可能性も取り上げられている。ユーは〈武漢ウイルス研究所は、感染拡大の前にワクチンを研究していた可能性があるかもしれない〉と述べ、レムデシビルの異例さを解説する。2020年1月中旬、アンソニー・ファウチは中国に無料でレムデシビルのサンプルを提供した。実験的な臨床試験を行って中国人の命を救い、新型コロナに対する効果を確かめるというのが名目だった。レムデシビルはアメリカ陸軍感染症医学研究所（USAMRIID）の科学者が、製薬会社のギリアド・サイエンシズの協力のもとで開発したアメリカの薬で、研究にはアメリカ人の税金が使われている。ところがファウチからサンプルを提供された武漢ウイルス研究所は、1月19日にレムデシビルの商用特許の申請書を作成するという、知的財産権の侵害を行った。

ユーはこう記す。〈ところが1月19日、中国政府が人から人への感染を認め、武漢をロックダウンする前の段階で、武漢ウイルス研究所はギリアドが開発したレムデシビルの〝使用者特許〟の作成を終え、21日には中国国内の特許庁に出願した〉

〈これは、以下の説に信憑性（しんぴょう）をもたらすものの可能性がある。つまり、恐るべき感染爆発が起こりかける前の段階で、武漢ウイルス研究所は今回の新型コロナウイルスを研究所内で保有しており、その危険性や病原体としての性質をしばらく前から知っていた。そして、他国に先んじて積極的にワクチンの研究を行い、それゆえ中国だけが特許権を取得できた〉

ユーはさらにこう続ける。〈これにより、武漢ウイルス研究所が新型コロナウイルス感染症（の治療法を）以前から独自に研究し、ギリアドのレムデシビルの中国市場参入を阻止したいと考えていた可能性が浮上する。特許の出願は申請書の作成に長い時間がかかる仕事で、臨床的な統計データや、国内外での法的な意見も集めなければならない。申請書の作成には、通常は数日ではなく数カ月、場合によっては数年を要する〉

文書では中国の生物兵器研究や、新型コロナウイルスは遺伝子操作されたものだという科学者たちの主張についても詳述されている。石正麗（シージョンリー）自身がウイルスの遺伝子操作研究に携わっていた証拠として、パンデミックの9カ月前に共著者として発表した論文で、今後ＳＡＲＳやＭＥＲＳに似た感染爆発が中国から起こる可能性を警告していることなどが示されている。

報告書によれば、武漢ウイルス研究所のＢＳＬ４研究室で室長を務める袁志明（ユエンジーミン）も、〈武漢ウイルス研究所のレベル４施設が２０１７年に認可され、２０１８年から活動を開始する前の段階で、同施設をはじめとする中国国内の高レベル研究施設の生物学的安全性を疑問視していた〉という。

文書を振り返りながら、ユーは言う。「この報告書で最も重要なのは、必ずしもわたしの見いだした結論や可能性、欠陥ではない。真に重要なのは出典だ。わたしはそのすべてを資料として残した。もちろん、中国国内で絶対的な動かぬ証拠を見つける必要はあるが、わたしがポンペオ国務長官に提出した圧倒的な量の証拠の数々、習近平を含む中国政府関係者の発言など状況証拠の数々を見れば、彼らがみな、中国のウイルス管理に問題があると認めていたことがわかる。中国には、生物学研究の安全性に欠陥があり、共産党自身がそれをじゅうぶんに認めているんだ。

報告書は、実に奇妙な中国政府の振る舞いも明らかにした。それは中国の公衆衛生当局トップや武漢ウイルス研究所の上層部の行動など、さまざまなところに直接的に表れている。治安維持や公衆衛生、国営メディア、科学研究施設といったあらゆる機関を含めた中国政府のシステム全体が、まるで何か大きな秘密を揃って隠そうとするかのように行動し、研究所から流出した可能性を誰かが示せば、それに無条件で反応するようになっていた。

ポンペオ国務長官は、そのことに大きな関心を抱いた。わたしは無数の証拠と、見つけ出したさまざまな可能性を提示した。その過程で、中国共産党が作ったドキュメンタリー（コウモリの血液を通じて科学者が感染する様子を示したもの）や、武漢ウイルス研究所のおかしな振る舞いを見て、疑念を抱いた」

ユーが明らかにした中国語の資料に加え、ポンペオの手元には、諜報機関が情報を集め、作成した極秘資料があった。そうして4月末までに、ポンペオはじゅうぶんな状況証拠が集まったと感じるようになっていた。そろそろ、武漢ウイルス研究所が新型コロナウイルスの発生源ではないかということをアメリカ国民に伝え、議論を促してもいいかもしれないと。

そこには、情報を引き出したい思いと、先走った調査をしない慎重さとのあいだの繊細な線引きがあった。ユーは慎重になったほうがいいと考えていた。「だからこそ国務長官は放送で、中国政府に情報の開示を促し、真実を突き止めたいと語ったのだろう。彼はそう言い続けていた」

ある政権幹部は、大きな抵抗があるなかで、武漢の研究施設の調査にこぎ着けることができたのは、ポンペオ国務長官の功績だと考えている。「ポンペオの大きな手柄だ。どんなアドバイスや文書だろうと、彼が追う気にならなければ意味がない」とある顧問は言う。「矢面に立つ意志を持った国務長官がいなければ、あのあとのことは実現しなかったはずだ」

4月15日、トランプは新型コロナウイルスが研究所から流出した可能性について調査していると発表した。新型コロナに関する毎日の記者会見で、FOXニュースのジョン・ロバーツ記者はこう質問した。複数の政府関係者が、自然発生したウイルスが安全規定の甘い武漢の研究所から流出したと話しているという報道が出ているが、どう思うかと。大統領は「まあ、詳しくは言えないが、わかるのはそういう話がどんどん出てきているということだ。そして、ソースという言葉を使っていいと思うが、話には複数のソースがある。この恐ろしい状況について、我々は徹底調査を行っている」と話した。トランプにしては、かなりおとなしく柔らかい言葉だった。

同じ日、ポンペオはFOXニュースに対してこう語った。「わかっているのは、今回のウイルスが中国の武漢から出たということだ。そして、海鮮市場のあった場所からほんの数キロのところに、武漢ウイルス研究所があることもわかっている。知るべきことはまだまだある。ただ、合衆国政府が解明に励んでいることはわかってほしい」

4月30日、トランプは記者から、「武漢ウイルス研究所が今回のウイルスの発生源だという大きな自信を抱くようになったきっかけが何かあったのか」と訊かれた。

トランプはこう返した。「そうだ、見た。WHOは自分たちを恥じるべきだろう。彼らはさながら中国の広報機関だ。我々はWHOに年間5億ドルを払っている。中国は年3800億ドルだ。金額の大小は問題ではないが、それでもひどいミスを犯した人間がいたなら、言い訳はするべきではないだろう」

さらに、「ひょっとすると、自然に発生したウイルスではないという証拠をお持ちなのでは？」という質問も出た。

大統領はこう答えた。「起源がどこなのか、どこから出たのかはいずれわかるだろう。いろいろな説がある。研究所から出たという説もあれば、コウモリからという説もある。しかし問題の種類のコウモリはずっと離れた場所にいるもので、すぐそばにはいなかった可能性がある。いろいろな説はあるが、我々の調査メンバーは非常に強力で科学的な面々だ。諜報関係のね」

武漢ウイルス研究所からの流出説に大きな自信を抱くようになった要因は何かという質問に対して、大統領は「それは言えない」と答えた。

ポンペオは5月3日、武漢ウイルス研究所という具体名は出さず、ウイルスの発生源は研究施設だという「大きな証拠」があると述べた。詳細を訊かれたポンペオは、具体的な部分には踏み込まず、「武漢の研究所から出たというかなりの証拠があるということは言える」と答えた。

その後の5月6日にも、ポンペオは公の場で、ウイルスが研究所から流出した可能性に言及した。「政府が解明に向け、精力的に取り組んでいることはわかっていただきたい。我々は中国政府の情報開示を切望している。彼らは協力したいと言っている。一番の協力の仕方は、世界を受け入れ、世界の科学者がウイルスの出どころや広がり方について調べられるようにすることだ」

こうしたポンペオとトランプの発言は、こてんぱんに叩かれた。研究所流出説は、嘘つきによる陰謀論と呼ばれ、流出した大きな証拠があると主張したことで、政権は猛烈に批判された。共和党政権に批判的なメディアの評論家、あるいは民主党の人間は、ふたりをばかにし、主張を裏付ける根拠を示すよう要求した。すべてはトランプ政権の捏造(ねつぞう)だというのが、主流メディアの論調だった。

11 北京からの公電

2018年3月　中国　北京

2018年3月末、アメリカのベテラン外交官リック・スウィッツァーは、武漢への出張を終えて北京へ戻ってきた。アメリカの武漢総領事である同僚のジェイミー・フォウスとともに、領事館員から成る環境・科学・技術・衛生調査団を率いて武漢ウイルス研究所を視察してきたのだ。そこでスウィッツァーは、〝バットウーマン〟こと石正麗（シージョンリー）と顔を合わせた。

それはこの街から、ことによるとまさにこの研究所から、パンデミックが始まる2年前のことで、視察で目にしたものにスウィッツァーは大きな不安を抱いた。北京のアメリカ大使館に勤めるスウィッツァーは、〝扱いには注意を要するが機密ではない〟外交公電を国務省へ送った。非常に危険で感染力の高い病原体を扱う、新設のBSL4研究施設でどんな研究が行われているかを、アメリカ政府に伝える必要があった。公電では、施設のずさんな安全手順について警告した。

スウィッツァーは2週間あまり後の4月19日にも、〈中国のウイルス研究機関、公衆衛生上の安全保障で米との協力強化を歓迎〉と題した公電を送付した。公電のテーマとして、これは異例だった。記載されている内容が、タイトルとは正反対だったからだ。各国の協力のもとで建設された研究所は、施設の壁の内側で働ける客員研究員の数を厳しく制限していた。

武漢ウイルス研究所のレベル４施設は、もともとフランスのリヨンにあるジャン・メリューＢＳＬ４研究施設の協力で建設されたものだった。中国科学院の指示で造られた国内初の高度封じ込め施設で、管理者は人民解放軍だった。施設の建設は２００４年に始まり、11年の歳月を費やした末、２０１５年１月31日に完成を見た。総工費は４４００万ドルで、床面積３０００平方メートル、４階建ての巨大な建物だった。２０１７年には中国合格評定国家認可委員会（CNAS）の認可を受け、２０１８年からウイルスの研究を開始した。

中国科学院の映像を見ると、フランスと中国とのあいだには、建設中から「激しい衝突」があり、作業はまったくスムーズには進まなかったことがわかる。契約が結ばれる前から、フランス国内では武漢のそうした研究所に協力することへの反対意見が根強かったが、最終的には協力を支持する科学者たちの声が勝った。

ところが施設が稼働しだしたとたん、フランス側は締め出された。スウィッツァーとフォウスの公電によれば、施設はフランスが初期資金を提供し、研修を施し、建設にも協力したものだったにもかかわらず、〈２０１６年の引き渡し式が終わったあとは、完全に中国側の資金で運営される完全な中国の施設になっていた〉という。また、科学での国際協力の名のもとに建設されたにもかかわらず、温かく迎え入れられた国外の研究者は皆無だった。〈職員によると、国内外の研究者には〝利用制限〟がかかっていて、施設で研究を行うには承認申請をしないとならない〉。公電はそう記している。

公電では、フランス側がそれに不満を持っていることも示唆されていた。〈武漢に住むフランス領事館の職員で、仏中の科学技術協力に関わる仕事している人物も、２００４年にフランスと中国の共同プロジェクトとして始まったこの施設は、世界の科学者たちに対して『オープンかつ透明』な場所になるはずだったと強調している。建設の目的は、国際基準を満たし、国際的な研究に対してオープンなラボを造ることだった〉

そんなわけで、人類の知る最も恐ろしい病原体を扱う施設は、国際社会との協力関係を実質的に絶った状態にあった。アメリカとイギリスの複数の政府筋がわたしに語ったところでは、フランス政府はかなり怒っていたらしい。イギリスの秘密情報部、通称〝ＭＩ６〟のリチャード・ディアラヴ元長官は、キャリアの多くをフランスで過ごし、フランス語にも堪能で、フランスの諜報関係者とは今でも関係を維持している。そのディアラヴはこう語る。「中国が研究施設の件で約束を反故にしたことに、彼らはかなり腹を立てていた。施設は両国間の国際協力を土台とするはずだったのに」

フランスの国防安全保障・大統領委員会の一員だったフランソワ・エズブールもその事実を認め、当時のジャック・シラク大統領が中国との提携書に署名し、「共同研究が行われるはずだったが、建物が完成するとフランスは放り出された」と話している。

それがとりわけ不穏に感じる理由は、施設で行われていた研究の性質にある。スウィッツァーとフォウスは、パンデミックを起こしうる危険なウイルスを網羅した独自のデータベースを研究所が作成していると知り、空恐ろしくなった。ウイルス研究の業界には〝グローバル・ヴァイローム・プロジェクト〟という世界的な研究の枠組みがあるが、公電には、施設で行われているのはその独自版だと記されていた。〈このＧＶＰの目的は、今年のうちに国際協力の取り組みを立ち上げ、大流行を起こす可能性と、人へ感染する力のある地球上のほぼすべてのウイルスを10年以内に特定す

ることである〉

公電には、武漢ウイルス研究所の職員の言葉も引用されていて、職員は〈GVPを始めるような、世界を主導する国のひとつに中国を成長させたい〉と語っているが、同時にこの人物はふたりに対して、似たようなプロジェクトをすでに独自に開始していることも明かしていた。〈職員たちによれば、施設は中国政府の資金援助を受けてGVPと似たプロジェクトを実施し、ウイルスやバクテリアの背景を調べている。これは実質的に、中国独自のヴァイローム・プロジェクトだが、彼らによれば、正式なプロジェクト名は今のところないという〉

アメリカ国務省は、公電の次の文を部分的に黒く塗りつぶしているが、残った部分には〈概念実証〉や〈エコヘルス・アライアンスとともに〉という言葉が記されている。公電によれば、他国は〈情報の〝門番〟たる中国が透明性を保つかは疑わしいと思っている〉という。言い換えるなら、ニューヨークに拠点を置く非営利団体で、動物のサンプリングを行っているエコヘルス・アライアンスは、武漢ウイルス研究所と共同で、非常に危険なウイルスの広範なデータベースを作っていた。こうしたデータベースが、アメリカの監視の目の行き届かない場所で作成されているという情報は、当時としても強い危機感をもって受け止められなければならないものだった。ところが、国務省とワシントンDCの諜報機関に送付されたこの公電を、組織の上のほうの人間が目にしたかは今もって不明だ。

公電には、武漢ウイルス研究所にアメリカが深く関わっていたことについても詳しく記されている。〈昨年には、アメリカ国立衛生研究所（NIH）と国立科学財団、テキサス大学医学部ガルベストン校の専門家が研究所を訪れた〉のだ。ガルベストン校は、研究所の技術者にラボの保守管理の研修を施し、国立科学財団も研究所とともに、深圳（しんせん）で米中の科学者40人が参加するワークショップを開催したという。

アメリカが、研究所のコロナウイルス研究に資金を提供していることも、かなり早い段階で明らかになった。〈ＮＩＨは中国国家自然科学基金委員会とともに、研究所のＳＡＲＳ研究に多額の資金を提供していた〉と公電には書かれている。次の段落は黒く塗りつぶされていた。

北京のアメリカ大使館が、武漢ウイルス研究所をテーマに政府へ公電を送ったのはこれがはじめてではない。２０１８年1月19日付の公電でも、研究所は〈高度封じ込め施設の運用に必要な技術者と研究者の適切な訓練が著しく足りていない〉と記されている。

研究所が行っているコロナウイルスやＳＡＲＳ、コウモリの研究についても詳しく書いてあり、米政府の資金がエコヘルスとＮＩＨ、アメリカ合衆国国際開発庁、国立科学財団を通じてそうした危険な研究に注がれていることもはっきり記している。公電によれば、武漢ウイルス研究所は〈アメリカ国立アレルギー感染症研究所（ＮＩＡＩＤ）とＮＩＨ、ＵＳＡＩＤ、中国の複数の資金提供機関の資金援助を受け、雲南省でコウモリのサンプルを収集する〉研究を5年間続けていた。

次のような警告もあった。〈研究所の上層部は現在、ラボの運用について、レベル４の病原体の研究を行う準備ができたと考えている。そうした病原体の中には、人から人へ空気感染するリスクの非常に高い、とりわけ毒性の強いウイルスもある〉

公電に記載されているほかの情報としては、武漢ウイルス研究所はコウモリから人へ感染するタイプを含めたコロナウイルスの研究を行っていた。〈最も重要なのは、ＳＡＲＳに似たさまざまなコロナウイルスが、ＳＡＲＳコロナウイルスのヒトの受容体であるＡＣＥ２受容体と相互作用することを研究員たちが示している点だ。この結果は、コウモリから採取したＳＡＲＳに似たコロナウイルスが、ＳＡＲＳに似た病気を起こすことを強く示唆している〉

スウィッツァーとフォウスの視察については、武漢ウイルス研究所のウェブサイトにもレポートが載っていて、ふたりが石正麗ら科学者と写っている写真もある。レポートには、国立科学財団やエコヘルス、テキサス大学医学部やガルベストン国立研究所らアメリカの機関が、武漢の研究施設の〈重要な研究パートナー〉だと書かれている。

スウィッツァーとフォウスのふたりは、視察の要請を3年間で2回出し、ようやく中に入ることを許された。

「領事館は過去3年で2回、視察の正式な要請を出したが、いずれも断られた」。非営利団体のＵＳライト・トゥ・ノウが情報自由法に基づいて入手した国の資料には、そう書かれている。武漢ウイルス研究所はほかにも２０１７年12月、アメリカ総領事の視察について話し合う予定だった会合をキャンセルしている。その前の晩の12月10日には、夜11時からテリー・モブリー首席領事を会議に招待する予定だったが、こちらも中止した。1月には、フォウスが「中米エネルギー環境フォーラム」で登壇する予定だったが、「主催者はフォーラムを10月から、領事が不在の12月4～5日に延期した」という。そこで領事館のほうから、フォウスのかわりに別の人間が出席すると伝えたところ、フォーラムの前日に「ふたりの外交官が来るのは困る」と返事があり、その場合は1カ月前には連絡をして許可をもらってほしいと言われたが、そんなことはもう不可能だった。

「武漢総領事が、国際連合食糧農業機関（FAO）華南事務所の所長に直接苦情を言おうとしたところ、数週間前に総領事を昼食に誘っていた所長は『現在は多忙』だと伝えられた。名刺に書いてあった携帯電話とオフィスの電話番号にかけてもつながらなかった」

　こうした面会の中止を見ても、武漢ウイルス研究所が秘密主義的な性質を持っていたことがわかる。ＮＩＨのようなアメリカの機関が、自分たちが監視したり、入ったりできない施設での研究に資金を出していたのも疑問だ。

　公電は、ワシントンＤＣの国務省と国家安全保障会議（NSC）に送られた。国防と外交に関する大統領の諮問機関であるＮＳＣは、ハリー・Ｓ・トルーマン大統領の時代から続いている組織だ。ＮＳＣの関係者は、時間を巻き戻して公電を見つけ出し、なんらかの措置を講じることを進言できるならしたいと話している。しかし公電は、誰にも気づかれないまま、次から次へと入ってくる別の無数の公電に埋もれていった。

　公電がＮＳＣの関係者の机まで届かなかったということは、当然、国家安全保障局（NSA）の長官を当時務めていたマイク・ロジャーズも気づかなかった。ＮＳＡは、世界の情勢をチェックし、国内外の機密データを収集し、電波の傍受による諜報活動を専門とする極秘諜報機関だ。ロジャーズは公電を目にしなかった。パンデミックを機にその存在が浮上するまで、送られていたことすら知らなかった。「懸念される地域は確かにいくつかあったが、最上層部が注目するような危険信号が発されていたとは記憶していない」。ロジャーズは言う。「各国にそれぞれ、担当地域での活動を報告するチームがいて、広く共有すべき情報かは彼らが判断するが、公電を見ればわかるとおり、『すみません、こちらで根本的な問題が起こっていることを掴みました』といったような切羽詰まったトーンでは書かれていない」

　スウィッツアーとフォウスの警告は時間の無駄だったようで、対策は何も取られなかった。トランプ政権のほとんどの人間は警告に気づかず、アメリカ国民の税金が、コウモリが保有するコロナウイルスの遺伝子操作という、武漢ウイルス研究所の危険な研究に流れ続けた。

それから2年、パンデミックの発生から数カ月がたったころ、国務省によるパンデミックの原因と武漢ウイルス研究所の調査の過程で、ようやく公電は日の目を見た。そして、ポンペオの机に届いた。ポンペオは言う。「公電について知ったのは2020年の早い時期だ。それまで見たことがなかったのが不愉快だった。すぐに担当のチームに内容を検証するよう指示し、書いた本人と話をして、彼らの話や公電には書かれていないこと、背景知識などの理解に努めた。公電は公電で、コミュニケーション手段のひとつでしかない」

ポンペオとしては、検証が終わるまでは公電を公開したくなかった。武漢ウイルス研究所に安全上の懸念があったと、事実が立証される前から主張したり、コウモリのコロナウイルスがACE2受容体を通じて人間に感染する危険な研究を行っていると主張したあと、実はそこまで珍しい研究ではないとわかったりすれば、アメリカ国民に誤解を与えかねなかった。

間違いなく強烈な発表になる以上、公開前に、公電の内容にじゅうぶんな裏付けがあるという確証が必要だった。

「公電を書いた本人はウイルス学者ではなかったから、書かれている内容を確実に検証しておきたかった」とポンペオは言う。

「調査を終え、わかったこと、わからなかったことの整理がついたという自信が得られた時点で、全力で行動を起こし、できるだけ早く情報を公表した。公電を見てから少し時間が空き、調査に2週間か3週間を要したが、そこからは、機密指定が解除され次第すぐ公表するよう訴え始めた」

そして、どの情報の機密指定を解除し、公表するかは国務長官の判断だった。簡単な仕事ではなかった。結局、解除の判断はポンペオひとりでは行わないことになった。わたしは本人に、公表に反対しそうなのは誰かを尋ねてみたが、ポンペオの答えは煮え切らなかった。「我々だけのものではない情報もある。これはいくつかの機関にまたがるプロセスだ」

公電の件がニュースになったのは2020年4月4日で、『ワシントン・ポスト』紙のジョシュ・ロギンが定期コラムで明らかにした。自身の世界的なスクープについて、ロギンはこう綴った。〈公電は、武漢ウイルス研究所の安全性と管理の弱点について警告し、もっと注意深く観察して補助するべきだと提案している。わたしが入手した1本目の公電では、ラボではコウモリが保有するコロナウイルスの研究が行われていて、そうしたウイルスに人へ感染する能力があることを考えれば、次のSARSパンデミックにつながるおそれがあるとも警告されている〉

公電は、『ワシントン・ポスト』紙が起こした情報自由法訴訟をへて公開されたが、一部は墨消しされたままだった。

すると、公電について記事を書き、武漢ウイルス研究所が適切な安全手順に従っていない可能性があると示唆しただけで、ロギンは批判の的になった。それでも彼は、同僚からのものを含めた周囲のプレッシャーに負けず、2020年の早い段階から流出説を継続的に調査する英語圏では数少ない国際ジャーナリストとなった。この時期にそうした行動に出る人物は珍しく、イギリスのイアン・ビレル、『ワシントン・タイムズ』紙のビル・ガーツ、調査報道記者のアリソン・ヤング、そしてわたしのほか数人だけだった。科学ライターのニコルソン・ベイカーは2020年後半、『ニューヨーク』誌の〝情報提供者(インテリジエンサー)〟のコーナーに流出説を科学的に検討した徹底調査記事を書いている。ウェブサイト『ミーディアム』に2021年5月に投稿されたニコラス・ウェイドの記事は、政権交代後のアメリカ国民の世論を変えるのに大きな役割を果たした。

アメリカや世界各国の記者の大半は、トランプ政権の言うことはすべて間違いだと証明してやると固く決意していて、それは事実を扱った誠実な報道というより、反体制的な政治活動だった。残りの記者も、もともと中国と根深い関係のあった科学者の標的になった。彼らは流出説を「誤報」と言い張るか、陰謀論者のレッテルを貼られ、嵐に晒される覚悟ができていないかだった。

武漢ウイルス研究所を調査する記者は、諜報機関がこの件を調べていると報じただけでほかのメディアからばかにされ、笑われ、屈辱を味わわされた。

さまざまな政治勢力と闘いを繰り広げてきたビレルは、新型コロナウイルスの起源を調査する記者の多くが、パンデミックが発生してから1年以上ものあいだ無視され、ないがしろにされてきたことに驚いたと話している。ビレルは言う。「興味深いのは、記者という仕事に就く人間の多くが、明らかに矛盾した科学者の言葉をうのみにし、トランプは事実をゆがめて伝えているとみなしていたことだ。これはジャーナリズムだけでなく、科学、さらにはいくつかの権威ある医学雑誌の大きな失態だ。そのせいで、立ち上がった一部のジャーナリストは孤独な闘いを強いられた」

12 調査失敗

2020年4月　オーストラリア

4月19日の日曜日の朝9時、オーストラリアのマリーズ・ペイン外相は、新型コロナウイルス感染症の起源を調査することを呼びかけた。内閣で最も高い地位にいる女性が静かに紡いだ言葉は、中国を激高させたらしく、彼らはのちに報復関税と輸出禁止に踏み切る。

ペインは公共放送で言った。「重要なのは、確認のための独自のメカニズムを構築し、今回の感染拡大の経緯、そしてそれがパンデミックと、現在起こっている危機に発展していった過程を調査することだ。独立した確認の仕組みの細部を詰め、ウイルスの発生やここまでの対応のあり方、情報共有の度合い、WHOや各国首脳とのやりとりなどを明らかにしていくことが必要になる。そうした部分を、調査の俎上に載せる必要がある」

各国のリーダーが国内のウイルス危機への対応で頭を悩ませるなか、オーストラリアのスコット・モリソン首相はそうした行動を取った。国境封鎖と、帰国した国民の2週間のホテル待機という対策を取ったオーストラリアは、危機から割合に早く立ち直っていた。政権幹部に近い筋によれば、モリソンとマイク・ポンペオはペインが調査の必要性を訴える前から意見交換を行っていたという。ペインも各国の外相と話をしていた。

モリソンとポンペオは、新型コロナウイルス感染症の感染爆発に対する中国の責任という部分で、同じ見方をしていた。親しい間柄で、同じ価値観や信念を共有していた。政治の枠を超えた関係を築くふたりは友人となり、常日頃から連絡を取り合っていた。今もそうだ。

両国の国防幹部と諜報関係者も、同じように緊密な関係を保っていた。オーストラリア国家情報局のアンドルー・シアラー局長は、トランプ政権で国家安全保障問題を担当していたマット・ポッティンガー大統領補佐官代行とは長年の友人で、新型コロナウイルスの起源と、ウイルスが研究所から流出した可能性の証拠を突き止める力が両国にどれくらいあるかをテーマに、長い話し合いを何度も行っていた。

この件に関するオーストラリアとイギリスの公式の分析は、アメリカの一部の諜報機関のものよりも慎重だった。ペインはアメリカに相談せず調査を公に呼びかけたが、それでもアメリカは、ファイブアイズ［アメリカ、イギリス、カナダ、オーストラリア、ニュージーランドによる機密情報共有の枠組み］を構成する同盟国のひとつが音頭を取ったことを喜び、各国の諜報機関もそのことを重く受け止めた。仮にトランプが調査開始を訴えていたら、人種差別主義者の言葉だと相手にされていなかっただろう。またペインの呼びかけは、単純な中国とアメリカの争いの構図ではなく、自由主義社会と独裁国家の争いという構図をアメリカが作るのにも好都合だった。新型コロナの起源は、単純な米中の問題などではなかった。

「国際社会が同じものを求めている」。ペインはそう話し、新型コロナの出どころの問題が、各国首脳のあいだで争点になったことをほのめかした。

オーストラリアの国営放送ＡＢＣテレビのキャスター、デイヴィッド・スピアーズから、調査のトップは「ＷＨＯが務めるのか。彼らは中国に恩義を感じていると思うか」と問われると、ペインはＷＨＯに調査の責任者を任せるつもりはないと話し、「ＷＨＯが中国に恩義を受けているかはもうあまり関係ない。アメリカはＷＨＯに懸念を抱いていて、我々も同じ考えだ。その懸念は正しい」と答えた。そして、ＷＨＯは「国際的な資料を広く配布し、確認の機構として機能する責任がある」という考えを示し、中国とＷＨＯの関係は「密猟者と猟場の管理人に近いものを思わせる」と述べた。

この時点で、モリソン首相は大きな権限を備えた調査団が必要だと考えていた。国際原子力機関（IAEA）と同じような、査察官が対象国に自由に入って調査を行えるような権限だ。首相は兵器の査察との比較も行っている。

ペインがメディアで発言したあと、モリソンは主要20か国（Ｇ20）に対し、パンデミック対応の評価が必要だと訴える書簡を送った。「非常に重要なのは、第三者による適切な見直しを実施し、今回の問題の原点を透明なやり方で探り、教訓を得ることだ」

ピーター・ダットン元内相によれば、研究所流出の可能性は当時も「じゅうぶん疑われていた」が、内相から政府へ送った正式な助言は、動物から人への感染のほうが可能性は高いというものだった。ダットンは言う。「政府には、起源についてもっと詳しく知りたいという思いがあった。そうすれば適切な対応を取り、科学的に正しく理解し、より効果的な対策ができると考えていた」

こうした考えのもと、オーストラリアは新型コロナウイルス感染症の起源を調査したいと穏やかに呼びかけた。そしてそのせいで、中国政府による激しい経済的締め付けの標的になった。中国は貿易規制をかけるなど激しく反応し、高い関税を課して、オーストラリアの大麦や牛肉、綿、木材、ロブスターの輸入を停止した。

オーストラリアのジャーナリストにとっても、中国国内の状況は許しがたいものになっていた。中国中央電視台（CCTV）の外国語版である中国国際電視台（CGTN）でキャスターを務めるオーストラリア人の成蕾（チエンレイ）が姿を消し、ＣＧＴＮのウェブサイトからもプロフィールが消えたのだ。家族と友人は成と連絡が取れず、中国側から2週間後、成が拘束され、「在宅で監視状態に置かれている」と通達があったあと、ようやく外交官が会うことを許された。こうした拘束のあとには、尋問や拷問、隔離が行われることもある。半年後には犯罪の容疑がかかり、２０２１年2月、国家機密を不法に漏らした疑いで逮捕された。

外務貿易省は、中国国内がもはや記者にとって安全ではないことを国内の報道機関に静かに警告した。残ったふたりのジャーナリストも、深夜に家へやってきた当局に脅され、5日間にわたる交渉の末、中国から脱出した。これで、中国国内で取材する豪メディアの記者はいなくなった。

中国は明らかに、パンデミックを地域での戦略的優位性を得るのに利用していた。「すべては中国の掌の上の出来事だった。とりわけオーストラリアのような国にとっては、非常に気がかりなことだったろう。オーストラリアも中国も、環太平洋地域の大国だ」。英ＭＩ6のリチャード・ディアラヴ元長官は、この本のインタビューでそう語った。「中国が起こしたことの結果を見れば、国外での成功を加速させ、主な敵対国を圧倒するという部分で、彼らはこれ以上ないほど効果的に望みを叶（かな）えた。インドの状況や、アメリカ経済に与えた打撃を見てみれば、権威主義的な国のほうが人民の統制が巧みだったのは明らかだ。すぐさま統制を始められるし、市民も疑問を持たない」

それでも、圧力が強まるなかでオーストラリアの政治家は新型コロナの起源の国際調査を粘り強く呼びかけ続け、具体的には研究所から流出した可能性を調べるよう求めた。情報・安全保障問題担当の両院合同委員会の委員長、ジェイムズ・パターソン上院議員は、第三者による国際調査が不可欠だと述べた。「唯一の疑問は、中国共産党が調査に協力するか否かだ。しないと考える妥当な理由はない。しかし仮にしなかった場合は、そのことで国際社会から厳しく評価されるだろう」

　パターソンの前任で、現在は国防副大臣を務める元特殊空挺連隊司令官のアンドルー・ヘイスティーも言った。「あらゆる可能性を考慮しなければならない。性急な判断はできないし、柔軟な思考を持つべきだ。閉じた問題に対しては、柔軟な思考が必要だ」。左翼メディアが流出の可能性を除外しようとしていると考える理由については、「メディアを含め、政治はあらゆる場所にあるようだ。個人的な考えでは、我々は柔軟な思考を持ち、結論に跳びつかないようにする必要がある。この問題がこれ以上武器として利用されず、我々が真相にたどり着けることを願おう」と語った。

　元イスラエル大使で、現在は連邦議会議員を務めるデイヴ・シャーマは、ウイルスの起源と感染拡大への対応の両方を調査する必要があると話し、こう主張した。「ウイルスの研究所から出たものである可能性はじゅうぶんに考えられる。スペインの元首相や、ＷＨＯの元事務局長のような、世界的に著名な人物から成る調査団を考えている。調査は点数を付けるようなものではなく、必ず過ちを発見するようなたぐいのものでなければならない。そしてわたしは、過ちのいくつかは中国が原因ではないかと疑っている」

　しかし実際に行われた調査は、オーストラリアが期待していたようなものにはならなかった。調査団はＷＨＯに骨抜きにされ、メンバーも、ウイルスの起源に関する意見をあらかじめ完全に固めている者たちばかりだった。

　５月の第１週までには、ポンペオが研究所から流出した可能性を指摘するなかで、オーストラリアの諜報機関がその主張に神経を尖（とが）らせていた。オーストラリア政府と諜報機関が何より不安視していたのは、米国が流出説を過度に強調しすぎていないかという点だった。

オーストラリアのとある政権幹部は大げさな比較として、このとき諜報関係者は、ジョージ・W・ブッシュとトニー・ブレアがサダム・フセインの大量破壊兵器保有を疑い、国連による調査を要求したときと同じ過ちを米政府が犯しかけていることを懸念していたと話した。この話は、わたしの署名入り記事として豪『デイリー・テレグラフ』紙の一面に載った。ファイブアイズの諜報機関のあいだに意見の溝があるのは大きなニュースだった。

そして、懸念は現実のものとなった。大量破壊兵器のときと同様、諜報機関は間違っていたのだ。しかし間違っていたポイントは、研究所からの流出を過度に強調したことではなく、海鮮市場からの発生を過度に強調したことだった。オーストラリア国家情報局が、4月30日に出した異例の声明の中で行った助言は、結果から言えば間違いだった。

米国家安全保障局（NSA）のマイク・ロジャーズ元長官は、諜報機関が政治の影響を受けていたという考えを退け、トランプが諜報機関に指示を出していた可能性を強く否定する。「トランプ大統領とは一緒に仕事をしたが、わたしの組織が優先すべき事柄や、諜報関係者の視点でわたしのすべき仕事、すべきでない仕事について、大統領から話があったことは一度もない。トランプ大統領の考えは知っていたし、ロシア問題の見方が大統領とわたしとでは異なるとも言われていたが、わたしは常にこう言っていた。『閣下、わたしの仕事は我々の評価資料をあなたに届けることで、それを使って閣下がどうするか、評価に同意するかしないかは、あなたの判断です。何を信じるか決めるのは閣下の権限であり、我々は資料を作り続けるだけです』とね」

役人としての不安は抱きつつ、モリソンと閣僚、国防関係者は、個人的にはポンペオの意見に賛成だった。それでも私見を公にしなかったのは、公式調査を実施して中国をこれ以上刺激するのは避けたかったからだ。一方、駐豪アメリカ大使のアーサー・B・カルヴァハウス・ジュニアは公言していた。彼は当時、感染拡大の原因を調査する必要があると訴え、さらにドナルド・トランプとスコット・モリソンが4月22日に電話で話をして、この件でのアメリカとオーストラリアの立ち位置に「相違はない」ことを確認し合ったとわたしに話している。「ペイン外相はすばらしい。彼女は感染拡大の起源を精力的かつ公平な視点で突き止めるよう呼びかけた。誰かを名指しするのが目的ではない。どうすればこの病気をもっとうまく防げたか、病気について情報交換を行ってパンデミックに発展するのを阻止できたかを考えるのが目的だ」

しかし、オーストラリア側の発言はすべて中国に細かくチェックされていて、おかげでモリソン首相とピーター・ダットン内相は思っていることを自由に口に出すわけにはいかなかった。ウイルスの起源を調べてほしいという純粋な発言でさえ、追加の関税につながり、国内経済や国民を苦しめる以上、モリソンの公の場での言葉は慎重になった。

中国の責任を問うという最終目標は一致していた。しかし中国を犯人にしたい米政府幹部と、そこまではしたくないオーストラリアの諜報機関とのあいだに溝があったことも、モリソンの立場を難しくした。

新型コロナウイルス感染症の感染爆発が起こった原因については、当初、感染症を保有した動物が中国の不衛生な海鮮市場で売られていたことではないかと言われていた。各国政府も、市場の閉鎖を求めた。ところが間もなく、ウイルスが海鮮市場から発生したという説は信憑性が低いとみなされ、強い疑いを持たれるようになった。

２０２０年1月の時点で、海鮮市場が発生源であることを否定する科学的研究はいくつも出されていたし、中国政府の関係者さえもが、ウイルスは市場から出たものではないと5月までに認めていた。華南海鮮市場は1月1日に閉鎖され、殺菌処理が行われたため、市場と感染拡大のつながりを示す可能性のある証拠はすべて永久に破壊された。露店は漂白され、動物は処理された。

科学雑誌『ランセット』が２０２０年1月24日に発表した、新型コロナウイルス感染症の初期患者の臨床的特徴に関する研究によると、中国の科学者はデータを〈先を見越して〉集め、分析したという。論文には〈最初の患者に症状が出たのは、２０１９年12月1日と判明している〉と書かれている。この最初の患者に、のちの感染例との疫学的な関連はまったくなかった。初期の41人の患者のうち、華南海鮮市場と直接関係があったのが27人だけだったことも、この研究でわかっている。

つまり２０２０年1月の段階で、中国の関係者は、海鮮市場がウイルスの発生源ではない可能性が高いことをわかっていた。

この『ランセット』の研究と同じくらい重要なのが、中国ＣＤＣ主任の高福（ガオフー）の発言で、高は市場は感染が広がる要因にはなったが、発生源ではないと話している。これは重要な点だ。２０２０年3月に『サイエンス』誌のメールインタビューに応じた高は、海鮮市場は発生源だと思うか、それとも拡大の要因ではあるがおおもとではないと思うかという質問に対し、こう答えている。「非常にいい質問で、刑事のような仕事ぶりだ。最初の段階では、誰もが発生源は市場だと考えていた。しかし今、わたしは市場が始まりの地ではなく、ウイルスが増幅した場所ではないかと考えている。

これは科学的な疑問で、ふたつの可能性がある」
この2カ月後、中国共産党の機関紙『環球時報』による別のインタビューでは、1月上旬に市場の動物から採集したサンプルには、コロナウイルスの痕跡はなく、痕跡が見つかったのは下水からだと話している。「当初、我々はウイルスがいたのは海鮮市場だと仮定していたが、今では市場は被害者の側に近いと考えている。新型コロナウイルスはずっと前から存在していた」。中国の医療業界、科学界のトップに立つ人間としては驚きの発言だった。

ほかの科学論文も、市場起源説から距離を置いている。スタンフォード大学医学部元助教授のスティーブン・クエイ博士は、２０２０年10月に出した論文〈２０１９年の新型コロナウイルス・パンデミックの端緒と感染拡大の経緯〉で、華南海鮮市場は〈最初に集団感染が起こった場所ではあるが、発生源である可能性は否定されている〉と述べている。

クエイ博士は、武漢ウイルス研究所にもつながる武漢地下鉄2号線と市内の大病院、そして華南海鮮市場を調査した。クエイは言う。〈現時点で、現地の海鮮市場、湖北省で飼育されている家畜動物、湖北省に棲息するコウモリ、そして絶滅危惧種である希少動物のセンザンコウは、どれも候補として検討されていたが、中国の科学者と中国ＣＤＣによって否定されている〉

海鮮市場では、コウモリは売られていなかった。感染が広まり始めたころ、中国の人がコウモリのスープを飲んでいる動画がＳＮＳで拡散したが、まったくのナンセンスだし、華南海鮮市場とはなんの関係もない。ハンブルク大学のローランド・ヴィーゼンダンガー教授も、２０２1年2月に発表された論文でそのことを指摘している。〈感染源と疑われる武漢市中心部の海鮮市場で、コウモリは販売されていなかった。一方で武漢ウイルス研究所は、世界最大級のコウモリ由来の病原菌のコレクションを有している。コウモリたちのもともとの棲息地は、中国南部の洞窟だ。そうしたコウモリたちが、2000キロ近くも離れた武漢へ自然に飛んできて、このウイルス研究所のそばでパンデミックの引き金を引いたとは極めて考えづらい〉

マサチューセッツ工科大学・ハーバード大学ブロード研究所と、ブリティッシュ・コロンビア大学による科学論文は、本書の執筆時点では査読審査を待っている段階だが、こちらも現時点で華南海鮮市場、もっと言えば市内のどこかが新型コロナウイルスの起源である証拠は見つかっていないと述べている。〈SARS−CoV−2の発生源が武漢市華南海鮮市場なのかについては、科学者だけでなく、一般市民のあいだでもかなりの議論になっている。しかしながら系統発生学的に追跡を試みた結果、ウイルスは人間の手によって市場へ持ち込まれた可能性が示唆されている〉

その後の2021年に発表されたWHOの報告書にも、海鮮市場がウイルスの発生場所だという証拠は見つからなかったと書かれている。〈華南市場の環境サンプリングを実施したところ、SARS−CoV−2の表面汚染が広がっていたことが示された。しかしながら、市場で売られていた動物を広範に検査した結果、動物が感染している証拠は見つからなかった〉

中国も、発生源や媒体となる動物を徹底的に調査していて、WHOの報告では次のように書かれている。〈2018年から2020年にかけて、中国の31の省・直轄市・自治区で、家畜および家禽3万8515件、野生動物4万1696件のサンプル採集と検査を実施したが、新型コロナウイルスの抗体検査や核酸検査で陽性になったケースはひとつもなかった。中国での感染爆発の前後に、新型コロナウイルスが国内の家畜と家禽、野生動物の中で広がっていたことを示す証拠はなかった〉

一方、WHOの調査団の一員として中国に入り、石正麗と仕事で15年来の付き合いがあるエコヘルス・アライアンスのピーター・ダザックは、流出説を「陰謀論」と呼び、ウイルスが海鮮市場から発生した可能性は残っていると考えている。中国の当初の調査は不完全だったというのがダザックの主張だ。『カイザー・ヘルス・ニュース』が2021年5月に行ったインタビューで、ダザックはこう話している。「中国がこの問題にどれだけ敏感か、みんな理解していない。市場から感染者が出たことを彼らが認識し、閉鎖したというのはありえる話だ」

豪モナシュ大学中国語学科のケヴィン・カリーソ上級講師は、SARSの感染爆発が起こった2002年と2003年、大学院生として中国で暮らしていた。「2002年と2003年のSARSでは大規模な隠蔽があったが、感染源の可能性がある動物の扱いは、今回の新型コロナウイルス感染症への対応とはまるで正反対だ」。カリーソはそう話している。

「2003年から2005年を通じて、さらには2005年に入っても、中国国内では広東省でハクビシンが大量処分されているという記事が定期的に出ていた。広東省では、宴会や食事の場で珍味としてハクビシンが供されることがあった」。カリーソはそう振り返る。「SARSウイルスの感染源になりうる動物を排除しようという、非常に先手を打ったアプローチだった」。新型コロナウイルス感染症に対しては、中国共産党はこうしたアプローチは取っていない。

「個人的に非常に疑わしいと感じるのは、中国の新型コロナへの対応だ。SARSのときはあんなに焦って気にしていたのに、今回の彼らにはそういう感じが見られない。前のような先手先手のアプローチがなく、動物に対してかなり無関心に見える。それはつまり、党がウイルスは動物由来ではないとわかっていて、動物から人へうつる可能性をまったく心配していないという意味なのではないだろうか」

トランプ政権で国家安全保障担当の大統領補佐官を務めたロバート・オブライエンは、海鮮市場と中国のウイルス研究所はどちらも世界にとって公衆衛生上の危険要素で、新型コロナがどちらから発生したかは「あまり重要ではない」と考えている。「ほとんどの証拠が、新型コロナを保有していたとみられるコウモリは1500キロ以上離れた場所にいたことを指し示している。ゆえに研究所からの流出説のほうが信憑性は高い」

ビル・クリントン政権時代の国家安全保障会議のメンバーで、現在はWHOの遺伝子工学会議の一員であるジェイミー・メッツェルも、海鮮市場が発生源の可能性は低いと考えている。「新型コロナウイルスのバックボーンは、キクガシラコウモリのコロナウイルスだ。今回のパンデミックは、冬のさなかに始まった。しかし、武漢には中国でも数少ないBSL4のウイルス研究施設があり、コウモリが保有するコロナウイルスの世界有数のコレクションを使い、ヒト細胞への感染力を高めた高病原性ウイルスの作成など、積極的な機能獲得研究を行っていた。そして新型コロナウイルスは、感染爆発が起こった時点で、人へ感染する形へほぼ完璧に適応していたことがわかっている」

2020年5月29日、ウイルスの起源の本格調査にWHOが失敗したことに苛立ったドナルド・トランプ大統領は、このままならWHOへの資金拠出を停止すると発表した。事前に検討して発表したわけではなく、衝動的な措置だった。そのときの状況に詳しい情報筋によれば、トランプはその日の午後、ローズ・ガーデンでスピーチを行う予定はなかったらしいが、「少しありきたり」だったので自分を強く見せる必要を感じたらしい。

ショッキングな発表に国際社会、特にヨーロッパの各国は猛反発した。オーストラリアも、

WHOの新型コロナ対応に懸念を抱いている点ではトランプ政権と一緒だったが、WHOから離脱はせずに影響力を行使したほうがいいと考えていた。

アメリカの国連常駐代表を務めるアンドルー・ブレンバーグも、トランプの発表には不意を打たれた。そのため6月4日にWHOのテドロス事務局長と緊急の会合を持ち、関係の修復を図った。ブレンバーグとしては、アメリカ側の要望をテドロスに呑んでもらい、ウイルスの起源を調査し、中国の透明な姿勢を引き出す意思がWHOにはあるとトランプに示すつもりだった。要望のリストについては同盟国の大使に先に説明し、好感触を得ていた。

会合は6月4日の午前にテドロスの執務室で行われ、テドロスの首席補佐官ベルンハルト・シュヴァルトランダーと、WHOの健康危機管理プログラムを統括するマイケル・ライアンも出席した。話し合いはなんとも不愉快なものになった。

4人はまず、ブレンバーグから5月29日にテドロスへ渡してあった要望リストの項目をひとつひとつ確認していった。その中には、ウイルスの現物を渡すようWHOから中国に求めること、WHOの職員の国籍の割合を修正し、WHOに大きく貢献している国々のスタッフを増やすこと、パンデミック中の渡航制限に関する勧告を修正することなどがあった。

「人生で一番苦しい時間だった」とブレンバーグは振り返る。リストを見たテドロスが、ある項目を支持したように見えたので、ブレンバーグが「すばらしい、やっていいんですね?」と尋ねると、テドロスは「いやいや、そういうわけじゃない」と答えて明言を避けたという。

時間が刻々と過ぎるなか、ブレンバーグは見返りを示して妥協点を見いだそうとした。「どれなら同意できるか教えてください」と迫り、「独立調査パネルの開始を6月ではなく7月にしたいのなら、そうおっしゃってください」

もともとプライドが高く、トランプ大統領からリーダーシップを批判されたことを気にしていたテドロスは、アメリカの要求に屈したようには見られたくないと思っていた。「6月か7月の開始は約束できない」。テドロスはそう言ったそうだ。

「11月までに暫定の報告書をまとめるという部分はどうです?」ブレンバーグは訊いた。

「ダメだ、それではWHOの独立性に疑問符がつく。世界保健総会と同じ時期だ」。テドロスは言った。

信じられない言い訳だった。

それでわかったのは、WHO、特にシュヴァルトランダーに、要望に応じるつもりが一切ないということだった。ブレンバーグは、シュヴァルトランダーが「イエスと言いそうになるテドロスを引っ張り戻している」ように感じた。腹立たしい流れだった。「1回で4時間かかった」とブレンバーグは言う。しかしその4時間の話し合いで、ブレンバーグはひとつの項目も合意を取りつけられず、部屋をあとにすることになった。手ぶらで去るしかなかった。がっかりな結果だった。

テドロスとシュヴァルトランダーは、どちらもずっと前から中国と個人的な関係を築いていた。2017年7月1日にWHOの事務局長に就任した6週間後には、衛生面で協力するため、テドロス自ら代表団を率いて一帯一路構想のフォーラムに出席している。WHOと構想との関係はテドロス以前からあるもので、もともと協力関係を結んだのは前任のマーガレット・チャン(陳馮富珍)だった。

フォーラムの記念写真には、シュヴァルトランダーの姿もある。彼は2013年からWHOの中国担当を務め、その後は国連のＡＩＤＳコーディネーターとして北京で働いた。２０１５年のＡＩＤＳ防止キャンペーンでは、習近平国家主席の妻で、ＷＨＯの〝グッドウィルアンバサダー〟を務める彭麗媛（ポン・リーユエン）との記念撮影も行っている。

シュヴァルトランダーは中国紙『光明日報』のインタビューで彭を称賛し、こう述べた。「（彭は）公衆衛生のために特筆すべき取り組みを行い、奉仕した。驚きとしか言いようのない大きな貢献だ。彼女はわたしにとって、また世界の人々にとっての手本だ」。またどういうわけか、『環球時報』の２０２０年10月のインタビューでは、中国がパンデミック対応でリーダーシップを取ったと称えることまでしている。〈シュヴァルトランダーは、とりわけ今回の新型コロナウイルス感染症のパンデミックに際し、中国がいくつかの最貧困国にとって『大きな助け』となり、感染症との闘いに必要な基本ツールを提供してきたと語った〉。『環球時報』はそう報じている。

２０１５年以降は、漢方薬推進のイベントの多くに支援者として出席した。漢方は習近平が新型コロナの治療薬として勧めていたもので、トランプとの会談でも話に出しているが、報道関係者はＷＨＯの漢方推しを批判している。もちろん、ＷＨＯの関係者が中国に協力するのは何も悪くないし、当然の話だ。しかしＷＨＯの上層部が中国に恩義を感じていたり、中国政府と昵懇（じっこん）の仲だったりして、そのせいでパンデミック中も中国は透明だと言い張っているのだとすれば問題だ。その証拠に、ＷＨＯがパンデミックを宣言したのは、オーストラリアの宣言から2週間もあとだった。

ポンペオが言うには、テドロスはＷＨＯの事務局長に立候補した時点から中国寄りだったという。「テドロスをＷＨＯのトップに据えるための選挙が行われた結果、中国共産党は彼を支配下に置いた。そして選挙の経緯を考えれば、共産党は彼の行動に大きな影響力を及ぼしていた」

ポンペオの上級政策顧問であるメアリー・キッセルも、トランプの資金拠出停止は「その日の台本にないものだった」と認めている。「決めたのは大統領の特権で、そしてあとから振り返れば、勇敢で先見の明がある判断だった。中国の国際機関内での振る舞いを知れば知るほど、不安要素は増えていった。わたしたちは、中国の責任を問おうとしていただけじゃない。レトリックは重要だが、行動も重要になる。わたしたちが求めていたのは、世界が今回のような殺人ウイルスのパンデミックに直面しないためにも、真の協力関係を結ぶことだった」

キッセルいわく、WHOが中国の操り人形になったのは、今回のパンデミックが起こるずっと前だったという。「わたしたちが取り組んでいたのは、非常に難しい問題だった。つまり、大きな国際機関のメンバーが事前の取り決めに従うことを拒否し、でありながら従っていると嘘をついたとき、どうすればいいのか。そのメンバーを組織から排除できないときはどうするのか。我々はこの問題と格闘していて、そしてこれは簡単に解決できる問題ではなかった」

2020年8月　ホワイトハウス

ホワイトハウスの自身の執務室で、トランプ一家の一生分にも匹敵する量のヒドロキシクロロキンの在庫が積まれたなか、通商顧問のピーター・ナヴァロは興奮気味にポンペオへ電話をかけた。思いついたアイデアを、国務長官に伝えたかった。「我々には大統領諮問委員会が必要だ。パールハーバーのときも、諮問委員会はあった。メキシコ湾の原油流出のときも、ケネディの暗殺のときも。今回の新型コロナの起源でも、諮問委員会が必要だ」

ポンペオはその考えを気に入り、後押しした。ホワイトハウス内にウイルスの起源の調査を監督する専門の機関がなく、責任者もいないことの難しさは、時間とともにはっきりしてきていた。ポッティンガーやマイルズ・ユーのような人間が新情報を届ける中枢がなかったのだ。またアメリカ国内にも、武漢ウイルス研究所の重要な関連情報を持っている可能性のある学者や科学者が数多くいて、聞き取り調査が必要なのは明白だった。「そうしたことを調整する政府機関がなかった」とユーは言う。「ホワイトハウス内で、実際にいろいろなことをまとめようとしているのはピーター・ナヴァロだけだった」

ポンペオからのゴーサインをもらったナヴァロは、全力で委員会のコンセプトと付託条項の原案を練った。扱う範囲は、主に3つとした。ひとつめが新型コロナウイルスの起源の調査、ふたつめがコロナがアメリカ経済に与えた損害の試算と、賠償請求の方法の検討、そして最後が、中国が本当にウイルスを利用して政治的、軍事的優位を得ようとしていたかの確認だった。

それからナヴァロは、原案を大統領に示した。トランプは乗り気で、政権内外の人間を使って仕事を進めさせたらどうだろうと言った。マイルズ・ユーやトム・コットン、メアリー・キッセルを共同委員長や副委員長、事務局長にするという話が出た。地政学的な部分はロバート・スポルディング元空軍准将に、ウイルスに関してはアメリカ陸軍感染症医学研究所（USAMRIID）（フォート・デトリック）の准将や科学者に任せたいという話にもなった。公聴会を開きたいという意見も出て、ファウチを召喚して武漢ウイルス研究所のウイルス研究に資金を出していることについて問いただしたり、エコヘルス・アライアンスの人間を呼んで研究所との共同研究などいろいろな疑問に答えさせたりしたいということにもなった。

そうやって計画は進み、見通しは非常に明るいように思えた。次のような大統領令も作成された。

〈合衆国憲法と合衆国の法制度により、大統領としてのわたしに付与された権限に基づいて、ここに新型コロナウイルスの起源と損害に関する大統領諮問委員会を設立する。委員会は、新型コロナウイルス感染症の起源、新型コロナウイルスのパンデミックが合衆国に与えた経済的、政治的、社会的、人的等の損害、そして中華人民共和国、もしくは中国共産党がパンデミックを使って経済、地政学、軍事、領土の面での優位を得ようとしていたかを調査するものとする〉

大統領命令の草稿には、委員会のほかの目的についても記されていた。〈委員会は、ウイルスが人から人へ感染することなど、新型コロナウイルスの危険性の隠蔽に具体的な役割を果たした可能性のある中国政府の行動や人間、組織などの団体を特定するものとする。また、調査の過程で特定された人間、あるいは組織から受けたと見積もられる損害、また損失を取り戻すために連邦政府が取るべき行動を提案する〉

このような、中国共産党の責任を問うことを使命とし、ウイルスによって受けた経済的、人的被害の賠償を求める委員会を立ち上げれば、大きな騒ぎになるのは間違いなかった。それでも、マイルズ・ユーはホワイトハウス内に事務局を設置した。ナヴァロも「実現寸前だった」と言う。ところが、委員会の設立は実現しなかった。潰された。ユーが言うには、委員会はナヴァロが設立を望んだというだけの理由でホワイトハウス関係者の抵抗に遭った。

大統領執務室で、トランプは会議を開き、委員会のコンセプトを話し合った。ナヴァロによれば、異議を唱えたのは経済のことしか頭にない、中国に対する〝公開裁判〟に関心のない者たちだったという。「連中はみな中国を擁護する。クドローはおつむの弱い愚か者だ。この言葉をそのまま本に載せて構わない」。ナヴァロは言う。ポンペオは欠席していた。「ほかの仕事で手いっぱいだった」とナヴァロは話す。

ナヴァロに対する個人的な敵意もあった。あるトランプ政権の幹部は、「多くの者がピーターを変人とみなしていたが、あの早い段階では、彼は誰よりも正しかった」と言った。

ユーはもっと力強く「ピーター・ナヴァロはホワイトハウスの英雄だった」と言った。

調査自体には個人的に賛成の者たちも、大統領諮問委員会を設置するのが最善ではないし、また現実的な提案でもないと思っていた。「本当に必要なのは、党派をまたいだ、できれば他国のメンバーをも組み込んだ機関だったが、トランプ政権の政治手法、また大統領選挙が近づいている現実を考えれば、話をまとめられる可能性は低かった」。あるホワイトハウスの元要人は言う。「言い換えるなら、そうした調査機関は100パーセント正しいが、トランプ大統領が超党派の組織に見える委員会を設置するのはほぼ不可能だった。国民は左寄りの主張に染まっていたし、左派は参加しなかっただろう」

顧問たちの反対に遭うなかで、大統領の委員会への関心もしぼんでいった。結局、大統領令に署名が入ることはなかった。ある内部関係者は言う。「本当にすばらしい意見だったが、とにかくあまりにも遅すぎた。非常に政治的なものに見えるのは間違いなく、そして当時の我々は、中国の問題を政治的なものに見えないようにするのに必死だった」

ナヴァロは意気消沈した。「ホワイトハウスでの4年間で、最もショックな出来事だった。あの委員会の設立に全力を注いだのに」

13 ニコライ・ペトロフスキー

2020年3月　オーストラリア

「おい、嘘だろう」。ニコライ・ペトロフスキーは、オーストラリア南部のアデレードにある自身の研究室で、そう独りごちた。抱いたのは不安だった。同僚に打ち明ける覚悟ができるまで、ペトロフスキーはその不安を1週間も抱えたまま過ごしていた。彼が恐れていたのは、同僚に信じてもらえるか、もっと悪くすれば、陰謀論者になったと思われはしないかということだった。

科学者として35年以上のキャリアを持つペトロフスキーは、2020年1月からずっと新型コロナウイルスのワクチン開発に取り組み、3月を迎えていた。過去20年で10種類以上の感染症のワクチンを開発してきたこの分野の先駆者で、エボラ出血熱や鳥インフルエンザ、日本脳炎、ウエストナイル熱、アフリカ馬疫そしてSARSとMERSとも闘った経験を持っていた。

ペトロフスキーは、学者と聞いて頭に浮かぶイメージそのままの人物だ。職場ではいつも着たきり雀（すずめ）で、医療の現場に立つときも、そうでないときもボタンを上まで留めたシャツの上に赤いベストを着けている。負けん気の強さと、強い独立心を持ち合わせた人間で、オーストラリア産ワクチン開発への資金援助の乏しさなどの問題では、保守的な政府に喜んで立ち向かい、メディアにも積極的に出演する。

業界内で高い評価を得るペトロフスキー教授は、タスマニア大学で医学を修めたあと、外科医の研修を受け、さらにメルボルン大学のウォルター・アンド・イライザ・ホール医学研究所で1型糖尿病の研究で博士号を取得した。医師一家の生まれで、父親はローンセストン総合病院の勤務医、母親は一般開業医だった。

ペトロフスキーは、大きな実績を残してきた科学者だ。博士号取得後は、ヴィクトリア州の田舎であるミルデューラの医院に入り、給料をめぐって医院と対立し、いなくなった5人の医師のかわりを務めた。たったひとりで、いくつもの病棟と集中治療室を受け持った。「1週間の臨時勤務のはずだったのだが、結局は2年とどまった。娘のイゾベラもそこで生まれた」とペトロフスキーは言う。「できるだけ早く臨床研究者に戻りたかったが、診てくれる医師のいない20万人を放っておくことはできなかった」

新しい医師たちが着任したあと、学問の世界でのキャリアを再開したペトロフスキーは、オーストラリア国立大学で学者として働いた。その後の2004年にアデレードへ移り、フリンダース・メディカル・センターの内分泌学科長に就任し、現在のフリンダース大学の医学公衆衛生学部では教授を務めた。そしてキャンベラ在住時に、ワクチン開発の会社〝ヴァクシン〟を創業した。

62歳になる現在は、アデレードで静かな暮らしを送っている。幸せな結婚をし、20年の夫婦生活で3人の子をもうけ、家族のあいだに固い絆を結んでいる。新型コロナウイルスのニュースが報じられたときは、酷暑のアデレードの夏を避けて毎年訪れているアメリカのコロラド州で、山あいの別荘に滞在していた。別荘の仕事部屋へ引っ込んだペトロフスキーは、オーストラリアのヴァクシンのチームの助けを得ながら、すぐさまワクチンの開発に取りかかった。まずは急いでウイルスの性質を理解し、何がここまで感染が広がる要因になっているかを分析し、ワクチン候補開発のきっかけにする必要があった。

感染が拡大する直前、ペトロフスキーは世界的なソフトウェア企業のオラクル社と協力関係を結んでいた。おかげでオラクルが保有するクラウドベースのスーパーコンピュータへのアクセス権をもらい、未来的な共同研究を行えるようになっていた。研究内容は、人工知能(AI)を使ってがん研究を加速させる方法。がん研究はペトロフスキーが深く携わっているもうひとつの分野で、すでに有望なワクチン療法も見つけていた。新型コロナウイルス感染症のワクチンができるまで1年半はかかると言われるなかで、ペトロフスキーは、がんプロジェクトをいったん脇に置き、強力なスパコンを使って新型コロナワクチンの開発を目指すことをオラクルは許可してくれるだろうかと思った。

オラクルは、幹部に〝戦略部長〟のような役職名ではなく、先見の明のあるリーダーであることを示す〝ビジョナリー〟の肩書きを与えるタイプの会社だ。そしてピート・ウィンはそうしたオラクル上級幹部としてビジョナリーを務めている。ペトロフスキーは受話器を取り上げてウィンに電話をかけ、スーパーコンピュータの使用目的を新型コロナウイルスの解析に変えてもいいか尋ねた。ウィンは上司の許可をもらえるように努力してみると言った。上司とはオラクルの共同創業者にして会長でもある、プレイボーイの億万長者ラリー・エリソンだった。

70代半ばのエリソンは、成り上がりの物語と派手な私生活で有名な人物だ。ハワイのラナイ島で暮らし、世界中にヨットや水辺の邸宅を持っている。テック業界では数少ないドナルド・トランプの友人で、カリフォルニア州のランチョ・ミラージュにあるトランプの邸宅で資金集めのイベントを開催したと報じられている。新型コロナウイルス感染症の治療法についてトランプと電話で話したとも伝えられていて、最終的に成功はしなかったものの、中国製ＳＮＳであるＴｉｋＴｏｋのアメリカ事業買収もトランプは支援し、オラクルを「すばらしい会社」と評価している。

　オラクルはペトロフスキーの要望に応じ、スーパーコンピュータを新型コロナのワクチン開発と、治療薬の研究に使うことを許可した。ペトロフスキーは、スパコンを使ってワクチンをデザインし、新型コロナウイルスが動物から人へ感染するパターンを調査しようと意欲を新たにした。純粋に、どの動物が新型コロナウイルスの宿主で、人間に感染するようになったのかを突き止めたいと考えていた。

　実際の動物と人間の細胞を使う従来の研究手法でも、こうした疑問に答えを出すことはできるが、実験に何年もかかる場合がある。しかしスーパーコンピュータを使った〝シリコン内モデリング〟なら、数週間である程度妥当な答えを手に入れることもできる。ペトロフスキーはオラクルに、スパコンを使って最も可能性の高い宿主動物を見つけ、結果をもとに科学論文を書くつもりだと明かした。

　ペトロフスキーがスパコンをどう使ったか、そして新型コロナウイルスが人造ウイルスなのか、それとも自然由来なのかの議論を理解するために重要なのが、〝スパイクたんぱく質〟と〝ＡＣＥ２受容体〟というふたつの用語だ。ニュースなどでもよく登場するが、きちんと説明されていることは少ない。そこでまずはここで、このふたつの科学用語について説明しておいたほうがいいだろう。

　ＡＣＥ２受容体（正確にはアンジオテンシン変換酵素２受容体）とは、人間や動物の体細胞の表面にあるたんぱく質で、血圧を調整する機能がある。その一方で、コロナウイルスが再生産のため細胞内に侵入する過程にも関わっている。コロナウイルスの粒子(ビリオンと呼ばれる)は、人間の気道細胞のACE2受容体に付着することで、軽業師のように体をねじり、なんとかして細胞の内部に潜り込み、感染させようとする。ACE2受容体が表面にある細胞は鼻や口、肺にあって、だからこそ新型コロナウイルスは呼吸器飛沫、つまり咳やくしゃみで飛び散ったしぶきを近くの人が吸い込むことで、非常に効率的にある人から別の人へとうつる。

コロナウイルスの姿については、円か球体(ウイルスの丸い粒子を表している)の表面を赤いとげが覆った、グレートバリアリーフのサンゴのようなイメージが一般的だ。この赤いとげがスパイクたんぱく質で、コロナウイルスはこのスパイクたんぱく質を使って気道細胞のACE2受容体にくっつく。そうやって、SARS-CoV-2(新型コロナウイルス)はヒトに感染する。このウイルスがほかのウイルスよりも感染力が強いと言われるのは、このスパイクたんぱく質が、たとえばもともとのSARSウイルスのスパイクたんぱく質より10~20倍もしっかり人間の細胞にくっつくからだ。

ペトロフスキーのチームは、新型コロナウイルスの宿主の可能性がある動物のACE2受容体の遺伝子配列を、スーパーコンピュータにアップロードしていった。コウモリにネコ、イヌ、センザンコウ、マウス、ハクビシン、サル、ハムスター、フェレット、ウマ、トラ、ウシ、ヘビ、そしてもちろんヒト。ペトロフスキーいわく、ACE2受容体はドアの錠、対してスパイクたんぱく質はドアを開ける鍵と考えると一番わかりやすいという。「我々は、新型コロナウイルスという〝鍵〟が一番開けやすい形をしている扉がどれかを突き止めようとしていた」。そのためにスパコンを使い、「新型コロナウイルスのスパイクたんぱく質のモデルをさまざまな動物のACE2受容体のモデルと組み合わせていき、パズルを解く要領で、どれが一番ぴったりかを探っていった」とペトロフスキーは言う。

2020年3月までにはスーパーコンピュータが使えるようになり、チームはスパイクたんぱく質とACE2受容体のモデルを使ったシミュレーションを実行できるようになった。答えはすぐに出た。そしてその答えに、ペトロフスキーはすさまじく不安を覚えた。

「奇妙なことに、リストの一番上に現れたのは人間だった」。ペトロフスキーはそう言って、いったん言葉を切った。「予想外の結果だった。感染元となる宿主の動物が一番上に来るはずだと思っていたからね。困惑させられたよ。データからは、新型コロナウイルスのスパイクたんぱく質は、ACE2受容体が発現した人間の細胞に結合、感染するような特有の進化を遂げていた。パンデミックを起こすような新しいウイルスは普通、最初の宿主の細胞にぴったりの姿をしていて、人間の細胞というドアの錠とは半分しか形が合わない。そこから彼らは時間をかけ、ぴったり合うように成長していく。これまで見たことのない錠にぴったり合う形に進化したウイルスなんてありえないはずなのに、データはそうだと言っていた。新型コロナウイルスのスパイクたんぱく質は、人間のACE2受容体にこれ以上ないほどぴったり合わせて作られた形をしていた。不思議だった」

ペトロフスキーの研究パートナーであるメルボルンのラ・トローブ大学のデイヴィッド・ウィンクラー教授も、あとでそのことを知って同じように面食らった。「人間のACE2受容体が最上位だったのには、ふたりとも驚いた」とウィンクラーは言う。

もっと詳しく調べる必要があると思ったペトロフスキーは、この結果がさらに別の、考えたくもない可能性を指し示していることにすぐさま気づいた。新型コロナウイルスが人間の細胞にぴったり合う姿をしている以上、そこにはある可能性があった。どこかの研究所である程度の研究の対象になり、その過程でウイルスが人間の〝錠〟の形を学び、それに適応していった可能性が。新型コロナウイルスについては、自然由来という見方がされていた。証拠はないが、それが世界中の一致した科学的見解になっている以上、それと矛盾する結果、つまりウイルスが人の手で操作されたものである可能性を示すデータを共有したりすれば、ペトロフスキーは科学者としてのキャリアに深刻なダメージを負いかねなかった。しかし、結果はスーパーコンピュータが生み出した明確なもので、そしてスパコンに政治的な偏りがあるはずもなかった。

ポンペオとトランプが、新型コロナウイルスの起源が研究所である可能性を持ち出すのは、それから6週間後の4月15日のことだった。

ペトロフスキーは、陰謀論者とみなされたくはなかった。理性的な科学者として、40年近くかけて高い評価を築き上げ、常にオーストラリアを拠点にしてきたためアメリカで働いたことはなかったが、アメリカ国立衛生研究所（NIH）から多額の研究助成金をもらっていた。

衝動的なタイプでもなかった。だから、驚きの発見ではあったが1週間は誰にも伝えずにいた。結果を見直し、どう動き、話を進めていくべきかを熟考した。毎週行っているデイヴィッド・ウィンクラーとオラクルとの会議が近づくなかで、公表するには彼らの承認が必要だと思ったが、自然由来説に異議を唱える科学者が猛烈に叩かれていることを考えれば、賛同が得られる可能性は低そうだった。Ｚｏｏｍでの会議で、ペトロフスキーは勇気を振り絞って考えられない結果が出たことを説明した。

ペトロフスキーは、科学者らしい慎重で落ち着いた話し方をする人物だ。ハキハキとしていながら思慮深く、興奮したり、感情を表に出したりすることはめったにない。そうしたゆっくりとした落ち着いたトーンで、仲間たちにウイルスの出どころは研究所の可能性があるという衝撃的な発見について伝えた。「わたしの頭がおかしくなったとか、陰謀論者になったとかは思わないでほしい。そんなことは絶対にない」と前置きしてから、本題に入った。「しかしながら基本的に、結果から判断して、今回のウイルスは人工的に作られたものか、少なくともラボで生み出されたもので、それがのちに偶然流出した可能性を除外できないという結論に達した」。そこまで言って言葉を区切る。沈黙が流れた。それからペトロフスキーは話を続けた。「公表が難しいのは理解している。すさまじい反発に遭うことも。しかし実際に結果として出ている以上、もちろんわたしたちには、世界にそのことを知らせる責任がある」。それからゆっくりと、オラクルの〝ビジョナリー〟と、科学者としての相棒に、スーパーコンピュータがはじき出した結果を詳しく伝え始めた。

　ふたりの反応は、ペトロフスキーが予想していたようなものではなかった。「どちらも少し疑っていて、重く受け止めないようにしているようだった」。ペトロフスキーは言う。「しかしこちらが真剣なのは伝わっていたし、わたしもふたりが情報を咀嚼(そしゃく)するのに時間が必要なのはわかっていた。非常に聡明で論理的な科学者なのは知っていたから、いずれこちらの主張の味方になってくれるはずだと期待していた」

　その後も何度か話し合いを重ね、チームのほとんどの人間は、結果を公表するという考えを受け入れるようになっていった。科学的な視点で見て、手に入れた知識を共有する必要があるというのは、みなの意見が一致するところだった。オラクルは間違いなく非常に神経質になっていて、扇情的なメディアで扱われて会社の評価が傷つくことを恐れていた。それでもこの時点で、公表がどれだけ難しいかをわかっている者は誰ひとりいなかった。既存の権威との闘いは1年以上も続き、結局彼らの研究論文が幾度にもわたる査読と異議をへて一流誌『サイエンティフィック・リポーツ』への掲載が認められたのは、２０２１年６月のことだった。

ペトロフスキーは言う。「向こうにとって、答えは簡単だったようだ。だから論文を受け入れて公表し、世界の科学者たちが自分で判断できるようにするのではなく、受理を遅らせ、公表を先延ばしにするという決断を下した」

また掲載がようやく認められはしたものの、内容は意図的に薄められ、抑えの利いた保守的なものになっていた。論文では単純に、ウイルスが研究所から流出した可能性を考慮しないわけにはいかないが、最も可能性が高いのは未知の動物だと述べられている。タイトルも〈さまざまな生物種におけるスパイクたんぱく質とＡＣＥ２受容体の結合親和性に関するスーパーコンピュータを用いた比較　ＳＡＲＳ－ＣｏＶ－２の起源の重要性〉という無害なものになった。

論文にはこう書かれている。〈驚くべきことに、ＳＡＲＳ－ＣｏＶ－２のスパイクたんぱく質が全体として最も大きな結合エネルギーを持つのはヒトのＡＣＥ２受容体に対してであり、今回のウイルスの発生源とされるコウモリなど、テストしたほかの種よりも大きかった。このことから、ＳＡＲＳ－ＣｏＶ－２は人間に非常に順応したヒト病原体であることが示唆される。今回の調査結果は我々にとっても非常に驚きだった。なぜなら基本的にウイルスは、コウモリなどのもともとの宿主の受容体と最も親和性が高くなり、人間などの新しい宿主の受容体とは最初は結合親和性が低くなることが予想されるからである〉

ペトロフスキーの研究では、人間の次に新型コロナウイルスのスパイクたんぱく質が強く結びつくのは、センザンコウのＡＣＥ２受容体だった。センザンコウは、何種かが絶滅危惧種に指定されている希少な哺乳類で、体表は鱗（うろこ）で覆われ、長い舌でアリを捕まえて食べる。世界で最も多く密猟されている動物でもある。しかし論文は、センザンコウが新型コロナウルスの宿主である、もしくはコウモリから人への感染を媒介した動物である可能性は極めて低いと主張している。〈しかしながら、この点をもってセンザンコウのＡＣＥ２受容体が、ＳＡＲＳ－ＣｏＶ－２のスパイクたんぱく質の受容体結合ドメイン（ＲＢＤ）として最初に選択されたとは言えない。センザンコウのＡＣＥ２受容体に対する新型コロナウイルスの結合力は、ヒトのＡＣＥ２受容体に対するものよりも弱い。それゆえ、センザンコウがあいだを埋める媒介宿主である可能性は低い〉

　論文は、新型コロナウイルスが発生した経緯について、センザンコウが２種類のコロナウイルス、つまりセンザンコウのウイルスとコウモリのウイルスにほぼ同時に感染した可能性も探っている。この場合は〝遺伝的組み換え現象〟が起こり、センザンコウの体内でふたつのウイルスが合体して、新型コロナウイルスというまったく新しいウイルスが生まれた可能性はある。

　遺伝的組み換えで発生したウイルスは、キメラウイルスと呼ばれる。組み換えは条件が整えば自然界で日常的に発生する現象だ。しかしここで重要なのは、コウモリとセンザンコウがめぐり合うことは現実的には考えづらい点だ。センザンコウは単独で行動する動物で、進化中のウイルスの宿主になる可能性は低い。〈そうした現象は必然的にまれで、なぜなら同じ宿主にまったく同時に重複感染する必要があるからである〉。ペトロフスキーの論文はそう述べている。〈最も重要なのは、仮にそうした遺伝的組み換えが起こっていた場合、現在ヒト集団の中で起こっているのと似た、極めて許容性の高いＳＡＲＳ－ＣｏＶ－２に近縁の新ウイルスによる感染拡大がセンザンコウの個体群の中でも起こっているはずだと予想される点である。現時点で、センザンコウのあいだでそうしたSARS－CoV－2と近縁のウイルスによる感染爆発が起こっていることを示す証拠はない以上、そうしたシナリオ全体の蓋然性は低い。加えて、感染したセンザンコウが武漢でいったい何をしていたのかという問題もある。センザンコウの棲息地は東南アジアで、武漢とは何千キロメートルも離れている。また、武漢の市場で回収された証拠からも、感染拡大の前にそこでセンザンコウが売られていなかったことがわかっている〉

そしてペトロフスキーのチームはさらに別のシナリオ、つまり今説明したのと同じ遺伝的組み換えが、今度は研究室で起こったというシナリオに言及する。

ウイルスの遺伝子組み換えが計画的な実験の途中で意図的に、あるいは偶然に起こった可能性だ。〈別の可能性もまだ排除できない。それはSARS－CoV－2がコロナウイルスを扱う研究施設で偶然に、もしくは意図的に発生した遺伝的組み換えで生まれ、その後に偶然現地のヒト集団へ流出した可能性である〉。論文はそう述べる。〈現在も続いているSARS－CoV－2のパンデミックの重大性を考慮すれば、このウイルスの発生源の特定に全力を尽くすことは必要不可欠である。特に、COVID－19（新型コロナウイルス感染症）は完全な自然現象の結果であり、宿主と仮定されるコウモリから媒介動物を通じて人間に伝染したのか、それともCOVID－19には別の起源があるのかを確定させることが重要となる〉

論文を提出したペトロフスキーとラ・トローブ大学の仲間たちは、すぐに障害に行き当たった。チームは4月、論文をプレプリントサーバー、つまり査読前の研究論文を読める場所に投稿したのだが、腹立たしいことに、論文は完全に拒絶された。そのときのサーバーの管理者の言い分が、刺激的すぎるというものだった。チームはその対応に驚いた。プレプリントサーバーが正式な草稿の掲載を拒むなど聞いたことがない。そして、同じことはそのあと何度も何度も起こった。「明らかに論文は、広く受け入れられている科学的、政治的常識に反するものだとみなされていた」。ペトロフスキーは言う。「向こうは、まず査読を受けてくれと言っていたが、プレプリントサーバーは査読前の論文を読むための場所なのだから、ナンセンスな意見だ。間違いなく、論文は政治的な爆弾になると思われていて、そして科学界ははじめから、日の当たる場所に出すのは自然由来を示唆する研究だけだと決めてかかっていた。我々は全力で隙のない論文にしようとしていたし、意見を述べる部分では多くをほのめかしすぎないようにしていたが、それでも自然由来ではない可能性を指摘している時点で、みんなからダイナマイトを送りつけられたような扱いをされるのは仕方のないことだった」

ペトロフスキーは、結果を公表するつもりだということを家族と同僚に話した。評判が傷つくのを別にすれば、彼が何より心配していたのは、なんらかの報復をされ、自身が進めている新型コロナワクチンの開発プログラムに支障が生じることだった。「公表すれば、研究が危うくなる可能性がある。ワクチン開発プログラムとＮＩＨからの資金援助に悪影響が出かねない」。ペトロフスキーはウィンクラーにそうこぼした。

ウィンクラーも同意見だったが、データが指し示す範囲を超えたことを言わなければ安全なのではないかと示唆した。「起源の問題は非常に政治的だし、信用を失って陰謀論者のレッテルを貼られるおそれもある。そうならないためには、根拠を示しながら厳密に主張を行う必要がある」。ウィンクラーは言った。「それでも批判したり、信用を失わせようとしたりしてくる人間が現れるかもしれない。そうなればもちろん、ワクチン開発プロジェクトも影響を受けるだろう」

ペトロフスキーの家族は公表を応援した。「家族はわたしの見方を支持してくれた。医師や科学者の責任とは、人々が聞きたいと思っている話だけを伝えることではなく、真実を伝えることだという見方をね」。ペトロフスキーは言う。「結果が聞き心地のいいものか、そうでないかは関係ない。誠実か不誠実かだ。わたしの父は極めて誠実で、わたしもやり方に倣ってきたと思っている。第二次大戦中、シンガポールが日本軍に占領されたとき、父は入隊からまだ数週間だったということで、イギリス陸軍の司令官から楽な脱出路を示された。軍としては、父を船に乗せて東部戦線に連れていき、ドイツ軍と戦うロシア軍や連合軍を助けさせたかったのだろう。今から思えばイカレた考えだ。ところが父はもっとイカレていて、司令官の申し出を断って入隊の書類を破り捨てた。そしてロシア人の父は、日本軍に占領されたチャンギを徒歩で脱出しようとした。申し出を断るときは、『わたしは女王陛下への忠誠を誓うという意味で書類にサインしたのです。それを撤回するわけにはいきません』と言ったそうだ。そうやって尊厳を守ろうとした代償として、父は日本軍に捕まり、悪名高い泰緬（たいめん）鉄道の敷設作業に駆り出された。生き残れた人はとても少なかったと言われている。それでも父は、誓いを守るという自らの判断を後悔しなかった。そんな人物を父親に持つわたしが、何を願うと思う？　わたしは常に、科学とは真実を扱う分野で、政治的に正しいかは関係ないと信じてきた。だから引き下がらず、情報を公表する以外の選択肢はなかった」

家族の中には、中国による報復を気にし、身の危険があるのではないかと心配する者もいた。「姉妹はわたしが中国に追いまわされるようになるのではないかと心配していたが、その点はあまり心配していなかった」とペトロフスキーは言う。「わたしが会った中国の関係者はみなとても高潔な人たちだったから、研究結果だけを理由に海外の研究者を標的にするとは思えなかった。もし（パンデミックの）原因が研究所からの流出だとしても、それは明らかに事故で、地元の当局が握りつぶそうとしたのだろう。大事なのは誰かを名指しすることではなく、ウイルスの真の起源について科学的に適切な結論を出し、こうした現象が今後起こらないような方策を見つけ出すことだ。その点については、中国の医師や科学者も完全に同意してくれるはずだと確信している」

苦悩の日々をへて、ついにペトロフスキーは自身の気持ちに正直になり、自らの核となる科学的価値観、つまり重要な科学的発見は常に公開されなければならないという価値観に沿った決断を下した。透明性は、ペトロフスキーにとって欠かせないものだった。新型コロナウイルスを世界が理解する過程に、非常に重要な役割を果たす可能性のあるものを隠すのは性に合わなかった。

「わたしたちは、黙らされることと、非常に重要な議論の材料になる可能性のある有益な情報を公表することとのあいだの非常に細い道をたどろうとした」。ウィンクラーは言う。「ニコライもわたしと同じように、データを指針にしているはずだ。研究所からの流出という、確実な根拠による裏付けのない説は考慮すべきではないという圧力は各所からかかってきていたと思う」

そうして2020年の5月中旬、論文はようやくプレプリントサーバーの『ａｒＸｉｖ』に掲載された。そして数日後、新型コロナの起源に関するわたしの新聞記事を読んだという熱心なツイッターユーザーが、論文を見つけ、わたしにリンクを知らせてきた。わたしは論文を読み、著者たちがオーストラリア人だったことには個人的に驚いた。ちょうど、スカイニュースでこの件に関するミニドキュメンタリーの仕事をしている途中だったから、すぐにペトロフスキー教授にメールを送り、カメラの前で話してもらえないかと依頼した。5月20日の夜7時54分のことだ。

6分後、返事が返ってきた。「わかりました。お望みでしたら明日、わたしのオフィスからインタビューをお受けします」

新型コロナウイルスの出どころについて、推測を口にしただけで袋叩きに遭う逆風のなかで、教授がすぐさま申し出を受けてくれたのは予想外だった。教授はFOXニュースなどのアメリカの大手テレビ局の取材依頼は断っていたから、ありがたいことに、わたしにとっては世界的なスクープになった。

インタビューの力強さには驚かされた。放送は収録の4日後で、それはちょうど、イギリスの『デイリー・メール』のイアン・ビレル記者がペトロフスキーの研究のことを聞き及び、記事にしていたときだった。放送版のインタビューは16分と、ゴールデンタイムの番組の一コーナーとしては異例の長さになった。「今回のウイルスは、人間への感染に最適化されているように見えます。ほかのどの動物よりも、人間にうまく感染するように適応しているのです。新型コロナは、宿主動物の中での遺伝的組み換えで発生したものかもしれないし、研究室での実験で発生したものかもしれない。可能性としては、動物よりも実験のほうが排除しづらいとみています」

ペトロフスキーが訴えたのは、調査の必要性だった（インタビューから1年たっても呼びかけ続けていた）。「必要なのは、ウイルスの由来に関する別の可能性を調査することです。第三者的な科学者の調査パネルを設置し、ウイルスが中国のどこから出たものなのかを調査する機会を得る必要があります。動物から伝染したものなのか、それとも事故的に流出した可能性があるのかをね」

教授はさらに、科学者仲間が抱える利益相反も批判し、そのせいでウイルスの性質について話せない者もいるかもしれないと指摘した。「仮に今回のウイルスがどこかの研究所から事故で流出したものだとわかった場合、世界中の研究施設で行われているウイルス研究のあり方に大きな影響が出て、研究がかなりやりづらくなる可能性があります。だからこそウイルス研究者は、間違いだと証明されるまでは動物由来だと仮定しているのでしょう。そのほうが研究手法の変更を強いられることは少ないでしょうからね」

それから1年以上が過ぎ、新型コロナウイルスへの理解もずいぶん深まった今から振り返ると、当時のわたしが質問の中で科学用語を誤用していたのが恥ずかしい。ただその点に関しては、視聴者のほうがわたしよりもっとウイルスのことを知らなかったから、誰も気づかなかったのではないかと思う。

このインタビューは、科学界の定説として確立していた新型コロナの起源に関する見解に一石を投じる重要なものとなった。何しろ提唱したのは大きな信用のある学者で、ＳＡＲＳやＭＥＲＳウイルス用など、いくつものウイルスのワクチンをはじめて開発した実績のある人物だった。

当時の当局は、自然発生したウイルスが研究者によって洞窟から回収され、その後に保管してあった研究施設から流出した線ばかりを追っていた。信用のある科学者が、人工のウイルスである可能性を示唆したのは、ペトロフスキーがはじめてだった。のちにわかったことだが、ある部分でそれは、新型コロナは自然由来という定説にそぐわない論文の公開を、学術誌やプレプリントサーバーが阻んでいるからだった。定説と異なる見方をする科学者は検閲され、論文の掲載を阻まれ、同僚からは陰謀論者、あるいは反中国の差別主義者とのそしりを受けていた。

14 声をあげる科学者たち

わたしが行ったニコライ・ペトロフスキーへのインタビューは、スカイニュース・オーストラリアで放送されたあと、ヨーロッパでも流され、さらにはインターネットでも広く共有された。その結果ペトロフスキーは、気づけば世界的な議論の中心に放り込まれ、新型コロナウイルスについて似た結論に達していた科学者から次々と連絡が来るようになった。その多くが、新型コロナウイルスの疑わしい特徴について、それぞれ発見した情報を共有した。

新型コロナウイルスの遺伝情報を研究することでも、ウイルスの起源について多くのヒントが得られる。ニュージャージー州のラトガース大学に所属するリチャード・エブライト教授は、今回のパンデミックが起こる何年も前から武漢ウイルス研究所の活動について警告していた。

エブライトが言うには、彼は2020年1月8日の時点で、新型コロナウイルス感染症が自然由来ではない可能性に気づいたという。きっかけは、武漢を襲っているというSARSに似た肺炎を引き起こしているウイルスが、コウモリとSARSに関連したコロナウイルスであることが遺伝子配列のデータから示唆されていたからだった。エブライトは2020年2月、科学者と政治の専門家によるメールディスカッションに参加し、研究所で事故が起こった可能性について話し合った。「ディスカッションの一番のテーマは、新型コロナウイルスの人間社会への侵入が、自然な現象として起こったのか、それとも研究所での事故によって起こったかだった」

エブライトはまず、自身の名前を出さず、発言も引用しないという条件付きで、科学ジャーナリストと研究所での事故が起源である可能性について議論を始めた。事故の可能性に言及した発言の引用を最初に認めたのは、2020年1月31日に出た『サイエンス』誌の記事で、2月5日には中国の調査メディア『財新』の記事にもコメントが載った。「わたしが20年にわたって参加しているメールディスカッションのグループには、米国内外の生物兵器防衛、またバイオセーフティを扱う科学と政治の専門家がいる。2020年2月上旬までには、事故による流出はありえるという発言を記録してもいいと彼らが考えていることがわかった」とエブライトは言う。

教授によれば、新型コロナウイルスの遺伝子配列には、「特筆すべき変わった面」があるという。それは、このウイルスのスパイクたんぱく質のある特定の場所に、〝フーリン切断部位〟と呼ばれるものがあることだ。これにより、新型コロナではウイルスがある生物種から別の種へ跳びうつる能力が飛躍的に高まり、また同じ種の中での感染力も高まっている。

このフーリン切断部位と、新型コロナが自然由来ではない可能性とがどうつながっているのか。この疑問に対し、エブライトはこう答える。「新型コロナは、SARS関連のベータコロナウイルスの中でも、フーリン切断部位がある唯一のウイルスだ。そして新型コロナのフーリン切断部位は、通常と異なるコドン使用を示しており、また過去にも感染力を高めたコロナウイルスの操作に使われていた場所に位置している。これは特筆すべきことだが、決定的ではない」

新型コロナウイルスのフーリン切断部位のおかしな性質に着目したのは、エブライトだけではなかった。この点は世界中で大きな話題になり、やがて情報はイギリスの『メール・オン・サンデー』やアメリカの『ワシントン・ポスト』など、いくつかの主要メディアに漏れた。

ペトロフスキーも、新型コロナのフーリン切断部位の異常さを認める。「問題は、新型コロナウイルスにはフーリン切断部位があるのに対し、最も系統の近いコウモリのウイルスにも、SARSウイルスにもないことだ。そのため新型コロナがフーリン切断部位をどこで手に入れたかが大きな疑問として浮上する。そしてアメリカと中国の科学者は、SARSやMERSのようなウイルスのスパイクたんぱく質にフーリン切断部位を人工的に挿入し、毒性を高めていたことを公にしている。そこで疑問になってくるのが、新型コロナでは別のウイルスから自然に獲得したのか、それとも誰かが挿入したのかだ」

デイヴィッド・ボルティモアはアメリカの著名なウイルス学者で、PCR検査などで使う酵素である逆転写酵素を別の研究者とともに発見し、1975年にノーベル生理学・医学賞を受賞した。ウイルスのゲノム操作やキメラウイルスの作成に使う感染性クローンテクノロジーの共同発明者でもある。MITやハーバード大学に並ぶ権威ある理系私立大学、カリフォルニア工科大学の学長を務めた経験もある。科学と工学に力を入れているカリフォルニア工科大学は、教授陣と卒業生からノーベル賞受賞者を39人も輩出している。

ボルティモアは科学ライターのニコラス・ウェイドに対し、『原子力科学者会報』に掲載された文章で、新型コロナのフーリン切断部位は、このウイルスが研究所由来であることを指し示していると話している。「最初にこのウイルスのフーリン切断部位を見て、アルギニンのコドンがあるのがわかった瞬間、妻にこのウイルスの起源を示す決定的な証拠だと話した」。ボルティモアの妻で、著名なウイルス学者であるアリス・ファンは、エブライトの恩師でもある。「この特徴は、新型コロナウイルスは自然由来という考え方に対する強力な反論材料になる」。ボルティモアはそう話す。

彼が言うには、究極的には「遺伝子配列を見ただけで起源を見分ける」ことは不可能だという。「それでも、言ったとおりほかのベータコロナウイルスにはないフーリン切断部位の配列を見て、誰かがそこに置いたという仮説はわたしには合理的なものに思えた。現時点でこの仮説が正しいかはわからないが、真剣に受け止めるべきなのは確かだ。武漢ウイルス研究所で何が起こっていたかを明らかにする必要は大いにあると考えている」

　世界的に有名なアメリカの物理学者で、カリフォルニア大学の名誉教授でもあるリチャード・ムラーも同意見だ。この本の執筆に向けたインタビューで、ムラーはフーリン切断部位について「遺伝子操作の証拠だ」と話した。「犯罪現場で指紋を見つけたようなものだ。犯罪現場で銃と指紋が見つかったら、それはもう状況証拠ではなく、決定的な証拠だ。フーリン切断部位と、人間を攻撃しようとする際に起こる三塩基配列の連結。これは指紋だよ」。ムラー教授はそう話し、一方で「動物原性（動物起源）の証拠はすべて状況的だ」と続けた。

　ハンブルク大学で教鞭を執るローランド・ヴィーゼンダンガー教授も、このフーリン切断部位に着目している。ヴィーゼンダンガー教授はナノテクノロジーを専門とし、欧州研究会議（ERC）が先端研究に与える助成金を3度獲得している著名な科学者だ。教授はペトロフスキーに宛てたメールでこう綴った。〈きみが5月13日に『ａｒＸｉｖ』に載せた論文は非常に興味深く読ませてもらった。わたしもこの件に関する無数の関連研究に目をとおし、新型コロナウイルスは自然由来だという説をもはや信じていない欧州の科学者たちのひとりだ〉

　ヴィーゼンダンガー教授は、１００ページに及ぶ研究論文を発表し、そこで新型コロナウイルスの普通ではない特徴に対する自身の見解を示している。そしてエブライト教授よりもはっきりとした結論を出し、〈新型コロナウイルスが研究施設から出たものなのは99・9パーセント確実だ〉と述べている。

〈SARS－CoV－2ウイルスは特別な細胞受容体結合ドメインを有し、さらにスパイクたんぱく質にも特別なフーリン切断部位を併せ持っている。このふたつの特徴を持つコロナウイルスはこれまで知られていないことから、今回のSARS－CoV－2ウイルスは自然由来ではないことが示唆される〉。ヴィーゼンダンガー教授は、ウェブサイト『スイス・ポリシー・リサーチ』の英語版の概要記事でそう述べている。また、動物由来説を支持する根拠はないと結論づけ、新型コロナウイルスのコウモリからヒトへの伝播を促進した可能性のある媒介動物も見つかっていないと話している。

イスラエルで新型コロナウイルス感染症の治療法を研究している遺伝学者ロネン・シェメシュも、ペトロフスキーに連絡を取ったひとりだ。シェメシュはわたしに「新型コロナウイルスがラボで作り出されたものだと信じる理由は数多くある。最もありえるのが遺伝子操作だろう。この手法はとても簡単で、核酸の操作は多くの分子生物学のラボで標準的に行われている。12個のヌクレオチドによって暗号化した4つのアミノ酸を、PCR法を用いてDNAやRNAに挿入するやり方は、大学3年生でもできる簡単なものだ。一方で挿入する配列を考え、生み出すのは高度な知識が必要で、経験豊富な科学者でなければ難しいかもしれない」

シェメシュの考えでは、新型コロナウイルスは自然に生まれたものよりも研究室で生み出されたものの可能性が高いが、いずれにせよ起源を証明する方法はないという。シェメシュは言う。「個人的に最も重要なのは、ほかのどのタイプのコロナウイルスとも違い、新型コロナウイルスではスパイクたんぱく質にフーリンプロアテーゼ切断部位が挿入されている点だ。この部位は、4つのアミノ酸（PRRA。プロリン、アルギニン、アルギニン、アラニンの4つ）を、通常のコロナウイルスのスパイクたんぱく質をふたつに分ける結合部位に直接挿入することで作り出される。この12個のヌクレオチドの挿入は、今回の新型コロナウイルスにしか見られない。ほとんどのコロナウイルス株では、スパイクたんぱく質のS1／S2領域にはほぼ手が加えられていない。

そうした挿入が進化の過程で起こることは非常にまれだ。4つのアミノ酸が追加されることは考えづらいし、もともとの切断部位でぴったり正確に挿入が起こるというのはもっとありえない。

それ以上に疑わしいのは、挿入が適切な場所に適切なタイミングで起こっているだけでなく、切断がセリンプロテアーゼ切断部位からフーリン切断部位に変わっている点だ。たんぱく質切断は非常に無差別で、人間の多くの体組織や細胞でも見られるし、ほかにも多くのウイルスの活性化や感染のメカニズムに関わっている。HIVウイルスやヘルペスウイルス、エボラウイルスやデング熱ウイルスの感染メカニズムにもだ。仮にわたしがあるウイルスを操作し、ヒト細胞への親和性と感染力を高めようとするなら、今回の新型コロナウイルスとまったく同じようにする。つまり効果の低い、細胞特異的なもともとの切断部位に、フーリン切断部位を直接加える」

ノルウェーのウイルス学者で、バイオテクノロジー企業バイオノール・ファーマのCEOでもあるビルゲル・ソーレンセンは、イギリスのがん専門医で免疫学者でもあるアンガス・ダルグリーシュとともに研究論文を記し、その中で新型コロナウイルスには信憑性の高い祖先が自然界にはおらず、そのため合理的に考えて、研究室での操作で生み出されたもののはずだと主張している。ふたりの主張では、新型コロナは自然界にいたコロナウイルスに新たなスパイクたんぱく質を結合することで生み出されたという。

〈わたしたちは、このスパイクたんぱく質に6つの挿入があることを発見した。そしてそこには、ほかのものにはない5つの明らかな特徴が見られる。そのことから、このウイルスは意図的に操作されたものであることが示唆される〉。2021年に発表された論文には、そのように記されている。

ふたりは2020年から、新型コロナウイルスが自然由来だという説に疑問を持っていた。「わたしは、今回のコロナウイルスは早ければ2019年8月の後半、もしくは9月上旬には流出していたと考えている。その可能性を指し示す要素が数多くある」。ソーレンセンはスウェーデンのメディア『フリア・ティデル』でそう語っている。「科学者たちは、今後のウイルス研究を阻害する可能性のあるこの問題を話し合いたいと思っていない。しかし自然に生まれたものだというなら、それを証明する必要がある。できないのなら、研究所で生み出されたものだ」

これは隠蔽の核心に迫る部分だ。つまり新型コロナウイルス感染症のパンデミックが機能獲得研究の結果として起こったものだった場合、同様の実験は禁止される公算が大きく、ウイルス学者の中にはそれを恐れている者がいる。

株式公開企業のアトッサ・セラピューティクスでCEOを務めるスティーブン・クエイ博士は、これまでに米食品医薬品局（FDA）承認薬を7種類発明し、スタンフォード大学医学部で教鞭を執っていたこともある人物だ。これまでに360本の論文を著し、1万回以上も引用されている。70歳を過ぎ、現在は台湾に在住するクエイは、2020年の1月後半に新型コロナウイルスの遺伝子配列、さらにはスパイクたんぱく質とフーリン切断部位の配列を見て、このウイルスに注目するようになった。

その後いったんは、各国政府がマスク不要論を唱えているのを見て、科学者としてのバックグラウンドを活かしながら『*Stay Safe: A Physician's Guide to Survive Coronavirus*（ステイ・セーフ　コロナ禍を生き延びるための医師のためのガイド）』という本を書いたあと、ウイルスそのものの研究に戻った。

クエイは言う。「（4つのアミノ酸に暗号化された）多塩基性切断部位には、非常に注意を引かれた。わたしはスタンフォード大学での5年間で、メリチンというハチの毒に含まれる活発な毒素を研究していたのだが、このメリチンが同じ多塩基部位を持っていたから、それが細胞膜で何をし、どう細胞を破壊するかを知っていた」

クエイは、新型コロナウイルスはそもそも人間に感染しやすい形に適応していて、感染のきっかけとなるフーリン切断部位が同種のベータコロナウイルスではどこにも見当たらないと言う。そしてそうである以上、自然界での遺伝的組み換えで発生したはずがなく、武漢ウイルス研究所などの研究施設の研究員が、ウイルスに切断部位を繰り返し加えることで生み出されたものだと主張する。「1992年以降、いくつもの研究所で、フーリン切断部位をもともと持たないウイルスにそれを加える実験が行われている。武漢ウイルス研究所でのものを含め、11の異なる研究所で11の異なる実験が行われていて、そのたびに毒性と感染力、致死性が高まっている」。そうした実験のたびに、いつも超強力なウイルスが生み出されていたと博士は言う。

クエイ医師は、新型コロナウイルスの特徴がどれだけ異例かを指摘し、それがこのウイルスを人間に「絶妙にマッチした」ものにしていると指摘する。そして新型コロナウイルスは、ヒト化マウスを使った実験を研究室で行い、人間のＡＣＥ2受容体にうまく適応するように開発したウイルスの可能性があると結論づける。「それが真相だ」と医師は言う（武漢ウイルス研究所がヒト化マウスを使って何をしていたかについては、次の章で詳しく解説する）。「事前に人間へ完璧に適応させてあったんだ。人から人へ、最初からこんなに強く感染するウイルスが自然に生まれたことはこれまでなかった」

　新型コロナウイルスが人間に感染するような強力かつ特有の適応を施されている事実は、当初から広く認識されていた。41歳になるロシア系カナダ人の起業家で、トロントでユーセリウム・ジェネティクスという会社を共同創業したユーリ・デイギンは、新型コロナの普通ではないフーリン切断部位について世界ではじめて概要を示した人物で、2020年4月に掲載された『ミーディアム』の記事では、武漢ウイルス研究所がエコヘルス・アライアンスの資金援助を受けて機能獲得研究を行っていたことを伝えている。

　デイギンはそのあと、豪インスブルック大学微生物学科のロッサナ・セグレトとタッグを組み、2020年11月の『バイオエッセイズ』誌で〈SARS－CoV－2の遺伝子構造　研究所起源は否定できない〉と題した研究を発表した。ふたりは新型コロナウイルスを「キメラウイルス」、つまりふたつの異なるウイルスの遺伝的組み換えの産物だとみている。自然界でそうした組み換えが起こるには、系統の異なるふたつのウイルスが同時に宿主に感染する必要がある。〈ゲノム分析の結果わかったのは、SARS－CoV－2がキメラである可能性が高いということだ。遺伝子配列のほとんどはコウモリのCoV RaTG13に最も近いが、受容体結合ドメイン（RBD）はセンザンコウのCoVとほとんど同一である。キメラウイルスは自然な遺伝的組み換え、もしくは人間の介入によって誕生する〉

　エブライトとペトロフスキーと同じように、セグレトとデイギンも、新型コロナウイルスのフーリン切断部位が普通ではないことを発見し、現在の遺伝子操作技術を使えば明らかな操作の痕跡は残らないと述べている。こうしたシームレスで「目に見えない」手法は、ノースカロライナ大学のウイルス学者であるラルフ・バリックが、2000年代初頭に流行した最初のSARSのときに開発したものだ。セグレトとデイギンはこう述べる。〈もともと人間の受容体とは結合しなかった、コウモリから採取したコロナウイルスの媒介宿主として、センザンコウがふさわしいかを判断するために、遺伝子操作を行ったのかもしれない。切断部位と新型コロナに特有のRBDは、どちらも部位特異型の変異導入で生じた可能性がある。そしてこの手法はまったく痕跡を残さない〉

多くの科学者が、人工の遺伝的組み合わせが行われた可能性や、新型コロナがキメラウイルスである可能性を否定し、その根拠として、このウイルスには遺伝子操作の証拠が見当たらないと口にする。わたしもこの件を調査するなかで、2020年の最初のころにはこの問題に悩まされた。ところがエブライト教授は、その主張をあっさり退ける。彼の発言は重要だ。「新型コロナウイルスのゲノム配列を観察し、そこに人間による操作の痕跡がないことを根拠に、研究所での事故というシナリオを否定することはできるが、それはあくまで研究所で行われていたのが痕跡の残るタイプの機能獲得研究だった場合だ。行われていたのが痕跡の残らない実験だった場合、事故による流出説は否定できない。そうした実験は過去5年間、武漢ウイルス研究所を含めた世界中の研究施設で行われている。もちろん、そのこととはまったく無関係に、遺伝子操作をしていないSARSと近縁の自然なコロナウイルスが研究所での事故に関わっていたシナリオも考えられる。たとえば雲南省の現場でサンプルの回収をしている武漢ウイルス研究所のスタッフ、あるいは現地調査スタッフや、研究所の研究員がそうした自然なウイルスに感染したというシナリオはありえる」

武漢ウイルス研究所とコロナウイルスの共同研究をしていたこともあるラルフ・バリックは、2020年9月、イタリアの全国メディアによるインタビューで「痕跡を残さずにウイルスを操作することは可能だ」と話している。「望むのであれば痕跡、つまり自分が介入した証拠を残すことを選んでもいい。このウイルスはバリック教授の研究室で作られたものだと主張するためにね。わたしが武漢ウイルス研究所の石正麗（シージョンリー）と一緒に、2015年にアメリカでSARSウイルスを使って作ったキメラでは、遺伝子操作の産物だということをわかってもらうために、変異の痕跡を残した。しかし痕跡を残さなければ、自然なウイルスと研究施設で作られたものとを区別するすべはない」

MITとハーバードを出ているデイヴィッド・レルマンは、バイオセーフティと新興感染症の問題でアメリカ政府の顧問を務める微生物学者で、過去の研究がいくつもの賞を受賞している著名な科学者だ。レルマンは、2020年11月に発表された『米国科学アカデミー紀要』の〝見解〟のコーナーで、新型コロナウイルスのゲノムには〈何種類かの異なる親ウイルスを使った遺伝的組み換えの証拠が残っている〉と述べている。〈自然界では、コロナウイルスの遺伝的組み換えが起こるのは一般的だ。しかしいくつかの研究施設では、同じく一般的に組み換え技術を使ったウイルス研究が行われている〉

レルマンは、新型コロナウイルスが多種多様なコロナウイルスの宿主として知られるコウモリを通じて進化した可能性はあると話したうえで、次のように述べる。〈次の可能性としては、新型コロナウイルス、もしくはその直前の祖先を、人間がコウモリか別の動物から採取して研究施設へ持ち帰り、そこで保管し、意識的に、または無意識に感染したあと、あるいは生物学的特徴を理解するために遺伝的に操作したあとで、事故的に流出したのかもしれない〉

〈先を見通して現在パンデミックを起こしているこのウイルスを作れた人間などいないはずだから、意図的な操作というシナリオは考えづらいという意見もあるが、この主張では、いくつかまだ公開されていない祖先がいて、誰かがそれをあらかじめ発見し、研究していた可能性を見落としている。もしかしたらそれは、新型コロナウイルスと同じバックボーンや、スパイクたんぱく質のＲＢＤを持つウイルス、あるいは同じ多塩基性フーリン切断部位を備えるウイルスだったかもしれない。その場合、次に組み換えウイルスの性質を検討し、そうしたウイルスを研究室で作り出そうとすることは、論理的に考えてじゅうぶんにありえる。また別の可能性としては、ＳＡＲＳ－ＣｏＶ－２の完全な遺伝子配列は、コウモリのサンプルや人工ゲノム技術を使って復活させたウイルスから作成したもので、そのウイルスがなんらかの事故で研究施設から逃げ出したのかもしれない。もうひとつ、これはかなり可能性が低いように思えるが、害を及ぼそうという明確な意図をもって研究所で操作した、あるいは施設から流出させたというシナリオもある〉

新型コロナウイルスは自然由来だと言い張る者たちも、フーリン切断部位の奇妙さを説明できずにいる。ペンシルヴェニア大学のコロナウイルス・新興病原体研究センターで所長を務めるスーザン・ワイスは、数十年にわたってコロナウイルスを研究してきた微生物学者だ。ワイスはウェブサイト『アンダーク』に掲載された文章で、有名科学ライターのチャーリー・シュミットに対して「フーリン切断部位はミステリー」だと言い、「この切断部位がどこから来たのかわからない」と認めている。彼女は、ウイルスが操作されていたとは考えづらいが、研究所から流出した可能性は否定できないという立場を取っている。

エブライト教授は、新型コロナウイルスにはほかにも「塩基置換率」などの「明らかにおかしな側面」があると言うが、同時にこれらはどれも注目すべき疑わしい点ではあるものの、流出の決定的な証拠にはならないと指摘する。教授によれば、新型コロナウイルスのゲノム配列と、新型コロナウイルス感染症の疫学的情報に関する科学データは、どれも研究所からの流出説とも、自然発生説とも矛盾しないという。「自然由来か、研究所での事故が原因かのどちらかを選べるほどの科学的データはない。絶対にね」とエブライトは言う。

それでも、新型ウイルスと研究所を結びつける状況証拠はあるという。「新型コロナウイルスの感染は、人口１１００万人の都市である武漢という、キクガシラコウモリのコロニーがない場所で拡大し始めた。しかも感染爆発が起こったのは、キクガシラコウモリが冬眠中で、巣を離れることのない時期だ。そして感染が起こった武漢市内のすぐ近くにある研究所は、世界最大のキクガシラコウモリウイルス研究を実施し、最大のウイルスコレクションを有し、新型コロナの最近縁種を保有、研究している。雲南省の僻地（へきち）にある洞窟へ行って、キクガシラコウモリの巣から新たなウイルスを積極的に探し、複製し、そうした新ウイルスを武漢で日夜研究している」

問題は、仮に研究所から流出したのだとして、それがどういう経緯だったかだ。「ドキュメンタリーを見る限り、武漢ウイルス研究所がＳＡＲＳと近縁のコウモリのコロナウイルスを研究する際の個人防護具（ＰＰＥ）（おおむね手袋だけで、それすら着けてないこともあった）、また安全基準は、たいていＢＳＬ２程度だ。新型コロナウイルスの持つ伝染力を考えれば、これでは現地の採取スタッフにも、現地の調査員にも、あるいは研究所のスタッフにも大きな感染のリスクがある」。エブライトはそう語る。

ペトロフスキーやエブライトと同じか、近い結論に個人的に達した研究者はほかにも大勢いて、そのことをアメリカ政府に伝える必要があるとも感じたが、みな公表はしたがらなかった。新型コロナの起源を調査する任を負ったマイルズ・ユー、そして国務省の主任調査官デイヴィッド・アッシャーが大きなフラストレーションを抱いたのは、まさにその部分だった。ユーは言う。「何人かの一流科学者から話を聞いた。世界有数の科学者から話を聞いて、彼らはみな、ウイルスが研究所から流出した可能性はあると認めていた。しかし匿名での聞き取りという条件があったから、情報を公開するわけにはいかなかった」

米CDCのロバート・レッドフィールド前所長は、2021年3月後半に行われたCNNのインタビューで、これほど人間に感染しやすい……というより人間だけに感染しやすいウイルスというのは極めて異例だと話している。「動物から人へ伝染する病原体は通常、人から人への感染をもっと効率よく行う方法を病原体が模索するのに、一定の時間を要する。新型コロナは、生物学的には筋のとおらないウイルスだ」。レッドフィールドは、CNNで医療ニュース特派員のトップを務めるサンジェイ・グプタ博士にそう語った。

あえて繰り返し表明することはないが、レッドフィールドは明らかにこうした立場を維持している。「まあ、それがわたしの意見だ。わたしはウイルス学者で、人生をウイルス研究に捧げてきた。今回のウイルスがコウモリからヒトへうつったとは信じられない」とレッドフィールドは言う。また、ウイルスが武漢で「伝染」したのは9月か10月だとも信じているという。「個人的には、今回の病原体が武漢で広がった原因として一番考えられるのは、研究所からの流出だと今も思っている。ほかの人がそう信じないのは構わない。科学がいずれ事実を明らかにするだろう。研究所で研究されていた呼吸器疾患の病原体が、研究員に感染するのはありえない話ではない」

エブライトは、科学者たちが声をあげるのが難しい理由に理解を示し、「この話題について、公の場で口にしたくなくなる大きな要因があるんだ」と認める。

安全保障問題担当のロバート・オブライエン大統領補佐官によれば、科学界では、研究所から流出した可能性を信じたくない者が大勢を占めるという。オブライエンは言う。「その可能性を口にしたくない者は多い。ほぼ最初から、この問題にはふたつの競合する説があった。海鮮市場から出たという説と、武漢のラボから出たという説。証拠をトータルで考慮すれば、常識的には海鮮市場よりもラボのほうが常に筋がとおっている」

当時のことについて、ペトロフスキー教授は、メディアによるバイアスが世論の形成に大きく影響していたと信じている。「左派メディアが一方の側のストーリーだけを伝えようとしているのは明らかだった。オーストラリア公営放送のＡＢＣもそのひとつで、この問題でＡＢＣは、中国政府が発するプロパガンダばかりを繰り返し報じていた」とペトロフスキーは言う。「ＡＢＣが何度も何度も、新型コロナは自然界の動物が感染源だというのが科学的コンセンサスだと繰り返すのを聞いて、頭がおかしくなりそうだった。これがひどく政治的な問題で、左寄りのメディアがトランプを攻撃し、流出をほのめかす愚か者のレッテルを貼るのに絶好の機会だと考えているのは明白だった。国民は、自分たちの税金が注がれているＡＢＣのような組織が嘘をつくはずはないと考えているが、わたしの経験では当時の報道は、ウイルスの起源にしろ、ワクチン政策やどのワクチンが最も有望かの議論にせよ、これ以上ないほど真実とかけ離れていた。ＡＢＣは明らかに起源の問題を政治化しようとしていて、偏ったストーリーを語っていた。だからスカイニュースや『オーストラリアン』紙がずっとオープンな姿勢で両方のストーリーを追究しようとしたのにはスカッとしたし、少し驚きもした」

ムラー教授は、科学界では反トランプの感情が根強く、だからこそ科学者たちは、流出説につながるウイルスのおかしな部分について声をあげるのをためらったと話している。「有名な科学者たちと話していてすぐに気づいたよ。新型コロナウイルスが中国の研究所から流出した可能性を受け入れれば、それはドナルド・トランプの対中姿勢をも受け入れたことになり、大統領選挙で困った事態になりかねない。彼らはそうした感覚を持っていた。生物兵器に関わっている研究所から流出した可能性を示唆しようものなら、選挙でトランプを支持しているとみなされてしまう。それだけでも、流出説をとんでもない理論だとか、陰謀論と呼ぶにはじゅうぶんだった」

ただ、科学者たちの声がなかなか届いてこないのには、もうひとつ理由があった。それは、科学雑誌が彼らの研究の掲載を拒んでいたからだった。

自身の研究が権威ある医学誌になかなか掲載してもらえない。それどころかプレプリントサーバーにも載らない。この問題に悩まされたのは、ペトロフスキーだけではなかった。そもそもプレプリントサーバーという発想自体が、査読という長く苦しい手順が進められているあいだに研究を世に出し、ほかの研究の進展やワクチン開発の助けとするためだ。ところが恥ずかしいことに、プレプリントサーバーは新型コロナウイルスの自然由来説に疑問を呈する科学論文を受け付けなかった。

このことは、新型コロナの起源に関する世論の形成に大きく影響した。そのせいでメディアと政府の関係者は、新型ウイルスは自然界の動物が発生源だというのが〝科学的コンセンサス〟だと考えた。しかし、実際は違った。実情は、自然由来説に疑問符をつけようと心に決めた科学者たちが、科学誌や医学誌、さらにはプレプリントサーバーに公表を阻まれているだけだった。

わたしは、プレプリントは緊急時の情報共有のためと謳う大手サーバー『bioRxiv』に、次のような質問状を送った。〈なぜ『bioRxiv』は、自然由来説に疑問を呈する論文の掲載を差し止めるのか。何本くらい掲載を拒否してきたのか。そうやって公表を邪魔してきたことで、最初の重要な時期に、起源に関する議論がゆがんだことを認めるか。何を根拠に、ニコライ・ペトロフスキーのような科学者にはルールを適用し、新型コロナウイルス感染症は自然起源だとする論文に対しては、査読を待つよう求めなかったのか〉

回答の中で、『bioRxiv』と『medRxiv』の共同創設者であるジョン・イングリスは、一部の科学論文の掲載を断ったことを認め、〈草稿の中には、査読前にプレプリントサーバーで公開した場合、重大な事態を招きかねないものが一部ある〉と話した。〈たとえば、標準的な医療手順の安全性に異議を唱えるものや、なんらかの物質の発がん性に言及したもの、患者自身での治療を促すものなどだ。新型コロナウイルスについては、新しい情報が猛烈なペースで増え、また市民の関心も圧倒的に高いため、我々はこのウイルスの研究に対しては〝害を及ぼしてはならない〟という医学の原則を注意深く適用した（たとえば、単純に分子モデルだけを根拠に、各物質の治療効果を主張したものなど）〉

〈研究の内容や、内容の解釈から判断したわけでなく、単純にプレプリントサーバーによるふるい分けはすばやく限定的に行わなければならないという認識を持ちつつ、一部の、本当にごく一部の草稿については、より集中的かつ専門的に、詳細に評価してからでなければ頒布はできないという見解を持った。それができるのは学術誌だけだ。それゆえ掲載を見送り、著者にもその旨を説明した〉。イングリスによれば、そうした方針を導入するきっかけになったのは、新型コロナウイルスにはＨＩＶウイルスが挿入されているという明らかに間違った主張を行っている論文を公開してしまった結果、批判が殺到して撤回を余儀なくされたからだという。

しかしわたしから見れば、周囲の批評に耐えられないその論文は撤回されたわけだから、システムはそもそも機能していた。だからその事件を理由に、信頼できる論文が日の目を浴びる機会を奪われていいということにはならない。イングリスは実質的に、どんな科学を公開するかを独断で判断していた。そして掲載することを選んだのは、中国の意見を支持する科学論文だった。

医学雑誌は、動物起源説に異議を唱える論文を拒否するだけでなく、機能獲得研究を扱った過去の論文に立ち戻り、冒頭に注釈を付けることまでした。〈編注　２０２０年3月現在、我々はこの論文が、新型コロナウイルス感染症を引き起こす新ウイルスは遺伝子操作されたものだという、未検証の理論の土台として使用されていることを認識している。この説が正しいことを示す証拠はなく、科学者たちは、新型ウイルスの発生源としては動物が最も可能性が高いと信じている〉。これが医学雑誌のお決まりのやり方だった。彼らは、ウイルスの発生源は動物だと信じているという科学者たちの主張を利用し、そうではないと考える科学者たちを締め出した。

そうした医学雑誌は、権威ある学術誌とみなされていたから、おかげで流出説を追究する科学研究は制限され、市民も彼らの言うことを信じた。そうやって科学者は、公の場で適切な議論を行い、その中から真実を浮き彫りにすることが難しくなった。

多くの科学者が、自身の研究を発表しようとして、ペトロフスキーと同じ問題に行き当たった。ビルゲル・ソーレンセンとアンガス・ダルグリーシュも、流出説を示唆する論文をなかなか掲載してもらえなかった。ソーレンセンは長年の友人であるＭＩ６元長官のリチャード・ディアラヴに連絡を取り、助けを求めた。ところがそのディアラヴも、なんとか論文を公開しようとしたが、障害に次ぐ障害にぶつかった。「議論がまったくなかったのは完全なるスキャンダルだ」。ディアラヴはこの本に向けたインタビューでそう語った。『『アメリカン・ジャーナル・オブ・ヴァイロロジー』や『ニューイングランド・ジャーナル・オブ・メディシン』』『サイエンス』などに打診した。『ｂｉｏＲｘｉｖ』も試した」そうだが、自然由来説に反する見解を示したものだと悟った瞬間、「失礼極まりない態度を取り始め、論文の掲載を拒んだ」という。

公開するにはほぼ全面的に書き直し、ワクチンに関する論文として提示しなければならなかった。そのあとディアラヴは、スウェーデンの科学者で、ケンブリッジ大学が発行している名高い『クォータリー・レビュー・オブ・バイオフィジックス』で編集委員長を務めるベンクト・ノルデンに連絡を入れ、水で薄めたバージョンをやっと掲載してもらえることになった。

それでもディアラヴによれば、ケンブリッジ大学は掲載に否定的だったという。ディアラヴは正しい科学が公開されないのは、この世界が中国からの資金提供に頼りきりだからだと考えている。「中国科学院の資金や中国の金に依存している機関は非常に多く、彼らは中国の気分を害したくないと思っている。そうやって世界各地で、中国の言うことが真実になった」

医学雑誌自体にも、明らかな利益相反があった。雑誌の重鎮が、自分とビジネス面で関係のある中国の科学者、あるいは科学機関を批判したくないと考えていた可能性があるのだ。権威ある『ネイチャー』誌の編集長で、ロンドン在住のマグダレーナ・スキッパーは、編集と出版の経験が豊富な遺伝学者だ。プロフィール欄には「透明な科学と科学的情報の明確な伝達」に情熱を燃やしていると記載している。

　スキッパーは２０１９年6月、中国科学技術協会(CAST)の第21回年次会合に出席している。ＣＡＳＴは非政府系の組織だが、ウェブサイトには「中国共産党および中国政府と、我が国の科学技術コミュニティーとの橋渡しに供する」団体だと書かれている。ＣＡＳＴは、政策決定に関する中国人民愛国統一戦線組織、〝中国人民政治協商会議〟の構成メンバーでもある。スキッパーは、中国科学院が創設70周年を迎えた２０１９年11月には祝いの動画メッセージを送り、また北京で行われた、ＷｅＣｈａｔを運営するテンセント（騰訊）と『ネイチャー』との共同プロジェクトである〝テンセントＷＥサミット〟では現地まで駆けつけている。

　もちろん、こうしたビジネス面、科学面での協力関係は何も悪いことではないが、それは財政面での協力関係が科学論文の掲載の判断に影響していない場合だ。スキッパーは言う。「すべての編集判断は、テンセントとのビジネス面でのあらゆる関わり合い、また中国科学院との関係からは独立して下している。そうした編集上の独立性という基本原則は、我々が科学者たちに信頼され、読まれるための絶対的な必要条件だ。弊誌の編集者は、投稿されたすべての論文を、科学的なメリットのみを基準に検討している」

　その後の２０１７年上旬、『フィナンシャル・タイムズ』紙がシュプリンガー・ネイチャー、つまり『ネイチャー』の発行元について、ふたつの政治・科学系学術誌に掲載された台湾とチベット、文化大革命をテーマにした論文１０００本以上へのアクセスを遮断していることを暴露した。シュプリンガー・ネイチャーは、「コンテンツの一部」を検閲したことを認め、中国の読者がコンテンツに触れるリスクを避けるためには、現地の規制に従わざるをえなかったとアクセス遮断を正当化した。

新型コロナウイルスの自然由来説に疑問を呈する科学論文を撥ねつけている理由を問われたスキッパー博士はこう答えた。「(編集者は) 研究が掲載の基準を満たしているかだけに基づいて判断している。独自の見解を述べた確実な内容 (結論に対するじゅうぶんな裏付けがあり、根拠が誰でも手に入れられる) の研究かどうか、科学的に飛び抜けた重要性を持ち、結論が幅広い読者層の関心を集めるものになっているか。また、完全な独立性を保った研究であるかも重視している。新型コロナウイルス感染症関連の投稿論文にも、ほかの論文と同様、これらの基準を適用している。編集部は科学的メリットのみを基準に検討しており、結論が物議を醸すおそれがある、あるいは既存の知識に反する可能性があるからといって、掲載を拒否することはない」

こう主張するスキッパー博士だが、『ネイチャー』傘下の『ネイチャー・メディシン』誌に2020年3月17日に掲載されたレターは、新型コロナは自然由来だと断言している。わたしの見る限り決定的な根拠はまったく見当たらない。タイトルは〈SARS-CoV-2の起源に近いもの〉で、著者はクリスティアン・アンダーセン、アンドルー・ランボート、イアン・リプキン、エドワード・ホームズ、ロバート・ギャリーという米英豪の研究者たちだ。〈我々の分析は、SARS-CoV-2が研究室で作られたものではない、あるいは意図的に遺伝子操作されたウイルスではないことを明らかに示している〉。チームはそう述べるが、実際には何も〈明らか〉にしておらず、実質的にはバイアスのかかった私見だ。デイギンはこのレターを入念に読み込み、「主張のあまりの弱さと論理の甘さに愕然とした」という。それでもこのレターは〝専門家〟の手になるもので、それゆえ自然由来説が根付き、研究所からの流出はありえないという見方が一般的になるのに重要な役割を果たした。

わたしはスキッパー博士に、なぜ「独自の見解を述べた確実な内容の研究」のみを掲載すると約束しておきながら、こうした非科学的な文章を『ネイチャー・メディシン』に載せたのかを質問した。彼女の答えはこうだった。「レターを掲載しているコーナーは、議論の場を提供し、読者にとって関心の高い話題についての見解を示すためのものだ。このレターでは、著者たちは新型コロナウイルスのゲノムの特筆すべき特徴についてひとつの見方を示し、この時点で手に入った証拠を検討した結果、浮上したシナリオについて議論している。わたしとしては、著者たちの述べる『SARS－CoV－2が意図的に操作されたウイルスではないことは、証拠が示している』という結論は、強調する意味のあることなのではないかと考えている。また彼らは『さらなる科学的データが集まれば、根拠のバランスも変わり、ある仮説から別の仮説へと傾く可能性はある』とも述べている。わたしのこの回答が、著者たちの立ち位置を明確にする助けになれば幸いだ」

アンダーセンは、レターが私見だという見方に反論し、「新型コロナウイルスに関する我々の研究はすべて科学的なもので、証拠に基づき、データと結論を示した査読済みのものだ。そちらが言うような『私見』などではない」と話している。

マイルズ・ユーは2020年4月にポンペオへ提出した報告書の中で、科学雑誌が中国側の主張を広めるのに一役買っていることを把握している。〈『ネイチャー』は事実よりも政治的な正しさを優先したようだ。この雑誌は2020年1月、『科学者は、海鮮市場が新型コロナウイルスの発生源である可能性が最も高いと信じている』と述べ、中国側の主張を受け入れた。しかし、ほかの雑誌が共産党の理論に異議を唱えたことで、彼らの説はすぐに崩れた〉

『ネイチャー』のエイミー・マクスメンは、自分でも気づかないうちに騒動に巻き込まれていた。きっかけは2021年5月27日の記事で、科学者たちが流出説に「落ち着かない」ものを感じていると伝え、議論は悪い意味で熱を帯び、科学者バッシングやアジア人に対する嫌がらせが悪化していると述べたことだった。マクスメンは、中国の科学者がこの議論を不快に思っているとも主張している。数日後、保守系メディアの『ナショナル・パルス』は「衝撃の動画公開、ピーター・ダザックの『中国の同僚』が殺人ウイルス開発か」と題した独占記事を掲載した。記事が言及しているのは、武漢ウイルス研究所と長らく協力関係にあったエコヘルス・アライアンスのダザックが2016年のある会議で発した言葉で、ダザックは武漢で行われている研究について「中国のわたしの同僚がその研究を行っている。シュードタイプウイルスを作成し、そうしたウイルスにスパイクたんぱく質を追加して、ヒト細胞との結合を確認するんだ。それを繰り返すうちに、ウイルスはどんどん人間が発病しやすいものになっていく」

記事にマクスメンは出てこないが、誰かがツイッターで、その会議で彼女がダザックの隣に座っている写真を見つけた。本人は、写真は捏造だと主張し、『ナショナル・パルス』の編集者ラヒーム・カッサムに罪をなすりつけようと、カッサムが以前『ブライトバート・ニュース』を運営していたことを指摘し、写真を合成したのは右派メディアに関わっていたカッサムの仕業だとほのめかした。そして「ダザックとは一度も会ったことがない」と断言した。ところが証拠は次々に出てきて、マクスメンは実際に会議に出てダザックの横にいたこと、つまり彼女の言うような捏造ではないことがわかってきた。証拠の中にはマクスメンが2016年2月27日に投稿したツイートもあり、そこで彼女は「写真をありがとう！　コレラやジカ、HIVなどの専門家やソニア・シャー、ピーター・ダザック、イアン・リプキンと並んで座れて光栄でした」とつぶやいていた。会場のニューヨーク・アカデミー・オブ・メディシンには、ジャーナリスト支援団体のピューリッツァー・センターも来ていて、写真を撮り、マクスメンの参加を伝えていたが、2021年6月14日に追記されるまで、どういうわけかダザックの名前は削除されていた。マクスメンは最終的に、会議のことは忘れていたと主張したが、大きな騒ぎになったことで、多くの人が、なぜ『ネイチャー』がダザックのような人物とのつながりを隠そうとしたのかという疑問を持った。マクスメンはほかにも、流出の可能性を持ち出したジャーナリストへのインタビューを集めたポッドキャストを表立って批判していて、「本当の科学を大事にする本物の科学リポーターに話を聞いたほうがよかったかも」とツイートした。こうした態度にも、科学出版物の世界がこの問題をどう扱っているかが表れていた。

リチャード・ムラー教授がよく話をする科学者の友人の中には、ウイルス学を専門とする人も多く、ノーベル賞を受賞した専門家もいる。ムラーは生物学分野の友人が、ウイルスの異様な側面について話したがらないこと、その理由が、協力関係にある中国の科学者や機関を刺激したくないと考えていることだと気づいた。「我々の研究所の誰かが、中国の悪事を告発するような研究をしているとわかったら、そのメンバーは追放されて、研究も打ち切りになるだろう」とムラーは言う。「恐ろしかった。中国は、わたしたちの知的な誠実さやオープンさ、客観性をかなりの程度まで支配する力を持っている。彼らは共同研究を駆使してわたしたちを操っている。我々科学者が、中国の実情をほかの人々以上に知っていると思う人もいるかもしれないが、そうじゃない。彼らはそうした影響力を武器に、アメリカの専門家が中国の悪事の調査に決して関わらないようにしているんだ」

新型コロナウイルスが研究所から流出した可能性は極めて低いと断言する科学者がいる。シドニー大学教授で、中国国外の研究者ではじめて新型コロナのゲノムを手に入れたエドワード・ホームズもそのひとりだ。

2020年4月16日、トランプとポンペオが流出説を公の場で口にした翌日、ホームズは〈新型コロナウイルス感染症を引き起こす新型コロナウイルスの起源に対する根拠なき臆測について〉と題したプレスリリースを発表した。その中でホームズはこう書いている。〈人間が新型コロナウイルス感染症を発症する原因となる新型コロナウイルスが、中国・武漢の研究所発祥だという根拠はどこにもない。新型ウイルスのようなコロナウイルスは野生動物の体内に当たり前にいるもので、頻繁に別の宿主へ伝播する。これは新型コロナウイルスの起源に対する最も蓋然性の高い説明でもある〉

〈既知のコロナウイルスの中で、新型コロナウイルス（SARS－CoV－2）と最も近縁なのはRaTG13というコウモリのウイルスで、これは武漢ウイルス研究所で保管されていた。そして、SARS－CoV－2の起源はこのウイルスだとする、根拠のない臆測がある。しかしながら、①RaTG13は中国の別の省（雲南省）で採取され、新型コロナウイルス感染症がはじめて報告された土地と離れていること、②SARS－CoV－2とRaTG13とのあいだのゲノム配列の相違の度合いは、平均50年（少なくとも20年）の進化による変化に等しい。ゆえにSARS－CoV－2はRaTG13から分岐したものではない〉

さらにホームズは、コロナウイルスの近縁ウイルスはセンザンコウの体内からも見つかっていると述べ、それをもって〈別の野生動物がＳＡＲＳ－ＣｏＶ－２と近縁のウイルスを保有している可能性が高い〉ことが示唆されると続ける。

ホームズは、ＲａＴＧ13は新型コロナウイルス感染症が発生したのとは別の省で採取されたものだから、このウイルスが新型コロナウイルスの祖先ではないと主張している。しかしこの論理は成り立たない。ＲａＴＧ13は、病気が広まったまさにその街にある武漢ウイルス研究所のフリーザーで保管されていたからだ。

次に、ホームズはＲａＴＧ13がＳＡＲＳ－ＣｏＶ－２に進化するには20～50年かかると言っているが、こちらも武漢ウイルス研究所で手が加えられたり、遺伝子操作が行われたり、あるいはほかの危険な機能獲得実験の対象になっていた可能性を無視している。

『ネイチャー・メディシン』に掲載されたレターで、ホームズと4人の共著者は、新型コロナウイルスが〈ヒトのＡＣＥ２受容体との結合に最適化されている〉こと、また〈ＳＡＲＳ－ＣｏＶ－２のスパイスたんぱく質は機能的多塩基性（フーリン）切断部位を持つ〉ことを認識しつつ、コウモリのコロナウイルスと、センザンコウなどの別のウイルスとの遺伝的組み換えによって生まれた可能性が高いと言っている。

5人は新型コロナウイルスが人間に感染しやすいものに自然に変異した経緯について、ふたつのパターンを提示している。ひとつめが、コウモリやセンザンコウなどの宿主の体内でウイルスが自然に進化し、スパイクたんぱく質が人間のＡＣＥ２受容体と似た構造の分子と結合する形に変異した可能性。そしてもうひとつが、毒性や感染力があまり高くないバージョンの新型コロナウイルスが何年も前から、ことによると何十年も前から人間のあいだで広まっていて、それが徐々に感染力の高いウイルスへ変異していった可能性だ。そのいずれについても、著者たちは根拠を示していない。

『ネイチャー』編集長のスキッパー博士も言うように、彼らは結論で、流出の可能性を排除するのは不可能だと認め、〈新型コロナウイルスが意図的に遺伝子操作されたウイルスではないことは証拠が示しているが、現時点では、ここで挙げたような別の説を証明する、あるいは否定するのは不可能である〉と述べている。〈しかしながら、最適化された受容体結合ドメインや多塩基性切断部位など、新型コロナウイルスの特筆すべき特徴は自然界にいる近縁のコロナウイルスにも見られる以上、我々は研究所のシナリオがもっともらしいとは考えない〉

アメリカ国立衛生研究所（NIH）のフランシス・コリンズ所長は、レターが掲載された直後、「この研究によって、新型コロナウイルス感染症が自然由来である可能性を否定する余地はなくなった」と発言した。

レターの共著者のひとりであるクリスティアン・アンダーセンは、スパイクたんぱく質は「動かぬ証拠」だというボルティモアの意見に反論し、「シンプルに間違っている」と言う。

「切断部位は『動かぬ証拠』ではないし、『自然由来説への強力な異議』にもならない」。アンダーセンはツイッターでそう述べた。「現実にはその正反対だ。フーリン切断部位（FCS）はよくあるもので、コロナウイルスでも広く見られる。ＳＡＲＳｒウイルスでは、ＦＣＳがあったのは新型コロナウイルスがはじめてだったが、ＭＥＲＳやＨＫＵ1などの（新型コロナウイルスが分類される）別のベータコロナウイルス属にはＦＣＳを持つものがある。ＦＣＳを持つウイルスが『はじめて』見つかるのは謎でもなんでもない。現在までにサンプルが採取されたウイルスは、自然界に存在するウイルスのごくごく一部でしかない。ほんの一部で、ウイルスは常に現れたり消えたりしている。新型コロナウイルスがどうFCSを獲得したのかはわからないが、①変異、②ポリメラーゼのスリップ、③テンプレートスイッチ、④遺伝的組み換えという、挿入につながるメカニズムが4つあることはわかっている」

イスラエルの遺伝学者ロネン・シェメシュは、この主張を否定する。「仮に誰かが、フーリン切断部位が挿入された別のウイルス株、あるいは4種のアミノ酸を切断部位に挿入した株を見せてくれたら、わたしもそれが進化の過程、あるいはふたつの種のあいだでの遺伝的組み換えによるものだと信じるだろう。しかし、そうした株はまだ見つかっていない」とシェメシュは言う。「一部の保守的な科学者は、〝動かぬ証拠〟がないとこのウイルスが〝手作り〟かどうかを決められない。だから偶然生まれたはずだと思い込もうとするが、誰もその経緯は示せない。現実には、いずれかが正しいと証明する方法はないが、それでも使われていそうな手法や状況証拠を示し、ラボで生み出された株だと証明するほうが、そうではないと証明するよりも簡単だ」

レターの別の共著者で、コロンビア大学感染症免疫センターの所長でもある疫学教授のイアン・リプキンは、のちに自然由来説への支持を撤回した。リプキンは『ニューヨーク・タイムズ』の元科学ライターであるドナルド・マクニール・ジュニアに対して、自然由来説を支持していたのは、武漢ウイルス研究所で2019年に行われていたSARS型ウイルスの研究が、すべて最高レベルにあたるBSL4の研究施設で実施されていると思っていたからだと話した。しかしマクニールによれば、「リプキンはそのあと、石正麗らのウイルス研究が、危険に思えるBSL2のラボで行われていたことを知った。そのため彼は2016年だけでなく、2020年にも非常に流出しやすい状態だったと考えている」という。記事はリプキンのこんな言葉も伝えている。「めちゃくちゃだ。そんなことがあってはならない。コウモリのウイルスはＢＳＬ2のラボで研究すべきではない。わたしの見方は変わった」

それから1年がたった２０２1年、世界各国の科学者43人が、研究所から流出した可能性の調査を求める4枚の書簡に署名した。まずは3月4日、ＷＨＯによる武漢の調査が失敗したことを受け、25人が署名を公表した。4枚の書簡には、新型コロナの起源を科学的かつ厳密に調査するのに必要な手順が示されていた。中でも絶対に確認が必要な疑問として、彼らがピックアップしていたのが、「武漢ウイルス研究所をはじめとする研究施設は、人工の遺伝子を組み合わせてＲａＴＧ13やほかのコロナウイルスを再構築しようとしていたのか」だった。そのために彼らは、武漢でコロナウイルス研究に携わっていた研究室の記録を開示することを求めた。ラボの研究ノートや電子記録、関連するゲノム配列や分離済みウイルスなどの機能獲得研究の詳細がそうだ。

署名した中には、エブライト教授やクエイ博士、ペトロフスキー教授のほかに、さまざまな研究者がいた。オーストラリア国立大学で公衆衛生を教えるコリン・バトラー教授に、フランスの動物学者であるアンリ・キャップ、名誉医学教授のジャン＝ミシェル・クラブリー、進化遺伝学者のヴィルジニー・クルティィエ、分子ウイルス学者のエティエンヌ・ドクロリー、神経生物学者のアンドレ・ゴフィネ、筑波大学の掛谷英紀准教授、メリーランド大学のミルトン・ライテンバーグ、分子生物学者のドミニク・モレロ、フリードリヒ・シラー大学イェーナの遺伝学者であるギュンター・タイセン教授。

書簡の共同発起人であるＷＨＯ遺伝子工学会議のジェイミー・メッツェルは、起源の調査ではあらゆる仮説を排除しないことが大切だと話している。「動物から伝播した可能性だけに目を向け、流出説は一切顧みないと言っていては、信用は得られない」とメッツェルは語る。「仮説の一部だけを検討し、流出説などほかの仮説を無視したまま、どの説がどの説よりも可能性が高いかをランク付けするなど言語道断だ」

その後の5月14日、アメリカ、カナダ、イギリス、スイスの著名なウイルス学者と生物学者、免疫学者18人が署名した2通目の強力な書簡が、『サイエンス』誌に掲載された。ハーバード大学のニック・パターソン、カリフォルニア工科大学のパメラ・ビョークマン、スタンフォード大学のデイヴィッド・レルマンとティム・スターンズなど、全員がウイルス学界の大御所だった。そして、それよりもさらに興味深かったのが、ノースカロライナ大学のラルフ・バリックが署名していることだった。バリックは武漢ウイルス研究所の石正麗と、コロナウイルス研究で密に協力し合っていた人物だ。仮にバリックがウイルスは研究所から流出した可能性があると考えているとすれば、それは極めて説得力のある見解だった。

フレッド・ハッチンソンがん研究センターの准教授で、ワシントン大学のゲノム科学科・微生物学科の客員准教授であるジェシー・ブルームも署名した。「優れた科学者であるために重要なのは、根拠が乏しいときにオープンな思考を保つことだ。そして、この話題をつぶさに追ってきた〝ウイルスの専門家〟として言わせてもらうなら、自然由来説、事故による流出説のどちらも、客観的に見てありえるように思える」。ブルームは２０２１年3月にそう語っている。「しかし、パンデミックの前に武漢で行われていたＳＡＲＳと近縁のコロナウイルス研究について、いっそうの透明性が必要だという点では、みな同意見のはずだ」

こうして科学者たちは公の場で語り始めた。しかしそこまで15カ月もかかり、自然由来説が唯一の可能性だという中国の誤情報が幅を利かせる事態になったことに、多くの人は一定のフラストレーションを感じていた。わたしはハーバード公衆衛生大学院・伝染病ダイナミクスセンターの所長で、疫学教授でもあるマーク・リプシッチに、なぜもっと早く口を開かなかったのかを尋ねてみた。するとリプシッチは、パンデミック対応という差し迫った研究に集中しているなかで、機能獲得(GOF)の問題を再燃させるのは避けたかったからだと答えた。そして、パンデミック対応と起源の問題に同時に取り組むのは無理だとわかっていたという。「科学者として、目の前のパンデミックの解決に力を合わせて取り組むのが重要で、個人攻撃として受け止める者もいる微妙なテーマの議論を再開するのは、解決の障害になるように思えた」

リプシッチ教授は、起源をめぐる議論も熱心に追っていたから、「ラボでの事故にまつわる仮説――その中にはGOFだけでなく、動物の宿主から分離され、ラボで保管されていた株に感染したというもっと普通の仮説もあった――に一定の信憑性があると考えていたし、多くの人が可能性が高いと考える別の仮説とともに調査する必要があるとも思っていた」という。

リプシッチ教授は、政治が絡んだことが起源の調査をいっそう難しくしたと考えている。「政治化した時点で派閥ができる。そして勝った〝側〟の関心が優先され、そちらに有利な証拠を探したくなる。言ったとおり、これだけ重要で、影響も甚大な話題が政治問題化しないとは考えづらい」

新型コロナウイルスの起源がわからない限り、証拠に基づいた手法で次の大災害を防ぐのは難しいとリプシッチ教授は言う。「今回のパンデミックの原因が動物なのか、ラボなのかにかかわらず、流出に対する監視を強化し、パンデミックを起こしうる病原体を保有しているラボの安全性を高めることが鍵になる。しかし、ふたつの道のどちらがこの災害につながったかがはっきりすれば、優先順位も決められるだろうし、これまで思いつかなかった対策も明らかになるだろう」

新型コロナウイルスは野生動物由来で、それが科学的コンセンサスだというのは、明らかに不正確な主張だ。分野をけん引するウイルス学者たち、いや、分野で最も著名な科学者が、不慮の事故で研究所から流出した可能性はあり、そしてそれは機能獲得研究の結果として起こったことかもしれないと言っている。

2020年4月30日には、アメリカの諜報機関が流出説を調べていると発表し、「諜報コミュニティーは、引き続き積極的に新たな情報を確認し、今回の感染爆発が感染した動物との接触で始まったのか、それとも武漢の研究所で起こった事故から始まったのかを判断していく」と述べた。その一方で、新型コロナが研究所での実験から生じた可能性は全面的に否定した。異例の発表の中で、アメリカ合衆国国家情報長官室（ODNI）は「諜報コミュニティーも、新型コロナウイルスは人工のものではなく、遺伝子操作もされていないという幅広い科学的コンセンサスに同意する」と話している。

ODNIは、国防総省と司法省、国土安全保障省、そしてその他の政府機関で構成される。しかし発表は時期尚早で、「幅広い科学的コンセンサス」だという主張は、今では間違いだと示されている。不正確な発表で、世界有数の著名な科学者に否定されている。

「わたしからすれば、卑劣な発表だ」と話すのは、国務次官補として東アジアと太平洋を担当したデイヴィッド・スティルウェルだ。「彼らが発表してすぐ、我々は頭を抱えたよ。『なんてことを言ってくれたんだ』とね。あんな発表をした諜報コミュニティーは、監察総監による見直しの対象になるべきだ。間違いだったし、かなりの不利益になった」

諜報コミュニティーは、新型コロナウイルスは自然由来だという中国のストーリーを後押しするような、不正確で誤解を招く情報を世界に向けて発信した。それは、オーストラリアの諜報機関が恐れていたのとはまったく逆の事態だった。オーストラリアとイギリスの諜報機関は、彼らがトランプが打ち出した未検証の理論を支持することを恐れていたが、実際にはアメリカの諜報機関は、新型コロナが研究所で操作された可能性などあるはずがないという中国の誤情報を支持した。この発表がもたらしたダメージはすさまじかったが、ＯＤＮＩはいまだに発言の撤回も謝罪もしていない。この本の執筆時点で、アメリカの諜報機関がウイルスの起源にまつわる事実を握りつぶそうとした責任を問う者は誰ひとりとしていない。

15 ウイルス研究の実態

石正麗（シージョンリー）は、固い絆で結ばれたコウモリのコロナウイルス研究者のあいだでは有名人で、ＳＡＲＳに最も近いウイルスをコウモリから見つけて一躍脚光を浴びた。武漢ウイルス研究所の新興伝染病研究センターのトップであり、僻地の洞窟で無数のコウモリのサンプルを採取してきたことから〝バットウーマン〟の呼び名で知られる。

しかし、今回の新型コロナウイルスのパンデミックでは、そうした知名度もかすむほどの大きな注目を集めた。彼女が行っていた研究が、危険性の高さも含めて世界の審判を受けることになった。トランプが流出説を取り沙汰する3カ月前、２０２０年2月に彼女の所属施設が感染拡大の原因なのではないかという疑問が持ち上がると、石は2月6日のＷｅＣｈａｔでぴしゃりとこう言った。「そういった話を信じ、うわさを広める連中は口を閉じなさい」。そして、新型コロナウイルス感染症は「未開の生活習慣を残した人間に対する自然界からの罰だ。私、石正麗はわが人生を賭して、今回の件がわたしのラボと無関係であることを保証する」と宣言した。

とはいえ石は、非常に危険な研究を、しばしば国外のパートナーの監視の目の届かないところで行っていた。石とその同僚は、武漢ウイルス研究所でいったい何をしていたのか。そして研究所に資金を援助していたのは誰なのか。

中でも特に気になるのが、石が実施していた〝機能獲得（ＧＯＦ）〟実験だ。機能獲得実験の目的は、ウイルスの感染力や威力を高めることで、対象は多くの場合、人間になる。専門用語を使えば、機能獲得研究とは〝病原体の伝染性と毒性の増加につながる実験〟を指す。そうした実験を通じて、ウイルスは新たな能力を獲得する。その一例が、コウモリのウイルスが人間に感染するようになることであり、空気感染しなかったウイルスがそうするようになることだ。

そのために、研究者は自然界から採取したウイルスを宿主から分離し、科学ライターのニコルソン・ベイカーが「ホットワイヤー［キーを使わずにエンジンをかける技術］」と呼ぶ遺伝子操作を行い、遺伝子の結合や人工的な組み換えを行う。それから継代培養、つまり培養地や動物の体内に移す作業を行い、自然界には存在しなかったまったく新しいウイルスへの変異を促す。この過程を通じて、ウイルスは人間にとって非常に感染力が強く、致命的なものへと変わっていく。機能獲得研究は中国はもちろん、アメリカをはじめとする西欧の各国でも行われていて、研究者は、ウイルスが人間への感染力を持つに至る過程を調べることは、パンデミックの予見につながる大切な研究だと主張する。この研究のおかげでワクチンや治療法をあらかじめ開発しておけるというのが彼らの言い分だ。とはいえ米ラトガース大学のリチャード・エブライト教授によれば、今回のパンデミック前にコロナウイルスの機能獲得研究を行っていた研究施設は、世界に3か所しかないという。

ほかにも、厳密には機能獲得研究の範疇（はんちゅう）には入らないかもしれないが、同じくらい危険なものもある。たとえば古代のウイルスを研究室で復活させ、遺伝子操作を行うタイプの研究も〝パンデミックを起こしうる病原体（ＰＰＰ）〟を扱う。

こうした実験は、科学者ではない多くの人にとっては、ばかげたものに思える。とてつもないリスクがあるわけだから、そもそも合法なのかという気もする。そのため機能獲得研究を実施することの是非については、以前から激しい議論になっている。懸念点は主にふたつで、まずはこの研究が軍民両用、つまり生物兵器などの軍事目的に悪用されるおそれがあること、そしてもうひとつが、事故でパンデミックを招きかねないことだ。

新しい死のウイルスを生み出すことの倫理的問題について、WHOの提携機関でもある豪モナシュ大学・生命倫理学研究センターのマイケル・セルゲリッド所長は、2016年に著した論文でこう記している。〈(機能獲得研究は)21世紀の科学政策で最もホットな話題のひとつで、生物兵器製造につながる可能性を持った実験がいくつも発表されたことが物議を醸している〉〈そうした研究は(研究者が責任を持って進める場合)通常、疾病を引き起こす病原体と、人間という宿主への作用、パンデミックにつながる可能性への理解を向上させることを目的としている。重要なメリットをもたらす可能性はあるが、一方で機能獲得研究はバイオセキュリティとバイオセーフティの面でリスクを生じさせるおそれもある〉

セルゲリッドは、こうした新しいウイルスを作っている研究者が仮に責任感のある者たちだったとしても、研究の公表には常に懸念がつきまとうと訴える。〈(公表すれば)非常に危険な生物兵器の候補となる病原体の〝レシピ〟が、バイオテロリスト予備軍にわたることになる。とりわけ生命科学研究という観点で憂慮されるのが、バイオテクノロジーの発展が新世代の大量破壊生物兵器の開発と使用につながりかねない点だ〉。機能獲得研究を行うと、自然界には存在しなかった致死率の高い新たなウイルスを生み出せる。〈2001年に遺伝子操作で作り出されたマウス痘ウイルスの超強力な変異株、2002年に化合物から人工的に合成したポリオウイルスの現物、2005年に行われた1918年のスペインかぜウイルスを復活させようという試み〉などをセルゲリッドは例に出す。

この種の研究をめぐる世界的な議論が勃発したのは、2012年、鳥インフルエンザウイルス（H5N1）を自然に進化させて人から人へ伝染する能力、つまりパンデミックを起こす能力を持たせることができるかを確かめようとする科学者たちが現れたことだった。彼らは、そうしたウイルスがパンデミックにつながるかを予測できるようにすることが目的だと言った。

研究を進めていたのは、オランダのロッテルダムにあるエラスムス医療センターのロン・フォウチャー、ウィスコンシン大学マディソン校と東京大学医科学研究所の教授である河岡義裕だった。彼らが作ったのは、極めて病原性の高い鳥インフルエンザウイルスの新しい株で、フェレットのあいだで空気感染する力があった。つまり、同じように人から人へ感染する可能性があった。自身が作ったフェレット間で感染する株について、フォウチャーは2016年に書いた論文の中で〈人間が作り出した中でおそらく最も危険なウイルスのひとつだ〉と話しつつ、〈研究にメリットがあるという主張に疑問を呈す者がいる。彼らは、研究が無数の犠牲者を出しかねない生物兵器の製造を加速させるおそれがあるとも言っている〉と認めている。

時代を先取りした意見だった。

その後、ハーバード大学の疫学教授であるマーク・リプシッチが、人から人へ伝染する新たな「パンデミックを起こしうる病原体」の研究に反対する活動を始めると、議論はさらに激しさを増した。リプシッチが特に警鐘を鳴らしていたのが、パンデミック発生のリスクだった。〈パンデミックを発生させる可能性のある実験は、厳密な定量リスク評価の対象となるべきだし、もっと安全な代案を見つけてから承認、実施されるべきだ〉。リプシッチと共著者のトーマス・イングルスビーは、アメリカ微生物学会が発行している『mBio』誌に2014年に掲載された論文でそう述べている。ふたりは各国で運用されているBSL2とBSL3の研究施設が〈アメリカの研究施設よりも基準が甘い〉と話し、〈事故の起こる確率〉は高いかもしれないと警告している。

3年後の2018年には、リプシッチ教授の警告のトーンはさらに深刻さを増し、事故によって研究所から病原体が流出し、それがかつてない規模のパンデミックを招く可能性を指摘するようになった。〈PPPを生み出す実験は、実験を行う研究者や、研究施設の枠をはるかに超えたバイオセーフティ上のリスクがあるという点で、ほとんどほかに類を見ない。事故で流出でもすれば、〝パンデミックを起こしうる病原体〟の名が示すとおり、毒性の強いウイルスが世界中に広がるという、かつてない規模のバイオセーフティ上の重大事態につながるおそれがある〉。リプシッチはそう綴る。

アメリカ軍備管理不拡散センターの上級研究員であるリン・クロッツも、この種の研究がパンデミックを招く危険性を警告している。『原子力科学者会報』誌に、科学ライターのエドワード・シルヴェスターとの共同執筆で投稿した文章で、クロッツはPPPには天然痘ウイルス、スペインかぜを招いたインフルエンザウイルス、そしてSARSウイルスの3種類があると述べ、次のように語る。〈これらはどれも極めて致命的で、人から人へ猛烈に伝染し、現時点で人間集団の中にいないもの、つまり集団内に再び持ち込まれれば大災害が起こるウイルスである〉

2012年の執筆時点で、ふたりは3種類の中で最も脅威ではないのが天然痘だと述べ、その理由として、国際合意を得て研究を行っている施設が世界で3つしかないこと、研究員がワクチンを接種して感染を予防していることを挙げている。〈しかしながら、天然痘研究が厳密に管理されているのとは対照的に、SARSウイルスとスペインかぜウイルス、そしてヒト―ヒト感染の可能性があるH5N1鳥インフルエンザウイルスは世界中の施設で研究され、生物学的封じ込めのレベルも最高ではない、つまりBSL4に満たない環境で実施されており、さらに承認も必要なければ、ワクチンの備蓄もどこにもない〉

〈今、最もリスクが大きいのはSARSウイルスだ〉とふたりは続ける。〈不安なのは、SARSの自然な再流行というよりは、自然な流行を防ぐ研究をしている施設からまたしても流出することのほうだ。2003年以降、SARSウイルスはすでに研究施設から3回流出しており、そのうち1回では何人かの二次感染と1人の死亡につながった。そうした流出がパンデミックにつながる確率はどれくらいか。高すぎると言っていいだろう〉。ふたりはそう警告し、インフルエンザウイルスのパンデミックが起これば世界の15パーセントが感染すると予測した。

具体的な対策として、ふたりはSARSコロナウイルスの現物の研究を停止するよう呼びかける。〈すでに述べたとおり、現在30のラボが世界中でSARSウイルスの現物を使った研究をしている。そのうち少なくとも1か所から流出する可能性は高い。そしてそれが大規模な感染爆発やパンデミックにつながる可能性は低い。それでは、10回中1回の流出が感染爆発やパンデミックにつながる確率はどのくらいなのか。1パーセントか、それとも0・1パーセントか。答えは誰にもわからない。しかし確率がどうであれ、そこから予測される被害者や死者の数は看過できないほど多い。SARSの現物を使った研究はBSL3か、ことによるとBSL4以上の対策が実施できるようになるまで、削減するか、場合によっては停止すべきだ〉

クロッツとシルヴェスターは、WHOがPPPに関する会議を開催すべきだとも提案している。

〈目的は、科学研究がパンデミックにつながる可能性をなくすことにほかならない〉

極めて異例の提言だ。世界の保健当局と政治指導者が、ふたりの意見に耳を傾けていたらと思わずにはいられない。

機能獲得研究に猛反発する科学者たちは、2014年にケンブリッジ・ワーキング・グループという団体を設立した。200人の著名な研究者が参加しているこの団体は、具体的に、危険なウイルスを使った実験を行っている科学者が〈事故によるパンデミック〉を引き起こしかねず、そしてそのパンデミックで世界人口の4分の1が感染しかねないと警告している。〈新たに作り出された〝パンデミックを起こしうる病原体〟の事故のリスクは、新しい大きな懸念材料になる。研究室で作り出された極めて感染力の強い、インフルエンザをはじめとする危険なウイルスの新型株は、リスクを大きく増大させる。そうした状況で事故的な感染が起これば、感染爆発に発展する可能性があり、そうなれば抑制は困難、もしくは不可能だ。これまでにも、人間に感染する力を持ったインフルエンザウイルスの新型株は、2年間で地球上の全人口の4分の1以上に感染した経緯がある〉

ジョンズ・ホプキンス大学医学部・計算生物学センターのスティーブン・サルズバーグは、2015年に発表したレターの中で、機能獲得研究のメリットは〈多く見積もっても極小〉で、〈別の研究でもはるかに安全に得られるものだ〉と述べている。〈インフルエンザウイルス、また最近では別のウイルスの機能獲得研究が続き、公衆衛生上の極めて重大なリスクとなっていることを、大いに懸念している。インフルエンザの機能獲得研究を主導する一部の科学者が、名声や評判のほうを優先し、リスクを軽視しているのは明らかなようだ〉。サルズバーグはそう話し、研究室で生み出したウイルスが将来のパンデミックを防いだり、避けたりする方法の参考になるという証拠は見つかっていないと続ける。

エモリー大学医学部、病理・臨床検査学科のカルロス・モレーノ准教授は、「インフルエンザをはじめとする感染症を対象に、研究施設で行われている機能獲得研究が、施設内での事故的な感染を招き、致命的な事態へ発展することを深く懸念している」と話している。「近年起こっている死の病原体の流出事故の数を見ればはっきりわかるように、致死性の病原体を扱う実験でも人為的ミスは必ず起こるし、完全にゼロにするのは不可能だ」

このように、この種の研究がパンデミックの呼び水となる重大なリスクがあるからこそ、アメリカのバラク・オバマ元大統領は2014年、SARSやインフルエンザ、MERSのウイルスの研究など、22分野の機能獲得実験への資金拠出を停止した。これは、一部のウイルス学者が行っている危険な実験に対して、科学界が激しく抗議した結果だった。2014年10月17日付でホワイトハウスが出した声明には、こう書かれている。〈具体的には、資金援助の停止は機能獲得プロジェクトに適用される。インフルエンザやMERS、SARSのウイルスになんらかの属性を加え、呼吸器を通じた哺乳類への病原性、伝染性を高めることが合理的に予測できる実験だ。停止期間中、米国政府はこうした実験に関わるいかなる新プロジェクトにも資金を拠出せず、またすでに行われているこの種の研究については、連邦政府の資金を使っているかにかかわらず、危険性と利益を再評価しているあいだ、研究を任意で停止することを推奨する〉

ノースカロライナ大学のコロナウイルス研究者であるラルフ・バリックは、バイオセキュリティ国家科学諮問委員会へ書簡を送り、この措置に抗議した。当時バリックは、石正麗と一緒に働いていた。バリックは、研究のメリットではなくリスクにばかり目を向けすぎだと主張し、研究はワクチン開発にも活用できる可能性があると述べた。〈ＧＯＦ実験は、ウイルスが疾病をもたらす仕組みを理解し、ウイルスによる発病を減らし、ウイルスと疾病との因果関係の新たな枠組みを明らかにするものである。我々はこの重要で新しい、人間に疾病をもたらすコロナウイルスに関する議論に、あらゆるレベルで加わることを望む〉

アメリカ国立衛生研究所（ＮＩＨ）のアンソニー・ファウチ博士は、資金拠出停止が施行される前は機能獲得研究の任意での停止を歓迎していたが、その後、ここまで紹介してきた科学者たちとは反対の立場を取るようになった。ファウチは具体的に、研究のメリットはパンデミックのリスクを上回ると話し、アメリカ国民の健康を守る責任者のものとしては唖然（あぜん）とする理解しがたい立場を示した。２０１２年の『ｍＢｉｏ』誌に掲載された機能獲得研究の任意停止に関する文章で、ファウチはじゅうぶんな安全規定を定めずに実験を行った場合のシナリオを検討している。〈バイオテロの亡霊をひとまず脇に置いて、次のような仮のシナリオを検討してみよう。深刻なパンデミックを起こしうるウイルスに関する重要な機能獲得実験が、ある研究所で行われている。その研究所は、しっかりしたルールを導入した世界一流の施設で、実験は経験豊富な研究員が行っている。ところがその後、実験で得られた情報を別の科学者が使った。元の研究者と同じ訓練を受けていない、所属する施設も同じ規則の対象となっていない人物だ。ここで可能性は低いが、ありえる出来事として、この研究者がそのウイルスに感染し、それをきっかけに感染が拡大し、最終的にパンデミックの引き金を引いたとしたらどうなるか。このとき多くの人が、次のような合理的な疑問を抱くだろう。ほぼありえないとはいえ、こうしたシナリオが現実になる可能性を考慮した場合、そもそも最初の実験は実施し、結果を公表すべきだったのか。そしてどんな過程をへてその判断を下すのか。この分野の研究者なら、そうした実験がもたらす利益と結果として得られる知識は、リスクを上回ると言うだろう。事実、わたしも言ったことがある。パンデミックは自然な現象として起こる確率のほうが高く、そしてその脅威に備える必要性こそが、危険に見えるかもしれない実験を行う一番の理由だ〉

ファウチはまた、大きな物議を醸す機能獲得研究を行い、世界的な議論の要因を作った科学者たちを擁護し、彼らは〈研究を適切かつ、最高に安全で安心な条件で行っている〉と話している。そして、研究の停止は分野を停滞させかねないと示唆する。〈この研究のメリットを信じる我々のような科学者は、周囲の懸念にていねいかつ敬意をもって対応する責任がある。もちろん、そうした対話は時間のかかるもので、取り組めば分野を前進させ、公衆衛生に貢献しうる重要な実験の実施や価値ある情報の公開が遅れ、場合によっては止まる可能性もある〉

各国の科学者が禁止すべきだと述べたまさにその研究を、ファウチは〈重要〉と表現している。〈その分野の研究者のコミュニティーでは、多くの者が、自分たちの実験をずさんなやり方で再現する人間が現れるのが怖いというだけの理由で、重要な分野の前進が止まることを心配している〉

わたしがこの論文を見つけたのは、この本の執筆の過程でファウチが機能獲得研究を支持していることを知り、調査を進めているときだった。この論文がメディアで一度も言及されていなかったのには驚いた。わたしは何度もこの件についてコメントを求め、インタビューの依頼を出したが、ファウチと担当の広報が応じることはなかった。彼は与しやすいインタビューにだけ応じているようだ。

２０１４年に施行された機能獲得研究の停止や禁止は、トランプ政権に交代したあとの２０１７年、どういうわけか解除された。どうしてそういう判断になったのかは、今もってじゅうぶんな説明がないままで、公の場での話し合いもなかった。２０１７年12月19日、ＮＩＨは、保健福祉省が作成した新たな枠組みのもと、ＭＥＲＳとＳＡＲＳ、コロナウイルス、インフルエンザウイルスに関わる機能獲得研究への資金拠出を再開すると発表した。

　複数の政権幹部から直接聞いた話では、ファウチはホワイトハウスではどの要人に対しても、研究再開の話題を持ち出さなかったという。そのかわりに科学技術政策局に依頼を出して、ホワイトハウスの会議を招集し、そこで機能獲得研究の件を取り上げた。ある幹部は「ごり押ししたんじゃなかろうか」と語る。「実際、国家安全保障会議（NSC）の連中と大統領、首席補佐官といった面々は、ファウチがＧＯＦ研究を復活させるつもりなのを知らなかったのだと思う」

　わたしは国家安全保障担当の大統領補佐官だったロバート・オブライエンにも、この件について訊いてみた。するとオブライエンは「ファウチ博士とはミーティングに次ぐミーティングを重ねていたが、その話は一度も出なかった。ほかの誰かに話しているのかも知らなかった。職務を離れるまで、一度も聞いたことがなかった」と言った。同じようにポンペオも知らされていなかった。危険な研究の再開や、別の団体を通じて資金が武漢ウイルス研究所に流れることについて、承認を得たのかも把握していなかったそうだ。ファウチは上司であるアレックス・アザー保健福祉長官にも話しておらず、アザーが機能獲得研究の制限解除についてようやく知ったのは、２０２１年にメディアが報じたときだった。

　今から振り返れば、各国の保健当局とアメリカ政府、各国政府は明らかに、著名な科学者たちからの警告を無視し、危険な科学研究の続行を容認していた。国民は議論に加わることもできなかった。パンデミックはすべての人に影響する出来事だ。わたしたちは愛する人を失い、深刻な病と闘い、職をなくし、事業と生活を破壊されてきた。新型コロナウイルス感染症の起源がまだはっきりしないにしても、そうした研究が重大なリスクのあるものなのは明らかだ。

さらに恐ろしいのが、NIHの資金がアメリカの機能獲得研究だけでなく、中国の研究にも使われていたことだ。そして中国の研究を監視する者は誰もおらず、危険な実験を繰り返している研究所がどれだけ安全かを知る者も、誰ひとりいなかった。

新型コロナウイルスは、ウイルス自体にも研究所由来をほのめかすヒントがあり、手がかりは石正麗とチームが発表していた研究論文にも多く残されている。論文には、新型コロナのパンデミックが起こる前に彼らが武漢ウイルス研究所でどんな研究を行っていたか、誰と協力し合い、どうやって遺伝子の接合やウイルスの培養を行っていたかがそのまま記されている。長期的に見た研究の進展もわかる。

大まかに言えば、彼らが行っていたのは、僻地の洞窟へ行ってコウモリが保有するコロナウイルスを集め、ゲノム配列を明らかにし、それをSARSやMERSなどの既知のウイルスと比べて、新しく見つかったもののうちどれが一番人間への〝異種間伝播（スピルオーバー）〟の可能性が大きいかを調べることだった。評価はまず、経験を積んだ人間の目で行い、新しいウイルスのスパイクたんぱく質がSARSとMERSウイルスとどのくらい似ているかを確認し、次にコンピュータモデルを使って人間の受容体との結合の度合いを調べる。それから、新しく見つかったウイルスのスパイク遺伝子か受容体結合ドメイン（RBD）を〝ウイルスのバックボーン〟（通称〝コロナウイルスのテンプレート〟）に接合し、そうやって作り出したモデルをウイルスの現物で再現して、さまざまな培養細胞や〝ヒト化した〟動物、たとえば人間の肺細胞を移植したマウスなどにどれくらい感染しやすいかをチェックする。

石正麗は、少なくとも2006年からウイルスの遺伝子操作に携わっている。その年『ジャーナル・オブ・ヴァイロロジー』誌に掲載された論文で、石はコロナウイルスがある生物種から別の種に伝播する能力を獲得する過程を明らかにしようとしている。方法としては〈ヒトSARSコロナウイルスのスパイクたんぱく質のさまざまな部位を、コウモリコロナウイルスのスパイクたんぱく質に挿入〉している。ウイルスがACE2受容体とどう結合するかを確かめるためだ。〈この疑問に答えを出すため、我々はリノフロス・ペアルソニイ（ピアソンキクガシラコウモリ）コロナウイルスのACE2遺伝子を複製、発現させ、ヒト、ハクビシン、リノフロス・ペアルソニイのACE2たんぱく質が感染を支持する能力を、別のスパイクたんぱく質構造体を含むHIVベースのシュードタイプウイルスを使って確認した。各種SL－CoVにACE2受容体との結合能力を持たせることは、SARS－CoVのスパイクたんぱく質の比較的狭い範囲の配列を換えることで、簡単に実現できる。これは、コウモリのコロナウイルスが多様であることを考えれば、大きな危険を秘めていると言える。本研究の発見は、実験環境で未知のCoVの遺伝子配列の比較的狭い範囲を置き換えることで、CoVの宿主が切り替わりうることを示す最初の例である〉

石正麗にヒト化マウスを使ってウイルスが人間に感染するようになるかテストする方法を教示したのは、ノースカロライナ大学のラルフ・バリックだと言われている。台湾に住むスティーブン・クエイ博士は「驚くべき考え方だ」と言う。「基本的には、マウスの胚(はい)を使いそこにヒト化したい部位の遺伝子を挿入すると、マウスは実際に人間と同じ肺と血管系を持つようになる。ラルフ・バリックは人間の肺を備えるマウスを作ったんだ」

バリックと石正麗の研究結果は、２０１５年11月のイギリスの学術誌『ネイチャー・メディシン』に掲載されている。ふたりは研究で、ＳＨＣ０１４－ＣｏＶと呼ばれるコロナウイルスを、中国のキクガシラコウモリから取り出している。寿命の研究に資金を援助している起業家のユーリ・デイギンは、こう説明する。「ふたりは、石正麗が２０１１年に雲南省で採取したコウモリから分離したＲｓＳＨＣ０１４のスパイクたんぱく質を取り出し、それをマウスに適応させたＳＡＲＳ－ＣｏＶの変異株に挿入し、のちの生体内実験に使った。ヒト細胞でも同様にテストし、副産物としてＲｓＳＨＣ０１４の組み換えクローンも作った」

石正麗とバリックは研究の目的について、「既知のコウモリのコロナウイルスが出現する（つまり人間に感染する）可能性を調べるためだ」と話している。

コウモリコロナウイルスのスパイクたんぱく質を、ヒトコロナウイルスのスパイクたんぱく質と換えることで、石正麗とラルフ・バリックはまったく新しい感染力を持ったウイルスを作り出した。しかも、これは死のウイルスだった。実験で使ったヒト化マウスは、肺に深刻な損傷があり、治療法はなく、症状は悪化していった。既存のワクチンがこの新ウイルスに効果を発揮するかを確かめるべく、年を取ったマウスにワクチンを投与したが、マウスを守ることはできなかった。これは重要なポイントだ。

ふたりが論文の中で、まさに自分たちが行った機能獲得研究の危険性を認識している点も見逃せない。〈将来の感染爆発の影響を和らげるためにどんな備えをするべきかを、さらに危険な病原体を作り出せるリスクがどの程度あるかに照らして検討しなければならない。前進のための施策を打ち出すには、この種の研究で集まったデータの価値を見極め、どんなキメラウイルス研究が継続に値するのかを、内包するリスクと比較しながら考える必要がある。そうした発見が土台にあれば、科学者によるレビューパネルがキメラウイルス作成に類する研究に対し、リスクが大きすぎるため続行すべきではないとみなすケースもあるだろう〉

ラルフ・バリックは当時、『サイエンスデイリー』のインタビューでこう話している。「このウイルスは非常に病原性が高く、もともとのＳＡＲＳウイルス用に考案された治療法や、ジーマップ抗エボラウイルス薬はこのウイルスを中和、抑制するに至らなかった」

不快なことに、この新ウイルス（ＳＨＣ０１４－ＭＡ15）のゲノム配列は、２０２０年5月22日まで遺伝子データベースのジーンバンクに登録されなかった。もともとの論文は5年も前に発表されているのにだ。この事実からも、武漢ウイルス研究所が（あるいはほかの研究所も）作り出したウイルスやサンプルの情報をすぐに公開していない可能性が浮上する。

リチャード・エブライト教授によれば、多くの科学者が、バリックと石正麗の研究に危険なにおいを嗅ぎ取ったという。「武漢ウイルス研究所による２０１5年の論文は、世界中の科学者と科学政策研究者のあいだで論争になり、メリットはほとんどないのにパンデミックのリスクがあると指摘された」

バリック自身も、この種のウイルスが兵器に転用されて生物戦に使われる可能性を認識していて、２００6年には〈人工ウイルスゲノミクス　科学と社会にもたらす利点と危険性〉と題した論文を著している。このことからも、ウイルスが悪用される可能性を彼がはっきり理解していたのがわかる。論文では、動物から採取したウイルスのヒト化に言及している。

〈よく知られるように、生物学革命はバイオテクノロジーの進化と相まって、ウイルスの攻撃的な性質を高めるのに使われる可能性がある。やり方は単純で、（ヘルペスウイルス、ポックスウイルス、インフルエンザウイルスなどの）抗ウイルス物質に対する抵抗力を変え、（T細胞エピトープや中和エピトープなどの）抗原性、組織の屈性や病原性、伝播性をいじり、あるいは動物原性ウイルスを〝ヒト化〟して、特別デザインの病原体を作ればいい。こうした生物兵器は人間や家畜動物、農作物を標的に、文明に壊滅的な打撃を与えるおそれがある〉

科学ライターのデクラン・バトラーは、2015年11月に『ネイチャー』に掲載された文章で、こうした機能獲得研究をほかのウイルス学者がひどく懸念している点を取り上げている。〈潜在的なリスクを上回るほどの情報が実験で得られるのかを、ほかのウイルス学者たちは疑問に感じている。リスクの度合いを評価するのは難しいが、パリのパスツール研究所に所属するウイルス学者のサイモン・ウェイン＝ホブソンは、研究者たちが「ヒト細胞の中で驚くほどよく成長する」新型ウイルスを作り出したと指摘している。「仮にこのウイルスが逃げ出せば、どんな事態が起こるのか誰にも予測がつかない」〉

台湾在住のクエイ博士は、石正麗とバリックが2015年に研究室で作り出したウイルスは、自然界には存在しないコウモリウイルスのバックボーンが土台になっていると話している。「動物由来説を唱える者たちが『新型コロナウイルスを作り出す遺伝子操作用のバックボーンが公開されていないのだから、このウイルスは研究室から出たものではない』と主張するのはなんとも間抜けな話だ」。クエイは言う。

石正麗はこの時期、別の研究にも関与していて、2015年10月にはエコヘルス・アライアンスのピーター・ダザック会長、武漢ウイルス研究所の胡奔とともに論文を投稿している。この研究では、バリックとの共同研究で使ったＳＨＣ０１４と、ＷＩＶ１という別のコウモリコロナウイルスを使っている。〈我々は先日、コウモリのＳＬ－ＣｏＶ株（ＷＩＶ１）を分離し、別の株（ＳＨＣ０１４）の感染性クローンを作成した。重要なことに、このふたつはＳＡＲＳ－ＣｏＶと極めて近縁で、同じＡＣＥ2細胞受容体を利用できる〉

　こちらの論文で、3人はＳＡＲＳに似たコロナウイルスの新型株を見つけ、ＷＩＶ16と名付けたと報告している。ウイルスは雲南省昆明市で回収したコウモリの排泄物のサンプルから分離したもので、3人は〈ヒトＳＡＲＳ－ＣｏＶと最近縁ではない〉と説明している。3人は、このウイルスもＡＣＥ2受容体を侵入口として使っていることに気づき、ＡＣＥ2受容体を通じて人間に感染することを発見した。実験には、ペトリ皿で培養した〝ＨｅＬａ細胞〟を使った。ＨｅＬａ細胞は世界中の科学実験で使われていて、１９５１年に死亡した南アフリカのヘンリエッタ・ラックスという女性の腫瘍から取り出したものなので、この名前がついている。

　石正麗は少しあとの２０１６年7月にも、再びダザックとのコンビで『ジャーナル・オブ・ヴァイロロジー』に別の論文を投稿し、そこでＳＨＣ０１４は〈感染性ｃＤＮＡクローン構造体を通じて、ヒトのＡＣＥ2受容体を利用することが証明された〉と述べた。〈我々は、別の研究者が考案したふたつのアプローチを組み合わせることで、コロナウイルスのリバースジェネティクスを可能にする迅速かつ費用対効果の高い手法を編み出した〉

　それからまた数カ月後の２０１７年2月には、ダザックや胡奔らとともに執筆した別の論文で、雲南省の洞窟で手に入れたＳＡＲＳと近縁のコロナウイルスから数種のキメラウイルスを作り出したことを明かしている。エブライト教授は、これは機能獲得研究だと指摘する。研究は〈ＳＡＲＳと近縁のコウモリコロナウイルスの遺伝子の宿主を多く発見したことで、ＳＡＲＳコロナウイルスの起源に関する新たな知見が得られる〉と謳っている。

研究は、チームが5年をかけて行った調査とサンプル回収作業の結晶だった。洞窟は昆明市から60キロ離れた場所にあって、気温は22～25度、湿度は90パーセントもあった。チームは２０１１年4月から２０１5年10月にかけてこの場所を10回訪れ、そして発見したＳＡＲＳと近縁のコロナウイルスの新型株11種の全ゲノム配列を公開した。しかし、調査期間中にチームが洞窟で見つけたコロナウイルスのサンプルはほかにも数多くあった。ＳＡＲＳに似たコロナウイルスの陽性サンプル64件のうち、15件は〈ＲＢＤ配列を増幅できなかった〉という。〈大半はウイルス濃度がかなり低かった〉

実験は実際の動物ではなく、試験管やペトリ皿を使って行い、チームは２００3年のＳＡＲＳウイルスと、それ以外のＳＡＲＳと近縁のコウモリコロナウイルスの一番の違いは「Ｓ遺伝子」にあることを発見した。Ｓ遺伝子とはもちろん、ウイルスのスパイクたんぱく質の情報を符号化した遺伝子だ。チームはＷＩＶ1のバックボーンを使い、Ｓ遺伝子を新たに発見したコロナウイルスのものと置き換えた。それからリバースジェネティクスを用いてウイルスを複製した。〈我々は、ＷＩＶ1のバックボーンと、ＳＡＲＳと近縁のコウモリコロナウイルス8種から取り出した変異Ｓ遺伝子を使い、細菌人工染色体（BAC）のクローン群を作成した〉。それから、作り出したキメラウイルスが人間に感染するかを確認した。すると、新たに作成したＳＡＲＳコロナウイルスのうち3種が〈ヒトのＡＣＥ2受容体を利用できた〉という。

こうして、3種のＳＡＲＳと近縁のコロナウイルスは〈ＳＡＲＳコロナウイルスと同じＡＣＥ２受容体を使い、主にヒトの気道細胞内で効果的に増殖する〉ことがわかった。石やダザックらは5年間の研究の「結論」として、パンデミックを起こしたＳＡＲＳウイルスのゲノムを構成する要素は、すべて雲南省の1か所から採取したＳＡＲＳと近縁のコウモリコロナウイルス各種の遺伝子に含まれることが示されたと述べている。

石正麗やダザックらの極めて危険な機能獲得研究を支援していたのは、アメリカのＮＩＨだけではない。論文では、オーストラリア連邦科学産業研究機構の動物衛生研究所が、ＨｅＬａ細胞や〈ＶｅｒｏＥ6セルライン〉という細胞を〈快く提供してくれた〉と記されている。Ｖｅｒｏ細胞は、もともと日本の研究者がサルから取り出した細胞だ。ＣＳＩＲＯは武漢の研究者に研修を施し、いくつかのプロジェクトに資金援助も行っていた。石正麗らの今回の研究には、中国政府が、才能ある先進的な研究者１００人を支援する科学技術院のプログラムを通じて資金を出し、また米政府もアメリカ国立アレルギー感染症研究所とアメリカ合衆国国際開発庁を経由して資金を援助していた。両政府が支援し、国民の税金を使って支援していたこの研究について、論文を読み、内容を理解していた一般のアメリカ人やオーストラリア人ははたしていただろうか。

胡奔はその後、2種類の新しいコウモリコロナウイルスを調べるプロジェクト〈新たなＳＡＲＳ近縁コウモリコロナウイルス2種における、ヒトＡＣＥ２受容体を発現させた遺伝子組み換えマウスに対する病原性〉と題したプロジェクトを始め、中国国家自然科学基金の青年科学者向け基金から２２７５ドルの助成金を受け取った。プロジェクトは２０１８年に承認され、２０１９年1月から２０２１年12月まで実施された。ふたつの新ウイルスを使った実験の詳細、特に人間に感染するのかを含めた研究の詳細は、新型コロナの感染が拡大し始めたころには明らかになる予定だったが、いまだに発表されていない。

この本の仕事でリサーチャーを務めてくれたルーク・マクウィリアムズは、２０２０年3月17日に国家自然科学基金のウェブサイトへアクセスしてこのプロジェクトを見つけたが、２０２１年3月17日に再び訪れると、武漢ウイルス研究所関連のプロジェクトは消えてなくなっていた。サイバーセキュリティの専門家であるロバート・ポッターは同日、ツイッターで「こちらでも確認したところ、３００以上の項目が見られなくなっていた。彼らにはまだ隠さなくてはならないことがあるのだろうか」とつぶやいた。幸い、マクウィリアムズは関連ページをアーカイブ化して保存していた。

胡奔と石正麗のチームは、22の省のうち南部を中心にコウモリのサンプルを回収し、２００件以上がＳＡＲＳに似たコロナウイルスで陽性だったことを確認している。しかし、彼らが注目したのは雲南省の洞窟だった。「この場所でＳＡＲＳに似たコロナウイルスが大量に見つかったから、我々は個人防護具（ＰＰＥ）を毎回着けて洞窟へ入り、サンプル回収を行った」。胡は２０１７年12月のインタビューでそう話している。採取したウイルスを使った遺伝子操作の種類についても明かしている。「新株を分離したのに加え、我々は新たに発見した新型株のS遺伝子をリバースジェネティクスを用いてＷＩＶ1株の感染性クローン構造体に配置し、別のS遺伝子を持った一連のキメラウイルスも獲得した。この結果からもわかるように、S遺伝子に切断のない、ＳＡＲＳと近縁の複数のコロナウイルス株は、ＡＣＥ2受容体を使ってＶｅｒｏＥ6細胞で効率的に複製でき、ＨｅＬａ細胞に侵入できる」

石正麗が2021年2月にWHOへ提供した情報によれば、彼女は合計で1万9000点のサンプルを回収し、そのうち2481点からコロナウイルスを検出した。〈石正麗の研究室は、遺伝子組み換えウイルスを用い、コウモリコロナウイルスがACE2受容体を使って結合するかをテストしたが、使ったのはコウモリコロナウイルスのバックボーンに挿入したコウモリのスパイクたんぱく質であり、ヒトSARSコロナウイルスのバックボーンではない〉。WHOの報告書にはそう書かれている。武漢ウイルス研究所がWIV1を使った遺伝的組み換えの実験を始めたのは2015年だったそうだ。〈2016年にはACE2受容体を持つマウスを手に入れ、2018年にWIVとSHC014を使った組み換え実験を始めたが、新型コロナウイルス感染症の感染爆発が起こったため研究は完了しなかった〉。この報告もまた、武漢ウイルス研究所が研究中のウイルスのサンプルについて、情報をすべて公開していなかった証拠になる。WHOは報告の中で、石正麗への聞き取りをもとに〈サンプルはすべて保管されているが、確認はまだ終わっていない〉と述べている。

新型コロナの感染拡大が明らかになる前、エジンバラ大学の分子進化学教授であるアンドルー・ランボートはツイッターで、新しいウイルスを見つけても意味がないとつぶやいた。「新しいウイルスは探せば探すだけ見つかる。問題は、そのうちどれが重要で、どんなものが見つかりそうかを見極める方法がないことだ。基本的に、そうした情報を使って感染拡大を防いだり、緩和したりすることはできない」

ピーター・ダザックはこの意見にツイッターで反論し、その過程で、自身やほかの科学者が行っている危険な研究の一端を明かした。「それは違う。我々はSARSと近縁のコウモリコロナウイルスを使って大きな進歩を遂げている。50以上の新型株を見つけ出し、スパイクたんぱく質遺伝子の配列を明らかにし、ヒト細胞と結合するものを見つけ、遺伝子組み換えウイルスやヒト化マウスを使ってＳＡＲＳに似た病気の兆候を確認し、ｍＡｂ、つまりワクチンに反応しないものがあることを確認している」。ダザックがワクチンに言及しているのは興味深い。彼の話から推察すれば、科学者たちは以前からコロナウイルスのワクチン開発に取り組んでいた可能性があり、そうした研究も流出の原因になった可能性がある。

民間調査グループのＤＲＡＳＴＩＣが発見した、武漢ウイルス研究所の曾磊平（ツォンレイピン）という研究者が２０１７年4月付で出した論文には、スパイクたんぱく質に手を加え、〈痕跡を残さずに〉キメラウイルスを作り出す方法が記されている。〈クローニングに成功したさまざまなＳＬ－ＣｏＶ株のＳ遺伝子を、遺伝子フラグメントＥとＦ、Ａ～Ｄ、およびＧとともにＢＡＣベクターにそれぞれ挿入することで、組み換え後のウイルスのゲノム配列に（酵素部位などの）痕跡を残さず、ＷＩＶ1をバックボーンとし、S遺伝子を組み換えたウイルスの感染性ＢＡＣクローンを作り出す〉

エブライト教授によれば、武漢ウイルス研究所ではほかにもふたつ、機能獲得研究にあたる危険な科学実験が行われていたという。ひとつが〈ＭＥＲＳコロナウイルスのコウモリからヒトへの伝染の鍵となったふたつの変異〉というプロジェクトで、２０１５年6月に発表され、石正麗とバリックのほかに、アメリカの大学や研究機関に所属する何人かの中国人研究者が関わっている。

もうひとつが、２０２０年8月に発表された研究論文で、こちらは〈２０１５年の流行に先立って起こり、毒性と伝染力を高めたジカ熱ウイルスのエンベロープ変異〉というタイトルがついている。研究を行ったのはテキサス大学医学部ガルベストン校と武漢ウイルス研究所だ。

新型コロナウイルスの感染が拡大していた時期に、武漢ウイルス研究所がこうした危険な研究を行っていたことから、エブライト教授はすぐに研究所から流出した可能性を疑った。「武漢ウイルス研究所の極めて危険な実験にまつわる議論に2015年から参加してきた科学者と科学政策研究者は、新型コロナの感染爆発が研究所のすぐそばの武漢市で起こっているという知らせを聞いて、すぐに研究所が原因である可能性を考えた。コロナウイルスの機能獲得研究を実施しているのはノースカロライナ大学とテキサス大学医学部ガルベストン校、そして武漢ウイルス研究所の3か所しかない以上、かなり考えられる話だった」

エブライトが苦々しく指摘するように、過去5年間、武漢ウイルス研究所を含めた世界各地の研究機関で行われてきた機能獲得実験は、痕跡を残さない。ウイルス自体を調べても、遺伝子操作が行われていたかはわからない。

16

アメリカを代表する医師

アメリカ国立アレルギー感染症研究所のアンソニー・ファウチ所長は、落ち着いた物腰と抑制の利いたしゃべり方で、聡明な祖父のイメージを築き上げている。メディアから「アメリカを代表する医師」と呼ばれる80歳は、50年近くを公的機関で過ごした人物で、まずは医学部をへて、ベトナム戦争期間中にアメリカ国立衛生研究所に入ると、１９８４年にその傘下のＮＩＡＩＤの所長に指名された。

世界の多くの医療関係者と同様、ファウチもまた、パンデミックを契機にお茶の間の顔になった。国民が専門家の一言一言ににじむ不安に右往左往するなか、医療関係者は突如としてスポットライトを浴び、ほとんど神聖視と言っていいほどの地位を手に入れた。いきなり有名になったファウチは『ニューヨーカー』などの大手雑誌、新聞でお世辞めいた内容の特集になり、それがまた、未曾有の危機からアメリカ国民を懸命に守る救世主というイメージをいっそう確固たるものにした。〈アメリカ人はファウチの確かな存在感に頼っている。ＣＢＳイブニング・ニュースの温厚なキャスター、ウォルター・クロンカイトがアメリカで最も信頼できる人物と評されたベトナム戦争以降、ひとりの人間がここまで頼られたことはなかっただろう。この国は日々わかりやすい言葉で話す彼に完全に頼りきりになった〉と『ニューヨーカー』はべた褒めした。同じ記事では、〈新型コロナウイルスはまずコウモリから、次に生きた動物を売る市場で発生した〉のは事実だと記されていた。

ブラッド・ピットも、エミー賞の候補に入った2020年4月の『サタデーナイトライブ』で、ファウチの個人名こそ出さなかったものの、番組中に演技をやめて保健関係者を称えた。「この不安な時期に、あなたの落ち着きと明快さは助けになった。ありがとう」。パンデミック中、ファウチはトランプに否定的な層から人気を集めた。ほかの関係者がトランプの納得できない意見に対して口をつぐんでいたなかで、ファウチは公の場で大統領の誤りを修正したからだ。

バイデン政権に代わったあとの最初の記者会見で、ファウチは政権交代によって「解放された気分だ」と語った。「新政権でひとつ違うのは、答えがわからなくても推測を口にする必要はなく、ただわからないと言えばいいということだ」

パンデミックの初期段階で、ファウチは新型コロナウイルスが研究所から流出した可能性を否定している。「コウモリの体内でのウイルスの進化、そして世界で現在起こっていることに目を向ければ、（科学的根拠から考えて、自分の考えは）今回のウイルスが人工的に、あるいは意図的に操作されたものではないというほうへ非常に強く傾いている」。ファウチは『ナショナル・ジオグラフィック』の2020年5月のインタビューでそう述べている。「ウイルスは時間をかけて段階的に進化する。それを考えれば、あらゆる情報が（今回のウイルスは）自然界で進化し、その後に別の生物へうつったことを強く示唆している」

1年後、ファウチはこうした考えを少し修正し、流出説に関する議論を抑え込むつもりはなかったと述べ、自分は常にオープンな思考を保ってきたと強調した。しかし彼の公の場でのコメントは、そうした主張を裏付けるものになっていない。

慎重で思慮深い医療の専門家という表の顔と矛盾するかのように、ファウチはオバマ政権が中止させた危険な機能獲得研究の米国内での再開に中心的な役割を果たし、中国国内の安全管理の甘い研究施設でのコロナウイルス研究への資金拠出にも一役買っている。諜報機関が、パンデミックの発生源ではないかと疑っている研究施設だ。

2021年6月、いつもと同じ穏やかで和やかな雰囲気で始まったインタビューのなかば、ファウチはNIHが武漢でのコロナ研究を金銭的に援助してきた理由を知りたいという司会のリーランド・ヴィッタートの質問に答えた。回答は実にショッキングなものだった。ファウチは、アメリカでの感染爆発を防ぐためだったと口にしただけでなく、武漢ウイルス研究所は安全で、極めて質が高いと言ったのだ。しかしその実、NIHとアメリカは研究所内での活動をまったく把握できていなかった。

「なぜ中国でやっているのか。やっているのは中国の非常に有名な、極めて質の高い研究施設だ。武漢のラボの状況について、すべて確証があるわけではないのは確かだが、動物と人との干渉を研究するのはわたしの科学者として、また公衆衛生関係者としての義務だ。なぜなら2002年と2003年のSARSのパンデミックは、アメリカは大きな被害を出さずに切り抜けられたものの、それでも非常に困難な出来事で、そして明らかにコウモリからハクビシン、そして人間への感染が起こっていた。だからこそ、動物と人との接点を研究し、こうしたウイルスが人間に感染し、アメリカがどれくらいの痛手を負う可能性があるかを理解することは、我々に課せられた責務だ。とはいえ、ニュージャージー州ホーボーケンやヴァージニア州フェアファックスで、感染爆発につながる可能性のある研究が行われるのを国民は望まないだろう。だからこその中国だ」

アメリカでコロナウイルス研究を行えば感染爆発が起こったときに怖い。だからこそアメリカは中国での研究に資金を出している。

この点に関して、デイヴィッド・スティルウェルもファウチと同意見だ。「個人的には、アメリカが重金属を中国で扱っているのと同じ理由だと考えている。中国は環境のことを気にしないから、毒物の扱いを外注に出しているわけだ。そうすれば、流出のリスクのあること（コロナウイルスや機能獲得の研究）をアメリカ国内でやる必要はない。2002年から2003年にかけてSARSの感染が拡大した中国は、SARSコロナウイルスに強い関心を抱いていて、アメリカから研究用の資金を受け取る意思を持っている」

ファウチのNIAIDも所属しているNIHは、国立科学財団とともに2018年4月まで1年にわたって武漢ウイルス研究所を視察しており、そこで行われている研究をよく把握していた。

この本の執筆に向け、わたしたちはアメリカの民間監視団体〝ホワイトコート・ウェイスト・プロジェクト〟とともに石正麗（シージョンリー）が武漢の施設で行っていた研究を分析した。その結果、NIHは過去10年で、武漢ウイルス研究所で行われている少なくとも60の科学プロジェクトに資金を出していることがわかった。

アメリカ合衆国国際開発庁（USAID）は少なくとも16個（そのうち10個はNIHとの共同援助）、保健福祉省は3個、国防総省とエネルギー省、〝新興&再興感染症・中米共同プログラム〟はそれぞれ1個ずつ、武漢ウイルス研究所に関連したプロジェクトに資金を出している。

オバマがアメリカでの機能獲得研究への資金拠出を停止したのと同じ時期に、アメリカのお金が中国での危険なコロナウイルス研究に流れ続けていたのは、憂慮すべき点だ。

非営利団体エコヘルス・アライアンスのピーター・ダザック会長は、自身が中国で行っているコウモリの研究が、NIHからの助成金という形でアメリカから全面的な援助を受けていたことを自慢していたようで、2020年4月のナショナル・パブリック・ラジオでは「だから資金が停止されて、もう研究は続けられない。フィールドワークも行えない」と話している。「すでに集めた膨大な種類の新型コロナウイルスのサンプル」の研究もできなくなったとこぼしている。「中国でフリーザーに入っているんだ。そうしたサンプルからウイルスのゲノム配列を明らかにする共同研究をやっていた時期は、そのフリーザーを自由に使うことができた。しかし資金援助が止まった今、それもできなくなった」

エコヘルス・アライアンスは2002年以降、アメリカ政府から助成金と報奨金を6000万ドル受け取っていて、さらにそれ以外にも、研究を請け負った別の組織からも資金援助を受けている。資金を提供している公的機関には、国防総省（4191万ドル）や保健福祉省（1166万ドル）が含まれる。

2015年5月からの4年間で、エコヘルス・アライアンスは合計59万8500ドルを武漢ウイルス研究所に直接送っている。「質の高いテストと遺伝子配列の解析、サンプルの分析、現地からラボまでの低温輸送の管理、サンプルの保管とテストの品質管理、共同での科学論文の発表とプログラムの報告を行っていることに対して」というのがその名目だった。2016年と2017年には、武漢大学公衆衛生学院にも20万ドルを送っている。

NIH傘下の27機関のひとつであるNIAIDは、2014年から2020年7月にかけて、「コウモリコロナウイルスの発生リスクに対する理解」というプロジェクトのもと、エコヘルス・アライアンスに374万8715ドルを提供している。米政府の助成金サイトの説明では、プロジエクトの目的は「中国における人と動物の接点を現地で深く研究し、この先に自然動物からコロナウイルスが発生した場合のリスクを調べる」ことだという。

武漢ウイルス研究所と頻繁に協力しているほかの機関としては、ニューヨーク血液センター、ノースカロライナ大学、テキサス大学医学部ガルベストン校がある。

エコヘルスから武漢の研究機関への資金の流れを最初に明らかにしたのは、ホワイトコート・ウエイスト・プロジェクトで、その活動を強力に主導したのがアンソニー・ベロッティ代表とジャスティン・グッドマン副代表だった。ベロッティは、ＮＩＨらの各機関は中国での実験に資金を出すのをもうやめるべきだと主張する。「何百万ドルというアメリカ国民の税金が、動物実験を行っている武漢をはじめ、中国の多くの研究所に流れている。しかもそうした研究所は資金の使途について本当の意味での透明性はなく、説明責任も果たしていない。まさに大災害のレシピだ。こうした向こう見ずな税金の使い方は間違っているし、新たな世論調査でも、民主党支持、共和党支持にかかわらず、有権者の大半が中国や他国の動物ラボへの資金提供をやめることを望んでいる」

下院情報特別委員会の一員で、元委員長でもあるデヴィン・ニュネスは、アメリカで禁止された機能獲得研究が武漢で続いていたことについて、「おそらく使われていたのはアメリカの金で、正確な額はまだわかっていない」とＦＯＸニュースで話している。「資金は非営利団体を通じて中国に流れていた。重要なのは、アメリカで許可されない研究が中国で続いていた点だ。この種の活動、今回の機能獲得実験は、まさにウイルスの兵器転用につながる。疑問なのは、こういう非常に危険で、人命を脅かし、武器になる可能性のあるものに我々の税金が使われることを、本気で望む人がいるかだ」

アメリカから武漢ウイルス研究所へ資金が流れる状況は、2020年4月まで続いた。そうしてコロナの感染拡大が明らかになってから4カ月たって、NIHはようやくエコヘルス・アライアンスへ書簡を送り、新型コロナウイルス感染症の起源に関する疑問に答えない限りは資金援助を停止すると実質的に通達した。あまりにも遅い措置だったが、それでもNIHの域外研究局の副部長であるマイケル・ラウアーは、衝撃的な決断を下した。

〈NIHは武漢ウイルス研究所（WIV）および助成金を受け取ったエコヘルス・アライアンスが、中国の保有施設で深刻なバイオセーフティ上の懸念をもたらす研究を実施し、結果として中国国民、さらにはアメリカを含む他国の国民の健康と幸福を脅かすものを作り出したという報告を受けている〉。書簡にはそう書かれている。〈我々は、WIVが助成金を受け取るための安全上の要件を満たしていなかったのではないか、WIVの活動がルールを遵守しているかを監督する義務をエコヘルス・アライアンスが怠ったのではないかと懸念している〉

トランプ大統領の首席補佐官であるマーク・メドウズが、資金提供の停止を決めると、エコヘルスは憤慨した。そしてダザックと知り合いで、「新型ウイルスは自然由来だ」と公言したことをダザックから感謝されていたファウチは、代理でエコヘルスの擁護を始めた。まず、アレックス・アザー保健福祉長官に抗議した。アザーは自分が決めたことではないと言った。「トニー、上に相談してくれ。決めたのはメドウズだ」。するとファウチはなんのためらいもなく、メドウズのところへ行ってエコヘルスに関する決断を撤回するよう説得を試みた。もっともこのころには、パンデミックの端緒となった街で機能獲得実験を行っている研究所にエコヘルスが資金を出していることは、アメリカ国民の知るところとなっていた。

ファウチはこの件に関するコメントを拒否したが、彼に近い筋によれば、ダザックとの個人的な関係は持ち出さず、所定の手順を踏まずに決断を下してはならないと撤回を求めたという。その関係者は、わたしにこう語った。「ＮＩＨの助成金を受け取るには、非常に厳しい審査がある。提供される多額の資金と、プロセスの品位を守るためだ。ファウチは地政学的な理由から、審査の過程をへずに助成が止まることを気にかけていた。助成をカットするのにも手続きがある」

２０１５年には、ＮＩＨのフランシス・コリンズ所長が、中国人民解放軍軍事科学院と正式な協力関係を結んでいる。２０１５年６月24日には、軍事科学院の当時の院長である曹雪濤と会談している写真を共有し、ツイッターで「ＣＡＭＳの曹雪濤院長と会い、ＮＩＨとＣＡＭＳのあいだでのさまざまな衛生分野での協力について話し合えてよかった」とつぶやいた。

２０２０年４月には、コリンズはファウチにメールを送り、流出説を陰謀論として否定した。〈陰謀論に勢い〉と題したそのメールには、ＦＯＸニュースのキャスター、ブレット・ベイヤーの番組中の発言へのリンクが貼りつけられていた。ベイヤーは番組で、複数の情報筋から聞いた話として、ウイルスは武漢の研究所で作られ、その後に事故で流出したのかもしれないとコメントしていた。

おそらくＮＩＨの上層部は、軍事科学院との提携は純粋な国際協力だとみていたのだろう。仮にそうだとすれば、うぶな考え方だった。アメリカは、習近平が実行している軍民両用研究が内包するリスクをよく承知していた。にもかかわらず、保健関係と科学関係、さらには防衛の関係者までもが、こうした国防上、バイオセーフティ上の重大な脅威が見えていなかったようだった。しかも中国は、アメリカの知的財産を露骨に盗んでいた。

ポンペオは中国での機能獲得研究、特にアメリカの金を使った研究も完全にやめさせるべきだと確信している。コロナウイルスのような危険な病原体を扱えるだけの安全基準を満たしている中国の施設はひとつもないと信じている。「今ではみな、機能獲得研究をめぐる複雑さと、研究がかなりの物議を醸し、大きなリスクを生み出していることを知っている。そうした研究を行いたい正当な理由があるのもわかっているが、言ったとおり、やるのならアメリカ国内で、ある程度の規定とルールを定めたあとに限るべきだろう。こうした研究は、じゅうぶんに訓練を積んだ人材のいる最高ランクの研究施設で、厳しい安全手順とバイオセーフティ手順のもとでのみ行うべきで、その基準に満たない中国のラボでやるべきではなかった。である以上、そうした研究を中国で行ってもいいと判断したのはひどい過ちだったようだ」

ファウチの名前を直接出しはしなかったポンペオだが、アメリカの資金が武漢ウイルス研究所へ注ぎ込まれた責任がどの機関にあるのかについては、はっきりと明言している。「ＮＩＨの人間とアメリカの保健当局者は、あのラボと交流のあるアメリカ人を監督していたわけだから、ラボがアメリカやイギリス、フランス、オーストラリア、日本の施設のような厳しい安全基準を満たしていないことも知っていたはずだ。監視体制が足りなかったことと、それに伴うリスクについては、山ほど疑問が出てきそうだ」

ホワイトハウスの政権幹部は、ファウチが２０１７年、密かに機能獲得研究の中止措置を解除していたと報道で知って驚いたが、それ以上に仰天したのが、ファウチが武漢で行われている研究の中身を詳しく知っていたにもかかわらず、パンデミックに発展するまでそれを一言も口にしなかったことだった。武漢ウイルス研究所が危険なコロナウイルス研究に果たしている役割は、マイルズ・ユーやマット・ポッティンガーが明らかにするまで、ホワイトハウスでは誰も知らないままだった。

トランプ政権時代の大統領首席補佐官代行で、感染が広がり始めてきた時期からあらゆる会議に参加してきたミック・マルバニーによれば、ファウチは自身の組織が資金を出している機能獲得研究について一度も言及しなかったという。それどころか、武漢にコロナウイルスを研究している施設があることすら口に出さなかった。「彼がその種のことを言った記憶がないし、自分が関わっているという話も間違いなくしなかった」とマルバニーは言う。「最近になってつながりを知ったから驚いたよ。正直に言えば、あのころ知っていたらとは思う。知っていれば、ファウチの意見に対する見方も間違いなく変わっていたはずだ。別の言い方をするなら、わたしはナヴァロが中国を憎んでいるのを知っていたから、彼が入国禁止を提案しても話半分に聞いていた。ファウチが中国での研究に関わっているのは知らなかった。知っていれば、彼の貢献に対する評価も違ったはずだ」

武漢ウイルス研究所でコロナウイルスの遺伝子組み換えが行われ、NIHがその研究に資金を出していることを、ファウチは保健当局のトップであるアザーにも伝えていなかった。アザーに近い筋によれば、ファウチはアザーとずっと一緒にいたが、エコヘルスへの助成金がウイルスの操作に使われているとは一言も言わず、監視のための資金とだけ言っていたという。

新型コロナウイルスに関するホワイトハウスの幹部との高官級の会議では、何も言わなかったファウチだが、裏では自身の組織が武漢ウイルス研究所に資金を出していること、舞台裏でさまざまな研究が行われていることを気にかけていた。オンラインメディアの『バズフィード』が情報の公開を請求し、情報自由法に基づいて大量のメールが公開されたおかげで、2020年2月1日、フファウチが副所長のヒュー・オーチンクロス・ジュニアにメールを送り、こう話したのもわかる。〈この件を午前に必ず話し合う必要がある。携帯の電源を入れておいてくれ。7時45分からアザーと会議がある。8時45分には終わるだろう。このメールに添付した論文に目をとおしておくように。今日必ずやってもらいたい仕事がある〉。添付してあったのは、石正麗とノースカロライナ大学のラルフ・バリックが危険な新ウイルスを作り出した、2015年の機能獲得研究の論文だった。この研究にもNIHの資金が投じられていた。メールの件名は、〈『ネイチャー・メディシン』のバリック、石らのSARS機能獲得〉だった。

オーチンクロスは11時45分に返信し、〈送っていただいた論文を見たところ、実験は機能獲得実験の停止前に行われていますが、NIHの確認と承認を受けています。これがどういう意味かは測りかねます。エミリーは、P3レベルのNIHのコロナウイルス研究はひとつも行われていないと確信しています。我々と国外の研究とにつながりがあったのか、彼女は確かめようとするでしょう〉

こうした感染爆発の最初期、ファウチは明らかに、自身の組織が武漢ウイルス研究所の機能獲得研究に資金を出していたことを気にかけていた。もしかしたら、それがパンデミックの原因になった可能性に不安を感じていたのかもしれない。不安になる理由はあった。科学者たちから、新型コロナウイルスは遺伝子組み換えが行われているかもしれないと言われていたからだ。1日前の1月31日、スクリプス研究所のクリスティアン・アンダーセンはファウチにメールを送り、暫定的な見解として、新型コロナウイルスのゲノムは研究施設で操作されているように見えると話した。〈ゲノムのほんの一部分（0・1パーセント以下）に普通ではない特徴がある。そのためゲノム配列全体をよく見てみないとわからないが、そうした特徴の一部は遺伝子操作されたものに見える。今日の話し合いのあと、エディー（・ホームズ）とボブ、マイク、そしてわたしの全員が、進化論に基づく予測から外れたゲノムがあるのを発見した。とはいえ、もっとよく確認しなければならないし、さらなる分析が必要だから、意見が変わることはまだありえる〉

ファウチは翌日の午後6時43分、オーチンクロスへの緊急を要するメールを送ったあと、返信をして〈ありがとうクリスティアン。すぐに電話で話をしよう〉と伝えた。

このメールは、医学研究を支援する世界最大の財団〝ウェルカム・トラスト〟のジェレミー・ファラー代表にも転送されていた。ファラーはイギリス政府の非常時科学諮問委員会のひとりで、その後1年、ウイルスの流出説は陰謀論だと断言し続けた人物だ。ファウチとファラー、アンダーセンはまず電話で連絡を取り合い、ウイルスの異様な特徴について話し合った。ファラーはのちに記者のアリソン・ヤングに対して、アンダーセンがエドワード・ホームズと話をし、ふたりが「ひと目見て」ウイルスのゲノムが普通ではないと思ったことを認めている。「そこで部門横断型のチームを作ることを提案した。そして、翌日に電話で話し合おうということになった」

ファラーはファウチとアンダーセンだけでなく、フランシス・コリンズＮＩＨ所長とエドワード・ホームズ、英政府首席科学顧問のパトリック・ヴァランスら専門家にも声をかけ、2月1日土曜日に大規模な電話会議の場を設定した。ＮＩＨが資金を出しているＳＡＲＳの機能獲得実験について、ファウチがすぐ情報がほしいとメールを送ったまさにその日だ。電話会議で、一部のウイルス学者は証拠から判断して、動物の宿主からうつったという自然由来説に「大きく傾いている」と主張したが、ほかの面々は納得しなかった。「非常に実りある白熱した話し合いで、一部の参加者は、遺伝子操作されたウイルスの可能性があると感じていた」。ファウチはヤングにそう話している。しかしわずか2日後の2月3日、アンダーセンは、ウイルスが操作されていると考えるのは的外れだと述べた。そのことについて本人に尋ねると、アンダーセンはこう答えた。「実に平凡な意見なのはわかっているが、これは〝大がかりな隠蔽〟なんかじゃない。ただの科学だ。退屈なのはわかるが、物事が不確定な時期には、科学が大きな手がかりになるんだよ」

これらのメールからは、自然由来説をとりわけ熱心に支持する科学者でさえも、最初は新型コロナウイルスに極めておかしな特徴があるのを認めていた事実が見えてくる。しかし何より重要なのは、ファウチがパンデミックの最初期に、自身の組織が武漢ウイルス研究所の機能獲得研究に資金を出していることを気にしていた点だ。ファウチは、わたしが話を聞いたホワイトハウスの高官にはそのことを伝えなかった。かわりに国務省の職員と記者、インターネット・リサーチャーらがそこから1年半かけてパズルのピースを組み合わせ、アメリカが武漢での危険な研究を資金援助していた事実を明るみに出した。

アメリカが資金を提供した機能獲得実験で危険な新ウイルスが生まれることを、ファウチは繰り返し否定している。2021年7月、ファウチは上院公聴会でランド・ポール上院議員から「動物からウイルスを取り出して人間への伝染力を高める。あなたはそれを機能獲得実験ではないと言うのですか？」と訊かれた。

ファウチはこう答えた。「そのとおりです。大変失礼ですが、あなたは言葉の意味もわからずにそういう言葉を使っていらっしゃる。そのことをはっきりお伝えしたい」。そうやってふたりは、NIHが資金を提供し、武漢で行われていたコロナウイルスの遺伝子を操作する研究が専門的な定義で〝機能獲得〟にあたるのかをめぐって、激しい議論を交わした。

エブライト教授は、真実を告げなかったファウチを批判し、具体的な問題として、この章で取り上げたＮＩＨ後援の機能獲得研究の論文に言及しなかったことを指摘する。わたしは教授に、公聴会で否定した以上、ファウチは〝機能獲得研究〟を別の定義で捉えていたのだろうかと尋ねた。すると教授は「定義の問題じゃない」と言い、実際のところファウチは「米議会にある深い党派の分断を利用し、一方が自分をかくまってくれることを期待した」と続けた。

エブライト教授はさらに、ファウチが実質的には機能獲得研究の父だったとも批判する。「この地球上でファウチ以上に機能獲得研究を可能にし、拡大し、正当化できた人間はいない」

世界はなぜ、機能獲得研究はパンデミックにつながりかねないという多くの科学者の警告を無視したのだろうか。ファウチやＮＩＨ、国防総省などは、自分たちのせいで監視の目の行き届かない中国の施設にアメリカ国民の税金が使われていたことについて、何か言うべきではないのか。何を根拠に、正しい安全手順が施行されていると判断したのか。そこに抑制と均衡はあったのか。あったはずがない。

そして、アメリカと武漢ウイルス研究所とのつながりは、エコヘルス・アライアンスやファウチ、ＮＩＨ、ノースカロライナ大学だけにとどまらない、もっと深く不穏なものだった。

17 アメリカ陸軍感染症医学研究所

アメリカのメリーランド州にあるフォート・デトリックは、この国でもとりわけ謎の多い軍の生物学研究機関だ。そこに、ＢＳＬ４の研究所がある。兵士たちが警備を固めるその施設の中にあるのが、対生物兵器を扱うアメリカ陸軍感染症医学研究所（ＵＳＡＭＲＩＩＤ）だ。

中国の武漢ウイルス研究所の研究員は、人民解放軍の秘密の軍事活動に携わっていることがわかっている。だからそんな者たちと、ＵＳＡＭＲＩＩＤとのあいだに結びつきがあることはまるで想像がつかない。ところが実は、ＵＳＡＭＲＩＩＤの最高科学責任者（ＣＳＯ）、研究所の所長、元司令官、そして下請けの研究機関はみな武漢ウイルス研究所とつながっている。それどころか、直接視察したこともある。

ＵＳＡＭＲＩＩＤのＣＳＯだったシーナ・バヴァーリは、石正麗（シージョンリー）が編集長である学術誌『ヴァイロロジカ・シニカ』で編集委員を務めている。経歴を確認すると、バヴァーリは２０１１年にＵＳＡＭＲＩＩＤに入所して、２０１４年９月からＣＳＯを務め、１９年に５年の任期が満了したことになっている。

退任前の２０１９年９月、バヴァーリは、モザンビークのトーフォーで催された新興感染症の会議に石正麗とともに参加することになった。石とともに講演を行う予定で、フライト代も支払い、モザンビークのビザも取得していたが、10日前に出席をキャンセルした。主催者に謝罪のメールを送り、よければフェイスタイムかワッツアップを使って講演したいと打診した。

わたしがバヴァーリから直接話を聞くと、彼は最初、会議には実際に出席して、石正麗のコウモリコロナウイルスに関する講演を聴いたが、おかしな部分はなかったと話した。「気になるところは何もなかった」と言った。5日後、バヴァーリは出席したのは2019年ではなく2018年だと言ってきた。ところが2018年のトーフォーでの会議に石は出ていなかった。

石正麗は、9月1日から5日まで開催された2019年大会には確かに出席していた。別の参加者によれば、コロナウイルスに関する話をし、気さくで社交的だったという。その1週間後の9月12日、武漢ウイルス研究所はウイルスのデータベースをインターネットから削除した。

本人の記憶によれば、バヴァーリは2014年か2015年に『ヴァイロロジカ・シニカ』の編集会議のため、武漢ウイルス研究所を訪れたという。当時まだ開設前だったBSL4の施設には入らなかったが、石正麗がコロナウイルス研究を行っているBSL3の施設は視察した。

内部の安全基準がどうだったかを尋ねると、バヴァーリはこう言った。「おいおい、7年も前の話なんだから憶えていないよ。別にふざけてるわけじゃない。時差ぼけがあったし、いろいろフライトの問題や何かがあって、予定より2日遅れでの現地入りだったんだ。だからあの出張のことは、正直言ってよく憶えていない。確かにウイルス学者がたくさん集まっていて、実際に雑誌の編集会議があった。みな招待された研究者で、プレゼンを行ったり、学生と交流したりといった感じだった。どこかを歩きまわったはずだが、詳しいことは憶えていない」

武漢ウイルス研究所を訪れたUSAMRIIDの幹部はバヴァーリだけではない。2018年10月、USAMRIIDのある研究室の室長が、武漢ウイルス研究所の第一会議室でエボラ出血熱に関する講演を行っている。研究所のウェブサイトにも記事があり、〈会議のあと、教師と学生たちも参加して、ＢＳＬ４ラボの運用や実験テクニック、ウイルスと宿主との相互作用などについて活発に意見交換を行った〉と書かれている。研究員の肖庚富（シャオゴンフー）が研究所を代表して〝葛洪（かつこう）フォーラム〟記念メダルをその人物に贈ったという。

フォート・デトリックと武漢ウイルス研究所とのあいだには、もうひとつ別のつながりもある。関わってくるのは国立衛生研究所（ＮＩＨ）だ。『ヴァイロロジカ・シニカ』の編集委員には、アンソニー・ファウチの国立アレルギー感染症研究所（ＮＩＡＩＤ）で首席ウイルス学者を務めるイェンス・クーンも名を連ねている。クーンはＮＩＨの関係者というだけでなく、コニー・シュマルジョンが所長を務めるフォート・デトリックの〝統合研究施設〟で客員研究員としてウイルス学部門のトップを任されている。「フォート・デトリックの統合研究施設（IRF-Frederick）の研究員は、チーム内で、チーム間で、また外部のパートナーや提携機関と協力しながら研究を行っている」と施設のウェブサイトには紹介されている。

つながりはほかにもある。２０１７年5月、武漢の繁華街にあるホテルで、ＵＳＡＭＲＩＩＤのある司令官が研究施設の安全性に関するワークショップに参加した。〝新興感染症、研究施設の安全性、世界の健康安全保障上の課題に関する第2回中米間ワークショップ〟というタイトルで、武漢ウイルス研究所の上級研究員も参加していた。5月17日から19日にかけて行われたワークショップでは、機能獲得研究と研究施設のリスク、遺伝子編集が主なテーマになった。

ワークショップは中国科学院の主催で、石正麗と中国ＣＤＣの高福（ガオフー）主任が講演を行い、武漢ウイルス研究所のＢＳＬ４研究室の袁志明（ユエンジーミン）室長も出席していた。ワークショップのレポートには、

USAMRIIDの司令官についてこう書かれている。〈アメリカのバイオセキュリティ的思考の発展について話し合い、米国特定化学物質プログラムに関連した事故死はわずか1件で、しかも実際の特定物質が死因ではなかったことを指摘した（攻撃用生物兵器プログラムが禁止される1969年以前の死亡事故は3件）。また比較材料として、医療ミスによる病院内での感染が70万件、死者が40万人であることを取り上げた〉

この司令官は、バイオセーフティ上の事故を完全に防ぐ方法はないが、国際協力は有効だと話している。スタンフォード大学の有名な教授で、同じくワークショップに参加したデイヴィッド・レルマンは、新設された武漢ウイルス研究所のBSL4施設を訪れたが、「まだ稼働前で、BSL3や4の物質を扱う実験はやっていなかった」と話している。

「こういった議論は、少なくとも仕事上での関係を発展させる機会になる限りは、友好的だし有益だ」とレルマンは話す。「何か気になる話を耳にした憶えはないが、両者の講演やコメントに予定調和的なものというか、台本くささがあったから、驚きではない」

ワークショップの記録によると、袁志明と司令官が〈会議を締めた〉という。〈新興感染症やラボの安全性、世界の健康安全保障などのワークショップで議論した話題に関して、中国科学院（CAS）と全米科学アカデミー（NAS）が果たすべき役割について、ふたりを中心に討論が行われた〉

シーナ・バヴァーリは、関係者同士の往来があったにもかかわらず、USAMRIIDと武漢ウイルス研究所とのつながりを否定する。「アメリカ陸軍感染症医学研究所はわたしがCSOを務めていた場所だが、武漢ウイルス研究所やほかの中国の機関とはなんの関係もない。雑誌の編集委員だからといって、中国の機関を助けているわけではないし、何かしているわけでもない。両者はまったくの別ものだ」

ほかの研究者が武漢ウイルス研究所を訪れたことについても、大きな問題ではないと主張する。

「向こうの施設に友人がいたのかもしれないし、だとすれば相手は間違いなく中国人だろう。だから（視察が）あったことに疑いはない。しかし、たとえばＵＳＡＭＲＩＩＤそのものと武漢ウイルス研究所が実際に協力し合っていると公言するのは明らかに正しくない。彼らとのつながりは絶対にない。少なくともわたしが見ていたあいだはね」

石正麗がトップを務める『ヴァイロロジカ・シニカ』の編集委員会には、人民解放軍のメンバーや、安全規定違反でカナダを追放されたウイルス学者、中国ＣＤＣの高福主任がいる。雑誌は武漢ウイルス研究所のウェブサイトで取り上げられていて、研究所の組織図には雑誌の〝編集局〟が入っている。

２０１９年7月、危険なウイルスのサンプルを武漢ウイルス研究所に送ったとして、カナダ唯一のＢＳＬ４施設から追放された邱香果（チウシアングオ）という中国系カナダ人のウイルス学者がいた。邱はその4カ月前、エボラウイルスとニパウイルスという、非常に毒性の強いウイルスを含めたサンプルを自身の研究室から中国へ送り、夫と教え子とともに研究所から追い出された。送るよう要請したのは武漢ウイルス研究所だと報じられている。

この件を報じたＣＢＣのカレン・ポールズの記事によれば、邱香果は２０１７年と１８年だけで少なくとも5回、武漢ウイルス研究所の付属施設である国家生物安全実験室を訪れていることが、渡航記録からわかっているという。化学物質と生物戦の専門家で、ビギン・サダット戦略研究センターに所属するダニー・ショハムは「ある日の勤務終了後にＩＴの専門家が邱のオフィスへ入り、コンピュータへのアクセス権を手に入れたところ、中国への定期的な渡航はストップした」と記している。奇妙なことに、邱はUSAMRIIDともエボラウイルスの共同研究を行っていて、2018年10月に論文が『ネイチャー』に届いている。

中国CDCの主任で、2020年1月3日のロバート・レッドフィールド米CDC所長との電話口で涙した高福も、石正麗の雑誌の編集委員を務めている。新型コロナウイルスのゲノム配列の共有で責任者を務めた張永振（ジャンヨンジエン）も、編集委員のひとりだ。客員編集員には、人民解放軍と関連のある童貽剛（トンイーガン）が名を連ね、この人物は軍が管轄する軍事医学研究院の微生物流行病研究所で所長を務めていた。アメリカの諜報機関は、武漢ウイルス研究所が人民解放軍とつながっていると考えている。それを考えれば、石の雑誌の編集委員会に、USAMRIIDの関係者がいるのは極めて異例だ。

ところが定期的に視察を行っていたにもかかわらず、その後フォート・デトリックの研究者は、武漢ウイルス研究所の研究員によるものと疑われる知的財産権侵害の被害に遭った。フォート・デトリックのチームは2015年、カリフォルニア州フォスター・シティーのギリアド・サイエンシズ社と共同で、エボラウイルスの複製を妨害する薬の開発に成功し、プレスリリースを出して成果を発表した。その抗ウイルス化合物はGS-5734、通称レムデシビルといった。

シーナ・バヴァーリら、聡明な科学者が共同で行ったレムデシビルの研究は、国防総省傘下の組織であるアメリカ国防脅威削減局と医療対策システム共同プロジェクト管理局が出資して行われていた。開発から5年後、レムデシビルは新型コロナウイルス感染症の治療薬候補と期待され、世界的に注目を集めた。

研究に協力し、資金も出してはいたが、ギリアドのレムデシビルの特許にアメリカ政府の関連機関はクレジットされていない。しかしもっと大きなスキャンダルは、レムデシビルの商用特許がようやく出願された場所が、アメリカではなかったことだった。シーナ・バヴァーリらが発見し、ギリアドが特許を持っているはずのレムデシビルは、中国で出願された。申請したのはほかならぬ武漢ウイルス研究所だった。

研究所は、新型コロナが人から人へ感染することを中国政府が認めた翌日の2020年1月21日に、中国でレムデシビルの特許を出願した。そのことを最初に報じたのは、英『デイリー・メール』紙のイアン・ビレルだった。特許について尋ねると、バヴァーリは、武漢ウイルス研究所による出願は知らなかったと答えた。「レムデシビルに関して、自分が把握しているのはギリアドが持っているものだけだ。なぜほかの特許があったのかはわからない。まあ、中国にはいろんなことをやっている連中がいろいろいるから、好きな特許を簡単に手に入れられるんだろう。だからといって、それが他国で有効とは限らないが」。バヴァーリの意見は、米FBIのクリストファー・レイ長官が、ポンペオとともに考えたスピーチ（10章参照）の内容にも通じる。つまり、アメリカの技術が中国に盗まれ、特許を取られるというテーマだ。

新型コロナウイルスの起源について、バヴァーリは武漢の研究施設からの流出か、それとも自然なものかで特に意見はないが、コロナは「ほぼ完璧なウイルス」だと評する。「ウイルス自体に少し奇妙なところはあるが、ほぼ完璧なウイルスのように見える。呼吸器系を通じた伝染のための切断部位は、ほぼすべてのヒト細胞にマッチする。かなり変わったウイルスだ。しかし、進化の過程でこうしたものが登場する可能性もなくはない。だから誰かが本格的な法医学研究を実施し、結果が公表され、何が真相かをみんなが知れるようになるまでは、推測や犯人捜しがたくさん行われるだろう。そして、それは科学ではない。実際のところ、武漢にはもうひとつ、BSL3の施設がある（武漢CDC）。だからなぜ誰もその話をしないのか、個人的には疑問だ」

バヴァーリ自身も、フォート・デトリック時代に騒動を起こしている。地元紙『フレデリック・ニュースポスト』は2016年、次のように報じた。〈陸軍は2015年に調査を行い、2014年に就任したバヴァーリが権威あるラボ内で〝恐怖政治〟を敷いていたことを知った。調査官は、シーナ・バヴァーリをUSAMRIIDから追放し、監督権限のない別の役職に異動させることを求めている〉

バヴァーリがいた2019年には、封じ込め規則に関する違反で施設が一時閉鎖されるトラブルも2回起きた。USAMRIIDは11月中旬に業務を段階的に再開すると発表したが、『フレデリック・ニュースポスト』が情報自由法に基づいて入手した詳しい情報によると、USAMRIIDがCDCに報告した2件の違反は、〈特定化学物質や毒物を扱う際に求められるじゅうぶんな封じ込め手順の導入、維持〉を怠ったことで、物質はBSL3とBSL4の施設で作られていた。しかし違反はあったものの、危険な物質に〈晒された〉研究者はいなかったそうだ。

フォート・デトリックの研究者と武漢ウイルス研究所とのあいだにつながりがあったことを知って、ポンペオは驚いたようだった。「把握していなかったはずだ」。ポンペオはそう言って、言葉に窮した。「普通ではない。確かに、きみも知ってのとおりあそこは狭い世界で、世界中のウイルス学者は非常に強い絆で結ばれている。だからこそ、ダザックのような男もいる。小さな集団が、閉じた空間で、多くのリソースと資金をコントロールしている」

兵器のコンプライアンスに関する仕事をしている政権幹部で、オンレコで発言する権利を持たないある人物は、武漢ウイルス研究所と人民解放軍のつながりを考えれば、USAMRIIDとそうした中国の研究施設との関係は憂慮すべきことだと話している。この人物は、両者の関係は官僚機構にありがちな腐れ縁で、国際協力を促す環境があまりにも長く続いてきたがゆえに、あえて関係を断とうとする者が誰もいないのではないかとみている。

石正麗とノースカロライナ大学のラルフ・バリックとの関係も、同様に長いものだ。石は2018年2月にバリックへメールを送り、武漢へ来ないかと誘った。石はメールにこう綴った。〈ガルベストン校で会えて、あなたが最近もすばらしい研究を続けているのがわかってよかった。お話ししたとおり、今年武漢で開かれる〝新興ウイルス性感染症に関する第8回国際シンポジウム〟にあなたを招待するので、ぜひ出席していただきたい。滞在費と香港から武漢までの渡航費はシンポジウムのスポンサーのほうで用意する〉

ラルフ・バリックは4時間後に返信した。〈やあ正麗、ガルベストン校では会えてよかった。武漢でのシンポジウムでまた会えるのを楽しみにしている〉。同じ年、バリックはエコヘルス・アライアンスからも〝謝礼〟を受け取っている。

武漢ウイルス研究所を支援していたのはアメリカだけではない。国際的な提携関係はヨーロッパにも達し、スウェーデンのウメオ大学、デンマークのノボノルディスク研究センター、ドイツのデュースブルク＝エッセン大学、フランスのパスツール研究所、BSL4実験室のあるリヨン国立医学研究所、エクス＝マルセイユ大学などが武漢ウイルス研究所に協力している。

アフリカでも、ケニアの国立博物館とジョモ・ケニヤッタ農工大学が提携している。アジアではシンガポールのデュークNUSメディカルスクールとノバルティス熱帯病研究所、パキスタンの防衛科学技術機構、日本の国立感染症研究所、パキスタンのイスラマバードにある国立工学科学委員会がパートナーになっている。

オーストラリアも例外ではない。オーストラリアの連邦科学産業研究機構（CSIRO）といくつかの大学は、少なくとも10年前から武漢ウイルス研究所との共同プログラムを進めている。石正麗もチームの主要メンバーを引き連れてオーストラリアの研究施設を訪れ、豪中両政府から資金援助を受けているコウモリの研究を視察した。武漢ウイルス研究所で、コウモリのウイルスによる感染と免疫の研究を統括する周鵬（ジョウポン）は、2011年から2014年までを、ジーロング市にある動物衛生研究所（現オーストラリア疾病準備センター）で過ごした。その前の2009年から2010年には、博士課程の一環でCSIROにいた。

この時期、周はクイーンズランド州で捕まえた野生のコウモリをヴィクトリア州へ空路で輸送する手続きの仕事をしていた（コウモリはそこで殺処分されて解剖され、危険なウイルスの研究に使われた）。留学費用はCSIROと中国科学院が共同で出していた。研究内容は、コウモリを対象とした免疫学とインターフェロン（ウイルスに反応して分泌されるシグナル伝達のためのたんぱく質）など。「コウモリが、人間ら哺乳類への高い病原性を有するものを含めたウイルスの宿主になった経緯」も研究対象で、そうしたウイルスの多くは「人間やその他の哺乳類にとって罹患（りかん）率、致死率ともに高いもの」だった。

武漢ウイルス研究所の名誉教授でもある王林発（ワンリンファー）は、2008年から2011年にかけて、CSIRO最高執行部のウイルス学科学リーダーを務めていた。新型コロナウイルスの感染が拡大し始めた2020年1月には、武漢へ戻って石正麗と研究を行っていた。

石正麗自身も、2006年2月22日から5月21日までの3カ月間、CSIROの動物衛生研究所で客員科学者として過ごしている。CSIROの広報は、中国との40年にわたる関係の中で「卓越した研究が行われ、すばらしい分野の発展が見られた」と話している。「現在、準備センターではコウモリの研究は行っていないが、文脈を踏まえずにコウモリの研究は危険だと示唆するのは、誤誘導であり無責任だ。コウモリの研究は、動物由来の疾病に対する理解の大きな土台になっている。CSIROは必要な義務を果たし、安全性を非常に真剣に捉えている」

クイーンズランド大学は、パンデミックのあとも武漢ウイルス研究所との共同研究に携わっていた。2020年8月に発表された〈中国のコウモリコロナウイルスの起源と、生物種をまたいだ伝播〉という論文では、石正麗とピーター・ダザックとともに、クイーンズランド大学獣医学部のヒューム・フィールド博士が共著者になっている。ヒューム博士は、エコヘルス・アライアンスの科学政策顧問でもある。

チャールズ・スタート大学の公共倫理学教授であるクライヴ・ハミルトンは、所属する科学者の共同研究を各大学が正しく監督していなかったのは明らかだと言う。「オーストラリアの大学では、中国の研究者との共同で繊細な研究がいくつも行われている。そうした中国の研究者の中には、中国軍とのつながりがある者や、貴重な情報を中国の企業や諜報機関に渡している可能性が高い者もいる。しかし大学は問題があることをなかなか認めようとせず、防衛取引管理法の裏に隠れてばかりいる。あの法律では、慎重に扱う必要がある技術の輸出は禁止しているが、中国軍関連の科学者が、オーストラリアの研究施設で行われている繊細なプロジェクトで働くことは禁じていない」

武漢ウイルス研究所と緊密に協力し合っていた大学の中に、研究所とどういう関係だったかをつまびらかにしたところはひとつもない。2021年3月14日、わたしたちは情報自由法に基づく開示請求をエジンバラ大学とロンドン大学セント・ジョージ校、サウサンプトン大学など、武漢ウイルス研究所のウェブサイトに〝国際パートナー〟と記されているイギリスの大学に出し、協力のあり方や共同研究の内容、武漢ウイルス研究所のデータベースの中身などの詳しい情報を求めた。各大学がパートナーとして列挙されている研究所のページへのリンクも提示した。

1カ月後の2021年4月12日、サウサンプトン大学から次のような回答があった。「貴殿から提供されたリンクを確認したが、サウサンプトン大学に関する言及は見当たらなかった。また、サウサンプトン大学と武漢ウイルス研究所、中国科学院とのあいだの相互理解に関する合意書、または覚え書きも見つかっていない」

開示請求を出したあとで、武漢ウイルス研究所のページが編集され、エジンバラ大学、ロンドン大学セント・ジョージ校、サウサンプトン大学に言及した部分がすべて削除されていた。もともと提携先として記載されていた31の大学や政府機関のうち、編集後も残っていたのは8つだけだった。

わたしたちは、インターネットのアーカイブツールである『ウェイバック・マシン』を使い、サイトが1回ではなく2回、情報を変更していることを突き止めた。そのうち1回目が3月22日で、イギリスの3つの大学の名前が削除されたが、奇妙なことに、インペリアル・カレッジ・ロンドンとブルガリアのソフィア大学が追加されていた。アラバマ大学も残っていた。しかしその翌日には、こうした大学との提携の記載もすべて削除された。

サウサンプトン大学ではこのことが問題視され、内部調査が求められているようだ。エジンバラ大学からは、2021年3月の請求に対してまだ回答はない。エジンバラ大学の分子進化学教授であるアンドルー・ランボートは、新型コロナウイルスのゲノム配列が最初に公開された議論フォーラム〝virological.org〟の開設者にして管理人だ。配列の情報は、オーストラリアの研究者エドワード・ホームズがランボートに提供した。

18 事故率0・3パーセント

多くの科学者が、武漢の研究施設から新型コロナウイルスが事故で流出した可能性に〝陰謀論〟のレッテルを貼ろうとしている。しかし実際には、研究室での事故は中国に限らず、世界中で当たり前に起こっていて、そのことを誰よりもよく知っているのは科学界だ。人間はロボットではなく、事故は起こるもので、そして流出したのがスパイクたんぱく質を使って人間への伝染力を高め、空気感染する感染力の高いウイルスだったなら、実に恐ろしいことになりかねない。

世界中の研究室で、天然痘や炭疽菌、H5N1、SARS、ブルセラ属菌など、命に関わる病気の原因となる細菌やウイルスに絡んだ事故が起こっている。中国では1980年代に、核実験場と生物兵器の研究施設の近くで、ウイルス熱が流行する事件が起こっている。ソ連から亡命したケン・アリベックは、ソビエトの機密報告書をもとにした書籍『生物兵器―なぜ造ってしまったのか?』［2001年、二見書房刊］で、ふたつの流行の原因は研究施設からの流出だと明かしている。『ニューヨーク・タイムズ』に載った1999年のインタビューで、アリベックは「我々の分析官は、どちらも中国の科学者がウイルス性感染症の兵器化を研究していたラボの事故が原因だと結論づけた」と話している。

北京の研究施設では、SARSウイルスの流出事故も起こっている。SARSの感染爆発が起こった翌年の2004年、中国CDCが管轄する北京の国立ウイルス学研究所では、SARSコロナウイルスの研究が行われていた。

2004年3月25日、安徽省出身の26歳の女性研究員が体調を崩し、北京市内の病院に入院した。WHOのプレスリリースでは、〈症状がSARSと一致したため、保健当局はSARSの感染が疑われるとさかのぼって診断を下した〉と書かれている。4月8日には、病床で娘の面倒を見ていた研究員の母親も病気になり、11日後に死亡した。研究員を担当していた20歳の看護師も感染し、集中治療室へ運び込まれた。4月22日には、研究所で働いていた別の31歳の男性も病に倒れ、入院、隔離された。

研究所は一時閉鎖となり、300人以上の濃厚接触者が観察下に置かれた。200人近いスタッフが、北京中心部から20キロ北の昌平区にある別の研究施設近くの病院で隔離された。中国が発表している数字によれば、この期間中に少なくとも9人が感染した。

当時、WHOのボブ・ディーツ広報は、事故は1件ではなく、2件起こっていたと話した。「我々はふたりの人間が感染したのではないかと疑っている。ひとりは26歳の女性ポスドクで、もうひとりは31歳の男性ポスドク。どうやら2件の感染は別の出来事のようだ。これは手順と装備の問題だ。率直に言って、すぐに現地へ行って詳しく調べる予定でいる。保健衛生部の関係者とともにラボを査察し、何があったかを明らかにするつもりだ」。当時、WHOの西太平洋地域事務局長を務めていた尾身茂は、研究所の安全対策を批判し、AP通信に対して、施設の安全性は「対応すべき深刻な課題だ。警戒を続ける必要がある」と話した。

中国も正式に調査を実施し、施設で〈過失〉があったと結論づけた。中国の英字日刊紙『チャイナ・デイリー』はこう伝えている。〈ふたつの件は、中国CDCのウイルス研究施設で、不活性化したウイルスの現物を使った実験と関連している。この施設では、SARSウイルスに関する部門横断型の研究が行われていた。SARSに感染した生体物質を使った実験を一般の研究室で実施していたこと、研究員の健康状態の異常をすぐに報告しなかったこともCDCの間違いだ〉

これにより、5人の関係者が処分された。中国CDCの李立明（リーリーミン）主任は副主任とともに辞任し、研究所の所長とほかにふたりの関係者も職を解かれた。当時、国務院副総理だった呉儀（ウーイー）は「関係者への処分は、公衆衛生の強化に対する我々の決意と、研究者、また全住民の健康を守ろうという強い責任感の表れだ」と述べた。

中国では2011年にもハルビンで恐ろしい事故が起こっている。東北農業大学の獣医学部で、学生110人以上が集まって4頭のヤギを解剖したところ、数カ月後に27人が頭痛や関節痛、「衰弱状態」などを訴え、ヤギが保有していたブルセラ菌に感染したことがわかったのだ。『上海日報』は、ひとりは歩けないほどで、講師も感染したと報じた。調査の結果、安全手順が守られておらず、講師も生徒も手袋をはめていなかっただけでなく、ヤギも適切な検疫を行わないまま研究室に運び込まれていた。大学は安全対策が不足していたことを謝罪し、ふたりの管理責任者を懲戒免職とした。

ところが、中国でこうした研究施設を監督する立場の人間は、ミスから学ばなかったらしい。2019年には、別のふたつの研究施設で100人以上の学生とスタッフがヤギからブルセラ菌に感染した。この事故を受けて、蘭州（らんしゅう）獣医研究所は閉鎖され、ハルビン獣医研究所も影響を受けたと『ネイチャー』は伝えている。『新京報』紙は、事態が発覚したのは、研究室の大量のマウスが感染しているのに学生が気づいたあとだったと伝えている。その結果、検査を受けた317人のうち9

6人が感染していることがわかった。ここでも安全基準の甘さが発覚し、たとえば学生たちはマスクを着けていなかった。

とはいえ、研究施設での事故が当たり前なのは、中国に限った話ではない。科学ライターのニコルソン・ベイカーは、研究所での事故を1950年代にさかのぼって調べ、著書『*Baseless: My Search for Secrets in the Ruins of the Freedom of the Information Act*（根拠ゼロ　情報自由法の残骸に埋もれた真実）』でどれだけ事故が頻発しているかを明らかにした。ベイカーによれば、1960年代までに〈疾病を兵器に転用しようとして〉病院へ搬送されたアメリカ人科学者、技術者は数百人にのぼるという。

ベイカーが詳細に綴っている研究施設での事故は、1951年に熱を出して死亡した微生物学者から、1964年に研究室で動物に噛まれて出血熱に罹り、妻が検疫室の窓から見ているなか命を落とした獣医研究所の職員まで、多岐にわたる。1977年にソ連と中国で始まり、世界に広がったA型インフルエンザの大流行は、もとをたどればアメリカの研究室で27年間冷凍保存されていたインフルエンザ株に行き着くとも記している。手足口病の現在の流行に関しては、2007年に英サリーにある動物衛生研究所の下水管の亀裂から流出したことを突き止めた。ほかにも英バーミンガムの研究施設で、天然痘のハイブリッド株の研究に携わっていた医療カメラマンが死亡したことも明らかにした。

オーストラリアでも事故は起こっている。デニス・リチャードソンは国防大臣や外務貿易大臣、防諜組織のオーストラリア保安情報機構（ASIO）長官などを歴任し、2017年に引退した人物で、1992年には冷戦後の諜報体制を見直す取り組みも行っている。そのリチャードソンによれば、オーストラリアでも安全規定違反は何度かあったという。「世界へ向けて警告する必要のあることだ。オーストラリアにもそうした施設はあって、わたし自身、過去に1、2件の事故があったのは知っている」。リチャードソンは2020年5月のインタビューでそう語っている。「事故は起こる。中国のレベル4研究施設のセキュリティがどれほどだったかはシンプルにわからない」

リチャードソンは、公開されている情報だけ見ても、少なくとも1件の違反があったと話している。バイオセキュリティ違反は2016年、CSIROで毒性のある病原微生物の実験をしているときに起こり、スタッフ30人が病原体に晒された。「ウイルスではなかったが、レベル4施設での実験中に安全手順が守られず、それが違反につながった。施設の外へ波及し、市民を危険に巻き込むことはなかったが。これ以上は言わないでおこう。言いたいのは、安全性のレベルがどれだけ高かろうと事故は起こるということだ。世界各地のレベル4施設で事故は発生している。どこでもあるのだから、中国で起こっても驚かない」

アメリカの国家安全保障会議(NSC)で中国を担当したマット・ターピンも同意見で、研究施設での事故は珍しくないと言う。「ラボでの事故や研究員の感染、研究中のミスに驚きはない」とターピンは言う。「非常に透明性の高い国々ではそういうことが起こり、続いてきた長い歴史があるし、記録も取られている。同じようなことが起こってもまったく驚くべきではないし、中国政府からそうした報告が上がってこず、彼らが事故など起こっていないというような反応をしているのは、規定違反がいたるところで起こっていることを考えればまったくもって信じられない態度だ。そうした違反やミスは常に記録し、透明性を保つ必要がある。簡潔に言えば、人間ではない職員を採用するのは不可能だ。そこに人間がいる以上、ミスが起こる可能性は高い」

パンデミックを起こしうる病原体を研究している科学者ら専門家から成るアメリカの団体〝ケンブリッジ・ワーキング・グループ〟は、2015年、アメリカの一流施設だけに絞っても天然痘と炭疽菌、鳥インフルエンザに絡んだ事故が起こっていると指摘した。「そうした事故は増えており、規制されている病原体に関する事故は、全国の学術機関や政府機関で平均週2回のペースで起こっている」

アメリカ軍備管理不拡散センターの上級研究員であるリン・クロッツは、機能獲得実験はパンデミックにつながる可能性があると警告する。クロッツは実際に、研究所の事故が何回起こっているかを計算した。〈ひとつのラボから、1年のあいだに流出事故が起こる確率は、0・003（0・3パーセント）〉。これはバイオラボに対する各国政府のリスク評価と、危険な病原体を研究しているラボの実情に照らせば、控えめな試算だ〉。2012年の『原子力科学者会報』に掲載された共著論文で、クロッツはそう記している。〈この確率から計算すると、ひとつのラボで1回の流出事故が発生する確率が80パーセントに達するには、536年かかる。しかし、パンデミックを起こしうる病原体を研究しているラボが42か所あることを踏まえれば、そのうち少なくとも1か所で80パーセントの確率で流出事故が起こるのに必要な期間は12・8年になる。これは20世紀に発生したインフルエンザの大流行よりも短いスパンだ。このレベルのリスクは明らかに許容できない〉

多くの科学者が、事故は当たり前で、機能獲得研究はパンデミックにつながるおそれがあると警告してきたことを考えれば、流出説の調査に反対する科学者がいるのは不可解……というより、正直に言えば理解不能だ。流出のシナリオはありえないとか、「陰謀」とか言うのも信じられない。流出説は、陰謀論とはかけ離れたものだ。それでも信頼を得ている著名な科学者たちは、わたしたちに、これは陰謀論だと信じ込ませようとしている。

この本の執筆に向けた調査でひとつ大きな発見だったのが、武漢ウイルス研究所の幹部の大半が、足元の施設で行われている研究の種類と、安全対策の甘さによる事故が起こる可能性に、重大な懸念を抱いていたことだ。武漢ウイルス研究所のBSL4研究室で室長を務める袁志明（ユエンジーミン）は、中国の研究施設のずさんな安全管理について、コロナ禍が広がる前の年に繰り返し警鐘を鳴らしている。〈バイオセーフティ研究室は諸刃（もろは）の剣だ。人類への利益につながる可能性もあるが、〝大惨事〟も招きかねない〉。2019年2月の『ジャーナル・オブ・バイオセーフティ&バイオセキュリティ』誌で、袁はそう綴っている。〈海外の高レベルバイオセーフティ研究施設に、標準化された管理システムが備わっているのに対して、中国ではバイオセーフティ施設の主要な仕様・規格の80パーセントが、マクロな指針に基づいており、運用方法に準じた基準に従っている施設はほんの一部しかない。そのため、運用に伴う技術的サポートが乏しく、バイオセーフティ施設の安全性を確保することが難しくなっている〉

袁志明は少なくとも2016年から、自分が所属する研究所や、中国のその他の研究施設の安全基準を非常に不安視していた。『中国科学院会報』に投稿した論文で、袁はこう述べる。〈我が国は、高レベルバイオセーフティ研究システムの構築と管理において、明らかな問題を抱えている。現時点で、建設されたレベル4施設はひとつのみで、重要な備品の保守管理、およびレベル4研究室の運用に必要な標準化された手順を研究員が習得する過程は、じゅうぶんに進んでいない〉。そして、中国に必要なのは〈サンプルの輸送と保管、検査や、緊急時用のプランの策定など、研究活動の監督を強化すること〉だと訴えている。資金不足も指摘し、とりわけ高レベル施設に関する法律の改正も呼びかけている。

２０１９年の別の論文では、この分野に対する国際的な規制が機能していないことを認め、その理由として、既知の病原体だけを対象にしていることを挙げている。ガルベストン国立研究所のジェイムズ・ルダック所長とともに『ジャーナル・オブ・バイオセーフティ＆バイオセキュリティ』誌に寄稿した論説で、袁は〈合成生物学が登場し、遺伝子編集などの新技術が採用されるようになっているなかで、生物学的に新しい道が見えただけでなく、自然界では存在が確認されていない微生物が生み出せるようになっている。そうした研究分野で、最近とりわけ大きな注目を集めているのが機能獲得研究、特に鳥インフルエンザウイルスの効果的なヒト－ヒト伝染につながる分子変化を特定しようという試みだ。多くの国が、合成生物学を規制するのに、遺伝子組み換え生物を対象とした規制に頼っているが、対象が既知の生物に限定されていることを考えれば、こうした規制は今後の監督ニーズを満たすのにじゅうぶんではない可能性がある〉

この論説からは、ＢＳＬ４施設の関係者の中にも、武漢ウイルス研究所で行われている研究に落ち着かないものを感じている人がいることがうかがえる。雑誌がこの文章を受け取ったのは、武漢で感染が広がる直前の２０１９年８月６日で、懸念を示していたのは、感染爆発直前にＢＳＬ４研究室で室長を務めていた人物なのだ。

別の論文でも、袁は研究施設の安全基準に対する懸念を示している。２０１９年９月の『ジャーナル・オブ・バイオセーフティ＆バイオセキュリティ』に掲載された論文で、袁はこう述べる。〈現在、大半の研究所には専任のバイオセーフティ・マネージャーやエンジニアがいない。そうした施設では、技術のあるスタッフがパートタイムということもある。そのため、施設内や機器の運用の際に起こりうる安全災害を早期に特定し、被害を軽減することが難しくなっている。それでも、研究員のバイオセーフティに対する意識や専門知識、運用技術のトレーニングには改善の余地が残る〉

一流ウイルス学者の武桂珍（ウーグイジエン）も、『バイオセーフティ＆ヘルス』誌で、中国の研究施設のバイオセーフティレベルの低さに懸念を示している。雑誌が２０１９年８月20日に受領した論文で、武は〈規制基準の仕組みの改善は差し迫った課題だ〉と訴え、〈バイオセーフティ法を早急に充実させる必要がある〉と話している。ほかにも、〈バイオセーフティ、および合成生物学、遺伝子編集、生物学的リソースの保全と活用といった分野を発展させるのに必要な支援と指針を提供する〉ためにも、協力して規制措置を見直していく必要があると述べている。

武桂珍は大学や病院、学術機関のバイオセーフティ管理のレベルを懸念し、対策を強化するべきだと話している。中国ではＢＳＬ２施設の規制と法律が〈足りていない〉と考え、またじゅうぶんなトレーニングを積んだ経験豊富なバイオセーフティ関連の人材が足りていないと主張する。

こうした理由から、袁志明は強い懸念を示していた。アメリカ国務省は、華南海鮮市場の近くにある武漢ウイルス研究所を注視しており、また武漢ＣＤＣのバイオセーフティは研究所以下で、安全対策もずさんだった。

武漢ウイルス研究所の別の上級研究員、田俊華（ティエンジュンホワ）は２０１９年12月、なんともタイミングの悪い時期に行われたインタビューで、コウモリのサンプルを現地で回収するスタッフがいかに感染しやすいかを語っている。「コウモリの排泄物に触ってしまうことはよくあるし、そこにはすべてを汚染するものが含まれている。極めて危険だし、恐怖を感じている。感染の恐怖だ」。映像の中で田はそう語り、コウモリの尿が直接肌に触れたため、自己検疫を行わなくてはならないことが2度あったと明かした。

マイルズ・ユーは調査の途中で、国営上海メディアグループが２０１７年に作成した田俊華の特集映像『自然と格闘する若者　見えない守護者』に行き当たった。映像の中で、田は洞窟に入ってコウモリからウイルスを採取し、感染のリスクについて語っている。動画は今もインターネットで見ることができ、適切な防護具をまとっていない田の体にコウモリの尿がしたたるのがはっきり確認できる。さらに悪いことに、コウモリの血も肌に飛び散っている。

「過去10年で、ぼくたちは湖北省を隅々まで訪れました。10以上の未開の洞窟を探索し、３００種類以上のウイルスベクターを調べてきました」と田は言う。「しかしながら、ウイルスサンプルは研究用としてのみ保管するべきだし、実用化してはならないと思います。ワクチンが要るだけでなく、自然から身を守る必要も出てくるからです」

２０２０年3月25日に動画を見つけたユーは、緊急のメールをＮＳＣや国務省を含めた〝ワシントンじゅう〟へ送り、動画の中の田の恐ろしいほど薄い装備や、田に関する別の論文のことを伝えた。

それから2カ月後、イギリスの元外交官であるマシュー・ヘンダーソンはわたしに、諜報機関は武漢ＣＤＣに注目しているようだと話した。「これは極めて重要なことだ。（石正麗（シージョンリー）は）12月30日の夜に上海から呼び戻され、武漢ＣＤＣが研究していたサンプルを受け取った。ＣＤＣはしばらく前から、新型コロナウイルス感染症に罹った入院患者のサンプルを探していた」

武漢ウイルス研究所も同じように、高レベル施設の研究員が適切な安全装備を身に着けていないという問題を抱えていた。感染爆発が起こった直後、研究所がウェブサイトから削除した決定的な写真を見ると、そのことがよくわかる。写真の中の研究員たちは、机を囲んで座りながらサンプルを扱っているが、その中にはマスクを着けていない者がいる。研究員がマスクはおろか、手袋すら着けずに洞窟でコウモリの排泄物のサンプルを回収している写真もある。

バイオセーフティとバイオセキュリティの専門家ティム・トレヴァンは、2017年の『ネイチャー』に、武漢ウイルス研究所の新しいBSL4研究室に関する論文を投稿し、施設の維持に欠かせないオープンな文化が中国には期待できないことを懸念している。〈多様な視点、誰もが自由に話せると感じるフラットな構造、情報のオープンさが大切だ〉。トレヴァンはそう話している。

同じ論文では、リチャード・エブライト教授も武漢ウイルス研究所への懸念を示し、SARSウイルスが北京の高レベル封じ込め施設から何度も流出したことに具体的に言及している。〈こうした施設は、本質的に軍民両用的な性質を持っている〉。サルに病原体を注入する仕事が増えそうなことに、彼は興奮ではなく恐怖を覚えた。〈サルは走りまわるし、引っかきもすれば噛みもする〉

恐ろしいことに、武漢ウイルス研究所ではBSL4施設ができる前から、レベル2や3の研究室でコロナウイルスを使った危険な実験を行っていた（BSL2は、歯医者と同じレベルの安全性）。これは推測などではなく、中国科学院のウェブサイトに載っている情報で、それによると武漢ウイルス研究所は小型動物をコロナウイルスに感染させる実験をレベル3施設で行うことを許可されていた。研究所には、中型動物を扱う研究室がひとつ、小型動物用がひとつ、解剖室がひとつあった。石正麗はそこでコロナウイルスを使った実験の多くを実施していた。

ユーがポンペオに提出した報告書でも紹介されているが、中国科学技術部が国内の施設の安全管理体制を見直したところ、国内にある75の生物学研究施設のうち、武漢ウイルス研究所は安全管理に優れたトップ20の施設が入る〝卓越〟ランクから漏れ、次のランクだったという。ユーは報告書でこう述べている。〈調査が行われた2016年時点で、武漢ウイルス研究所のBSL4ラボは建物自体は完成し、試験運用されている段階だった。格付けが発表された2017年12月には、中国合格評定国家認可委員会（CNAS）が研究所ををBSL4施設と認定してから1年近くがたっていた。国家衛生健康委員会も、世界で最も危険なウイルス群が分類されるリスクグループ4の微生物を保管、使用する資格を研究所に与えていた〉

ユーの報告書によれば、BSL4の研究施設へ移行する前の段階で、武漢ウイルス研究所は世界最大となる1万5000点以上のコウモリウイルスのサンプルを保有していた。〈自国の当局から〝B〟ランクしかもらえない研究所が、レベル4に格上げされ、世界で最も致命的なウイルスを扱うことを許可されたのは、よく言って無責任、もっと言えば危険なことだ〉

ユーは武漢ウイルス研究所がBSL2からBSL4へ格上げされたのは〈性急かつ無謀で、すさまじい安全上の懸念を生み出した〉と結論づけている。

19 死の洞窟

2016年4月　ボルネオ　キナバル山

科学者ではなく、〝洞窟探検〟が趣味でもない人にとっては知るよしもないことだろうが、コウモリのいる洞穴に足を踏み入れるのは、とんでもなく不快な経験だ。

2016年、今やわたしの夫となったチャズと出会ってから1年半後、わたしたちはボルネオへ旅行した。そして、山登りとハイキングのあいだに〝洞窟潜り〟をしてみた。雨が降っていて、時間は夜中の2時だった。一緒にいたチャズの友人たちは、わたしの根性を試したんだと言っていた。テストだったとすれば、わたしは余裕で合格だった。

ボルネオ島のサラワク州にあるグヌン・ムル国立公園は、そこかしこに洞窟が存在し、美しい自然のハイキングコースが延び、夕焼け空をコウモリたちが編隊を組んで飛ぶ一大観光地となっている。ヘッドランプとハイキングシューズ、長袖シャツ、ヒルよけのハイキングソックスで身を固めたわたしたちは、同じ探検仲間の一団に続いて漆黒の闇が下りる洞窟へ足を踏み入れた。そこには無数のコウモリがいて、においはむせかえるほどだった。ただそこに立ち、息をするだけで気持ちが悪くなっていたら、すぐにコウモリの糞（ふん）が上からわたしの髪に、さらには顔に落ちてきているのに気づいた。洞窟の裂け目に落ちないよう、慌てて立ち止まって足を滑らせそうになるたび、あるいは暗がりをロープを伝って進もうとするたび、糞が肌にへばりついた。しかも、避けようがないほどの数の巨大なゴキブリと虫があたりを這いまわっていて、そのうえヒルもシャツの下から潜り込めないか常に隙をうかがってきていた。しんどい経験で、数時間後に洞窟を出て川に身を浸し、汚い糞を洗い流したときの安心感は今でも憶えている。

しかし幸い、がんばっただけの甲斐はあった。そのあとの旅行中、ボルネオから遠く離れたコルシカ島の息を呑むほど美しい洞窟で、チャズがプロポーズをしてくれたのだ。今の自分が蓄えている病気持ちのコウモリに関する知識を当時のわたしが持っていたら、彼が指輪を用意していようがいまいが、きっとすぐさま行くのを断っていただろう。

そんなわたしと正反対の反応をしたのが石正麗だ。彼女ははじめて洞窟を探検し、広西チワン族自治区の首府である南寧市近くの洞穴で、コウモリの巣からサンプルを回収したときの経験を「魔法にかけられたかのようだった」と表現している。石は明らかにその体験に魅力を感じていて、『サイエンティフィック・アメリカン』誌に対して、湿気で光る乳白色の鍾乳石はつららのようだったと話している。

記事にはこう書かれている。〈たいていは地元の村民の話を参考にしながら、石と仲間たちは洞窟があると思われる場所へ向けて何時間も山をのぼり、狭い岩の隙間を腹ばいになって進んだ。しかも、コウモリを捕まえるのは簡単ではない。フラストレーションをためながら、1週間かけて30以上の洞窟を調べたが、見つかったのはほんの10匹程度だった〉。この話からも、科学者たちが、普通の人間ならほぼ出合わないようなコウモリたちからウイルスを頻繁に回収していることがわかる。洞窟の割れ目に体を突っ込まないと捕まえられないような、僻地のコウモリが保有するウイルスが自然に人間と出会う確率はどれくらいなのか。これはじっくり時間をかけて考える価値のある疑問だ。

新型コロナウイルスは研究所から流出した可能性があるというストーリーは、今話したような、武漢から１５００キロ離れた中国南西部の雲南省にある洞窟から始まる。緑に覆われた谷間の奥深くにあるその洞窟は、はるか以前に打ち棄てられた銅の掘削坑だった。

２０１２年４月、６人の作業員が、中を掃除するためにその坑道へ送り出された。コウモリの糞尿を残らず取り除くのが仕事だった。深さ１５０メートルの場所で、彼らは代わる代わる作業を行った。４月末までに、作業員はひとり、またひとりと原因不明の重い肺炎に倒れていった。そのうち４人が、搬送先の病院へ着いたときには「I型呼吸不全」を起こしていた。

まずは４月27日、45歳の鉱員が昆明医学院第一附属医院へ入院した。２週間前から咳が出ていて、胸と呼吸が苦しく、頭痛や四肢の痛みがあり、熱も40度近くあった。鉱員は１０８日後に死亡した。同じ日には、42歳の鉱員が玉渓市人民医院に担架で運び込まれた。高熱があり、同じく２週間前から咳が止まらず、入院前の３日間は呼吸不全を起こしていた。この人物は合計で48日間入院したのち、この世を去った。

63歳の鉱員も死亡したが、こちらは入院からわずか11日でのことだった。高熱と咳、頭痛、呼吸困難、胸の痛みが10日以上も続いた。４月26日に入院するまでの24日間のうち、２週間を坑道で過ごし、１日７時間働いていた。こちらも体温は最高で40度に達した。

残りの３人は重症で病院へ運び込まれたが、その後になんとか回復した。それでも体のだるさと症状は１年以上も続いた。全員、39度以上の熱と咳、息の苦しさがあった。

生き残った3人はインフルエンザや日本脳炎、デング熱、そしてＳＡＲＳなど、さまざまな病気の検査を受けたが、どれも外れだった。ところがその後、気になる結果が出た。武漢ウイルス研究所による検査で、3人にＳＡＲＳの抗体があり、ＳＡＲＳに似た未知のウイルスに感染していることがわかったのだ。

約1年後の5月13日、李旭(リーシュー)という大学院生が〈未知のウイルスによる重症肺炎に罹患した6患者の分析〉という修士論文を提出した。李は医療記録と医師による分析、放射線画像、肺などのＣＴ画像、心電図を入手した。診断結果には〈坑道内に滞在した時間が長いほど命を落とす確率も高い。同時に年齢が高いほど早く死亡する。回復という観点でも、年齢が若く、作業時間が短いほど回復しやすく、入院の期間も短い〉と書かれていた。

〈昆明動物研究所とともに、我々は6人の患者がチュウゴクアカキクガシラコウモリと接触したことを確認した。それが罹患の要因となった〉。論文はそう記している。〈しかしながら、２００５年に中国科学院武漢ウイルス研究所の石正麗らが出した論文では、コウモリが保有するＳＡＲＳと近縁のコロナウイルスは人間へ伝播しないと結論づけられている。この矛盾は、今回の6件が重要なものであることを示唆しており、坑道内の未知のウイルスとコウモリを原因とした重症肺炎は、さらなる調査と研究を行う意味がある〉。論文は、作業員たちが深刻な肺炎に罹ったのは、コウモリが保有するＳＡＲＳに近いコロナウイルスが原因だと結論づけている。

分別のある普通の人間なら、作業員がウイルスに感染したとみられるコウモリの巣窟に近づくことなどしないだろう。しかし石正麗にとって、新しいコロナウイルスが発見できるかもしれない期待感は心躍るものだった。石は周辺を調査するプロジェクトを発足させ、少なくとも9人の科学者を墨江の坑道へ派遣し、そこで6種のコウモリから10種以上のウイルスのサンプルを回収した。調査が始まったのは、作業員の中に最初の犠牲者が出てからわずか3カ月後のことだった。

チームは2012年8月からの11カ月間で坑道を4回訪れ、その後も繰り返し戻った（2020年11月に出した別の論文の補遺で、2015年に数回訪れたことを認めている）。最初の4回の調査では、276点のコウモリの排泄物を回収し、そのうち半分がコロナウイルスの検査で陽性だった。150件がアルファコロナウイルスで、2件がベータコロナウイルス、そのうち1件がSARSと近縁のベータコロナウイルスだった。チームはその1件をBtCoV／4991と呼んだ。

石正麗は2016年2月に『ヴァイロロジカ・シニカ』に掲載された〈廃掘削坑の数か所のコウモリコロニー内における複数のコロナウイルスの共存〉という論文で、調査結果を明らかにしたが、BtCoV／4991についてはわずかしか言及していない。石は〈我々の発見は、コロナウイルスの自然な宿主、またウイルス性病原体の由来動物としてのコウモリの重要性を改めて示すものである〉と書いている。

新しいコロナウイルスが見つかったことを、世界は警戒するべきだった。しかし良識的な内容ではあったものの、BtCoV／4991の発見について記した石正麗の科学論文に注目した人は誰もいなかったようだった。人の命を奪う可能性のあるこのコロナウイルスは、長く忘れられたままだった。今回のパンデミックが起こるまで……。

時間を一気に進めた2020年2月3日、石は同僚の周鵬（ジョウポン）らとともに『ネイチャー』誌に論文を発表した。彼らはそこで、新型コロナウイルスは自然由来で、おおもとはコウモリであるという説を提唱した。〈コウモリ由来である可能性が高い〉と述べ、2003年に流行したSARSコロナウイルスと配列が79・6パーセント一致するゲノムの情報を共有した。

台湾在住のスティーブン・クエイ博士は、この論文は石正麗にとって、新型コロナウイルスはコウモリ由来だと主張するための「典拠」で、「もしかしたら目くらましだったかもしれない」と話している。これも興味深い意見だが、この論文にはもうひとつ衝撃的な部分があった。それは石がここではじめて、自身の研究室でSARSと近縁のコロナウイルスを保管している事実を明かしたことだ。これは誰にとっても初耳だった。石はそのウイルスをRaTG13と呼び、そのウイルスの遺伝子配列が新型コロナウイルスと96・2パーセント同一だと話した。

これはどれだけ強調してもし足りないほど重要な告白だ。知られている中では今回の病気を引き起こしたウイルスに最も近く、ゲノム配列が96・2パーセント重なるウイルスが武漢ウイルス研究所の中に存在していたのだから。

この論文が出るまで、多くの科学者はRaTG13など聞いたことがなく、そのため彼らは驚愕し、ひどく困惑した。石正麗とチームがどの科学論文でも言及してこなかったウイルスが、突然そこに現れ、しかもパンデミックを引き起こしているウイルスと96・2パーセント同一だという。ウイルスを手に入れた経緯について、石は「以前」雲南省で採取したものだとしか言わなかった。不可解だった。新型コロナウイルスと非常によく似たこのウイルスはどこから来て、そしてどうやって手に入れたのか。石は廃棄された掘削坑について今回は何も言わず、2016年の論文も引用しなかった。

ところがそこで、世界に情報を広めた者たちがいた。それはとあるインターネット探偵集団と、インドのプネ在住の一流科学者で、1児の母であるモナーリ・ラハルカー博士だった。ラハルカー博士はドイツで学び、アガルカー研究所のバイオエネルギー部門で働く微生物学者だ。
ラハルカーは石正麗らの研究論文を読み、武漢ウイルス研究所が扱っているウイルスを分析する過程で、ある雨の晩、驚くべき発見をした。登録された全ウイルスのゲノム配列が閲覧できるデータベース〝ジーンバンク〟を確認していて、石らが廃坑で見つけたウイルス、つまりBtCoV／4991と、RaTG13の配列がまったく同じだと気づいたのだ。100パーセントの一致だった。BtCoV／4991は2016年、RaTG13は2020年1月に登録されていた。

ふたつは同じウイルスだった。それがどういうわけか、2020年2月の石正麗の論文では別の名前になっていた。

このパズルを解くべく、ラハルカーは自身の夫で、プネのBAIF研究開発財団に所属する科学者でもあるラフール・バフリカーに相談した。そしてユーリ・デイギン、ロッサナ・セグレト、ルイージ・ウォーレン、さらには〝シーカー〟と名乗るインドの匿名ツイッターユーザーが発見していた別の重要な事実を追い、パズルのピースを組み合わせていった。坑道の作業員たちと彼らの死、そして武漢ウイルス研究所のチームの調査と、SARSと近縁の新ウイルスの発見。「その結果、RaTG13は作業員たちの命を奪った坑道で見つかったものだとわかった」。ラハルカーは言う。

パズルが解けても、うれしくはなかった。ラハルカーは言う。「衝撃を受けたし、腹立たしかった。最初の論文にあった、新型コロナウイルスに配列が最も近いウイルスの情報を隠していたのだから。感染は世界中で広がっていて、インドでも大規模なロックダウンが施行されている。石正麗がこの事実を隠していたのはとてもショックだった」

調査を続けるなかで、ラハルカーは、これは新型コロナと最近縁のウイルスに関する真実を隠すための意図的な隠蔽だと信じるようになった。「石正麗たちは、作業員の死と研究所とを直接結びつけられるのが嫌だったのだと思う」とラハルカーは言う。「誰にもバレないでいてほしかった。仮にこれが新型コロナの先祖なのだとしたら、誰もが坑道で回収したサンプルをベースに遺伝子操作を行ったと考えるだろうから」

ラハルカーは、これらの情報をつなぎ合わせて記した論文を2020年5月に『ネイチャー』へ投稿し、最終的に『フロンティアズ・イン・パブリック・ヘルス』誌に掲載された。そのあと彼女は、パンデミックの原因について改めて調べるようWHOに要請して話題を呼んだ各国の科学者のひとりとなった。論文の掲載後には、DRASTICの科学者とリサーチャーから連絡が来るようになった。

カナダの企業家であるユーリ・デイギンも2020年4月22日に『ミーディアム』に掲載された記事で、RaTG13の出どころに疑問を呈し、数日後にはツイッターでもこの問題を取り上げた。豪インスブルック大学のロッサナ・セグレトは3月からCoV/4991とRaTG13は同じウイルスなのではないかと疑っていた。作業員が死んでいた事実を発見し、ラハルカーに情報を渡したのは〝シーカー〟だった。3人はラハルカーに、自分たちがツイッターで行っている話し合いに加わってほしいと誘い、科学の学位がなければほとんど理解できない長い会話スレッドの中で、見つけた情報を分かち合った。「6月にツイッターとやらに誘われ、DRASTICのみんなと知り合った」。そう言ってラハルカーは笑う。「ツイッターのアカウントを作らないとならなかった」

DRASTICは25人のメンバーから成る集団で、2020年の早い時期から新型ウイルスの起源を日夜調査しており、メンバーは時とともに増え続けている。多くが匿名を保っているのは、身の安全と仕事への影響を考えてのことだ。少なくともひとりの元メンバーが、権威ある北米の大学で教える仕事を失っていて、メンバーの一部は二重生活に近いものを送っている。所属メンバーは、ＤＲＡＳＴＩＣのウェブサイトやツイッターでは大きな存在感を放っているが、家族や友人は、彼らが新型コロナの起源にまつわるとりわけ重要な資料を見つけ出してきたことを知らない。

ＤＲＡＳＴＩＣは最初〝ダザック・ファンクラブ〟という名のチャットグループとして始まり、あとで加わった〝ビリー・ボスティックソン〟という名のツイッターユーザーが２０２０年5月にＤＲＡＳＴＩＣへ改名した。実験でひどい目に遭っているサルをツイッターの本人画像に使っているビリーは、２０２０年のはじめからこの問題をほぼ毎日、恐るべき細かさで調べてきた。以来、何千というツイッターの会話を共有し、法医学微生物学者のイヴェット・ガンナムとともに、研究者向けＳＮＳの〝リサーチゲート〟にも何本か報告書を投稿している。「２０２０年1月に、多くの人と同じようにうさんくさいものを感じ取り、全身全霊で真実を見つけ出そうと決意した。１日15時間、毎日毎日、1年以上続けられたのは、死んでいったたくさんのお年寄りや、ひどい痛手を受けた各国経済に対する責務だと感じたからだ」。そうしてビリーは、興味深い情報をインターネットで公開していた面々に連絡を取り、ＤＲＡＳＴＩＣに加わらないかと誘った。

やがてＤＲＡＳＴＩＣは、情報の共有を求める告発者のたまり場になった。ビリーは言う。「連絡手段は主に参加者だけのツイッターのグループと安全なメールで、共同調査用のドライブを作ってそこで資料を共有している」

ビリーらＤＲＡＳＴＩＣが調べた内容は、世界中の無数のニュースで扱われている。豊富な知識を当てにして、政府の調査員や議員から連絡が来ることもあるが、皮肉なことにビリーは権威嫌いで、反体制寄りにみえる。ＤＲＡＳＴＩＣのメンバーには、左寄りの者もいれば、人間を原因とした気候変動を疑う保守派もいる。裕福な者もいれば、寄付を願い出る者、情報をメディアに売る者もいる。大学や金融機関で働いている者もいれば、無職の者もいる。新型コロナウイルスの起源の調査という目的でつながったはみ出し者の集まりで、パンデミックが起こった経緯についてはそれぞれが自分なりの見解を持っている。

メンバー同士の会話を見てきた経験から言わせてもらうと、彼らの言葉遣いがかなり乱暴なのは間違いない。ビリーはよくメンバーに、いろいろなテーマをいっしょくたに話さないでほしい、政治観の違いはいったん忘れ、起源の調査に集中してほしいと呼びかけている。調べるべき事柄が手に負えないほど多いときには、15個くらいのグループにざっくり分け、武漢での初期の症例や利益相反、中国の隠蔽工作、中国語の資料の翻訳など、起源をいろいろな側面から調査してもらう。

ウイルス学者は、ＤＲＡＳＴＩＣの一部のメンバーのツイッターでの横暴ぶりや嫌がらせを非難する。実際、中には品の悪い者もいて、わたしも不快な発言をしたメンバーをブロックしなければならないこともあった。重犯罪で捕まった者もいる。

それでも全体として、ＤＲＡＳＴＩＣは埋もれていた情報の発掘に欠かせない役割を果たしている。諜報機関や政府関係者がこの問題にあまり関心を持っていないことを考えると、存在意義はとりわけ大きい。彼らが細かな部分に注目しているおかげで、ＷＨＯや著名なウイルス学者が口にする「広く受け入れられた真実」の矛盾も明らかになっている。

〝ジェス〟という名のメンバーは、武漢ウイルス研究所のウェブサイトから削除された無数のページのアーカイブを作成している。データサイエンティストのフランシスコ・Ａ・デ・リベラは、研究所が情報を公開してこなかったウイルスを専門に扱っている。この章で名前を挙げたユーリ・デイギンとロッサナ・セグレトもＤＲＡＳＴＩＣのメンバーだ。

ジル・ドゥマヌフという名の52歳の男性は、昼間は銀行でデータサイエンス技術部長を務めながら、夜に1日3〜4時間、週に6日、新型コロナウイルスの起源の調査を続けている。刺激的な情報に行き当たったときや、ヨーロッパの仲間と一緒に調査をしているときは、徹夜をすることもある。「このテーマに対する最初のころの議論は客観性が欠けていて、科学者としてそれが許せなかった。あまりにも不合理かつ怪しい発言で驚いたが、一部のトップ科学者は武漢ウイルス研究所に金を出している組織の指示のもと、研究所からの流出を示唆するものはすべて陰謀論だと切り捨てていた」とドゥマヌフは言う。「彼らの示したポーズや言葉の選び方、稚拙な論理は、どれも科学調査を乱暴に封殺しようとするもので、結論の根拠となる具体的なデータを完全に欠いていた」

ドゥマヌフは、パンデミックが起こった経緯の答えを知ろうとする者たちに対して、メディアと科学者、諜報関係者が示してきた反応にがっかりしていた。「２０２０年のほとんどの時期で、科学者たちがそうしたことを話し合ったり、学術誌が答えを探したりする余裕はなかった。探そうとすれば科学者は仕事をなくしかねなかった」とドゥマヌフは言う。「個人的にＤＲＡＳＴＩＣの活動で一番意義深かったのは、わたしたちが屈せず、あきらめなかったことだ。わたしたちはただ、事例を積み重ねていった。科学が検閲の対象になることがあってはならないが、永久に検閲されかけているのを、みんなには知ってほしい。実際、これはかなりショッキングで恐ろしいことだ」

ＩＴ系のスタートアップで働いたこともあるドゥマヌフは、そうした大義にエネルギーを捧げた。恋人は「とてもがまん強く」、家族も「そこまで驚かなかった」という。「家族や恋人はわたしを知っている。自閉症なんだ。集中力の高さや、数字に強く、パターンを見つけるのが得意なところは、それで説明がつくかもしれない」

人員が増えていくなかで、DRASTICはRaTG13の調査を続けた。そして協力し合いながら、いっそう驚くべき事実を発見した。廃坑道でコウモリの糞のサンプルから取り出したはずのRaTG13は、コウモリに感染しなかった。RaTG13は、コウモリのACE2受容体と高い結合親和性を持たず、かわりにマウスとラットに感染した。

RaTG13がコウモリのサンプルから採取したはずである点を考えれば、これはなんとも奇妙な話だった。「コウモリのコロナウイルスなら、コウモリと結合するはず」。ラハルカーは事務的に言う。

さらに分析を進めた結果、SARS‐CoV‐2の受容体結合ドメイン(RBD)は非常に変わっていることがわかった。アミノ酸レベルで見ると、MP789というセンザンコウから採取したウイルスとRBDがほぼ一致することがわかったのだ。このウイルスは広東省生物資源応用研究所という機関がジーンバンクに登録していた。「センザンコウはマレーシアで捕まえたもので、広東省の通関で没収され、野生動物救護センターへ送られていた」。デイギンは言う。

ペトロフスキーと同じように、ラハルカーもセンザンコウとコウモリのウイルスの組み換えが自然に起こるとは考えづらいと話し、センザンコウはとても臆病な生き物だと続ける。「おそらくだが、彼らはセンザンコウを利用したのではないだろうか。コウモリのコロナウイルスは、人間とすぐにマッチするRBDを持たない。その点、センザンコウは人間と似ている」

ほかにもRaTG13には謎が多い。2013年7月の4回目の調査で、調査チームが坑道からサンプルを持ち帰ったあと、科学者たちはRaTG13に何をしたのか。研究所で何があったのか。ウイルスは機能獲得研究の対象になったのか。SARS－CoV－2を作るのに使われたのか。武漢ウイルス研究所が機能獲得研究、つまり既存のウイルスを組み合わせて新たな死のウイルスを作り出す技術に携わっていたことを考えれば、どれも突拍子もない疑問ではない。

どれもまだ答えは得られていないが、研究所がサンプルを使って行ったことについて、いくつか手がかりは見つかっている。フランシスコ・A・デ・リベラは40歳のデータサイエンティストで、最近スペインのマドリードにあるポンティフィシア・コミージャス大学で経営学の博士号を取得した。そのデ・リベラは、RaTG13が摂氏マイナス80度に設定された武漢ウイルス研究所の冷凍庫から、2017年に一度取り出されていることを発見した。2018年にも、そしてすでに知ってのとおり、2020年にも一度取り出されていた。

取り出されたとわかるのは、デ・リベラがメタゲノムのデータベース（NCBI SRAと呼ばれるもの）を確認し、2017年と2018年の日付で、RaTG13が〝アンプリコン〟の使用やロングリードで何度か解析されていたのを発見したからだ。これは、石正麗が2020年2月の論文で主張していることと矛盾する。彼女は論文の中で、RaTG13はこのときはじめて完全な解析が行われた新しいウイルスだと言っている。デ・リベラの発見から1カ月後、石はインタビューで、解析は2018年の時点で終わっていたと認め、その後の2020年11月に出した論文の補遺でその点を修正した。

奇妙な点はほかにもある。RaTG13は表向きには2012年に見つかったはずなのに、データベースへの登録はパンデミックが発生したあとだった。しかも石正麗はRaTG13のウイルスサンプルを提示できなかった。ウイルスはすでに「崩壊」してしまって存在しないというのが言い分だった。

2020年7月に『サイエンス』誌が行ったインタビューで、墨江の坑道について問われた石正麗は、ウイルスの管理にあまり注意を払っておらず、何度も使いすぎたせいで崩壊し、サンプルがもう残っていないと主張した。

『サイエンス』のインタビュアーはこのように尋ねた。「2013年に行った墨江についてはRaTG13を最初に分離したのはいつですか？　全配列の解析を終えたのはいつですか？」

ここでは石正麗の答えをそのまま紹介しよう。

「我々は、2013年に雲南省の墨江ハニ族自治県にある通関という街で、コウモリの糞のサンプルを回収し、コロナウイルスの汎用RT－PCR法を用いてこのウイルスを検知し、暫定的なRNA依存性RnaポリメラーゼRdRp（RdRp）遺伝子のシーケンスを入手した。このウイルスはSARS－CoVと配列が近くなかったため、特段注意は払わなかった。2018年、次世代解析技術と我々の研究施設の機能が向上するなかで、残っていたサンプルを使ってこのウイルスのゲノム解析をさらに進め、5’末端の15個のヌクレオチドを除き、RaTG13の全ゲノムの配列を入手した。核酸を抽出する目的で何度も使用したため、解析が終わった段階でもうサンプルは残っておらず、その後は分離やさらなる研究を行っていない。回収したコウモリのサンプルのうち、RaTG13が検出されたのはひとつだけだ。2020年、我々はSARS－CoV－2の配列とまだ未公開だったコロナウイルスのゲノム配列とを照合して、RaTG13が96・2パーセント一致することを発見した。RaTG13の分離と培養は行っていない」

この話はかなり信憑性が薄い。石正麗のチームは廃坑道を11カ月のあいだに4回訪れ、コウモリから276点のサンプルを回収し、そのうちSARSと近縁のコロナウイルスが検出されたのはわずかひとつだけだった。そういう金脈とも言えるウイルスに対して、すぐに本格的な解析をしないなどありえるだろうか。

ニコライ・ペトロフスキーは『サンデー・タイムズ』でこの点を指摘し、2020年以前に分析しなかったという話は〈シンプルに信じられない〉と言う。〈人間の命を奪う感染爆発を起こす可能性がある新型ウイルスを見つけたと思ったのに、そもそも研究をするためにいる人間が、研究をそれ以上進めないなどということは考えられない。仮にそれでサンプルを消費し尽くして、また取りに行かなくてはならないとしてもだ〉

信憑性が低いように思えるもうひとつの要素は、ウイルスのサンプルが崩壊して消え、もう存在していないという主張だ。ウイルスのサンプルを使いきるケースがあるのかという質問に対して、クエイ博士は「かなり考えにくい」が「なくはない」と話している。「優れた研究手法ではないし、9割の科学者はやらないだろう。増殖法というのがあるし、ウイルスの粒子がひとつあればそこから好きなだけ増やせる。使いきるというのはかなり考えにくいが、この件に関しては疑わしきは罰せずということだ」

デイギンはこう述べる。「理論的には、解析用にRNAを抽出するため、綿棒で採取した排泄物のサンプルを使いきるということは可能性としてはあるが、その説を買うことはできない。普通、ウイルスのサンプルは多くの試験管に等分（いくつかに分けて希釈する）し、それから冷凍保存する。そして分けたものがなくなる前に、さらに分割、希釈を行う」

石正麗の長年のパートナーであるピーター・ダザックも2020年7月、『サンデー・タイムズ』の調査報道記者ジョナサン・カルバートとジョージ・アーバスノットから、サンプルがすべてなくなるケースはありえるのかと訊かれている。するとダザックは、サンプルは武漢で6年にわたって保存されていたもので、そのあと科学者たちは「2020年の1月上旬か、前の年の終わりか、詳しいことはわからないが、そのサンプルに立ち戻った。それから全ゲノムの解析を試みた。ウイルスのゲノムがどんな多様性を持っているか、全容を掴むことが重要だからだ。思うに、彼らはそこで培養しようとしたがうまくいかず、それでサンプルがなくなったのだろう」と答えた。そして、RaTG13はそこまで重要なものではないと話し、「サンプルを回収した1万6000点のうちのたったひとつだ。排泄物のサンプルで、我々はそれを試験管で回収し、さらに液体窒素に入れて、ラボへ持ち帰った。そしてゲノムの一部だけを解析した」

デイギンは、サンプルに再びあたったのは2020年1月になってからだというダザックの主張は正確ではないと話し、理由をこう説明する。「石正麗もあとで認めざるをえなかったように、彼らは実際には、完全な解析を2018年の時点で終えている。だから、ウイルスはずっとフリーザーの中にしまわれていて、2020年にはじめて取り出したというダザックの主張は非常にばかげている」。ほかにもデイギンは、新たに見つかった武漢ウイルス研究所の研究員の博士論文から、彼らが2014年の段階でRaTG13のN遺伝子の増殖を試していたのは明らかだと話している。

記事が掲載されたあと、ダザックはツイッターで、3人の作業員が死んだのは細菌に感染したからだと主張し、RaTG13がSARS-CoV-2の祖先である可能性を否定した。「RaTG13はSARS-CoV-2の祖先などではない。まったく別のウイルスだ。それに研究の結果、鉱員たちは細菌による肺炎で死亡したという結論が出ているから、こうしたウイルスに関する研究論文とは無関係だ」

ＷＨＯによる調査団の一員だったマリオン・クープマンスも、作業員の死は「細菌性感染症に関連したもの」だと主張している。しかし細かく見てみると、この説は成り立たない。患者たちはＳＡＲＳの抗体を持っていたことが検査でわかっているし、ＤＲＡＳＴＩＣが２０２１年5月に見つけた研究論文によれば、武漢ウイルス研究所の研究員たち自身が、3人は肺炎で死に、原因はコウモリが保有していた病原体の可能性が高いと認めている。

２０１４年5月の日付が入った武漢ウイルス研究所の王宁（ワンニン）という研究員の博士論文には、こう書かれている。〈3人の作業員が、２０１２年に雲南省の墨江で肺炎によって死亡した。調査の結果、3人は廃坑道で作業していたことがわかった。そこには大量のコウモリがいたため、我々は坑道内のコウモリが保有していたウイルスを調査した〉

この件には、デイギンが「中国では最も有名なＳＡＲＳの研究者で、ファウチとコリンズを足したような人物」と評する鍾南山（ジョンナンシャン）も関わっていた。デイギンは「この件を鍾が詳しくチェックしていた事実が、すでに多くを物語っている。墨江での感染は大事（おおごと）だった」と言う。鍾南山の見立てでは、確かにひとりかふたりが細菌に感染していたが、それは副次的な情報だった。

エブライト教授も、ＲａＴＧ13は新型コロナウイルスの祖先ではないという主張に反論し、「今回のウイルスのゲノム配列は、キクガシラコウモリコロナウイルスのＲａＴＧ13か、それに非常に近いコウモリコロナウイルスが祖先であることを示唆している」と述べる。それでも、クエイ博士ら研究所からの流出を疑う科学者の一部は、ＲａＴＧ13が直接の祖先かはわからないと考えている。

理由は進化による分岐（差異）が大きすぎるからだ。

「個人的には信じられない。ＲａＴＧ13がＳＡＲＳ－ＣｏＶ－２へ変わるには、１１００個のヌクレオチドが変化する必要がある。かなり複雑な過程で、起こらないわけではないが、大きな批判を浴びるだろう。それだけの数のヌクレオチドが変化するには、多くのステップが必要になる」

それでもクエイ博士は、ウイルスの名前をＢｔＣｏＶ／４９９１からＲａＴＧ13へ変えたのは「非常に腑に落ちない」とし、「このウイルスには奇妙なことが多くある」と考えている。『ネイチャー』の論文で、石正麗はこう言っている。データベースを確認してみたら、驚いたことにＳＡＲＳ－ＣｏＶ－２とＲｄＲｐ遺伝子がよく似ているものがあって、ヌクレオチドも２、３個しか違わず、それで全ゲノムの解析を行ったら96パーセント一致したと」

武漢ウイルス研究所が情報を公開していなかったウイルスは、ＲａＴＧ13だけではない。〝分離済み生ウイルス〟は、科学者が実験に使うウイルスサンプルの現物を指し、対して遺伝子配列はコンピュータモデルの場合もある。デ・リベラは、武漢ウイルス研究所が新しい分離済みの生ウイルスに番号を割り振っていたことを発見し、一覧を作ることにした。するとＷＩＶ６とＷＩＶ15という分離済み生ウイルスの情報を、研究所が一切公開していないことが判明した。デ・リベラは言う。「これは重要な点だ。実験を行うにはウイルスの現物が要る。配列のデータがあるだけでは研究はできない」。ＷＩＶ６のほうは２０２１年６月にようやく情報が開示されたが、この本の出版時点で、ＷＩＶ15についてはまだなしのつぶてだ。

ＲａＴＧ13のウイルスのサンプルは、ＳＡＲＳ－ＣｏＶ－２と96・２パーセント同一だと、石正麗は２０２０年２月の論文で述べている。しかし、２０１６年に最初に明らかにされたＲｄＲｐ遺伝子の部分だけを見てみると、両者は98・65パーセント一致する。

この点に最初に気づいたのは、武漢大学の中国人科学者のチームで、彼らは２０２０年初頭に〈ＲＮＡベースのｍＮＧＳ法を用いた、２０１９年に武漢で発生した２件の肺炎からの新型ヒトコロナウイルスの同定〉と題した論文を発表した。デ・リベラの考えでは、石正麗は自然由来説を推すため、ＲｄＲｐ遺伝子部分のほうが一致する割合が大きいことにあえて言及しなかった。「石正麗は『ネイチャー』の論文でこのことを認めるのを巧みに避け、『配列が非常に似通っている』とだけ言ってから、すぐにゲノム全体と96・２パーセントの話に移っている」とデ・リベラは話す。また、遺伝子の別の部分はＲｄＲｐよりも変異しやすいため、全体で見たときに割合が下がるのは予想できることだが、それでもこの数字は本質を物語っているとも付け加えている。

全体で相同性が低くなったもうひとつの理由として考えられるのが、研究室での実験や遺伝的組み換えで、ペトロフスキーらはこちらの可能性を示唆している。ほかのウイルスと入れ替えた部分は配列が変わるため、割合も低くなるというわけだ。「ＳＡＲＳ－ＣｏＶ－２とあまり似ていないように見せるため、ＲａＴＧ13はコンピュータ上で操作されたのではないか」とデ・リベラは臆測をめぐらせる。「２０１６年に公開されていたＲｄＲｐの部分の配列だけはいじれなかったが、もしかしたら残りの部分には少し手を加えたのかもしれない。ひとつの仮説としては、彼らはふたつのウイルスの一番いい部分を組み合わせたかったわけではなく、過去に分離できなかったスパイクたんぱく質を持つウイルスの現物がほしかったのかもしれない。ウイルスの分離は非常に難しい。彼らの論文を読んでわかったのは、分離済みの別のウイルスからキメラウイルスを作り始めるほうがずっと簡単だということだ」

世界の研究者に新型コロナウイルスと98・65パーセント一致する部分があることを突き止められたら、2番目に近いウイルスが89パーセントしか一致しない状況では非常に疑わしいことになる、とデ・リベラは言う。「思うに、武漢ウイルス研究所は98・65パーセントという数字のほうにばかり注目が集まるのが嫌だったのではないか。武漢大学のチームの論文が、研究所の論文の陰に隠れていなければそういうことになっていたかもしれない。だからこそ、研究所はできるだけ早く論文を出す必要があった。これも、彼らが配列の公表を遅らせた理由かもしれない」

しかし、話が本格的におもしろくなってくるのはここからだ。ラハルカーが説明したとおり、RaTG13はコウモリに感染しない。そしてRdRp遺伝子の配列がSARS－CoV－2と98パーセント以上同じなのにもかかわらず、人間にも感染しない。このことは、ロンドンの有名なフランシス・クリック研究所が『ネイチャー・ストラクチュラル・アンド・モレキュラー・バイオロジー』誌に発表した論文で確認されている。〈我々が手に入れた構造的、生化学的データから、RaTG13と近縁のコウモリのウイルスは、人間のACE2受容体と効果的に結合せず、人間に直接感染する可能性も低いと示唆される〉と論文には書かれている。

彼らは遺伝的組み換えが起こって新型コロナウイルスが〈生まれた〉のではないかと疑っている。論文は次のような結論になっている。〈人間とコウモリのS糖たんぱく質のモジュールとしての性質、また両者のアミノ酸配列の差異の数と、差異がある構造的部位を考慮しても、別個のコロナウイルスのゲノム間で遺伝的組み換えが起こり、SARS－CoV－2が生まれた可能性が高く、我々の観察結果がそれを裏付けている。さらに我々の研究からは、SARS－CoV－2のスパイクたんぱく質にあるフーリン切断部位が、ＲＢＤの露出と細胞表面の受容体との結合に必要なコンフォメーション変化を促進したことが示唆される〉

では、ＲａＴＧ13とＳＡＲＳ－ＣｏＶ－２では具体的にどこが違うのか。それはスパイクたんぱく質のＲＢＤ、つまり石正麗が10年以上にわたって実験してきたまさにその部分だった。別の言い方をするなら、ウイルスが人間に感染するようになるのに必要な部分だ。

ＲａＴＧ13とＳＡＲＳ－ＣｏＶ－２のゲノム配列を比較した左ページのグラフを見てもらいたい。グラフはゲノム配列の差を表したもので、スパイクたんぱく質は、だいたいグラフの２０００から２５０００の位置にある。上のグラフでは、丸で囲ったスパイクたんぱく質のある部分の相同性がかなり低くなっていることがはっきりわかるはずだ。

ところが２０２０年２月に『ネイチャー』に掲載された論文では、石正麗は下のような横に引き伸ばしたグラフを載せて、スパイクたんぱく質、具体的にはＲＢＤの部分のくぼみを無理やりなだらかにして、目立たなくしているように見える。これは組み換えはないという主張の根拠にするためだろう。しかし自然由来を支持する者を含めた多くの科学者が、遺伝的組み換えはあったと言っているのだ。

一部の科学者は、ＢｔＣｏＶ／４９９１は本物のサンプルがあったが、ＲａＴＧ13はそうではなかったのではないかと疑っている。部分的に偽物か、遺伝子配列だけのコンピュータモデルなのかもしれないと疑問を持っている。「ＲａＴＧ13にはいくつか異常なところがある。完全なオリジナルには見えない。すべてが登録されたのはパンデミックの発生後だし、配列は偽物かもしれない」とラハルカーは仮説を述べる。

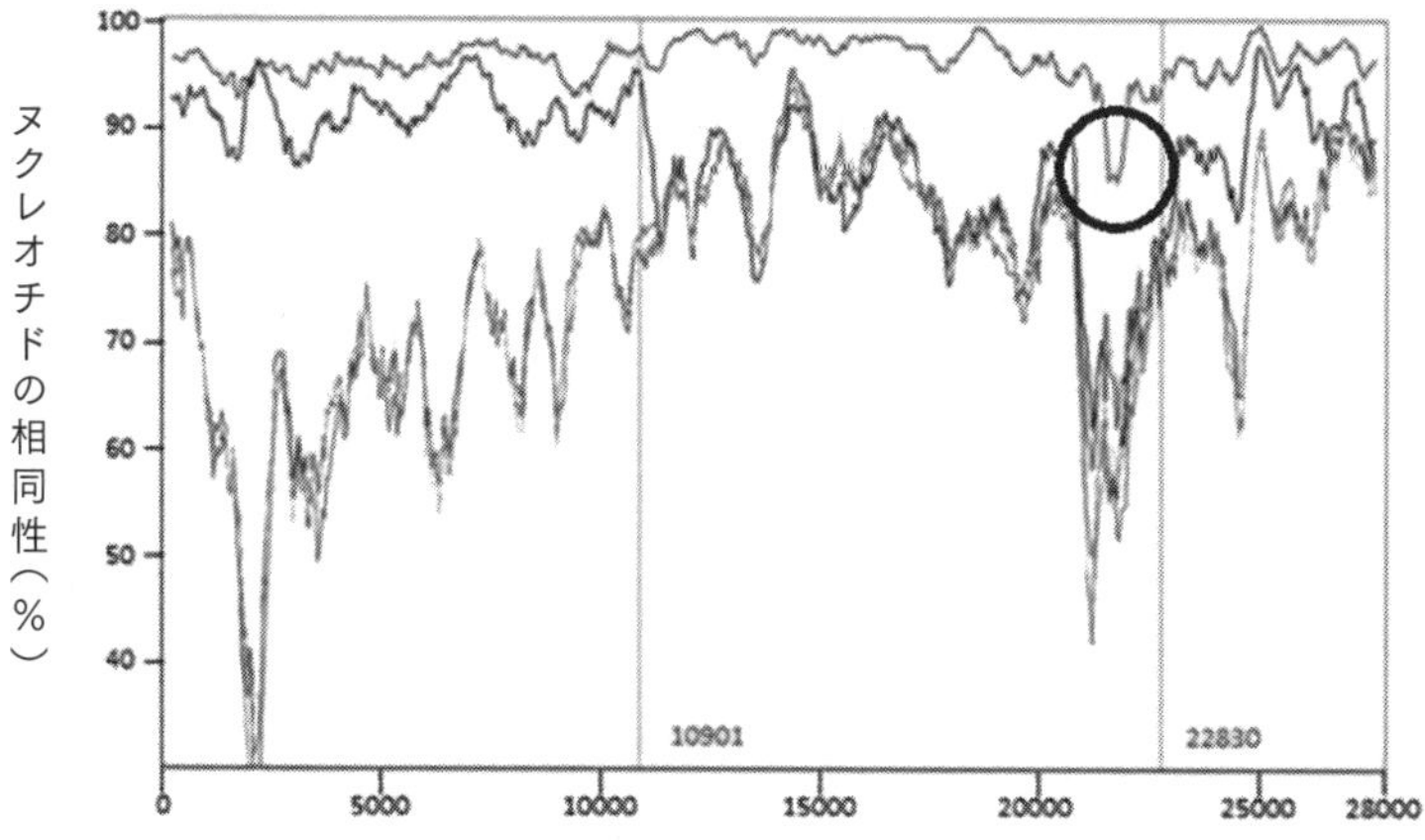

100
90
80
70
60
50
40
ヌクレオチドの相同性（%）
10901
22830
0
5000
10000
15000
20000
25000
28000
ヌクレオチドの位置

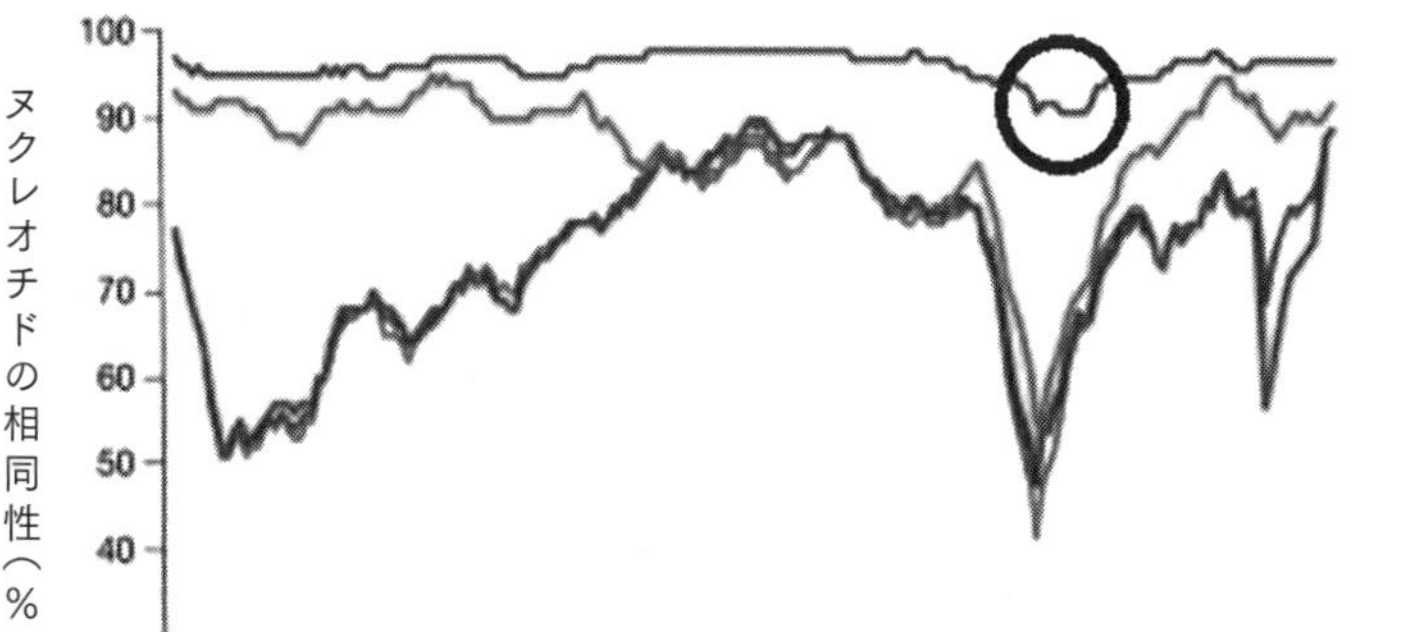

100
90
80
70
60
50
40
ヌクレオチドの相同性（%）
0
5,000
10,000
15,000
20,000
25,000
30,000
ヌクレオチドの位置

デイギンも言う。「そのことはかなり早い段階から、かなり多くの人間が疑問に思っていた。石正麗がRaTG13に別の名前を使っていたのを知ったときからね。そうしたのは、BtCoV／4991とRaTG13は実際には別もので、あとでバレたときに備えていたのかもしれない。つまり今の我々は、ふたつが実際に違うものだという状況証拠を手にしている。シーカーが新たに2019年の武漢ウイルス研究所の博士論文を見つけたことで、SARS－CoV－2とBtCoV／4991のスパイク遺伝子の差と、SARS－CoV－2とRaTG13の差は同じではないことがわかっている」

デ・リベラは言う。「RaTG13の全ゲノムを信用しないのは構わないが、武漢ウイルス研究所がRdRpを2016年に捏造したとは考えにくい。今回の感染爆発が起こった時点で、最も近いRdRpは98・65パーセント一致で、次は大きく離れて89パーセント一致だった。その点は揺るがない」

そこで次の疑問は、新型コロナウイルスとスパイクたんぱく質やRBDがまったく同じウイルスはどれなのか、そして武漢ウイルス研究所はそのウイルスを冷凍庫に保管していたのかということだ。ニコライ・ペトロフスキーら複数の科学者が、当てはまるのはセンザンコウのスパイクたんぱく質だと話している。ペトロフスキーは、新型コロナウイルスのスパイクたんぱく質とセンザンコウコロナウイルスのスパイクたんぱく質は、人間のACE2受容体と結合する部分がほぼ同じで、それを考えれば、前者は後者から取り出したスパイクたんぱく質に見えると話している。「センザンコウのスパイクたんぱく質部分が、どうやってパンデミックを起こしたSARS－CoV－2に現れたかは今もって謎だ。それでも、中国の科学者たちがセンザンコウのコロナウイルスからスパイクたんぱく質の遺伝子を切り離し、分離してあった未知のコウモリコロナウイルスに挿入して、ヒト細胞に感染するようになったかを確認した可能性は排除できない。そして、実際にそういうことに成功していた場合、その新ウイルスがペトリ皿から飛び出してラボの研究員に感染し、今のような状況になる舞台は整っていたことになる」

石正麗が坑道で見つけたものの、全ゲノム情報をジーンバンクにしばらく登録しなかった、あるいはまだ登録していないウイルスの数も極めて異例だ。2021年5月21日、パンデミックの発生から16カ月後、石正麗はプレプリント版の論文でようやく、6年前に坑道で見つけていたウイルス8種の情報をまとめて公開した。その8種類の全ゲノム情報がほとんど同じだったのも異様だった。石は見つけたのはRaTG13と同じ場所だと認めているが、いつもどおり坑道に言及するのは避けている。長く情報が出されていなかったその8種のウイルス（〝グレード7896〟の総称で知られる）はデ・リベラが2020年7月に存在に気づいたもので、きっかけはあるツイッターユーザーが、新型コロナウイルスと同じ系統樹に属する近い種類ではないかと指摘したことだった（デ・リベラは、8種類のひとつに与えられた7896という名称が、RaTG13のアンプリコン解析でラベルとして使われていることを発見した）。

8種のウイルスのサンプルは、2015年に墨江の坑道で回収され、2019年10月にジーンバンクにアップロードされたが、2020年6月まで一般公開はされていなかった。それまでに公開されたのはRdRpの部分だけで、全ゲノムの情報が公開されたのは先ほど言った2021年5月21日だった。

8種のうちふたつは、石正麗が2020年12月に行ったコロナウイルスに関するプレゼンテーションでは、スライドで〝Mojiang Bat CoVs〟の名前が割り振られていたが、わずか2カ月後の2021年2月に同じテーマで行われたプレゼンテーションでは、同じスライドから削除されていた。デ・リベラは言う。「彼らはRaTG13の解析が終わった時期（2020年ではなく2018年）を偽り、クレード7896の情報を何カ月も公開しなかっただけでなく、スパイクたんぱく質の配列も隠していた。その情報がうっかり漏れてしまったから、あとで削除した。クレード7896は例の鉱山から回収したもので、スパイクたんぱく質の解析も済んでいたことの証明だよ」

ジル・ドゥマヌフは、8種のウイルスたちは武漢ウイルス研究所による「典型的な目くらまし」の一端で、彼らはそうやって「ほんの一部の情報を小出しにしていく」傾向があると話している。「やっかいな話だ。何より、さして特別じゃないのなら、正しい情報を出すのになぜそんなに時間がかかるのか。そうまでして細かな部分をわかりにくくしようとするのは少しおかしな話だ」

デ・リベラは、武漢ウイルス研究所の秘密主義の一番わかりやすい例がRaTG13だと指摘する。研究所は2018年の時点で解析を終えていたが、2020年2月までその情報を抱え込み、そこで石正麗が突然、このウイルスが新型コロナウイルスと遺伝子的に最も近いことを明かして世界を驚かせた。クエイ博士は言う。「明らかに彼女は、坑道とそこで同時に回収した7種類か8種類のウイルスとの関係を隠そうとしていたように見える。おそらくそのうちひとつが新型コロナのバックボーンになっているのだろう」

アリス・ラティンヌらが2020年8月に発表した論文〈中国におけるコロナウイルスの起源と、生物種をまたいだ伝播〉によると、武漢ウイルス研究所がRdRp部分しか公表していないウイルスは合計で630点にのぼり、どれも2019年10月から2020年6月にかけての時期まで公開が禁じられていたという。

アメリカ国務省は、2021年1月に発表した報告書の中で、RaTG13の情報の開示をめぐる不透明さについてこう述べている。〈(武漢ウイルス研究所は)新型コロナウイルスに最も近いウイルスの研究記録の点で、透明性に欠け、一貫してもいない。そうしたウイルスのひとつである〝RaTG13〟は、SARSに似た病気で数人の坑道作業員が死亡したあとの2013年、雲南省の洞窟でサンプルを回収したものだ〉

危険を感じたセンザンコウは、体を丸めて硬い鱗に隠れ、自分よりもはるかに強い捕食者から身を守ろうとする。ケニアの保護区で撮ったという『ナショナル・ジオグラフィック』の映像を見ると、ライオンが全力で噛んでも丸まったセンザンコウの鱗は貫けない。一方、この性質のせいでセンザンコウはとても捕まえやすく、特に密売が多い動物になっていて、中国では肉は珍味、鱗は漢方薬の材料として使われている。新型コロナウイルスの起源についても、早い時期に『ネイチャー』のような学術誌にセンザンコウのゲノム配列に頼った論文が掲載されたため、センザンコウには厳しい目が向けられている。

中国の人民解放軍も、新型コロナウイルスの起源の研究に関わっている。2020年3月26日には、『ネイチャー』のウェブサイトに〈マレーセンザンコウが保有するSARS‐CoV‐2と近縁のコロナウイルスの同定〉という研究が掲載され、シドニー大学はこれを、新型コロナウイルスが動物から人間へ伝播した過程の謎を解く手がかりになるものだと評価した。研究は、人民解放軍の軍事医学研究院・微生物学重点実験室の別の研究が土台になっていて、施設では〈ゲノム解析〉

や〈ウイルスの分離〉が行われていると記している。研究はオーストラリア研究会議と中国政府の共同出資で行われた。

論文の謝辞の項で〈多大なる貢献〉が感謝されている病原微生物・生物安全国家重点実験室の主任である曹務春（ツアオウーチュン）は、中国軍の少将で、武漢ウイルス研究所の理事でもある。共著者のひとりである童貽剛（トンイーガン）も同じ実験室で２００５年から働き始めている。シドニー大学のエドワード・ホームズ教授も共著者のひとりで、彼は上海の復旦大学の名誉客員教授でもある。

シドニー大学の広報は、ホームズの研究は学術的に独立したもので、中国の政府や企業、機関から研究費や私費は受け取っていないと話している。「中国の科学者とともに行っている研究については、資金はオーストラリア研究会議、国立保健医療研究評議会、シドニー大学が出している。中国軍事科学院との関連はない。謝辞で名前が挙がっている研究への関わりについては、通常の研究活動の一環で、曹博士が研究を主導していたのはホームズ教授が関わる前のことだ。曹博士がホームズ教授の研究に直接関わっていた、または監督していたわけではなく、研究は独立して行われていた」

『ネイチャー』が２０２０年5月7日に発表した別の論文でも、センザンコウのＲＢＤは新型コロナウイルスのものとほぼ同じで、そのため新型コロナは〈センザンコウコロナウイルスに近いウイルスと、ＲａＴＧ13に近いウイルスとの遺伝的組み換えで発生した可能性がある〉と述べられている。これについて、何人かの科学者が『ネイチャー』に連絡を取り、複数の研究論文で扱っているセンザンコウのサンプルが、すべて同じ1匹のサンプルに行き着くように見えると指摘した。

この本の調査の過程で、その点について質問すると、『ネイチャー』のマグダレーナ・スキッパー編集長から次のような回答があった。「本研究のセンザンコウのサンプルの情報について疑問が持ち上がっている（貴殿の述べるような〝センザンコウのゲノム解析の信頼性〟に関する疑問ではないと把握している）ようなので、下記のような編注を論文に追加している。〈編注　本論文で報告されているセンザンコウのサンプルの情報と、以前の研究で取り上げられているサンプルとの関係について、懸念が出ているようなので注意されたい。編集部として適切な措置を講じ、問題の解決を目指していく〉と。現在はこの点の評価の最終段階なので、結論が出次第、ぜひお知らせしたい」

論文の筆頭著者のひとりに、華南農業大学獣医学部の沈永義（チエンヨン イー）という人物が名を連ねている。しかしMIT・ハーバード大学ブロード研究所のアリーナ・チャンと、ブリティッシュ・コロンビア大学のシン・ヘイジャンは、新型コロナウイルスが自然由来で、センザンコウが中間宿主の可能性があると主張する研究論文の多くにおかしな点があることに気づいた。〈複数の論文でそれぞれ個別に記載されているセンザンコウコロナウイルスのゲノムは、どれも2019年3月に広東省で没収された、密猟センザンコウの個体群のものだった〉。チャンは2020年7月に公開したプレプリント版論文でそう述べている。〈このことから、次のような疑問が持ち上がる。センザンコウは本当に、SARS–CoV–2と近縁のコロナウイルスの宿主となる自然動物なのか。密輸の過程で別の宿主となる生物種から感染した可能性はないか。我々はそうした調査結果から判断し、著者が完全なゲノムアセンブリパイプラインと、使用した配列の生データ、とりわけ裏付けとなる疫学調査の結果をすべて公開することが、査読と配列データの独自分析のために重要だと考える。それぞれの研究で使用されたデータ、また結論の正確性を確かめるには、公開が必要だ〉

クエイ博士ら別の科学者も、センザンコウのデータに頼った研究を信頼しておらず、結局はわずか1件のサンプルに行き着くのではないかと懸念している。この例を見てもわかるように、新型コロナウイルスの起源をたどるのは実に複雑かつ困難な道のりだ。ペトロフスキーは、センザンコウが新型コロナウイルスの発生源だという説は「陽動」だと考えていて、中国の科学者がセンザンコウから見つけたというウイルスは、「実際は、新型コロナウイルスとは近くない別のセンザンコウコロナウイルス」だったのではないかと話している。「センザンコウは潔白だった。にもかかわらず、ウイルスの発生源のスケープゴートを探す中国当局によって何度も舞台に引き戻されている」

問題の廃坑道については、現在は取材が厳しく禁止されている。2021年に『ウォール・ストリート・ジャーナル』の記者がマウンテンバイクを使ってなんとかたどり着いたが、警察に拘束されて5時間にわたる尋問を受け、写真もすべて消された。AP通信の記者も晋寧区の洞窟を訪れようとしたが、平服の警官が乗った複数台の車に追われ、道を塞がれた。記事はこう伝えている。〈新型コロナウイルスの最初の感染者が報告されてから1年以上がたつなかで、中国政府は今もこのウイルスの起源に関する研究を厳しくコントロールし、一部の研究を潰す一方で、ウイルスは中国の外から出たものかもしれないという少数派の主張を積極的に広めようとしている〉

AP通信は、現地を訪れたコウモリの研究者はサンプルを没収され、研究結果はまず中国共産党に厳しく審査されると伝えている。〈中国政府は、同国南部でウイルスの起源を調査する研究者に多額の助成金を渡し、軍と協力し合っていることがわかった。しかし同時に調査結果をモニタリングし、データや研究の発表前には新設したタスクフォースの承認を受けることを義務づけている。タスクフォースは習近平国家主席の直接の命令のもと、内閣が管理している〉

話をまとめよう。前の章でも話したように、武漢ウイルス研究所は2006年から、さまざまなウイルスのスパイクたんぱく質を対象とした危険な研究を続けてきた。ウイルスのスパイクたんぱく質に手を加え、できあがった構造体を人間のACE2受容体と結合させてみて、ウイルスが人間に感染する力を獲得したかを評価していた。

また、石正麗は2020年2月にRaTG13を新ウイルスとして提示し、新型コロナウイルス感染症は自然由来だと世界を納得させようとしたが、実際にはRaTG13をそれまでの数年間で複数回、冷凍庫から取り出していた。彼女のチームがそのサンプルを使ってどんな実験を行っていたかはわからない。デ・リベラのおかげで、冷凍庫から取り出された形跡があることがわかるだけだ。

2020年2月の論文で、石正麗は坑道やウイルスを入手した経緯について何も言及していない。8年前から廃坑道でサンプルを回収していたことも、2012年に作業員がそこで新型コロナウイルス感染症に似た病気に罹り、死んでいることも明かしていない。それどころか、作業員がコロナウイルスに感染した事実を隠して、細菌に感染して死んだように見せかけようとし、WHOの調査団さえも納得させた。

石正麗は、RaTG13はもう手元にないと言っている。このウイルス自体と、入手や使用の経緯にまつわるさまざまな事実をはぐらかしてきた彼女は、ウイルスは「崩壊した」と述べている。

20 利益相反

ゲイリー・ラスキンは、公共の利益に関わるテーマを長年調査してきたリサーチャーだ。めがねをかけた白髪の父親で、仲間たちとともに14年にわたって議会での汚職との闘いを繰り広げてきた。最近では農薬と遺伝子組み換え作物の問題に時間を捧げている。2014年には〝USライト・トゥ・ノウ〟という公衆衛生にまつわる非営利調査団体を立ち上げ、遺伝子組み換え食品はラベルで表示すべきだと訴える活動を主導した。

ラスキンは2020年が進むなかで、新型コロナウイルスの起源の話題にそこまで注目していたわけではなかった。「この件に取り組むべきだと言われても、絶対にやらないと答えていただろう。自分たちが扱っていたのは、主に食物と農業だから」とラスキンは言う。それでも2020年の序盤、WHOやメディアが新型ウイルスの起源をじゅうぶんに調査できていないのを見たラスキンは、自分もこの問題に関心を向けてみてもいいかもしれないと考えた。少し手伝うかと思った、とラスキンは言う。

実際には、自然由来説を唱える科学者たちに重大な利益相反があるショッキングな事実を明らかにする過程で、ラスキンは重要な役割を担った。まずは手始めに、情報自由法に基づいて、新型コロナの起源に関する資料の開示請求を大量に行った。ラスキンは言う。「何がわかるかも、何か有益な情報があるのかもわからなかった。それで、半年かけて請求を行い、すべて空振りだったところで、こいつは取り組む価値のあるテーマだと思ったんだ」

それから間もなく、突破口が開けた。2020年11月、米メリーランド大学から送られたメール466ページ分の資料が、請求に基づいて届いたのだ。その資料によってはじめて、エコヘルス・アライアンスのピーター・ダザック会長に利益相反があることが明らかになった。メールは2020年2月、つまり新型ウイルスの脅威を世界が理解しつつある時期にさかのぼるものだった。

その月、権威ある科学誌『ランセット』に、27人の一流科学者の署名の入ったレターが掲載された。レターは新型ウイルスの動物起源を主張し、研究施設から流出した可能性を「間違った情報」と非難するものだった。

レターにはこう書かれている。〈我々、公衆衛生を専門とする科学者たちは、2019年に発生した新型コロナウイルス感染症の問題を詳しく追い、世界の人々の健康と幸福に与える影響を深く憂慮している。しかし感染爆発に関するデータが迅速に、オープンに、透明に共有されているにもかかわらず、それを脅かすかのように、ウイルスの起源に関するうわさや間違った情報が出回っている。我々は全員で、新型コロナウイルスが自然由来ではないことを示唆する陰謀論を強く非難する立場を取る。陰謀論は恐怖や臆測、差別を生み、今回のウイルスと闘うのに必要な世界の協力体制を危うくするものでしかない。我々は、科学的根拠を重視し、誤情報や臆測に対して団結を求めたWHO事務局長の呼びかけを支持する〉

ラスキンが入手したメールには、このレターの作成を主導したのがエコヘルス・アライアンスという団体であることが示されていた。16章でも述べたとおり、エコヘルスはアメリカ国立衛生研究所(NIH)からもらった資金を武漢ウイルス研究所に流していた団体だ。会長のピーター・ダザックは何本もの論文で石正麗（シージョンリー）の共著者を務め、エコヘルスは石によるコウモリのサンプリング調査に資金を出し、参加もしていた。

情報自由法に基づいて公開されたメールによると、『ランセット』のレターの草稿を最初に書いたのはダザックだった。それからエコヘルスの理事であるリタ・コルウェルとジェイムズ・ヒューズというふたりの科学者が署名した。ほかの署名者では、ウィリアム・カレシュがエコヘルスの衛生・政策部門の統括本部長、オーストラリアのクイーンズランド大学の名誉教授でもあるヒューム・フィールドが科学政策顧問だった。署名した27人のうち、7人がエコヘルスと関係があり、4人がウェルカム・トラスト、つまりノースカロライナ大学のラルフ・バリックが石正麗とともに機能獲得実験を行っていた場所と関係があるか、前に関係があった人物だった。別の4人は、バリックの研究仲間だった。それでも、こうした利益相反は明らかにされず、レターは〈我々は競合する利益を持たないことを宣言する〉と記していた。

あるメールには、ダザックのこんな言葉が載っていた。〈声明にはエコヘルス・アライアンスのロゴは入れないよう注意してくれ。どこかの組織や個人が出したものだと特定できる情報は示さないこと。科学者仲間を支援するコミュニティーとして提示するのがポイントだ〉

レターに署名した科学者たちは、流出説を否定する証拠を何ひとつ示していない。署名者のひとりであるリンダ・サイフは、2月6日のメールで、レターの内容をあとで補足するべきではないかと提案している。〈今回の草稿に同意する！　ひとつ質問なのだが、新型コロナが研究所由来ではなく、自然に発生した理由を裏付ける声明をひとつかふたつ追加で出したほうがいいのではないだろうか。そうした主張を科学的に否定することが重要と考える〉

ダザックはこう返信した。〈きみの言うとおりで、操作されたウイルスというのは陰謀論だと具体的に語るのはいいことだが、わたしとしては幅広い宣言にこだわるべきだと考えている〉

メールからは、ダザックが自身の関与を意図的にぼかそうとしていたこともわかる。同じく2月6日のメールで、ダザックは王林発（ワンリンファー）、つまりオーストラリア連邦科学産業研究機構（CSIRO）やデューク大学、武漢ウイルス研究所と提携していた人物と話したことを明かしている。〈昨晩に林発と、みんなに送った宣言について話をした。林発はきみとわたし、そして彼自身も署名しないほうがいいと言っていた。わたしも同意見だ。非生産的なことにならないように、我々は距離を置くべきだ〉〈ジム・ヒューズとリンダ・サイフ、ヒューム・フィールド、それからおそらくリタ・コルウェルが署名して、それから今夜中に、何人かの重要人物に送る。それから、我々の関係をたどれないような形で提示する。そうすることで独立した声としての性質を最大限に活かせる〉

２０１５年に石正麗とともに機能獲得実験を行っていたバリックは、こう返した。〈わたしもいい判断だと思う。そうでないと自分たちの利益のために出したように見えるし、インパクトもなくなる〉

こうした科学者には明らかな利益相反があり、石正麗と金銭的なつながりがある者もいた。そうした集団が流出説を否定するのを許した『ランセット』も、恥ずべき共謀者だ。掲載の要件であるはずの利益相反の明記を怠った。ラスキンは言う。「メールに目をとおして、すぐ重要性に気づいた。メールに記されていたのは、流出説をおとしめようというピーター・ダザックの政治的な試みだった。そして、実際には彼とエコヘルス・アライアンスが主導した声明を、多くの科学者で作成したもののように見せかけた。ＰＲをさまざまに駆使して科学の皮をかぶせ、『ランセット』はそれにまんまと引っかかった」

ラスキンは、腹立たしいのは『ランセット』のレターでメディアのトーンが定まり、新型ウイルスは自然由来だという論調が現在まで続いていることだと話している。「実際のところ、ポイントとなるメールを見ていて椅子からずり落ちそうになったよ。ちょっと待ってくれ、これはPRを使った詐欺じゃないかとね。こうした詐欺が成功したのは残念な話だ。基本的に、このやり口は今も通用している」

『ランセット』のレターは効果てきめんだった。その瞬間から、新型コロナウイルスは自然由来ではないかもしれないとあえて示唆する人間はみな、メディアから陰謀論者のレッテルを貼られるようになった。名のある科学者に、声をあげる気をなくさせる効果もあった。

世界中の中国支持者もダザックに賛同し、この問題の枠組みを作り上げていった。当時、彼らと中国とのつながりはほとんど知られていなかった。世界は無知だった。だからほとんどの人は、我らが科学者と、その科学者たちの文章を信頼し、新型コロナは自然に発生したウイルスだというのは科学者のあいだで意見が一致した科学的コンセンサスなのだと信じた。しかし実は、ピーター・ダザックとエコヘルス・アライアンスは、ウイルスを流出させ、パンデミックを招いた可能性のある当事者たちと蜜月の関係を築いていた。流出説に陰謀論の烙印(らくいん)を押したのは、そうした人物と団体だった。

今から振り返れば、ダザックは最初から世間の論調を定めるのに大きな役割を果たしていた。米CDCのロバート・レッドフィールド所長が政府に知らせる1月3日よりも前、新聞各紙が感染について報じるよりも前の、感染が広がり始めた段階から、ダザックはすでに中国の透明ぶりを強調していた。「市場は〝海鮮市場〟と呼ばれているが、哺乳類の肉を売っていることにも注意してほしい。SARSの可能性は否定できないが、聞いた話では、中国のラボは幅広いツールを使ってSARSとそれに近いコロナウイルスの検査を行っている。同じように、通常の肺炎の可能性も否定できないんだ」。ダザックは1月1日にそうツイートし、新型ウイルスに関するProMED〈新興感染症監視プログラム〉の投稿へのリンクを貼りつけた。

ダザックはさらにこう続けた。「状況に照らせば、新たなSARSの感染爆発の懸念はあるが、SARS関連のコロナウイルスの研究で、中国と15年以上にわたって協力し合ってきた立場として言わせてもらえば、中国のラボは2003年当時よりもはるかに効果的になっているし、医院も増え、機器も充実している。中国CDCと省のCDCがすでに効果的に動いていて、現在の状況にはオープンさと透明性がある。これは前回のSARSのときにはなかったものだ」

豪ニューサウスウェールズ州の年間最優秀科学者に選ばれたこともあるエドワード・ホームズは、この投稿へのリプライで「同感だ。中国CDCはすばらしい。うまく対応してくれるだろう」とつぶやいた。

アンソニー・ファウチが新型コロナウイルスは自然由来だと公言した2020年4月、ダザックはメールでファウチに謝意を示した。〈我々のスタッフと共同研究者を代表して、個人的に御礼申し上げたい。新型コロナウイルス感染症はコウモリからヒトへと波及した自然由来の病気だということが、科学的根拠によって裏付けられており、武漢ウイルス研究所の研究室から流出したものではないと公の場ではっきり宣言していただき感謝する。わたしから見ても、あなたの発言は勇敢で、そうした言葉があなたのような信頼できる人物の口から出たことで、ウイルスの起源にまつわる迷

信の打破にもつながっていくだろう〉
ファウチは4月19日の日曜日に返信し、〈温かい言葉に大いに感謝する〉と伝えた。『ランセット』のレターにダザックが大きく関わっていたことは、USライト・トゥ・ノウが情報自由法に基づいて情報を入手する2020年11月まで、一般人は知らないままだった。その間、ダザックはいくつもインタビューを受け、研究所を犯人扱いする者は陰謀論者だと公の場で繰り返した。英紙『ガーディアン』では、新型コロナウイルスは研究施設から流出したのではないかという疑問は「対処の必要なトンデモ理論だ」と話した。この発言に、ダザックがオープンで透明だと請け合った武漢の科学者たちは勢いづいた。ダザックは2月、「我々は中国の科学者たちと緊密に連携できている。中国のラボとはSARS以来15年間、すばらしいオープンさで付き合えている」と話した。

陰謀論をテーマにした発言は、同じ月の『サイエンス』のインタビューでも続いた。同誌の〝サイエンスインサイダー〟のコーナーで、ダザックはこう話した。「我々はSNSで誤情報が拡散する時代のただ中にいて、そうしたうわさや陰謀論は、中国の我々の同僚に対する暴力など、実世界にも大きな影響を及ぼしている。我々は選択しなくてはならない。陰謀論者から日々攻撃され、脅迫されている同僚のために立ち上がり、彼らを支えるか、それともただ見て見ぬふりをするか」

パンデミックのさなかにダザックはツイートを続け、起源に関するあらゆる可能性の調査を求める人間は、政治家だろうと誰だろうと信用を落とそうとし続けた。2020年8月には、マイク・ポンペオ国務長官を指して「ここにもまた、新型コロナウイルスに関する陰謀論を主張する者がいる。彼の声明は言語道断の完全なる誤りだ」とつぶやいた。

2020年7月から2021年5月までの3196個のツイートの中で、ダザックは「陰謀(conspiracy)」「陰謀をめぐらせる(conspire)」「陰謀めいた(conspired)」という言葉を97回使っている。2020年7月には「信じがたいことに、WHOとテドロス事務総長を標的にして、反中国のレトリックや陰謀論が政治に使われている。彼らを悪役に仕立て上げ、現大統領の基盤を強化しようというまごうことなき政治戦略だ。見え透いたひどいやり方だ。わたしはWHOの味方だ!」2020年9月の別のつぶやきでは、こう語っている。「陰謀論者はよく、わたしが『守りに入りすぎ』だとか、『騒ぎすぎ』だとか言うが、わたしは単に、新型コロナは自然に発生したもので、〝生物戦〟に注目するのは無駄だし、次のパンデミックから我々を守ることにもつながらないと指摘しているだけだ」

武漢ウイルス研究所のウイルスのデータベースについて訊かれると、サンプルを公開しろとは言われていなかったと中国のチームを擁護した。2020年8月のNBCニュースで、ダザックはこう話した。「多かれ少なかれ、彼らが扱っていたコウモリコロナウイルスは、我々と共同で研究していたものだ。ほぼすべてと言ってもいい。だから我々は、彼らが新型コロナにつながる分離済みウイルスを持っていなかったのを知っている」。ツイッターでは、石正麗とカラオケを楽しんだことを明かして仲をアピールし、11月8日に大統領選でジョー・バイデンが勝利したことがわかると、「飲み干すぞ。今夜は4年分のシャンパンを飲み尽くす」とつぶやき、ペリエ・ジュエのシャンパンの写真を添えた。作家で記者のデビッド・クアメンが「ピーター、こちらはスパークリングワインとマティーニで乾杯だ! 来年また武漢で」とリプライを送ると、ダザックは「神に感謝を。正麗や林発と白酒(バイチュウ)を飲み、カラオケに興じる特別な瞬間を楽しみにしている」と返した。

ダザックは、コロナウイルスの人間への感染力を高める遺伝子操作を繰り返していた武漢ウイルス研究所と長年パートナーだった。とんでもないことに、そんな人間が研究所由来説を陰謀論と繰り返していた。

さらに理解不能な利益相反が、ダザックがＷＨＯによる調査団の一員に指名され、新型コロナウイルスの起源を調査するため２０２１年2月に武漢へ入ったことだ。ダザックは武漢ウイルス研究所と15年にわたって仕事をし、２０１８年までに５４００件近いコウモリのサンプルを回収してきた人間だ。そのダザックが、同僚や、さらには友人でもある科学者から話を聞くことになった。

アメリカは調査団に3人の保健関係者を推薦したが、元国連常駐代表のアンドルー・ブレンバーグによれば、全員が選ばれなかったという。アメリカがＷＨＯに推したのは、ＣＤＣの疫学者であるマット・ムーア、食品医薬品局（FDA）の上級規制官である獣医のブリアンナ・スキナー、ロッキーマウンテン研究所でＮＩＨやアメリカ国立アレルギー感染症研究所（NIAID）と働いたこともあるハインツ・フェルドマンだったが、かわりにリストに入ったのはダザックだった。英『デイリー・メール』の２０２０年の報道によれば、ＷＨＯは中国が調査団のメンバーを選ぶのを許可したという。ブレンバーグによれば、調査団のメンバーのビザ発給を承認するかは最終的に中国の判断に任されていたという。

ほぼ１００件のツイートで流出説は陰謀論と言ってきたにもかかわらず、ダザックは、あらゆる角度から調査すると主張した。「どんな仮説でも、我々はデータを追い、証拠を追って、その先にあるものを確かめる」。ダザックはＣＮＢＣでそう語った。２０２１年2月3日に武漢ウイルス研究所へ到着すると、車のスピードを緩めたダザックは集まった報道陣に「ここで重要人物たちに会えるのが楽しみだ」と話した。

武漢に滞在していた2週間のうち、調査団が武漢ウイルス研究所で過ごしたのはたったの3時間だった。9日、ダザックは「研究所の人々と、流出説のあらゆる側面について詳しく話し合い、満足のいく答えを得た」とツイートした。3月10日、イギリスのシンクタンクである王立国際問題研究所が開催したオンライン討論会では、消えたウイルスのデータベースについて尋ねることは「しなかった」と発言し、石正麗からWHOのチームに対して、3000回近くの「ハッキング未遂」に遭ったためデータベースはオフラインにしたという説明があったことを明かした。そして「研究の多くはエコヘルス・アライアンスと共同で行っていたため、データベースの中身は基本的に把握している」と続けつつ、外部の調査団がデータベースにアクセスすることはできないと話した。

訪問後に行われたCNNのインタビューで、ダザックは、新型コロナウイルスが研究所から流出したことを示す根拠はなかったと言い、「流出をめぐる陰謀」について語った。そして「武漢のラボの人たちと話をして、とても誠実かつ正直な、ためになる答えをもらった」と話した。WHOは報告書で、次のように結論づけた。研究所からウイルスが流出した可能性は極めて低いが、冷凍食品に紛れて中国へ持ち込まれたケースなど、ほかのルートも考えられる。しかし最も可能性が高いのは、自然動物から人間へ伝播したシナリオだと。

『ランセット』が設置した〝SARS－CoV－2起源調査委員会タスクフォース〟でも、ダザックはリーダーに指名された。タスクフォースは世界の12人の科学者から成り、ウイルスがどこから来たのか、どこでコントロールできなくなり、そして次のパンデミックを防ぐにはどうすればいいかを調べるのが目的だという触れ込みだった。「新型コロナウイルスの起源と、初期の感染拡大について、我々は徹底的かつ厳密な調査を行う所存だ」。ダザックは２０２０年11月にそう述べた。

この本の執筆に向けた調査の過程で、わたしは『ランセット』に質問状を送り、新型コロナが自然由来ではない可能性を示唆する論文を拒絶し続けている理由を尋ねた。〈ピーター・ダザックが武漢ウイルス研究所とのあいだに抱えている利益相反（財政面、研究面での強い関係）を読者に知らせなかったのはなぜか〉も、〈明らかな利益相反を明かさなかったことで、読者を欺いたのではないか〉も訊いた。その点を編注で追記して、読者に知らせることをしなかった理由も尋ねた。〈『ランセット』が正式な〝調査委員会〟を設立するのであれば、ダザックら利益相反のある人間を加えるべきではないのではないか。ピーター・ダザックに委員長の座から退くよう要請するつもりはあるか〉

『ランセット』がようやく対応したのは２０２１年６月22日のことで、雑誌はダザックらの宣言について情報を更新し、エコヘルス・アライアンスが中国で行っていた研究について記載した。また、ダザックを委員会から外す決断も下した。

16章でも見たように、エコヘルス・アライアンスはアメリカ国民の血税６０００万ドルを政府からの助成金と報奨金として受け取っている。その団体は透明ではない。透明とはほど遠い。ダザックは、情報提供を求めるＮＩＨをこけにし続けている。ＮＩＨから多額の資金を受け取っているにもかかわらずだ。ＮＩＨは２０２０年４月にいったんエコヘルス・アライアンスへの資金拠出を停止したが、団体が武漢ウイルス研究所と、感染拡大初期の疑わしい出来事に関する情報の提供に協力すると、すぐに支援を再開した。ダザックは要請について「陰謀論者の十八番（おはこ）だ」とつぶやき、『ネイチャー』のインタビューでは、「極悪」かつ「ばかげた」要請で、手に負えないと発言した。

『ニューヨーク・タイムズ』が、中国が調査団に重要なデータを渡さなかった事実に光を当てる記事を出すと、ダザックはツイッターで「恥を知れ」と同紙に憤った。

　２０２１年2月10日、『サウスチャイナ・モーニング・ポスト』紙が、検証が済むまでアメリカ政府はＷＨＯの調査報告を受け入れないつもりだと報じると、ダザックはこうつぶやいた。「ジョー・バイデンは中国に対して強硬に出ざるをえない。どうかアメリカの諜報機関に頼らないでほしい。トランプのもとですっかりやる気を失っていたし、多くの面で間違っていた。政府が検証を求めるのであれば喜んで協力するが、まずは〝信頼〟し、それから〝検証〟という順番を忘れないでほしい」

　アメリカの諜報機関を否定する独立調査官がいったいどこにいるというのだろう？　データ提供を拒む中国政府を批判した『ニューヨーク・タイムズ』には怒りながら、武漢ウイルス研究所が示した答えはあっさり信じる調査官というのは、いったいどういう人間なのだろうか。オーストラリア保安情報機構（ASIO）のデニス・リチャードソン元長官は、豪『オーストラリアン』紙に「中国の新型コロナの問題への対応を、国民は不安に感じるべきだ。権威主義的な対応の典型で、シンプルに嘘を言っている」と話している。

　これは単なる利益相反では片付けられない問題だ。新型ウイルスの起源の調査を、流出の責任があるかもしれない者たちと15年も付き合ってきた人間に任せるというのは理解を超えている。第三者による信頼できる調査にならないのは明らかだ。ウイルスの始まりを調査するべくＷＨＯに派遣された人間は、２０２０年2月の時点ですでに意見をはっきり決めていた。パンデミックそのものを世界が受け入れる前の段階でだ。

マイク・ポンペオはわたしに、ダザックがWHOを通じて新型ウイルスの起源の調査を任されたのには驚愕したと話した。「はらはらするほど危険かつ不適格で、最大級の利益相反だ」ラスキンも言う。「中国は新型コロナウイルスとその起源に関する情報を、非常に細かくコントロールしようとしている。そしてそれと歩調を合わせるかのように、ピーター・ダザックが『ランセット』で声明を出し、27人の科学者とともに流出説を陰謀論と呼んだ」

新型ウイルスの存在が明らかになってからわずか1カ月で、自然由来ではない説は誤った情報だと切り捨てるのはばかげている。何より信じられないのは、ものすごい数のメディアが、その論調をなんの疑問も持たずに受け入れようとしたことだ。疑問を口にした者はメディアで攻撃された。その結果、メディアは中国寄りになり、そうした疑問に関する報道をシャットアウトするようになった。ちょうど中国政府が、ウイルスの起源の調査をシャットアウトしようとしているように。

記者のジョシュ・ロギンは、2021年4月の『ワシントン・ポスト』紙で〈中国政府、そしてコウモリの研究を行っている武漢の科学者と親しいアメリカの科学者たちは、流出説を口にする者には陰謀論者の汚名を着せ、さらに（彼らの目から見て）トランプ信者のレッテルを貼った〉と述べている。

トランプ政権の上級政策顧問だったメアリー・キッセルは、既得権益のある科学者たちを別にすれば、「科学界は、政治と中国共産党の性質に対してあまりにもうぶだった」と考えている。「それが痛かった。なぜなら記者も評論家も、この手の問題に対しては科学者頼みだからだ。彼らの言葉は、ほとんどの場合、事実と受け止められる」

英MI6の元長官であるリチャード・ディアラヴは、2020年6月のインタビューで、新型コロナウイルスは研究所から流出したのかもしれないと発言し、ダザックらから陰謀論者と叩かれた。「6月末にそれを公言したのはわたしが最初だったが、袋叩きに遭った」

それにはふたつの理由があった。まず、トランプが4月に流出説は信憑性があると言ったが、彼が正しいと認めたい人間は誰ひとりいなかった。次に、科学者たちは規制や研究の制限から自分たちを守ろうとしていた。

「許せないのは、証拠に関する議論さえも押さえつけられたことだ。議論のできる雰囲気が必要だったのに」とディアラヴは言う。「トランプのそこまでの言動があったから、誰もトランプと似た立場を取っているとは思われたくなかった。ウイルス学者の立ち位置は、国際的な規制に対する恐怖で説明できる。彼らは制限を課されるのを嫌がっている。生物戦として扱われ、国際合意のテーマになるのを嫌がっているんだ」

デイヴィッド・スティルウェル元国務次官補は、トランプに対するすさまじいまでの憎悪が、新型ウイルスの起源に関する科学的議論がいまだに正しく理解されていないことに影響していると話している。「ああなるのは必然だった。それくらい、人々はあの男を憎んでいた。トランプが流出説は正しいと言っている以上、科学者からすれば、自分に嘘をついてでも流出説はありえないと言うのは、ある程度は構わないことだった」

WHOの調査団のメンバーで、以前から中国と関係があり、起源の問題の調査に加えるべきではなかった人間はダザックひとりではない。WHOの調査団は、各国の研究者から成る国際チームと中国人研究者から成る中国チームとに分かれていた。しかしメンバーの多くは、利益相反にあたるか、あたりかねない中国との関係を持っていた。

調査団の代表を務めたデンマークのピーター・エンバレクは、かつて中国政府の顧問を務めていた。WHOの中国支局で働きながら、「食品の安全性と栄養の問題について、政策と専門知識の両面から中国政府に助言を送っていた」という。2017年には、中国食品科学技術学会が選ぶ科学精神賞を受賞した。

マリオン・クープマンスという別のメンバーは、2008年に広東省CDCの〝科学顧問〟に就任している。中国語で書かれたセンターのウェブサイトで、クープマンスは感染症と免疫学、疫学の研究者で、分子診断技術の研究も行っていると紹介されている。「非常に病原性の高い鳥インフルエンザウイルスの研究も実施していた」とも書かれている。クープマンスは、アメリカ政府がWHOの調査結果を無条件では受け入れないつもりだという『サウスチャイナ・モーニング・ポスト』のニュースをツイッターで共有し「また始まった。報告を待つまでもない。でしょ？」とコメントした。

中国側から調査団に選ばれた童貽剛（トンイーガン）は、人民解放軍の機関や軍の施設で働いていたことがある。2016年1月からは、軍の仕事で「大型物流調査プロジェクト」に携わったが、本人のプロフィールによればプロジェクト名は「秘密」だという。

別の中国人メンバーである馮子健（フォンヅージエン）は、中国CDCで副主任を務めていた。明らかな利益相反もあって、パンデミック初期には実際に新型コロナウイルスの隠蔽工作にも関わっている。中国は2020年2月25日に、国内の研究者や機関にコロナウイルス研究の結果を共有することを禁じる箝口令を敷いたが、その草稿を書いたのが馮だった。〈自らの名前で、もしくは自らが属する研究チームの名前で、新型コロナウイルス感染症の感染拡大に関して自分たちが持つ情報をほかの機関や個人に渡すことは何人たりともできない。情報は、データと資料、病原体、培養したものなどを含む〉。AP通信が入手した覚え書きにはそう書かれている。覚え書きは〈関連規則に違反した場合は、違反者とそのユニットに責任を取らせる〉とも警告している。興味深いことに、この覚え書きが公開されたのは、2020年2月のWHOと中国の合同調査団が、中国国内での調査を終えた翌日だった。

ほかにも調査団には、人民解放軍で訓練を受けたことがあったり、現在も軍の研究に携わったりしているメンバーが数人いた。そのうちひとりは武漢ウイルス研究所に勤めるコウモリウイルスの研究者で、7人は中国CDCの幹部、残り数人は人民解放軍傘下の機関で働く人間だった。こうしたメンバーも、同じだけの発言権を与えられてWHOの報告書に影響を及ぼしていた。

調査結果は多数決で決まることになっていて、参加する科学者は部屋に集まり、研究所からの流出、自然の生物種、冷凍食品、その他という選択肢に〝大いに考えられる〟〝考えられる〟〝考えられない〟〝まったく考えられない〟の評価をつけて投票した。新型ウイルスの起源に関する最初の調査結果を示した際、WHOは当然ながらごまかしだとか、茶番だとか、恥ずかしいほど物足りないといった批判を受けた。指名された専門家チームは何も見つけられず、重要なデータは中国当局が抱え込んで見せなかった。武漢ウイルス研究所は診断記録を公開せず、最初に感染した70人の患者の詳細データは提供を拒否された。報告書は、新型コロナウイルス感染症は武漢の冷凍食品から出たものの可能性があるという中国当局のプロパガンダを支持するものでしかなかった。

現在WHOの遺伝子工学会議の一員であるジェイミー・メッツェルは、本当の意味で独立したメンバーを調査団に指名するべきだったと話している。「国際チームのメンバーのうち、4人は武漢ウイルス研究所と以前から仕事で関係があり、1人、つまりピーター・ダザックは研究所での疑わしい研究に資金を出している人間だった。これは明らかな利益相反で、ダザックは調査メンバーから外すべきだった。おかげであれは調査ではなくなってしまった。あらゆる仮説を検証するのは不可能で、だからこそあの報告書はどこからどう見ても権威あるものとみなせなかったのだと思う」

米国家安全保障局(NSA)のマイク・ロジャーズ元長官は、世界中の人がWHOに答えを出してくれることを期待していたと話す。「WHOの報告書を読めば、誰だってごまかしだとわかる。調査団は具体的な情報をじゅうぶんに得られず、今回の感染症の原因について、決定的な結論を出すところまで到達できなかった。言うなれば、明らかに中国に便宜を図ったものだった。WHOは中国の反感を買いたくなかった」

ポンペオはツイッターで「WHOの報告書はまがいものだ」とつぶやき、バイデン政権のジェン・サキ報道官は中国の透明性を欠く姿勢を批判して、「報告書には重要なデータと情報、アクセスが欠けている。暫定的な書きかけの絵でしかない」と述べた。

オーストラリアとカナダ、チェコ、デンマーク、エストニア、イスラエル、日本、ラトビア、リトアニア、ノルウェー、韓国、スロベニア、イギリス、アメリカは共同で声明を出し、この報告書への懸念を示すとともに、次のパンデミックを予見し、備えをするためにも、調査をもう一度行う必要があると宣言した。各国は声明で「重要なのは、独立した専門家が人間と動物、環境に関するデータ、調査結果、そして感染拡大の初期段階でこの件に関わり、パンデミックが起こりつつあると判断する過程に関わった関係者のあらゆる関連データを完全に入手できることだ」と述べた。

ニュージーランドは声明に署名しなかった。外務省は広報を通じて「我々は独自に分析を行い、この件に関する科学を理解したいと考えている。それまではコメントを差し控えたい」と話した。

日本の加藤勝信官房長官は、2021年の調査開始が遅れ、ウイルスのサンプルを入手できなくなる可能性が生じたことに懸念を示し、記者会見で「将来のパンデミックを防ぐためには、迅速で独立した専門家主導の、外部からの干渉を受けないウイルス起源の評価が不可欠と考えている」と述べた。

スタンフォード大学のデイヴィッド・レルマン教授は、ヤフーニュースに対して「今回の報告書は、仮説の理解にほとんど何も貢献していない」と断じた。共和党のマルコ・ルビオ上院議員は、新型コロナウイルスの起源に関するWHOの報告書が「不完全で誤解を招く」ものなのには誰も驚かないと話した。「完全に無能なのか、ひどい過失なのか、それとも言語道断の腐敗なのか。いずれにせよWHOは、中国共産党が新型ウイルスの深刻さと伝染力を隠蔽するのに最初から協力していた」

WHOのテドロス・アダノム・ゲブレイェソス事務局長さえもが、自らの組織が行った調査に背を向け、流出の可能性に対するもっと徹底的な調査が必要だと話した。「チームと話したところ、彼らは生データを入手する難しさに直面したと言っていた。また、チームは武漢のいくつかの研究室を訪れ、研究所で事故が起こった結果、ウイルスが人間集団の中に入り込んだ可能性を検討した。しかしながら、今回の評価がじゅうぶん詳細だったとは思わない。いっそう確かな結論へ至るには、さらなるデータと研究が必要になる。チームは、研究施設からの流出は最も可能性の低い仮説だと結論づけたが、さらなる調査は必要だし、場合によっては専門家から成る次の調査団を組む必要があるかもしれない。個人的には、その心づもりはできている」

テドロス事務局長は、「あらゆる仮説はまだ議論の俎上にのっている。WHOがそう考えていることは、はっきり言っておきたい」とも話した。『ランセット』がダザックを新型コロナウイルス感染症の調査委員会から外し、調査団のメンバーの多くに利益相反があったことを考えれば、WHOの報告書もいったん脇に置く必要があるだろう。

2021年7月、テドロスはさらに一歩踏み込み、研究所からの流出をパンデミックの要因の候補から外したのは早計だったと述べた。中国共産党が激高するなかで、テドロスは中国に「透明性」、そして感染拡大の初期から要求していた生データの提供を求めた。「わたし自身もあるラボの研究員だったことがある。免疫学者で、研究室で働き、実験中の事故も経験した。事故は当たり前に起こるものだ」とテドロスは話した。「我々には情報が必要だ。パンデミック以前、そして発生直後の研究所の状況を示す直接的なデータが」

ダザックのメールの暴露に成功したゲイリー・ラスキンは、さらに調査を進め、中国で科学と政治が分かちがたく結びついている証拠を発見した。「中国の政府当局はまず、新型コロナウイルス感染症の原因物質は、12月に野生動物から人間にうつったという考え方を広めた。それから、政府系の科学者にその説を裏付ける4本の論文を、2月7日から18日にかけて学術誌に投稿させた」

2021年上旬までに、ラスキンは情報自由法に基づく情報公開申請を68回出し、NIHや国務省、教育省、FDAなどの政府系機関や各大学が持つ資料の開示を求める訴訟を4件起こした。驚いたことに、新型コロナウイルス関連の資料を集めるのは、他分野の調査よりはるかに難しかった。

「わたしは公益調査を34年やっていて、情報を請求してすぐに当たりを引くこともときどきあったが、今回はすべてのページと首っ引きになる必要があった」

アメリカは中国の透明性のなさを批判していたが、NIHや米国の大学も、感染爆発の関連資料の開示を求めるラスキンの要請を拒否していた。「この問題でおもしろいのは、利益相反がそこかしこにあり、それらが類を見ないほど興味深い形で組み合わさっていることだ」とラスキンは解説する。「いくつかの連邦機関はエコヘルス・アライアンスに資金を出していたから、彼らにも利益相反はあった。中国だけでなく、アメリカ政府の多くの部分が似た状態だった。機能獲得研究を手がけたり、パンデミックを起こしうる病原体を保管したりしているたくさんの科学者も利益相反を抱えていた。彼らに資金を提供している連中もそうだ」

ラスキンがNIHを相手取った訴訟を起こしたのは、NIHが現在調査中だからという理由で資料の提供を全面的に拒んだからだった。「我々はかなり多くの具体的なポイントについて、情報を求めていた。そのすべてが調査中ということはありえない。なのになぜNIHが全面拒否したのか疑問だ」とラスキンは話す。NIHで誰が調査を担当しているのかすら誰にもわからなかった。

新型コロナウイルスについて数週間前に知ったばかりの科学者たちは、あまりにも早い時期から、原因は野生動物で、それ以外の説は誤った情報だと言いだした。しかし実のところ、そうした主張こそが誤った情報だった。27人の研究者が、流出した可能性を「陰謀論」だとか「誤情報」だとか言って否定したのは、理にかなった行動ではなかった。世界が新型コロナウイルスのことを知らされてすぐ、流出の可能性を否定したのも非合理的だった。しかし、実際にはその非合理的なことが起こった。ピーター・ダザックが原稿を起こしたレターが『ランセット』に載ったのは2月19日。

ドナルド・トランプがウイルスは武漢の研究所から流出したものだと非難するのはまだ2カ月も先のことだった。この時期には、まだコロナに関する調査も、じゅうぶんな分析も行われていなかった。ごくごく単純に考えて、新型ウイルスは自然由来だとも、そうでないとも自信を持って言うには早すぎる状況だった。

さらにフェイスブックのようなIT大手も、新型コロナウイルスが研究施設から流出した可能性を示唆する情報を実際に検閲していた。フェイスブックは、「WHOのような主要な保健団体」と相談して決めたと話し、新型コロナは人工のウイルスだとか、遺伝子操作されているとか、生物兵器だとかいった投稿は、「誤りだと判明した」ことを理由にすべて削除した。流出説を示唆する投稿は、コロナは人工ウイルスだと主張していない限り許された。フェイスブックが方針を転換したのは、バイデンが諜報機関に、起源調査の取り組みを強化するよう指示したあとだった。

フェイスブックはこう声明を出した。〈新型コロナウイルスの起源に関する調査が続いている状況に照らし、公衆衛生の専門家に相談したうえで、我々は今後、新型コロナウイルスは人工のウイルスである、もしくは人為的に作り出されたものであると主張する投稿を削除しないことを決めた〉

ツイッターは2020年2月、武漢ウイルス研究所の周鵬（ジョウポン）に関する記事を掲載した『ゼロヘッジ』という金融系サイトのアカウントを凍結した。当時、ツイッターやフェイスブックらSNS各社は、誤情報を広める投稿は人種差別を助長するという論調を受け、そうした情報を発信したアカウントは削除すると宣言していた。

この状況は、グーグルのチャリティー部門であるGoogle.orgが、2010年からエコヘルス・

アライアンスの研究に資金を出していたことをウェブサイト『ナショナル・パルス』がすっぱ抜いてから、さらに混沌としてきている。

今から２０２０年のはじめごろを振り返り、コロナ禍が進行していった過程や、自然由来説が主流になり、本格的な調査がないがしろにされていった流れを見直すと、それらが中国共産党の巧みなプロパガンダと誤誘導であったことが見えてくる。

いくつもの要素が重なって、本格調査は実現しなかった。科学誌は自然由来説にケチをつける論文の掲載を拒否し、武漢ウイルス研究所の共同研究者と資金提供者は、流出説は陰謀論だと主張する『ランセット』のレターの発起人であることを隠しつつ、同時に米政府や諜報機関に助言を送り、さらにはＷＨＯを代表して15年来の付き合いがある研究所を調査した。

こうした研究者たちはそのあと、メディアのインタビューで声を発し、リチャード・ディアラヴらの異なる見解を持つ人物を陰謀論者とばかにすることで、世論を形作っていった。すべてをひとまとめにして見てみると、全体像がくっきり浮かび上がってくる。中国共産党は、親しかった西欧の科学者たちの助けを得て、新型ウイルスは自然由来だという世界規模のストーリーを最初から作り上げていった。アメリカの国防関係者や、諜報機関のリーダーは、そのことをわかっている。

米国家安全保障会議（NSC）で中国を担当したマット・ターピンは、中国は西欧に対して積極的にストーリーを演出してみせたと話している。「流出を示唆するストーリーは何がなんでもおとしめようという、中国共産党の一大キャンペーンだった。これこそ、彼らが天安門事件以来、何十年もかけて準備してきたことだった。彼らは政権を脅かすような悪いニュースに備えて影響力を確保し、メディアやプロパガンダ装置を使って物語やストーリーを操れるようにしてきた」とターピンは言う。「だからこそ、彼らはそうした影響力作戦に多額の資金を投じてきた。彼らは自らの権力を脅かすものや、自分たちの不手際で政権を失い、共産党の権威が失墜することを病的に恐れている。そうやってさまざまなことに投資をしてきた見返りが、この1年の出来事という形で得られたわけだ」

ターピンのこの見解は非常に重要だ。リチャード・ディアラヴも同意し、中国はストーリーを演出するだけでなく、偽の情報を広める活動も本格的に繰り広げていたと話した。「国家安全部がストーリーを最初からコントロールし、世界的な偽情報作戦を行っていたのは間違いない。中国の描き出すストーリーが支配的になっていたのは確実だし、中国と共謀するなんてとんでもないとしか言いようがない」

マイク・ポンペオも同意見だ。「中国共産党の広範な影響力作戦や、『環球時報』や『チャイナ・デイリー』のような機関紙、あるいはプロパガンダ機関を使った情報の発信、あるいは各国の外交関係者と情報交換を行う世界各地の外交官。そうしたものが一体となって、政府の発する中心的なメッセージを広めていくんだ。そうしたやり方は、彼らの専売特許だ。中国はなんらかのストーリーラインを使って世界を侵食し、西欧メディアの中にもストーリーを作り出す力を持っている。今回のケースはそのいい例だ」

ポンペオは腹立たしげに、そうした中国政府公認のストーリーが、新型コロナウイルスは自然由来だという「科学的コンセンサス」を軸に支配力を発揮していったと語る。「それを崩すのに何カ月もかかった。中国は自然由来説をプロパガンダとして推し進めていて、アメリカの一部の科学者もその説を打ち出していた。仮にもプロならもっとよく知っていなければならなかったはずなのに、そういう言葉を発したんだ。当時は医療系の調査メディアでもなんでもない主流メディアで、彼らが何度も何度も同じ話を繰り返していたが、結局それは間違いだった。新型コロナは自然なウイルスで間違いないという声明が出され、それしか考えられないという理屈が5つも6つも並べられていたが、幻想だった。そういう自然由来しかないというゲームがプレイされていた。もちろん、自然由来という可能性もあれば、研究室で操作されていた可能性もあるだろう。それでも、自然としか考えられないという言い方は完全なるミスリードだ。その発言が意図的なものだったのか、そうではないのかの判断はほかの人間に任せるが、間違いないのは、中国共産党がそうしたストーリーを推し、ストーリーラインを喧伝する取り組みを中心として、この惨状を引き起こしたウイルスの実際の起源や、配列を隠蔽しようとしていたことだ」

アメリカ空軍の元准将であるロバート・スポルディングは、アメリカは従来の戦争への備えに集中するあまり、偽情報作戦や影響力作戦に対してはもろいと話している。「諜報コミュニティーは、唯一の脅威は軍事攻撃で、政治や陰謀、金融面への影響力に対しては、西欧社会は抵抗力が備わっているという想定で活動している。しかし、現実は異なる。実際には、この国全体が非常に脆弱だ。諜報コミュニティーは、中国共産党がアメリカ国民を標的に展開する作戦の影響を見通せていない。それがひとつの脆弱性で、もうひとつが軍事攻撃にばかり目を向けていることだ。それがさまざまな意味で、実情把握の妨げになっている」

アメリカの諜報機関とファイブアイズの諜報ネットワークが、偽の情報を広めようという中国の活動にしてやられている。これは極めて憂慮すべき事態だ。

ピーター・ダザックが、感染爆発が始まった当初からストーリーを描き出そうとしていたのは明らかだ。1月1日にはツイッターで動物の肉が海鮮市場で売られていること、中国CDCが見事な仕事ぶりを見せていることを伝えた。ポンペオも言ったように、この男が新型コロナウイルスの起源の調査のため武漢に入れた唯一のアメリカ市民なのには愕然とする。しかも、話はそれだけでは済まなかった。

アメリカ合衆国国家情報長官室(ODNI)は、2020年4月30日に異例の声明を出し、「諜報コミュニティーも、新型コロナウイルスは人工のものではなく、遺伝子操作もされていないという幅広い科学的コンセンサスに同意する」と述べた。これが間違った主張なのは明らかだ。大嘘だ。エブライト教授も言うように、あるウイルスが遺伝子操作されたかを見極めることはできない。それでも諜報機関が国民に対して、人工ウイルスではないとか、操作されていないとか請け合った。なぜ彼らはそうやって国民に間違った情報を伝えたのだろうか。なぜそんな大間違いを犯したのだろうか。

そうした諜報機関の立場は、ロックダウンが敷かれるずっと前の2020年2月3日の会議で確立されたのかもしれない。会議は全米科学アカデミーが主催したもので、ワシントンDCにあるケックセンターの103号室で開かれたが、PCや携帯電話を使って海外の関係者も参加できた。FBIやODNI、NIH、保健福祉省の幹部も姿を見せていた。

しかし最も重要なのは、そうした政府高官への説明役として招かれた科学者が誰だったのかだ。呼ばれたのはほかでもない、動物由来説を唱える者たちだった。エコヘルス・アライアンスのピーター・ダザックに、スクリプス研究所のクリスティアン・アンダーセン教授、ノースカロライナ大学のラルフ・バリック、アイオワ大学のスタンリー・パールマンらはみな、メールで招待を受けた面々に入っていた。そして大統領の新型コロナウイルス対策顧問であるアンソニー・ファウチが、10分間のプレゼンテーションを行った。

会議の重要な議題のひとつが、「誤った情報」とどう闘うかだった。資料に記された会議の指針は〈2019年に発生した新型コロナウイルスの進化上の起源を理解し、感染爆発と、その結果出るであろう誤情報に効果的に対応するのに必要なデータと情報、サンプルを評価すること〉だった。会議の使命は、さらに踏み込んだものになっている。〈前週プレプリントサーバーにアップされ、広く争点になった論文はすでに撤回されたが、この論文に対する反響を見てもわかるように、こうした情報ニーズをできるだけ早く明らかにすることが必要だ。このあと科学アカデミーが用意し、ウェブサイトで公開する声明は、どんなタイプの情報が求められているかをまとめた〝科学に基づいた〟ものにする必要がある〉

それから2カ月間、諜報関係者は自然由来説を支持する科学者のほうを向きっぱなしだった。

東アジア・太平洋担当の国務次官補だったデイヴィッド・スティルウェルは、国務省諜報調査局に依頼を出した。4月中に科学者たちと電話で話をし、新型コロナウイルスが武漢ウイルス研究所から流出した可能性があるという自分たちの評価について議論してほしいと。電話の相手はアンダーセンとガルベストン国立研究所、つまり武漢ウイルス研究所と研究で協力し合っていた施設のジエイムズ・ルダック所長だった。そのときの電話で、科学者たちは、新型コロナは武漢の研究施設から出たものではないと話した。「納得のいかない電話だった。彼らがなぜそんなに確信を持っているのか、大いに疑問だった」。スティルウェルはそう振り返る。

アンダーセンは、新型コロナウイルスは研究所から流出したものではないという自らの発言は、ひどい誤解だと話している。アンダーセンは、自身の科学的研究から「ウイルスが流出した可能性は極めて低いと考えられる」と言ったそうだ。

このとき諜報機関が出した声明は、今もって修正されていない。この本の執筆のため、修正するつもりがあるかと質問を出したが、具体的な回答はなく、2021年5月27日に出た声明の改訂版を示されただけだった。そこにはこうある。〈米国の諜報コミュニティーは、新型コロナウイルスが最初にどこで、いつ、どうやって伝染したかを正確には把握できていないが、今はふたつのシナリオを中心としたものに集約されている。感染した動物と人間が接触したことで自然に発生したものか、あるいは研究施設の事故か。コミュニティー内には、前者寄りと後者寄りのふたつの意見があるが、どちらも絶対の自信を持っているわけではなく、どちらが可能性が高いかを評価するにはまだ情報が足りていないという意見が大勢を占めている。諜報コミュニティーは引き続き、入手可能なあらゆる証拠を調べ、さまざまな視点から検討し、新たな情報を積極的に収集、分析してウイルスの起源の特定に努めたい〉

2020年を通じて諜報機関とやりとりを続けた、国務省の新型コロナウイルス起源調査チームのデイヴィッド・アッシャーは、諜報関係者が科学的結論は出たと信じていたのは明らかで、そのことは、新型コロナウイルスは遺伝子操作されていないという声明からも明白だと話している。アッシャーは、そうした分析に対する諜報機関の絶対的な自信を見て、サダム・フセインは大量破壊兵器を保有していると言ったときの米諜報機関の姿勢を思い出したという。「彼らはみな、フセインは核開発計画を進めていると言っていた。配管に使われるアルミパイプがあれば、それを使って遠心分離機が作れると言っていたが、どう見ても完全なるたわごとだった」。アッシャーは言う。

「だから今回も、諜報コミュニティーと政府お抱えの専門家が、自分たちで調べるのではなく匿名の学者たちのほうを向いたのを見て、疑いを持った。そして学者たちは、中国共産党の研究に関わっていたらしかった。

学者たちも、諜報コミュニティーも、自然由来という総意の確かな証拠を示さなかった。新型コロナウイルスのゲノム配列は伝播に〝最適化〟されていないという、奇妙な理論や分析がもとになっていた。我々には、それは科学的手法とは正反対のものに思えた」

諜報機関が新型コロナウイルスの起源を適切に調べなかったことは、今回の大惨事全体の中でも特に大きなポイントだろう。バイデンは2021年5月、諜報機関に90日間の再調査を実施するよう指示したが、わたしはその前の段階ですでにファイブアイズの諜報ネットワークの重要人物たちから話を聞いていた。ファイブアイズの情報筋は、新型ウイルスの起源の調査を専任で受け持つエージェントはいなかったと認めた。オーストラリアもそうで、起源の調査だけを担当する人間は実質ゼロだった。未解決事件のように扱われたまま、政府は新型コロナの犠牲者の数を軽視するかのように先へ進んだ。パンデミックの要因に対する厳密な調査はしばらく行われず、バイデンが調査を命じた2021年5月には、感染が拡大し始めてから16カ月ほどが過ぎていた。

しかも、諜報機関はただそこにいるだけで、誰も詳しく調べようとしていなかった。バイデンが再調査を命じたあと、『ニューヨーク・タイムズ』の記事で、諜報関係者がPC内のデータを活用せず、目を向けてすらいないことが明らかになった。記事はこう伝えている。〈ある政府高官の話によれば、バイデン大統領が90日間の集中調査を命じ、新型コロナウイルスによるパンデミックの原因究明に努めるよう指示したのは、諜報関係者が未調査の証拠をまだ大量に持っていることがわかったからだという。そうした証拠はさらなる分析を行う必要があり、それによって謎が解明されるかもしれない。しかし、新型ウイルスが中国の研究施設から事故で漏れ出した可能性を調査するのに、大量のコンピュータの処理能力を使いたいというのは、政府が中国とのやりとりや研究者の動き、武漢周辺で感染が広がっていったパターンについて、手持ちのデータベースをこれまで活用しきれていなかったことの証明なのではないだろうか〉

この報道のあと、リチャード・エブライト教授は、諜報機関が流出説を調査するのを嫌がったのには、何か理由があったのかもしれないと話した。「アメリカの諜報機関と防衛機関が、武漢でウイルスを集めるエコヘルス・アライアンスに6000万ドル以上を出していることを考えれば、彼らがそうした方向の調査に乗り気ではなかったのも驚きではない。ある意味で、自分たち自身をも調査しなくてはならないのだから」。教授は2021年5月28日にそうつぶやいた。

あるトランプ政権の幹部はこう話した。「諜報コミュニティーはかなり早い段階から、流出の可能性を全面的に否定していた。そうした仮定に立ち返るのは非常に難しいというのが彼らの基本姿勢だった」。この関係者は、諜報機関が流出説の調査を不合理なまでに拒否したのは、政治的要素とトランプ嫌いが原因だと話している。「新型コロナウイルスの調査をめぐって起こった出来事で何より不幸だったのは、この問題の政治化だ。ドナルド・トランプは、ウイルスは中国から出てきたもので、中国が何かしら関わっていると言っていた。そのせいで、この件は扱いにくい問題になった。別の意見を持とうとするだけで、大きなリスクを背負い込むことになった」

ハーバード公衆衛生大学院の伝染病ダイナミクスセンターで所長を務める疫学教授のマーク・リプシッチは、流出説の調査は「陰謀論でも、中国バッシングでもない」と言う。「これは、少なくともトーマス・ベイズやシャーロック・ホームズの時代からある基本原則に関わるものだ。つまり何か普通ではないことが起こったら、個人的にありそうにないように思えても、仮説を検討する必要がある」

研究所から流出した可能性を調べようともせず、あらかじめ用意した結論にしがみついたのは、最終的に諜報機関にとって、また組織の評価にとって、深刻なダメージになるはずだ。

21 武漢ミリタリーワールドゲームズ

魏京生(ウェイジンション)は、習近平国家主席と同じ学区の学生だったころ、中国軍の科学者が3人の若者に残虐な人体実験を行っていることを知った。魏によれば、実験を行っていたのは中国軍事科学院だという。軍事科学院は1951年8月に創設された人民解放軍の最高研究機関だ。その機関が人体実験を行っていたというのは衝撃的な告白だ。

元中国共産党の一員で、党の創設メンバーの家系にも連なる魏は、ノーベル平和賞の候補に7回選ばれ、ロバート・F・ケネディ人権賞や欧州議会が選ぶ思想の自由のためのサハロフ賞、全米民主主義基金賞、スウェーデンのオロフ・パルメ賞を受賞している。ナンシー・ペロシとマイク・ポンペオの両方から称賛され、中国の民主化運動の父としても知られる魏の言葉は信用できるもので、傾聴に値する。

「1960年代前半に中学生だったころ、クラスの親友の父親が、軍事科学院の副学長だった」。この本に向けたインタビューで、魏はそう語った。「当時は学校の友人たちと一緒に施設の敷地で遊んだり、科学院幹部の子どもたちと酒を飲んだりしていた。そのとき、科学院の大きな研究テーマが核戦争と生物・細菌戦だと知った。兵隊たちの中に強く健康な若者から成る〝実験部隊〟があって、最高の食事も与えられていた。人体実験の結果を見るためにね。軍事医療研究の分野で、何人もの兵隊がモルモットにされているのは、当時の中国では常識だった」

魏の言葉で思い起こされるのが、ナチスドイツが第二次世界大戦中にユダヤ人をはじめとする戦争捕虜に対して行っていた非道で残虐な、しばしば彼らを死に追いやった実験の数々だろう。ナチスの強制収容所では、ユダヤ人がマラリアやチフス、腸チフス、結核といった感染症の免疫や抗体獲得の検査に使われていた。人種によって病気への抵抗力が違うかを調べる恐ろしい実験も行われていた。

魏によれば、中国の実験は歳月とともにいっそう危険なものになっていったという。

1997年にアメリカへ亡命したあとも、魏は高官級の知り合いから、中国共産党が行っている極秘実験の話を聞き続けていた。「アメリカへ来たあと、共産党指導部の子息がわたしのところへやってきた」と魏は言う。「軍の支持者で、共産党が中国を支配するのを後押ししていた。それで、中国で出版された『超限戦』の話になって、わたしは書かれていることの一部は単なる自慢話だと思っていたのだが、彼はわたしの意見に怒りだして、本の内容は秘密でもなんでもないし、今ではさらに研究が進んでいると言った。アメリカよりはるかにレベルの高い研究をしていて、中にはアメリカの協力を得てやっているものもあると言っていた。

倫理面で、アメリカでは研究を許可されなかった一部の科学者が、中国へ行って研究を続けたり、中国の学生を教えたりしていたから、レベルは絶対にアメリカよりも上だと言うんだ。そこで、なぜそういう実験をほかの国で静かにやらないのかと尋ねると、彼は、当局は外国との関係に影響が出るのを恐れていたのかもしれないと答えた。当時の米中関係はまだ始まったばかりの良好な時期だったからね。しかも、中国には外国では許されないさまざまな実験が行える条件も整っていた」。

魏によれば、これらは中国政府の「国家機密」として公式には隠されているが、実際には情報が流出しているのだという。

魏が言うには、生物戦や核戦争用の実験で生き残った人たちの一部は、危険な実験の後遺症に対する補償を求めている。「被験者たちは怒っている。彼らによれば、多くが放射線症候群で若くして死に、生き残ったのはごくわずかだそうだ。数年前、多くの退役軍人が補償を求める申し立てを行った。長年の健康問題に対する補償として、支払うと国が約束していたお金を受け取れていなかったからだ。英語圏ではどうかわからないが、中国語ではそれに関する報道がいくつか出ていた。申し立てを行った一団のトップは、モルモットとして放射線を浴びる実験の対象になっていた。ＳＮＳだけでなく、従来のメディアでも報道が出ていて、多くの人が、自分たちの苦しみを理解して支援してほしいと訴えていた」

そのひとりである原公浦（ユエンゴンプー）は、がんの治療薬を買うお金がなくなったことをきっかけに、85歳だった２０１９年４月に中国メディアで話題になった。『環球時報』によると、原は〈10回の核実験に参加し、１９６４年の原爆実験で鍵となったウラン塊の処理を担当した〉という。『上海日報』が２０１８年に行ったインタビューで、原は、毛沢東主席のもとで１９５４年に行われた中国初の原爆実験に関わった際の話をしている。作業は砂漠で行われ、愛国的なムードに包まれていた。「わたしがウラン塊を扱うなか、ふたりの人間が脇に立っていた。ひとりは記録を取り、もうひとりは過程を細かく観察していた。もちろん、わたしの手は震えていた」。記事にはこう書かれている。〈規則上は、放射線量の多い区域で6時間以上の作業をすることは禁止されていたが、原いわく、研究施設には12時間以上も詰めることも多かった〉

中国から亡命した人間が、母国でのこうした秘密実験を明らかにできるだけのじゅうぶんな知識を持っていることは珍しい。しかし、正確な記憶力を持つ魏京生は、そうした貴重な亡命者のひとりだった。現在に至るまで、魏が中国から持ち出した情報は、CIAのファイルに厳重に保管されていて、誰かが口にすることはできない。魏が最高機密にあたる中国の極秘軍事実験について口を開いたのは、今回がはじめてだ。

中国は、第二次世界大戦で日本軍の生物攻撃を受けたことで、対生物戦のプログラムを構築するようになった。帝国陸軍の生物兵器・化学兵器研究部隊である〝満州七三一部隊〟は、日中戦争中に中国で生物兵器の人体実験を行った。「七三一部隊は中国軍にテロ攻撃を仕掛け、多くの犠牲を出した」。日中関係に詳しく、国務省で主任調査官を務めたデイヴィッド・アッシャーは言う。「中国側は震え上がった。人々が次々に死んでいくのに、理由も、死者が出る場所もわからないからだ。おそらく日本軍がどうやって細菌を散布し、中国人を標的にしているかわからなかったのだろう。人々は天から降ってきたかのような攻撃に晒された」

アッシャーによれば、中国はこの「生物ガス」攻撃をきっかけに、独自の生物兵器研究に着手した。「中華人民共和国が１９４９年に建国された際、最初の目標のひとつが、生物戦能力を獲得することだった。標的にされたから、そうした力を利用したいと考えた。どれだけの効果があるかも見ていた」。魏が言ったような、生きている人間を使った人体実験についても、アッシャーはよく承知している。実験ではウイグル族をはじめとする少数民族や、反体制派の人間が犠牲になっているという。「アメリカ政府が公言しているように、ウイグルの人たちもそうした実験の対象になっている。今このときもだ」とアッシャーは言う。

ＭＩ６元長官のリチャード・ディアラヴは、そうした残虐な実験について聞いたことはないという。「正直な話、そういったものを記録した情報は目にしていない。しかし、中国に関して目にしてきたものを参考に判断させてもらうなら、おそらく真実なのだろうとは思う」

では、ほかにどんなものを目にしたからそう思うのだろうか。中国はほかに何をしていたというのか。ディアラヴは、それは機密情報だと前置きをし、慎重に言葉を選びながら「中国は、倫理観に縛られる必要はないと感じている。尋常ならざる体制だ。中国政府は、西欧諸国の政府と同じようには振る舞わない」と言った。

　この本の執筆に向けて取材した政府関係者、諜報関係者の中に、流出が意図的だったと考えている者はいない。誰ひとりだ。しかし魏京生は、裏付けとなる証拠のないあくまで私見として、中国共産党ならウイルスを流出させることもやりかねないと考えている。

　魏が言うには、新型コロナウイルスの感染が広がる前に、中国がテロリストによる生物攻撃の標的になるとのうわさが出て、政府はそれに向けた訓練を行っていたという。「２０１９年の９月、中国政府は武漢の空港と病院で軍事演習と同様の大がかりな〝対コロナウイルス演習〟を実施した」と魏は明かす。「理由はそのあとに予定されていたミリタリーワールドゲームズ［軍人アスリートが参加するスポーツ大会］で、ＳＡＲＳやＭＥＲＳのときのような流行が起こるかもしれなかったからだ。そうした大規模な演習は普通のことではないから、目に留まった。当時わたしのもとを訪れてきていた友人たちが、向こうのメディアではミリタリーゲームズが大きく取り上げられていて、一部の人間が外国による生物攻撃の可能性に言及していると言っていた。そうやって何か行動を起こす前に国民に心の準備をさせるのが、中国共産党のお決まりのやり方だ。前もって釘を刺すのが彼らの伝統なんだよ」

中国が攻撃を計画していた、あるいは新型コロナウイルスを意図的に放ったことを裏付ける証拠はないし、その説を支持する専門家もいない。それでも2019年9月18日に、武漢の空港でコロナウイルス対策の訓練があったのは事実だ。武漢ミリタリーワールドゲームズの執行委員会が緊急で実施したもので、空港で未知のコロナウイルスの感染が発覚した、また荷物から異常な放射線量が検出されたという想定で、訓練が行われた。国営新華社通信が訓練について報じた中国語の記事では、〈演習の項目には疫学調査や医学調査、一時的な検疫措置などがあった。地域としての準備や検疫、感染者の移送、消毒なども関連していた〉と報じている。こうした具体的な状況を想定した訓練が2019年9月、つまり武漢で新型コロナウイルスの感染爆発が起こる直前に実施されていたのは、なんとも奇妙な偶然だ。

魏によれば、この武漢ミリタリーワールドゲームズのあと、ある中国人医師が香港の同僚たちに対して、なんらかの感染症の拡大と、「台湾が用意した感染症流行の事前対策」について話したという。この医師は、選手たちの中に武漢の病院へ入院し、大会へ参加できなかった者がいたらしいと話したそうだ。

魏は、ミリタリーワールドゲームズの最中に中国が新型コロナウイルスを意図的に散布し、生物戦に向けたテストを行い、参加選手を通じてウイルスを世界中へ広めた可能性はあるという私見を持っている。ミリタリーワールドゲームズは、中国共産党が管理している大会だし、簡単に「ウイルスを世界へ拡散できる」ため「都合がよかった」と考えている。「参加者はみな丈夫な体を持ったスポーツ選手だから、〝実験部隊〟と同じように影響を観察できる」

そうした攻撃を行う動機はなんだろうか。「発覚せずにうまく広げることができれば、そのあとにワクチン外交を展開し、友人の輪を広げて、西欧に対抗できる」と魏は推測する。

魏が新型コロナウイルスについてはじめて耳にしたのは2019年10月で、そのときはちょっとした実験なのではないかと思ったという。「ミリタリーワールドゲームズの最中に妙な病気が広がったという話を知って、最初に思ったのが、ついにちょうどいい機会を見つけて、中国を訪れた外国人を標的に社会規模の実験をやったんだなということだった。なぜ今この時期に、というのが疑問だったし、共産党が自国でやったというのもほとんど信じられなかったが」

わたしは魏に対して、インタビューした中で意図的な流出だと考えている人はひとりもいなかったことを伝え、その点について尋ねてみた。なぜその可能性はあると考えるのかと。すると彼はこう言った。「西欧の科学者たちの親切さは尊敬に値する。しかしそれゆえ、彼らは邪悪な考え方というものを理解できないし、中国の科学者が自らの成果をどれだけ誇張しがちかも理解できない。過去数十年にわたって、中国は情報を隠匿してきた。その能力はきみたち西欧の人間には理解しがたいものだ。小さな集団の中では全員が把握していて、外の人間は何十年もあとになって知る知識というものがあるんだよ。だからこそ情報を外へ漏らす人間は、その小さな集団のちょっと外へ出しただけでも、すぐに厳しい罰を受ける」

魏は、ワクチンも武漢ウイルス研究所で前もって開発されていたと考えており、独自に入手した情報をもとに、人民解放軍少将で疫学者の陳薇（チエンウエイ）が、ニュースで報じられたような2020年3月ではなく、2月の段階ですでにワクチンを接種していたのではないかと話している（中国がはじめて新型コロナのワクチンの特許を出願したのは2月24日とされる）。「ワクチンが用意できていたとすれば、武漢ミリタリーワールドゲームズを使ってウイルスを広げても、自分たちは感染することはない。中国人はコウモリを食べないし、武漢の海鮮市場でコウモリが売られているはずがない」。魏は２０１９年11月の廖大文（リウダイモン）の家での夕食会でそう話したそうだ。「あまりにも見え透いた中国政府の嘘だ。その様子を見る限り、中国共産党は慎重に計画を立て、自信を持っていたが、ワクチンが効かないのは想定外だったから、どう嘘をつけばいいかわからなくなったのだろう」

リチャード・ディアラヴは、意図的な流出は「話にならない」考え方で、まず間違いなくありえないと考えている。「その可能性は極小だと言わざるをえない。あまりこういう言葉は使いたくないが、話にならない考え方だ」

魏は正反対の立場を取っている。証拠はひとつもないが、最も可能性が高いのは意図的な流出で、次に研究施設の安全手順の不備で事故が起こった可能性もあると考えている。「偶然に漏れ出した可能性も否定できない。中国共産党は結果しか気にしないから、彼らの安全意識はひどいものだ。机上の実験は行っていたが、実際の生物戦を始める計画は必ずしも持っていなかった可能性もある」

魏がこうした意見を持っているのは、中国政府の残虐さをその身で味わい、長い時間を獄中で過ごした経験があるからだろう。

そうはいっても、新型コロナウイルスがミリタリーワールドゲームズの最中に広がった可能性はじゅうぶんに考えられる。大会にはドイツやカタール、ベトナム、スイス、インド、イラン、コロンビア、スウェーデンなど、世界１１０か国から1万人近い選手が参加した。大会は10月18日に開幕して27日に閉幕した。『サウスチャイナ・モーニング・ポスト』が最初の感染者について伝えたのが11月17日だから、閉幕はそのわずか21日前になる。政府は大会に向けた施設の改修と建設に多額の資金を投じ、武漢市内に30の施設を作っている。準備の一環として、空中警戒管制システムを作ることまでしている。選手が滞在する〝選手村〟は武漢ウイルス研究所から10キロほど離れた場所に用意された。大会ではバレーボールや柔道、フェンシング、アーチェリー、テコンドー、卓球、レスリング、ゴルフなど17競技が行われた。

ところが大会中、多くの海外選手が重いインフルエンザに倒れた。フランスの新聞『ル・パリジャン』が２０２０年5月に報じたところでは、近代五種のエロディー・クルベルがチームメートともに体調を崩したという。クルベルは同紙に「わたしたちは10月末に武漢のミリタリーワールドゲームズに参加していた。大会後には全員が病気になり、ひとりは3日にわたって練習を休んだ。「わたしも具合が悪かった」と話した。経験のないことが起こっていた。ミリタリーワールドゲームズの出場選手の多くが重い病気に罹っていた。最近話を聞いた軍医には、代表団に病気の人間がたくさんいたから、きみもうつったのだと思うと言われた」

ドイツのバレーボール選手リンダ・ボックは、英『デイリー・メール』に対して、チームメートの多くが病気で、父親もボックが帰国してから数週間後に体調を崩したと話している。「ここ２日間は寝込んでいた。あそこまで具合が悪くなったのははじめて。ひどいかぜか、コロナかはわからないけど、個人的にはコロナだったのだと思う」。イタリアのフェンシング選手マッテオ・タグリアリオルも『デイリー・メール』に対して、武漢で同じ施設に滞在していた全員が、新型コロナウイルス感染症に似た症状を起こしたと話している。息子と恋人ものちに病気になったそうだ。

ルクセンブルクの競泳選手ジュリアン・ヘンクスは、武漢の空港に非接触型の体温検知器が配置されていたと主張している。チームメートふたりが大会中に具合が悪くなったそうだ。同じく体調を崩したトライアスロン選手のオリバー・ゴージスは、自転車で走った武漢市内は「ゴーストタウン」で、こちらも空港で検温が必要だったと話している。ルクセンブルクの競泳選手であるラファエル・スタキオッティとピット・ブランデンブルガーも体調不良に陥り、ボクシングのミシェル・エルペルディンは訪れた喫茶店で、店に来た人間の記録を取るよう言われているという話を店主から聞いたという。記者たちがこうした話に跳びつくようになると、選手の多くはメディアに口を閉ざすようになった。

先ほども言ったように、ミリタリーワールドゲームズは、武漢で最初の感染例が報告されるわずか20日ほど前に閉幕した。〈もっと証拠が見つかっていけば、新型コロナウイルスが2019年10月時点で、つまり中国政府が感染の事実を認める数カ月前の段階で、武漢で蔓延していたという証拠もどんどん増えていくだろう〉。『ワシントン・ポスト』の記者ジョシュ・ロギンは2021年6月のコラムにそう記し、アメリカの政治家マイク・ギャラガーが正式な調査を求めていることも明かした。

武漢で未知のコロナウイルスの感染が広がっているというニュースが出たあとも、各国の政府関係者は、ミリタリーワールドゲームズに参加していた選手たちを検査し、抗体を持っていないか確認することを考えつかなかった。ひょっとすると、大会がスーパースプレッダーの役割を果たし、新型ウイルスが世界へ広がっていったのかもしれない。

アメリカ国防総省は、2020年6月の『アメリカン・プロスペクト』誌で、大会に出場したのち25の州へ戻っていた300人の選手を検査、スクリーニングする理由はどこにもなかったと話している。「感染爆発が伝えられる前だった」というのがその理由だ。

ポンペオの中国政策首席顧問だったマイルズ・ユーは、仮にその時点でウイルスが蔓延していたのだとすれば、中国共産党が隠蔽しようとした理由も説明がつくと話している。「ミリタリーワールドゲームズは中国共産党にとって非常に重要な大会で、仮にそこで感染爆発が起こっていたなら、隠蔽の動機になる」。出場選手が体調を崩した理由を調べようとした米政府の関係者は、ユーひとりだ。ユーは武漢市交通管理局を経由して交通量のパターンを調べ、武漢ウイルス研究所近くの道が封鎖されていたことに気づいた。選手村と研究所が非常に近いのもわかった。「何かおかしなことが起こっていたのかもしれないが、結論が出せるほどのじゅうぶんな調査はできていない」とユーは言う。

大会から数週間後、当時武漢で働いていたコナー・リードという英語教師が病気に罹った。本人はのちに、あれは新型コロナウイルス感染症だったのではないかと振り返っている。回復後、複数のメディアに本人が語ったところでは、2020年11月25日に体調が一気に悪化し、熱と咳が出て肺炎を起こしたという。悲しいことに、リードはそれから1年もたたないうちに、ロックダウン下のイギリスで死亡した。オーストラリアのクイーンズランド州に住む両親は、ライブ中継で葬儀を見つめた。

ミリタリーワールドゲームズ中の感染症の流行について、中国国内では、アメリカの仕業だという陰謀論が持ち上がった。外交部はアメリカ軍が武漢にウイルスを持ち込んだ可能性があると主張し、2020年3月13日のツイッターで「第一感染者がアメリカで発生したのはいつなのか。何人が感染しているのか」とつぶやいた。「病院の名前はなんなのか。ひょっとすると、アメリカ軍が武漢に大流行を持ち込んだのかもしれない。透明性を求める。データを公開せよ。アメリカには説明の義務がある」

ウイルスが大会でばらまかれたという陰謀論の中には、習近平国家主席による開会式のスピーチ動画に注目したものもある。広角の映像がないため、習主席が実際は市内のどこかにいるのか、会場にいるのかは定かでない。習はただ赤をバックにしゃべっているだけで、映像はそのあと、集まった人々の写真を流す場面に切り替わる。陰謀論者は、おそらく習近平は実際には現地におらず、ウイルスが拡散したのもこのときだろうと話している。もちろん、この説にはなんの根拠もない。

北朝鮮とイランの核開発の調査を担当し、タスクフォースを率いてきた経験を持つデイヴィッド・アッシャーは、ウイルスが意図的に流出した可能性も絶対にないとは考えていない。しかし、圧倒的に確率が高いのは事故による流出のほうで、その根拠として「2019年秋の中国の政府当局は驚いていて、完全に不意を突かれたように見えた」点を挙げている。ただし偶然の流出だったとしても、「武漢ウイルス研究所のスーパーウイルス研究」が、同じ敷地内にある武漢生物製品研究所で行われていたワクチン研究と直接関連していた可能性は排除していない。「あのベータコロナウイルス汎用ワクチンは、新型コロナウイルスを含めた今後開発される生物兵器の〝解毒剤〟として開発されたのかもしれない」。アッシャーはそう仮説を立てる。実際、新型コロナウイルスがワクチン開発の過程で流出した可能性もあると考えていて、アッシャーいわく、仮にそうであれば次の事実も説明がつくかもしれないという。「1月23日に武漢ウイルス研究所を指揮下に置いた人民解放軍少将の陳薇は、3月、チームに所属する6人の軍の科学者とともに、中国共産党の党旗の前に立って実験的に開発された新型コロナウイルスのワクチン接種を受けた。あれはどういうわけか。それに一部の科学者は、配列が公開されたサンプルの中にアデノウイルスがあったことを発見したと言っていて、その証拠も発表されている。アデノウイルスがあるということは、新型コロナのワクチンが存在していたという意味で、それはワクチンを開発する生物戦防衛プロジェクトがあった可能性を示唆している。自然に発生した株から何度も進化した、研究中のウイルスのワクチンを開発する人間は普通はいない。日の目を見るはずのないもののワクチンを作るのは理にかなっていないし、ばかばかしい。しかし、生物兵器プログラムなら完璧に筋がとおる。攻撃用の生物兵器プログラムなら、論理的に考えて解毒剤の開発が必要だ」

　武漢ウイルス研究所が最初期に入手した新型コロナウイルス感染症の患者の2件のサンプルでは、ディープシーケンシング（遺伝子の同じ領域を何度も解析する手法）の生リード（基礎的な解析結果）に広範な汚染が見られた。これは、研究室が汚い環境だった可能性を示している。台湾にいる元スタンフォード大学のスティーブン・クエイ博士は言う。「新型コロナウイルス以外でひとつ気になったのは、それまで未公開だったインフルエンザのワクチンを打った形跡があったことだ。１件のサンプルでは、新型コロナウイルスよりも汚染度が高いほどだった」。どういうことかというと、その患者は新型コロナウイルス感染症に罹って入院した病院で、インフルエンザのワクチンを投与されていた可能性がある。だとすれば普通ではない。

　アメリカの物理学者であるリチャード・ムラー教授は、別の考えを持っている。ムラー教授は高名な学者で、これまでに隕石（いんせき）の起源や時間の性質などのテーマで１２０本以上の科学論文を著し、『*Now: The Physics of Time*（今　時間の物理学）』など著作も10冊ある。天体物理学と地球物理学の研究で有名で、ノーベル賞を受賞したふたつのプロジェクトで発起人とリーダーを務め、ほかにも多くの賞を受賞している。〝ネメシス〟という赤色矮星(わいせい)が太陽のまわりを公転しているとするネメシス仮説の中心人物でもある。

ムラーは過去30年にわたり、エネルギー省やアメリカ航空宇宙局(NASA)、国防総省といった組織の上級顧問を務め、エネルギーや情報分析、テロ対策、国防に関連する科学技術の問題で助言を送ってきた。機密情報の扱いに関する最高レベルの資格を持っていて、大量破壊兵器などの最高機密の問題についても助言している。

そのムラーも、2019年12月末に採取された新型コロナウイルスの最初期のサンプルに注目している。サンプルは12月30日に分析のため武漢ウイルス研究所へ届き、その後『ネイチャー』誌に遺伝子配列が掲載された。「それで、中国の科学者たちはもう情報を撤回できなくなった」とムラーは言う。「ウイルス学者なら、2件のサンプルを見てかなりの汚染に気づく。もしかしたら実際にワクチンを投与されていたのかもしれない」。ムラーはサンプルの汚染は起こりうることだと話したうえで、「それでもわたしのような、国防に長く携わってきた人間にとって、もっとわかりやすい説明は武漢ウイルス研究所の中に内部告発者がいたことだ」と続ける。

そこでムラーは一呼吸を置いた。そして『ダ・ヴィンチ・コード』を読んだことがあるか?」と訊いてきた。本好きなら読んだことのない人のほうが少ないであろう作品だ。「あの作品では、誰かが本物の専門家にしか読み取れない手がかりを残していく。これはわたしの空想だが、武漢ウイルス研究所には、自分たちが生物兵器を開発していることに本気で怒っている人たちがいるのかもしれない。彼らがウイルス学を志したのは、人の命を救い、パンデミックを止めるためだった。

ところが今では軍が研究所の一部をコントロールし、ウイルスを兵器に転用しようとしている。そしてその人物は、自分の声を直接外へ届ける手立てがなかった。そこでワクチンのサンプルが手元にあり、患者のサンプルも10秒で手の届く場所にあったから、西欧の誰かが気づいてくれることを願ってワクチンを注入した。スティーブン・クエイが確認するまで、そのことは誰も気づかないいまだった。ワクチンがあったのだとすれば、兵器として研究されていた可能性がある。サンプルに手を加え、公表を通じてメッセージを伝えるやり方はすばらしいが、誰かが気づかなければ意味がない。その誰かが『なんてこった、ワクチンがあったのか』と言うまではね」

興味深い空想だ。クエイ博士は、ムラー教授が取り上げるまで、内部告発者がサンプルを汚染した可能性は考えなかったという。博士は、ワクチンは未公開のインフルエンザウイルス用のものに見えると話している。その場合、シンプルに研究所は新型コロナウイルスとは無関係のワクチン開発に取り組んでいたのだろう。これはじゅうぶんにありうる話だ。クエイ博士は、サンプルの分析はほかの科学者と共同で今も続けていると話した。

22 人類にとっての潜在的脅威

武漢ウイルス研究所の調査を行っていたマイルズ・ユーは、ほかの何にも勝る衝撃的な事実を発見した。それは、ポンペオに提出する報告書を精力的にまとめるなかで見つけた、国連の生物兵器禁止条約の見直し会合に関する資料だった。会合は１９８０年代を皮切りに、各国で条約が守られているかを確認する目的で、5年に1度のペースで行われていた。

ユーが行き当たった資料には、２０１１年の会合で中国が提出した報告書の内容が詳しく記されていた。全文が載っていたわけではないが、中国が力を入れている研究分野が紹介されていた。その中には〈人工病原体の作成〉や〈人種固有の遺伝子マーカー〉、そして驚いたことに〈病原体の拡散を容易にするターゲット指定型の薬物送達テクノロジー〉などがあった。

ユーにとって、中国政府が提出した正式な書類に、〈人工病原体〉分野の研究という文言があったのはとんでもないことだった。武漢ウイルス研究所で行っている機能獲得研究を、中国が公言しているのには当惑させられた。ショックを受けたユーはオタワの会議の主催者に連絡を取り、中国が提出した公式の報告書を手に入れようとした。それは無理だったが、研究分野がわかっただけでじゅうぶんだと感じ、〝扱いに注意を要するが機密ではない〟情報として報告書に記載した。

〈中国はパンデミックに発展しうる、軍民両用の危険なバイオテクノロジーと遺伝子技術の研究を実施している〉。ユーが作成した国務省内部の報告書にはそう書かれている。『ウォール・ストリート・ジャーナル』が2021年2月に掲載し、ポンペオも寄稿した論説にも、〈中国が提出した報告書には、かの国の科学者が実施している背筋の凍るような研究が記されている〉と研究の概要が示されている。

ユーは2020年12月、見つけた資料のことをデイヴィッド・アッシャーをはじめとする米国務省軍備管理・検証・コンプライアンス局のチームに伝えたが、全文を見つける前に、バイデン政権への移行に伴ってチームが解散になった。しかしこの本に向けた調査の過程で、わたしは中国が提出した報告書のオリジナルの全文を発見した。そこでは、恐ろしいウイルス研究の分野が取り上げられている。中国共産党を擁護する人間も、これに関しては言い逃れはできない。中国政府が国連の会合で提出した正式な書類なのだ。中国が詳細な報告書を提出したのはこのときが最後で、5年後の次回大会からは短い資料しか提出していない。

中国の報告書は、現代の生物学は〈人類の疾病との闘いに重要な役割〉を果たしているという指摘から始まる。そして続く文で、読んだ人間を不安にさせるような事実を認めている。まず、現代の生物学に現行の国際条約では対応できない。そして次に、新しいバイオテクノロジーは人類の存続自体に対する脅威になる。〈同時に、新種のバイオテクノロジーが敵対的な目的で使用され、人間社会への潜在的な脅威となる可能性も高まっている。バイオテクノロジーは、そうしたことを可能にする〝軍民両用〟的な性質を持ち、また一方では、生物兵器禁止条約に完全かつ厳密に従うことを多くの面で難しくしている〉

中国政府は、5年前の2006年に開催された会合以降で、〈バイオテクノロジーはほぼ日進月歩で前進し、人工生物学や遺伝子学、システム生物学、薬物ターゲティング技術、微生物法医学などは長足の進歩を見せ、条約に従ううえでの新たな課題と機会の両方を示している〉と述べる。

続けて報告書は、〈人工病原体の作成を可能にする合成生物学〉の話に入る。人工病原体は、機能獲得研究を通じて作成する。武漢ウイルス研究所が手がけ、アメリカが資金提供を行っていたこともある研究だ。報告書には、〈悪意をもって使用される可能性がある〉と記されている。〈理論的には、合成生物学は人類に対する潜在的な脅威になる。現在知られているものよりも毒性と感染力を高めた病原体の作成に使えるからだ。しかも、従来のワクチンや薬への抵抗力を強めたり、現行テクノロジーでは分離、同定しにくくしたりすることもできる〉

別の項目では、病原体のDNAを解析することで、新薬や新ワクチンを開発しやすくなると書かれている。しかし同時に、そのデータは新しい病原体の作成や、抗原性、感染の特異性、毒性、薬への耐性の改変にも使えるため、従来の感染症対策では対応できなくなり、予防や抑制も難しくなるとも記されている。

さらに恐ろしいことも書かれている。報告書の3つめの小見出しは〈人間集団に特有の遺伝子マーカーを明らかにするシステム生物学〉だ。これはつまり、特定の人種を武器としてのウイルスの標的にするということで、衝撃的で気味の悪い研究分野だ。報告書には、ヒトゲノム計画のおかげで〈ゲノム内での人種に特有の遺伝子変異が明らかになった〉と書かれている。〈ゲノム全域での関連研究によって、さまざまな人種内での感染しやすさに関わる遺伝子の変異が明らかになり、またエピジェネティクス研究の進歩によって、疾病への感受性に関わる人種特有の遺伝子マーカーの存在も示唆されている〉

〈この技術によって、人種による遺伝的差異に基づいた生物兵器を作れるようになる可能性がある。

ある集団が、自分たちと敵対する人種グループが特定の病原体に弱い遺伝的性質を持っているという情報を掴んだ場合、その知識を使い、その人種グループを標的にした遺伝子兵器を実際に作成する可能性もある〉。中国がこうした話題を国連の公の会議で取り上げていたのだとすれば、最高機密の軍の研究施設ではどんな人種特定型のウイルスの研究をしていたのだろうか。

人民解放軍の上将を務めた張仕波（ジャンシーボー）も、戦争の新たな7分野を論じた著書で〈現代バイオテクノロジーの発達によって、攻撃能力の性質が強い兆候となって見えてきている〉と結論づけ、〈人種固有の遺伝子を利用した攻撃〉も可能性としてあると述べた。この文言を発見したのは中国アナリストのエルサ・B・カニアとウィルソン・ボーンディックで、ふたりは国防大学が使用していた2017年の教科書からこの部分を見つけた。その教科書に、軍事闘争の一分野として生物学を取り上げた項目がある。ふたりは教科書について〈かなりの権威が関わっていると考えられる〉と記し、〈人種固有の遺伝子を標的にした攻撃などの新たな生物戦の可能性〉が言及されていると述べている。

中国が生物兵器禁止条約の会合に提出した報告書では、次に〈病原体の拡散を容易にするターゲット指定型の薬物送達テクノロジー〉という表題のもと、生物兵器の空中散布を扱っている。そう、「病原体の拡散を容易にする」ための技術だ。報告書にはこうある。〈製薬技術の絶え間ない進歩によって、エアロゾルやウイルスベクターのような、ターゲットを絞った薬物到達テクノロジーも大きく前進している。このふたつのテクノロジーは、生物学的薬剤の拡散にも使える。エアロゾル技術は、病原菌を効果的に飛散させ、呼吸器を通じて人間を感染させるのにも使える。ウイルスベクターは、特定の遺伝子を簡単に体内へ運び、損傷を与えることができる。そのうえ、エアロゾル送達とターゲットを絞った特定のウイルスベクター、トランスフェクション、遺伝子の発現を組み合わせれば、全体的な効果が増す可能性もある。どちらの技術も特定の国家やテロリスト集団が悪意をもって使い、病原体や疾病を引き起こす遺伝子を効果的に拡散することができる〉

報告書は〈生物兵器による脅威の高まり〉と、生物科学の〈急速な進歩〉による〈生物兵器の破壊力の大幅な向上〉についても記されている。〈そのためのひとつの方法としては、病原性微生物の毒性を高めるという方法がある。細菌ゲノム研究を利用すれば、病原体の抗原性を変えて毒性や病原性を高められる可能性がある。もうひとつ、従来型の医薬やワクチンを効きにくくする方法もある。ＤＮＡ組み換え技術を使えば、抗体への耐性を獲得したスーパー遺伝子を作り、薬剤に対する極めて強い抵抗力を持った病原体を作り出せるかもしれない。解毒遺伝子を組み込んだ病原体や、免疫システムによる発見や攻撃を回避し、ワクチンや薬剤を無力化する病原体も作れる可能性がある〉

〈もうひとつの方法が、ターゲットとする人種を特定の病原菌に感染しやすくすることだ。ＲＮＡに介入すれば、体内の特定の遺伝子を不活化し、重要なたんぱく質の発現を禁止して、生理学的な機能を破壊したり、生物兵器攻撃の効果を高めたりできる。遺伝子治療用ベクターを使って外来の遺伝子やウイルスを特定の人種集団に、症状を発生させずに侵入させれば、生物兵器による攻撃を密かに実行できる可能性がある〉

もちろん中国は、こうした分野の研究は防衛のためのもので、攻撃目的ではないと主張している。しかし文中で自ら認めているように、合成生物学の新たな技術の発達で、条約に従うのは難しくなっている。報告書は最後に、こうした病原体を研究施設で扱うことの究極のリスクを挙げている。

〈バイオテック研究施設で過失が起こった場合、人類は大きな危険に晒されるおそれがある。いくつかの民間施設で研究、使用されている合成生物学によって、極めて危険な人工病原体を意図せず作り出し、予測不能な結果を生じさせる可能性が浮上している〉

そして、バイオセーフティの管理方法や規制を、特に施設で研究されている毒性のある病原体については〈強化する〉べきだと述べている。そこから5年後に行われた次の会合では、中国のトーンは変わり、そうした規制遵守、あるいは科学の発展に関する新たな情報は示さなかった。かわりに、生物兵器の研究を進めたことは一度もないと繰り返すようになった。

しかし2016年に中国が提出した資料にも、次のような注目すべき、いや、警戒すべき部分がある。〈中国科学院は、傘下の全部門でバイオセーフティ・マネジメントを強化するという視点のもと、武漢ウイルス研究所が研究施設のバイオセーフティ・マネジメント、および実験技術に関する毎年の研修を実施することを認可した〉

自らが安全手順に多くの問題を抱えていた武漢ウイルス研究所が、他施設でバイオセーフティ研修を施す立場を手に入れたとは、いったいどういうことだろう。安全性で国内上位20位に入れなかった武漢ウイルス研究所が、ほかの研究者に安全手順を教授していたのだ。

アメリカで新型コロナの起源調査チームのリーダーを務めたデイヴィッド・アッシャーによれば、ファイブアイズをはじめとする同盟国は、中国の生物兵器に関する規制遵守の姿勢、特に機能獲得研究と合成生物学技術に関する規制の遵守に「重大な懸念」を示していたという。

アッシャーは言う。「2016年に行われた生物兵器禁止条約の見直し会合で、アメリカと同盟各国の政府は、中国に重大な懸念があることの証拠と情報を提示した。中国が、兵器開発にもつながる機能獲得技術を使って生物学を発展させているとね。その懸念を表明したかった。どの国も非常に心配していた。遠隔での参加ではあったが、中国軍と共産党の専門家は何年も前から、合成生物学は生物兵器として使える非常に危険なベクターの開発につながりうると話していた」

しかしこの会合のあと、中国側は「対生物兵器防衛の一貫として、コロナウイルス研究を行っていると宣言することをやめた」という。アッシャーは言う。「これは国務省がファクトシートで、武漢ウイルス研究所内で極秘の軍事プログラムが始まったと報告した時期と符合する。しかし会合の宣言では、そうしたプログラムを進めていることを中国は全面的に否定した。我々は、中国が研究を進めているのを知っていた。彼らは論文も出していた。極秘に研究を進め、それを宣言しないのは、生物兵器禁止条約に対する違反だ。わたしは中国が軍民両用の研究を進め、ウイルスを使って攻撃能力を高めてきたとかなりの自信を持って考えている」

AVCのトーマス・ディナンノ国務次官補代行によれば、アメリカは何年も前から中国が攻撃用の生物兵器開発プログラムを進め、それを申告せず、明らかに条約に違反していると判断していた。「中国はロシアと同様、国際的な軍備管理義務をすべて無視し、プログラムを国政の道具に使っている」とディナンノは言う。「軍民両用の兵器としても使用可能な機能獲得研究は、実際に生物兵器禁止条約への違反だ。我々はその実態を追いかけ、精力的に追及しなければならない。もちろんこれは、条約に関連する項目だ」

西欧の諜報機関と政府は、何十年も前から、中国が生物兵器開発プログラムを抱えていることを知っていた。話題にのぼることはほとんどなく、秘密報告書や機密情報ファイルの中にしまわれたままだったが、中国の軍関連の科学者はコロナウイルスの兵器利用についてあけすけに議論していた。新型コロナウイルスのパンデミックが起こる5年前からだ。

人民解放軍の科学者と、公衆衛生幹部が２０１５年に書いた書籍『非典非自然起源和人制人新种病毒基因武器（ＳＡＲＳの自然ではない起源と、遺伝子生物兵器としての新種の人工ウイルス）』を、米国務省は新型コロナウイルスの起源を調査するなかで入手した。２６３ページに及ぶこの文章は、中央軍事委員会後勤保障部が運営する官営の出版社〝軍事医学科学出版社〟から２０１５年に刊行されている。文中では、ＳＡＲＳコロナウイルスは〈新時代の遺伝子兵器〉と書かれていて、またウイルスは〈人工的に操作して新興感染症のウイルスに変え、その後に兵器としてかつてない方法で解放できる〉とされている。18人の著者の中には、公衆衛生部門の高官や軍人の名前もあり、中国ＣＤＣの元副局長である李峰（リーフォン）もいる。著者のうち10人は、西安の空軍軍医大学と提携している科学者と兵器の専門家だ。オーストラリア戦略政策研究所は、この大学で行っている医学、心理学を含めた防衛関係の研究のレベルを〝極めて高リスク〟と評価している。

かつて第四軍医大学と呼ばれていたこの大学は、習近平国家主席が２０１７年に軍の再編を行ったのに伴い、人民解放軍の指揮下に置かれた。本の責任編集者である徐徳忠（シュードージョン）は、インターネット上にあるプロフィールによれば、２００３年のＳＡＲＳの大流行時には中央軍事委員会と衛生部の最高指導部の直属となり、彼らと24回会議を行って、3本の報告書を作成したという。また、空軍軍医大学の軍事予防医学部で教授と指導教官を務めており、これまでに博士課程の学生53人を含む１００人を指導した。教え子の中には、２００３年のＳＡＲＳは自然由来ではないとする論文を書いた者もいる。表だって口にはしにくい、明らかに危険な陰謀論だ。

この本では、中国でも特に有名な軍の大学に所属する一流研究者が、生物学研究の発展をどう捉えていたかの一端を覗ける。生物兵器攻撃によって入院患者が急増すると〈敵国の医療体制を崩壊させることができる〉と書かれている。元米空軍大佐のマイケル・J・エインズカフが行った、武力衝突と生物兵器、そして「次世代生物兵器」の種類に関する研究も取り上げている。

本では、生物兵器を散布するのに最適の条件を検討している。〈生物兵器攻撃が最も有効なのは、夜明け、日暮れ、夜間、もしくは曇りのときである。強い日光は病原体にとってダメージになる可能性がある。生物兵器は、乾燥した日に散布しなければならない。雨や雪の日には、エアロゾル粒子が地面に落ちてしまう。エアロゾルを狙いの区域へ飛ばすには、風向きが安定していることも望ましい〉

中でも最も奇妙な陰謀論的主張が、中国軍の科学者がＳＡＲＳ－ＣｏＶ－１、つまり２００３年のＳＡＲＳの大流行を引き起こしたウイルスは「テロリスト」によって中国に撒かれた人工の生物兵器だと主張していることだ。ＳＡＲＳコロナウイルスについてはハクビシンから人間へ生物種の壁を越えて伝播した自然由来のウイルスだというのが科学的コンセンサスになっていて、中国南部広東省の生鮮品市場で売られていたハクビシンが原因である可能性が高いと言われている。

ポンペオとユーは、中国の研究施設をテーマにした２０２１年２月の『ウォール・ストリート・ジャーナル』紙の論説で、この本についても簡単に触れている。〈２０１５年に出た人民解放軍の研究では、２００３年のＳＡＲＳの感染爆発は、外国軍が使用した「現代の遺伝子兵器」が原因とされている〉。この記事が出たあと、本は中国の反体制派が集まるインターネットのコミュニティー内で回し読みされ、中国国内でオンライン販売された時期もあった。

興味深いのは、何人かの著者と武漢ウイルス研究所とのつながりだ。著者のひとりである楊瑞馥（ヤンルイフー）は、吉林大学の人獣共通感染症重点実験室の教授で、病原性微生物学、特にかつて大流行を起こしたペスト菌の研究を専門としている。学者としてのキャリアで、2002年から2005年にかけて、〈ペスト菌のゲノムと比較ゲノミクスの研究〉と題した「軍事プロジェクト」に関わっていた。中国アナリストのアレックス・ジョスキが行っている〝中国の防衛大学トラッカー〟では、吉林大学は次のような評価をされている。「高レベルの防衛研究を行っている極めて高リスクの大学に指定される。少なくともふたつの防衛研究ラボを持ち、極秘レベルのセキュリティ認定を有し、秘密兵器と防衛技術の研究、開発プロジェクトに参加することを許可されている」。2014年に楊は習近平から〝立功メダル〟を授与されている。プロフィール写真は軍服姿だ。

楊は2016年12月7日に招待講演者として武漢ウイルス研究所を訪れ、賞をもらっている。新型コロナウイルスの感染爆発が起こった時期には、石正麗（シージョンリー）が編集長を務める『ヴァイロロジカ・シニカ』にも貢献している。編集部は楊に対して、2019年11月1日から2020年10月31日までに同誌が出した論文の査読者を務めたことに謝意を示している。〈貴殿の尽力で、個々の草稿のみならず、雑誌そのものの質、またウイルス分野の研究の質までもが大きく向上した〉

ディナンノは、中国軍の科学者が記した2015年のこの本について、内容の正確性が検証されれば「極めて重要」だと評している。「衝撃的な開発状況で、条約違反の根拠になる可能性がある」とディナンノは言う。中国が条約を遵守しているかを判断する責任者として、大学で秘密の防衛研究を行っている中国軍の科学者18人が関わった本を無視するわけにはいかないと考えている。

「中国が生物兵器プログラムについて言い訳するのを、黙って見ているわけにはいかない。こうした文章は真剣に受け止める必要があるし、深く掘り下げて信頼性を検証する必要がある」

わたしも２０２１年５月、『オーストラリアン』紙にこの本に関する記事を書き、中国軍の科学者がパンデミックの５年前にコロナウイルスの兵器化について話し合っていたことを取り上げた。すると中国の外交部は、そうしたプログラムは進めていないと広報を通じて否定し、「中国は常に、生物兵器禁止条約が定める義務を厳密に満たしているし、生物兵器の開発、研究、製造は進めていない」とコメントした。

ほとんどの人間は、この言葉を信じていない。オーストラリア戦略政策研究所のピーター・ジェニングス所長は、「中国はほぼ間違いなく生物戦に向けたプログラムを有している。もっと言えば、武器になりうる難解なＤＮＡや遺伝子組み換え技術にも関心を持っている」と言う。

新アメリカ安全保障センターのテクノロジー・国家安全保障プログラムで、非常勤上級研究員を務めるエルサ・Ｂ・カニアは、ウィルソン・ボーンディックとともに２０１９年８月、中国の軍民融合の国家戦略では、生物学が重点項目になっていることを明かした。〈人民解放軍は、こうした知識の拡大と利用の最前線にいる可能性がある。政府の軍民融合戦略のもと、軍は遺伝子編集や人間の能力向上などの研究を後援している〉。カニアはまた、第三軍医大学の郭継衛（グオジーウエイ）教授の著書『制生権戦争（生命を支配する戦争）』についても〈将来の生物戦に向けた生物学の影響を強調した作品だ〉と話している。

カニアによれば、中国軍事科学院の副院長を務めた賀福初（ホーフーチユウ）も、〈生体材料から〝脳波コントロール〟兵器まで、バイオテクノロジーが国防上の新たな〝管制高地〟になると主張している〉という。２０１５年の『解放日報』に掲載された〈生物学による軍事革命〉の記事も見つけた。記事には

〈生体の兵器化が今後現実のものとなっていくとみられるなかで、従来とは異なる戦闘形態が登場し、〝生物戦線〟が国防の新天地となっていくだろう〉と書かれている。

カニアらは、2019年にこう記している。〈中国軍を注視し続けることが、今後ますます重要になっていく。彼らは、〝遺伝子兵器〟や〝無血勝利〟の可能性を口にする戦略家の言葉を参考にしながら、新たな軍事領域としての生物学に関心を持っている〉

「人民解放軍や軍の関係者が、民間の研究員を装って武漢ウイルス研究所で働いていたという情報は数多くある。石正麗は中国軍とはまったく関係ないと言っているが、ひどい嘘だ」。そうディナンノは言う。

アメリカが2021年1月に機密指定を解除して公開した資料に、〈武漢ウイルス研究所での秘密の軍事活動〉というものがある。そこにはこう記されている。〈武漢ウイルス研究所は、表向きには民間の研究施設という看板を掲げているが、アメリカは彼らが研究発表や極秘プロジェクトで中国軍と協力し合っていると判断している。武漢ウイルス研究所は少なくとも2017年以降、軍に代わって動物実験などの秘密の研究に従事している。アメリカと、武漢ウイルス研究所の民間研究に資金を渡して協力している者たちには、我々の研究資金が武漢ウイルス研究所での秘密の軍事プロジェクトに使われていないかを判断する権利と義務がある〉

国務省は、「秘密主義と非開示が中国政府の慣例だ」と主張する。「アメリカは長年、中国の過去の生物兵器研究に対して公の場で懸念を示してきた。中国政府はそうした研究について資料を作成することも、研究を表立って停止することもしていない。彼らには明らかに、生物兵器禁止条約に従う義務がある」

この本の執筆に向けた調査を進めるなかで、アメリカのこの見解を裏付ける根拠が大量に見つかり、人民解放軍と武漢ウイルス研究所との協力関係が２０１７年よりもはるか以前にさかのぼることがわかった。武漢ウイルス研究所には、中国軍とともにウイルスを研究してきた長い歴史がある。まず、研究所のＢＬＳ４施設の英語のパンフレットには、驚いたことに、軍の研究に関与していることを示唆する記述がある。研究所が国防に関わっていて、その研究が〈仮に生物兵器やテロリストによる攻撃が起こった場合、国のバイオセーフティ能力を高める効果的な方策〉になると書いてある。

武漢ウイルス研究所の諮問委員である童貽剛（トンイーガン）は、人民解放軍の上級研究員でもある。経歴によると「合成生物学に関する国家重点特別プロジェクト」に携わり、軍のバイオセーフティ研究に関与していたようだ。修士号は軍事科学院で取得し、その後に微生物流行病研究所で働き、２０２１年現在は北京化工大学の生命科学技術学院で院長を務めている。

諮問委員会にはほかにも、軍事科学院の軍事医学研究院・軍事獣医研究所で研究員を務める涂（トゥー）長春（ジャンチュン）という人物もいる。この人物は２００３年のＳＡＲＳのパンデミック以降、コウモリから取り出したウイルスを専門にしていて、教え子のひとりは〈バットヴァイロミクス〉という学位論文を提出している。そこには、雲南省で新しいウイルスを発見したことが記されていて、何種類かはラットを使った実験で致死率１００パーセントを記録したという。

『人民日報』は２０１４年６月の記事で、〈涂長春を中心とした共同研究グループが、雲南省のコウモリからＳＡＲＳに似たコロナウイルスを検出した〉と伝えた。さらに、全ゲノムの解析を終えた結果、このウイルスには人間に感染する能力があることもわかったと報じた。

　こうした情報からもわかるように、中国軍はコウモリのコロナウイルスに強い関心を抱き、武漢ウイルス研究所と深いつながりを持っていた。

　楊瑞馥も武漢ウイルス研究所とつながりがあり、新型コロナウイルスの感染が拡大していた時期に、石正麗の雑誌の論文の査読を行っている。

　研究所の理事である曹務春（ツアオウーチュン）は、中国軍の少将で、軍事科学院の教授でもある。２０１５年には石正麗（加えてピーター・ダザックら）とともに感染症の専門家から成る小さな作業部会を作り、「新興感染症に対する学際的アプローチ」を整えた。

　２０１９年に実施されたワクチン開発プロジェクトには、武漢ウイルス研究所の科学者7人と、軍事科学院傘下の北京微生物流行病研究所・病原微生物重点実験室の科学者3人が関わっていた。研究は、蚊が保有するチクングニアウイルスを対象に、ペトリ皿とマウスによる動物実験の両方を使って行われた。進化させたウイルスにマウスを感染させたところ「年齢に応じて迅速に死に至る」という結果が出たという。

　同じ年に行われたアフリカ豚熱ウイルスの研究にも、武漢ウイルス研究所の科学者9人、軍事科学院・軍事獣医研究所の科学者1人が関わっている。武漢ウイルス研究所の科学者10人、河南省信陽市にある人民解放軍第一五四中心医院の研究者2人、軍事科学院・実験動物センターの研究者1人が関わったものもある。特定の細胞の枯渇がヒトパピローマウイルスの毒性を強める過程の研究にも、武漢ウイルス研究所の科学者3人、第三軍医大学・免疫学実験室の研究者1人が関わった。

　２０１５年に南米で流行したジカ熱に関しても、中国で２０１８年に共同プロジェクトが発足していて、武漢ウイルス研究所からは６人、軍事科学院・北京微生物流行病研究所からは８人が参加していた。

その４年前の炭疽菌検査の研究には、武漢ウイルス研究所の４人、北京微生物流行病研究所の１人が関わっている。この研究では、武漢ウイルス研究所が生物戦防衛で軍と協力しているということが明示されている。２０１４年の別の研究でも、武漢ウイルス研究所の２人と第二軍医大学附属上海長海医院一般外科の１人が関わっている。

こういったケースが無数にあるのだ。

エコヘルス・アライアンスも、自分たちが兵器転用される可能性のある研究分野に携わっていることをある程度は自覚していたようだ。サイエンス＆アウトリーチ部門の副部長であるジョナサン・エプスタインは、メールの中で、国防高等研究計画局（DARPA）が〈軍民両用研究の情報伝達について書いた部分を求めている〉と記している。

フランスの諜報機関も、武漢ウイルス研究所と人民解放軍の結びつきが強まっていることを強く懸念していた。何しろフランスの研究者は、２０１７年に研究所のＢＳＬ４施設の運用が始まったとたん、そこから締め出された。中国政府とともにＢＳＬ４施設を造るという判断をフランス政府が下したことについて、ラジオ・フランス・アンテルナショナルは２０２０年１月の放送でこう伝えている。「フランスの一部の専門家は、中国がフランスの提供した技術を使って生化学兵器を開発しようとしているのではないかと不安視している。フランスの諜報機関も、同じく政府に対して強烈な注意喚起を促している。しかし、当時のジャン＝ピエール・ラファラン首相の後押しのもと、フランスはジャック・シラク大統領が中国を訪れた２００４年に、同国との協力合意書に署名した。

これにより、フランスはＰ４ウイルスセンターの建設で中国を支援することになったが、合意書には、中国政府はこの技術を攻撃的な活動に使用しないことが明記されている」

ラジオによれば、武漢ウイルス研究所はリヨンの建築事務所の設計で建設されるはずだったが、設計図ができたとたんに中国側は方針を変更し、軍とつながっている実績の少ない武漢の会社に建設を任せたという。「すでに述べたようなセキュリティ上の不安材料と、合意内容の実施の度重なる遅れ、さらには２００８年に起こった両国間の外交危機もあって、武漢のＰ４ウイルスセンターは２０１７年まで正式運用が開始されなかった」

アメリカ国家安全保障局（ＮＳＡ）の元長官であるマイク・ロジャーズは、自身が長官を務めた２０１４年から２０１８年にも、武漢ウイルス研究所のことをＮＳＡとして把握していたと話している。「生物学と化学分野の活動に対する懸念は常にあった」とロジャーズは言う。「諜報と国家安全保障の観点から、我々はその分野に注意を払い、理解にリソースを注いでいた。きみも見た公電が北京の大使館から届いたのはそれが理由だ。懸念し、注目すべき分野だということは、はっきり認識していた」

武漢ウイルス研究所を細かく調べた国務省の調査について、アッシャーは言う。「自信を持って言えるが、中国政府は武漢ウイルス研究所等でのコロナウイルス研究を利用し、兵器化や兵器開発を進めていた。攻撃用か、防衛用かを判断するのはほぼ不可能だが、公表していないのは１００パーセント間違いなく、これは生物兵器禁止条約とＷＨＯの国際保健規則に対する重大な違反だ。なんらかの形で情報が漏れているという点でね」

ウィキリークスによってリークされた２００９年の国務省の外交公電は、化学兵器の国際輸出管理体制〝オーストラリア・グループ〟の本会議がパリで行われる直前の6月に送られたもので、武漢ウイルス研究所に対する懸念が示されている。

ヒラリー・クリントンが国務長官だったころに送られた公電にはこう書かれている。〈武漢ウイルス研究所にBSL4施設を用意したあなた方（フランス）の経験について、輸出管理と無形技術の伝達の観点から話すことには意味があるはずだ。特に我々アメリカが関心を持っているのが、生物兵器量産を懸念している国外の研究者の受け入れに関して、中国がどのような選別の計画を立てているかだ〉

公電には、加盟各国も〈あなた方が共有できる中国と北朝鮮関連の情報に関心があるはずだ〉と書かれている。〈特に生物製品研究所（北京と武漢にあるもの）の情報と、可能なら衛星画像の分析があればうれしい。中国の組織による化学生物兵器の量産活動についても意見を歓迎する〉

武漢ウイルス研究所が人民解放軍とつながっているということは、西欧の科学界が中国軍の近代化を金銭面で後押ししたのではないかという、もっと大きな懸念も持ち上がる。フランスやイギリス、アメリカなどの各国は、実質的に、非道な目的で使われるおそれのある研究に資金を出しているると言っていい。各国は、自国の納税者のお金が中国軍の強化に使われている可能性がないか、慎重に見直すべきだ。

武漢ウイルス研究所が中国軍と共同で研究を行っていたのは明らかだが、新型コロナウイルスが生物兵器であるという証拠はない。オーストラリア戦略政策研究所のピーター・ジェニングス所長は言う。「生物兵器だとは思わないが、中国共産党は今回のコロナ禍の影響を世界各地での兵器化戦略に全力で活用していくだろう。ここオーストラリアでそうしたことが行われるのには、我々の主権にかけて絶対に抵抗しなければならない」

アナリストの中には、ウイルスを使った生物戦は効果的ではないと考える者もいる。しかし、アメリカ空軍の元准将で、中国共産党について『*Stealth War*（ステルス戦争）』という本も書いているロバート・スポルディングは、生物兵器は極めて効果的な軍事技術だと話している。「知ってのとおり、軍隊による戦闘では相手を殺害するよりも負傷させるほうが効果的だ。負傷者はほかの兵士による治療が必要になる。戦争というのは、必ずしも直接的なものではない。ほぼ皆殺しにする必要はなく、負傷させるだけで相手をじゅうぶん壊滅させられるし、相手を恐怖させ、こちらが求める社会政治的な変化を起こすこともできる」

ブラッドフォード軍縮研究センターが2015年に発行した参考書『*Preventing Biological Threats: What You Can Do*（生物学的脅威を防ぐためにできること）』には〈生物兵器の候補としてのウイルスの重要性は増している。1983年までには、生物兵器候補として認識されている物質の主流になった〉と書かれている。この本では、生物兵器禁止条約は〈生命科学の悪用〉を防ぐためのものだとされている。〈鳥インフルエンザウイルスなど、非常に病原性の高いウイルスを使った〝機能獲得〟実験の危険性については、今も議論が続いている。これによってバイオセキュリティ上の問題が生じ、生命科学の分野内外の多くの研究者がこの問題に注目している〉

事故による流出の危険性も指摘されている。〈バイオセキュリティとバイオセーフティが、研究施設内の活動だけの問題ではないという認識は強まっている。そうした研究が、人間や動物、植物内での事故的な感染爆発を引き起こす可能性がある以上、これは施設外に及ぼす効果も関わる問題だ〉

こうした新しい科学研究分野が発展してきたことを踏まえ、ブラッドフォード軍縮研究センターのチームは、生物兵器による脅威は増していると警告する。〈遺伝子操作技術の登場後、遺伝学やバイオインフォマティクス、合成生物学、システム生物学、ナノテクノロジー、ターゲット指定型の薬物送達システムの分野は爆発的な成長を遂げている。そして国防アナリストによれば、それらはすべて、たとえば生物兵器物質の数の増加など、脅威が大幅に増すことにつながっている。とりわけ合成生物学とシステム生物学は、どちらもゲノミクス技術とバイオインフォマティクスにつながるものであり、脅威の幅を大きく広げる要因となっている〉

武漢ウイルス研究所と同じ敷地には、ウイルス研究所ほどの知名度はない武漢生物製品研究所という施設がある。ふたつの施設は同じ敷地内のわずか200メートル離れた場所にあって、フェンスで仕切られているが、地下のトンネルでつながっているとのうわさがある。パンデミックが起こる数年前、生物兵器の専門家が、武漢生物製品研究所は軍の生物兵器開発プログラムの一翼を担っていると主張した。そのひとりが、モントレー国際問題研究所の化学・生物兵器不拡散プログラムに所属するエリック・クロディーだ。台湾の匿名の諜報関係者の言葉を引用しながら、クロディーは、武漢生物製品研究所が〈さまざまな生物兵器の素材物質の培養〉に関わっていると指摘する。イスラエル軍の元情報将校であるダニー・ショハムも2015年、この研究所は〈防衛組織と関連のある〉施設だと名指しし、生物兵器開発プログラムに関わっているというクロディーの主張も取り上げた。

武漢生物製品研究所は、武漢ウイルス研究所と共同で新型コロナウイルスのワクチンを開発し、

２０００年代と２０１０年代にはＳＡＲＳのワクチン候補の研究も精力的に進めていた。国務省で新型コロナの起源の調査を主導したアッシャーは、武漢ウイルス研究所だけでなく、生物製品研究所も別の流出源になっていた可能性があるとみている。

こうした点を調べるべく、ＤＲＡＳＴＩＣのメンバーであるロドルフ・ド・メーストルとジル・ドゥマヌフ、ビリー・ボスティックソンの3人は、この研究施設の活動内容を包括的に調べたレポートを作成した。その過程で、研究所がコロナウイルスのワクチンの研究を行っていたことを知った。２００３年から２００７年にかけて、武漢生物製品研究所は、ＳＡＲＳワクチンの候補に関する研究をいくつか手がけ、研究継続のためにＢＳＬ３の専用研究室を造ることまでしている。ＢＳＬ３施設もまた、実験用の動物を収めている施設だ。

ドゥマヌフは、武漢生物製品研究所が２００６年に作成した参照マニュアルを発見し、翻訳した。マニュアルは、研究所内にＳＡＲＳコロナウイルスがある場合のバイオセーフティ上の課題を具体的に検討したもので、タイトルは〈ＳＡＲＳウイルスの大規模培養に伴う研究施設の安全性に関する議論〉となっている。中には次のような文章がある。〈我々の研究所内のＰ３研究施設（2つの軽構造物を伴う3つの区画）は、ＢＳＬ３研究施設の評価試験に合格したあとの２００３年から、使用が始まった。主に実施するのは、ＳＡＲＳワクチンの開発である〉

この研究所でのＳＡＲＳワクチンの研究は２００８年までに終わったが、ＤＲＡＳＴＩＣの面々は、施設が２０１７年にシュードタイプウイルス、つまり遺伝的組み換えを行って複製能力を失わせたウイルスを使い、ＳＡＲＳとＭＥＲＳの研究を再開したことを示唆する証拠を発見した。証拠となるその論文には、〈特に、ＳＡＲＳコロナウイルスを原因とするＳＡＲＳの大流行は、大きな社会的混乱を引き起こすおそれがある。我々はSARS－CoVとMERS－CoVのS遺伝子を含むpcDNA3・1－SSとpcDNA3・1－MSを使い、安定したシュードウイルスを構築した〉と書かれている。研究には「重要な新薬の開発」の名目で、主要新薬開発国家プロジェクトが出資していた。つまりこの研究はSARSに効く薬、場合によってはワクチンの生産を明確な目的にしていたと思われる。

武漢生物製品研究所とウイルス研究所は、新型コロナウイルスの感染爆発が起こり、共同でウイルス開発に着手するずっと前から、研究論文の面で協力し合っていた。また、武漢ウイルス研究所のBSL3施設で、生物製品研究所の免疫学研究に基づいた動物の実験も行っていた。知られている共同研究の範囲だけから判断しても、両者は密接に結びついていた。新型コロナウイルスは研究施設から流出した可能性が最も高いと信じる関係者は、流出源として、武漢生物製品研究所もまたウイルス研究所と同じくらい確率の高い場所だったのではと危惧している。

23 パンドラの箱

2020年5月　ワシントンDC　ハリス・S・トルーマンビル

アメリカ国務省軍備管理・検証・コンプライアンス局（AVC）の歴史あるオフィスで、国務次官補代行のトーマス・ディナンノと主任調査官のデイヴィッド・アッシャーは、厳しい戦いを強いられていた。相手は中国ではなく、同じ組織に所属する官僚と諜報関係者だった。彼らは中国共産党の側につき、研究所からの流出説と軍の生物兵器開発活動との関連を調べるのをやめさせようとしていた。

ディナンノは2018年10月、国防政策と新たな脅威の問題を担当する副国務次官補に指名され、数カ月後、前任者の辞任を受けて代行に昇格し、ミサイル防衛と宇宙政策、軍備管理を担当した。以前は国土安全保障省で、対テロを専門としていた。

第二次世界大戦中に陸軍参謀総長を務め、その後に国務長官に就任したジョージ・C・マーシャルがかつて働いていた執務室で、ディナンノは国家安全保障会議（NSC）で大量破壊兵器と生物兵器防衛を担当するアンソニー・ルジエロにメールをしていた。2020年5月のことだった。ディナンノは、新型コロナウイルスと中国の生物兵器プログラムとの関連の調査で、ルジエロに後押しを求めた。上院議員のトム・コットンは、FOXニュース司会のマリア・バーティロモに対してウイルスと生物兵器との関連性を口にし、陰謀論者と批判されていた。しかし非常に可能性は低そうな説とはいえ、この件を実際に調査している政府機関はなかった。メールの内容を振り返りながら、ディナンノは「新型コロナと生物兵器コンプライアンスについて調べてる人はいるか？　個人的には嫌な感じがする。自分は調べてみたい。どう思う？　そんな感じだった」と話す。

ルジエロからは調査をOKする返信があった。そこでディナンノは自身のプロジェクトとして、新型ウイルスの起源を調査する秘密のチームを立ち上げた。「そのときにアッシャーを解き放ち、彼のアナリストチームにこの件を任せた。官僚たちは我々には任せたがらないだろうと思ったが、誰かが会議を招集する日を黙って待っているわけにはいかなかった。これは国家的な災害で、パンデミックが起こり、無数の人が死んでいた。だから自分たちの責務を果たし、情報を探る必要があった」。ディナンノはそう言って、特定の結果を期待して調査を始めたわけではなかったと明かした。アッシャーは過去に、イランやパキスタン、北朝鮮のマネーロンダリングや制裁回避、核拡散、大量破壊兵器の調査を主導してきた経験を持っていた。根っからの共和党員ではあったが、どちらの側でも仕事をしてきていた。ブッシュ政権時代には、コリン・パウエル国務長官の副官であるリチャード・アーミテージ国務副長官に仕えると、オバマ政権時代の2014年に国務省へ復帰し、機関横断型のタスクフォースを率いてイスラミック・ステートの過激派に対応し、資金の供給や経済的支援を断つなどのテロリスト集団壊滅に向けた戦略を練った。中国に関してはトランプの立場に賛成だったが、トランプがニューヨークに持っている不動産の財務の問題を個人的に担当していたため、被任命者として正式に政権入りするのはやめようと思っていた。そのため〝特定分野の専門家〟として国務省と契約し、権限や仕事の範囲は同じでありながら、2倍の収入を得ていた。

アッシャーらの〝新型コロナ作業部会〟は、調査の過程で外部の援助にも頼った。「マイルズ・

ユー（中国政策首席顧問）やデイヴィッド・スティルウェル（東アジア・太平洋担当の国務次官補）、（スティルウェルの部下の）デイヴィッド・フェイスとは足並みを揃えて仕事を進めた」とアッシャーは言う。「政府内で内密の作戦を進めながら、新型コロナウイルスの起源の問題の核心に迫ろうとしていた。コウモリのいる洞窟なのか、研究施設からの流出なのか、あるいは大量破壊兵器に関する事故なのか。中国はなぜ感染拡大を隠していたのか、なぜアメリカ政府の一部がほぼ共犯なのか、その理由を調べるのが目的だった」

アッシャーとディナンノは、2020年の前半を中国の核兵器関連条約の遵守状況（あるいは違反状況）を調べる仕事に費やしていた。その後、9月から新型コロナウイルスの起源の調査に本格的に取り組むと、中国が生物兵器禁止条約に違反している可能性があることが明らかになっていった。どうやら中国は合成生物学と機能獲得研究を用い、もし外に出れば、それが事故であろうと、生物兵器となりうるウイルスを作っているらしかった。同時期、チームは生物兵器禁止条約の年次遵守報告書の作成に追われていた。この報告書は、議会へ提出しなければならない法的な必要書類だった。

アッシャーと15年来の相棒であるマイケル・ピースのふたりは、武漢ウイルス研究所が機能獲得研究に深く関わっており、さらにそれが中国軍の生物兵器開発プログラムと関わっているという証拠を数多く見つけていった。そうやって自分たちが中心になり、武漢ウイルス研究所が軍のために行っている秘密の研究を明らかにしていった。その仕事ぶりについて、ある政府関係者は「戦争は将軍ではなく、兵士の力で勝つものだ」と称賛した。

ＡＶＣは組織の特徴として、諜報機関に対して調査を〝指示する〟権限を持っている。国家的な手段を使い、必要であれば最高機密にあたる情報を調査し、まとめ、収集するよう依頼できるのだ。事務局内に専用の端末もあって、諜報調査局の持つデータに直接アクセスすることもできる。「我々は、調査の実施に必要な幅広い権限と設備を有している」とディナンノは言う。スティルウェル、フェイス、マイルズ・ユーもAVCの事務局で仕事をした。ピースについて、ディナンノは「局の端末とアクセス権を活用し、アナリストたちを解き放った。マイケル・ジョーダンを12歳の子どもたちのバスケットボールの試合へ交ぜるようなものだ」と語る。「何日かすると、ぱっと見には隠れていた情報が浮かび上がってきた」

チームは、2020年3月26日に作成された諜報調査局の報告書、さらには4月8日の日付のある諜報コミュニティーの資料を見直した。

その後チームは、アメリカの生物戦防衛のための研究施設であるローレンス・リバモア国立研究所の衝撃的な報告書を入手した。そこでは自然由来説も考慮しつつ、新型コロナウイルスは生物学的な〈連続継代〉機能獲得研究の結果、武漢の研究施設から流出した可能性があると述べられていた。ローレンス・リバモア国立研究所はエネルギー省からの資金提供を受け、安全保障や生物兵器に対する防衛を研究している機関だ。その機関が、政府や諜報機関による公式の科学的コンセンサスに異を唱えていた。ところが、研究所内の〝Z部門〟が作成し、2020年5月27日に発表したその報告書は、人目につかないまま放置されていた。

報告書を確認したAVCのチームは、10月27日に研究所へ連絡を入れ、新しい報告書の作成を依頼した。ディナンノから資金提供も申し出た。

翌日、チームはCIAら各諜報機関と全米医療情報センター、諜報調査局と、新型コロナウイルスの起源をテーマにした〝秘密のオンライン会議〟を開催した。

そこでディナンノは、国家情報長官室の関係者に、こう迫ったとされている。国内の有名な専門家がまったく正反対の見解を示しているなかで、新型ウイルスは遺伝子操作されたものではないと強調するのはなぜかと。ODNIの返答は、リバモア研究所の見解は外部の人間の同意を得たものではなく、また自分たちの科学顧問はその分析に同意していないというものだった。さらに、ウイルスの遺伝子操作を示唆するのは陰謀論だとも言った。

ディナンノは「これは同意どうこうの話じゃない」と憤り、こう訴えた。「わたしは円卓会議的な合意形成に興味はない。別のアドバイスを送る科学者たちが、何を根拠にそういうことを言っているのかという話だ。アドバイスしているのはいったい誰なんだ」。答えはなかった。ディナンノには、諜報機関に新型コロナウイルスは遺伝子操作されていないと助言しているのが誰なのかを尋ねる権利があった。そして、2月3日の諜報機関の会議で説明役を務め、流出説は陰謀論だと言っていたのは、ピーター・ダザックらの科学者だった。「当時のわたしたちはまだ、『ランセット』や『ネイチャー（・メディシン）』の有名な著者連が諜報コミュニティーを見張ってそこへ入り込み、反対意見を封殺しようとしていることは知らなかった」とディナンノは言う。流出説に対する本格調査がないことに苛立ったディナンノは、諜報機関に対して指示を出した。保有しているデータベースや情報源を探り、推測ではなく具体的な情報に基づいて両方の説を裏付ける未分析の資料がないかを確認してほしい。そうやって正式な指示を出してから数週間もすると、ディナンノのもとに大量の新情報が届くようになった。その多くは、2019年の秋にさかのぼるものだった。

そして、調査で最も衝撃的な瞬間が訪れた。アッシャーが機密資料をひらひらさせながら、ピースとともにディナンノの執務室へやってきた。「これを見たことがありますか?」とアッシャーが言う。ディナンノはちょうど会議を終えたばかりで、ふたりがなんの話をしているのかわからなかった。それは、2019年11月に、武漢ウイルス研究所の複数の職員が新型コロナウイルス感染症に似た症状を起こしていたという、新たな機密情報をピースが見つけたという話だった。つまり、流出による最初期の感染者の痕跡とも言える情報だった。

信じられないことに、このときまで諜報機関の誰も、この機密報告書を見つけ出すことはもちろん、情報を拡散したり、情報の重要性を理解したり、警告したりする仕事を任されていなかった。情報はほぼ1年前の2019年暮れ、つまり感染爆発の話すら出ていない段階でいくつかの諜報機関の手に渡っていたらしかった。「我々のチームには、聡明で勤勉なアナリストとデータサイエンティストがいる。彼らは機密情報のネットワークの扱いを心得ている」とディナンノは言う。チームはこの情報と、武漢ウイルス研究所が行っていた別のおかしな活動とを組み合わせて考えてみた。

このときまで、チームの調査は地下的なものだったが、今こそ国務省の高官にも見つけた情報について知らせるべきときだった。ディナンノは直接の上司である国際安全保障・不拡散担当国務次官補のクリストファー・フォードにメールをし、わかったことを報告する会議を開きたいと申し出た。そして資料を準備していたが、会議は中止になった。ディナンノはスケジュールを組み直してほしいと強く要求した。「この会議は非常に重要なものだった」とディナンノは言う。

その後の10月、国務省のフォードの執務室に10人ほどの政府高官が集まった。その中には、大きな声望を得ている法務顧問のジェフ・ギブスの姿もあった。ギブスはCIAで副顧問を務めるなど、41年にわたって政府のために働いてきた人物だった。

ディナンノはまず、中国が生物兵器禁止条約の1、2、5、10条に違反している可能性に目を向けてほしいと呼びかけた。それからアッシャーに、発見した内容を詳しく説明するよう指示した。アッシャーが、機能獲得研究や生物兵器プログラム、体調を崩した武漢の科学者について話していく。しかし、踏み込んだ話を長々とすることはできなかった。メディアで報じられたなら大ニュースになるような重大な情報に対して、その日集まった面々はまったく別の反応を示した。

部屋にいた何人かによると、国際安全保障・不拡散担当の上級顧問が、アッシャーを遮ってこう言ったという。「ばかげてる。こんなもの、完全なる時間の無駄だ。これは公衆衛生の問題だ」。ディナンノは、これは公衆衛生ではなく、兵器に関する条約遵守の問題だと反論したが、その顧問は「ふざけたことをするもんじゃない。きみたちはパンドラの箱を開けるつもりか」と言ったとされる。

「あれは決定的な瞬間だった」とディナンノは言う。「もはや事情は明らかで、あの件には我々が調べている以上の別の意味があった。わたしは彼の言葉を警告と受け取った。事情を知りもしないのに首を突っ込むなという意味だとね」

そのときのフォードは、ディナンノたちの考えを否定もしなかったが、受け入れもしなかった。会議は成功しなかったと言ってよかった。

ディナンノは、武漢ウイルス研究所の研究員たちが倒れていたという情報に高揚したが、会議の出席者たちの反応は冷ややかだった。「会議を終えて部屋を出るときには、彼らの協力は期待できないだろうと痛感していた」とディナンノは言う。自身のデスクに戻り、組織の内情を覗いた外部の人間のような違和感を抱いた。自分が把握していない内密の作戦でもあったのだろうかと思った。

それでも、自分が開けようとしているらしい「パンドラの箱」がなんなのか興味を持ったディナンノは、この話を化学・生物兵器を担当する高官に伝えた。するとその人物も、機能獲得研究と中国の生物兵器プログラムは「パンドラの箱」だと繰り返した。「驚きの発言だった」とディナンノは言う。「パンドラの箱とはなんなんだ?」ディナンノとアッシャーはそう言い合った。

ディナンノは、化学生物兵器事務局の別の専門家にも話したが、こちらの女性も、この件に深入りしたがらない様子だったという。国務省で生物兵器を担当する最高レベルの専門家は、新型コロナウイルスが武漢ウイルス研究所での生物兵器の研究中に流出した可能性を認めることすら嫌な様子だった。それで、誰かに肩を叩かれてそこまでにしておけと言われたような気分になった。「生物兵器の専門家が向き合わなかったら、いったい誰がそうするんだ?」と思った。

アッシャーはこう信じている。「パンドラの箱というのは、どうやら不拡散局の官僚の許可を得て政府が武漢ウイルス研究所に協力していたという、ばかげた事実が絡んでいるらしい。だから彼らは、軍民両用の知識や開発能力、金銭を実質的に中国共産党へ渡した責任を問われることを恐れていたようだ。我々は中国共産党の秘密作戦に協力していた国立衛生研究所(NIH)や国の補助金機構、国防総省の人間を突き止めようとしたが、政府は物理的にそれを妨害しようとしてきた」

中国による〝抱き込み作戦〟を長年追いかけ、阻止してきた経験を持つアッシャーは、こう指摘する。「中国共産党が武漢ウイルス研究所の野心的な活動の一環として、機能獲得研究に関わるアメリカ政府のうぶな役人を味方につけようとしていたとしても驚きはない。そうすれば、仮に生物戦に備えた軍民両用の悪意あるデザインやプログラムの話がいずれ漏れたとしても、そうやって人質に取っておいた連中を何かに利用できる」

フォード国務事官補は会議ににじむ雰囲気に不穏なものを感じた。彼はディナンノらの調査では蚊帳の外に置かれていて、作業が正式な手順を踏んでいないように感じていた。だから、新型コロナウイルスが研究所起源なのは99パーセント確実だというスティーブン・クエイ博士の分析をチームが持ち出したことに、不快感を抱いた。フォードは、会議の終盤にアッシャーが、新型コロナウイルスは中国の生物兵器かもしれないと私見を口にしたのを憶えているという。フォードは言う。「アッシャーが言うには、新型コロナウイルスは生物兵器プログラムで生み出した〝GSA〟、つまりアメリカ人を標的にデザインされた〝遺伝子選択物質（genetically selective agent）〟の可能性があるとのことだった。GSAなのではないかと懸念し、サハラ砂漠以南のアフリカではコロナの死者が大量に出ているという話を聞かないではないかと理由を述べていた。今回のウイルスが、アメリカ人に特別にダメージを負わせる調整をされていることを示唆する事実に思えたのだろう」

アッシャーはこの話に反論する。遺伝子選択物質について話したりはしなかったし、当時の彼の知識では、GSAとは〝共通役務庁（General Services Administration）〟の略語でしかなかったと話す。

一方、「パンドラの箱」という言葉を批判された国務省の顧問は、その表現を口にしたこと自体は否定せず、ディナンノとアッシャーが言うような文脈では使わなかったそうだ。「適切な文脈に基づいた正確な情報であれば、誰であっても公開を妨げられることはない」。国務省のネッド・プライス報道官はそう話し、こう続けた。「政府の議員や高官が情報を抑圧、もしくは留保しようとしたことはない。内部で意見が食い違ったのは、分析の質の問題や、誇張表現、事実の歪曲（わいきょく）、事前の認識に見合った根拠の存在などがあったからだ。パンデミックの原因のような複雑な事柄に対しては、こうした点が特に重要になる」

ディナンノは、次は科学者たちから成る調査パネルを招集して、クエイ博士の分析、つまり新型コロナウイルスが自然に発生したものである可能性は統計的に非常に低い、ことによるとゼロだという考えを検討したいと提案した。ディナンノのチームは舞台裏で、何カ月も前から複数の国立研究所、さらには民間の著名な生物学研究者と連絡を取り合い、何人かからパネルに参加する約束を取りつけていた。パネルによる話し合いは、1月の第1週に行われることになった。国務省の複数の職員が、非科学的だと言ってディナンノを非難した。非常に不快に思ったディナンノは、職員たちに自分の意見を記録に残しておくよう命じ、その旨を伝えるメールも送った。

ディナンノと一部の高官との関係には亀裂が入っていた。アッシャーは2018年に全米科学アカデミーが出した報告書に注目していた。それは、戦争に応用できる合成生物学と機能獲得研究の脅威を記したもので、研究が進めば大惨事になる可能性もあると警告していた。アッシャーは、この報告書は新型コロナウイルスの文脈に照らして再検討する価値があると指摘した。ところが「彼らは報告書に目を向けることを一貫して拒否し、書かれている事実を拒否した」という。かわりにある中級レベルのアナリストがディナンノに、ダザックらが新型コロナは自然由来で、それ以外は陰謀論だと主張している『ランセット』のレターを送ってきた。

「『ランセット』の記事にはもう目をとおしている」。ディナンノは憤った。

アッシャーは、死のウイルスが世界中の研究施設で簡単かつ安価に作れる事実、そして散布されれば生物兵器になりうる事実を諜報機関が理解していないことにあきれた。

しかもそうした脅威は、少し探せばすぐに見つかる場所にあった。アッシャーはこう指摘する。

「わざわざ取り扱い許可を得なくても、武漢ウイルス研究所内の新しいＢＳＬ４施設の建設を主導したフランスが、２０１７年に追放される屈辱を味わったことはすぐにわかる。聞くところでは、我々の同盟国であるフランスはそのあと、中国の武漢での企みについて、我々の諜報コミュニティーや不拡散局の関係者に警告していたそうじゃないか。ところが、アメリカの生物兵器部門と諜報機関の上層部にいる愚かでぐうたらな連中は、その警告を一蹴し、無視した。そういう能なし連中にとっては、合成生物学や先端生物学の絡んだ生物兵器に関する野望やプログラムの内に分け入るよりも、中国へタダで出張して万里の長城を見てくることのほうが大事だったらしい」

ディナンノも言う。「特にアッシャーにとって、彼らは偏屈で実に不愉快な者たちだった」

ディナンノとアッシャーはそれでも屈せず、新型コロナウイルスの起源を調査するという決意のもと、自然由来を主張する役人の言葉を額面どおりには受け止めなかった。そうやって行きつ戻りつをしばらく続けながら、関係者にこの問題の重要性を訴えた。しかしそのたび、機能獲得研究はどこでもやっていることで、新型コロナは大量破壊兵器ではなく公衆衛生の問題であり、条約遵守とは関係ないと言われた。

11月18日、チームはリバモア国立研究所にメールを送り、具体的な資金提供の打診もしながら、新しい報告書を作成してほしいと依頼した。11月23日にもメールした。そして30日、ようやく最初のメールに対する返信があった。メールの内容は機密指定されているが、ある関係筋がわたしに明かしたところでは、研究所は報告書の内容を更新したり、新しい報告書を作成したり、国務省の仕事を受けたりすることを、エネルギー省の上層部からの指令で禁止されたという。「彼らは検閲を受けていた」とある内部関係者は言う。12月3日、ＡＶＣのチームは研究所に再び情報の更新を依頼したが、ほぼ同じ時期に、諜報機関からも〝情報請求〟が提出されていた。

チームは各諜報機関へ精力的に〝指令〟を出したが、多くの情報支援があった最初のときとは異なり、今回はほとんど返答がなかった。ＣＮＮが12月1日に報じた、中国の新型ウイルスへの対応ミスに関するリーク資料すら届かなかった。返答があったのはＣＩＡからで、彼らは12月16日にいくつかの資料をチームに提供した（わたしもこの本のために入手した）。チームは、自分たちの取り組みが邪魔されているのではないかと疑い、そのことを国家情報長官室（ＯＤＮＩ）の調査チームに伝えた（ＯＤＮＩのチームについては極秘の役割に就いている面々のため、具体的にここで名前を挙げることはできない）。「我々が向こうに銃口を向け始めた時点で、もはやパートナー関係は解消だった。ＯＤＮＩと我々の局との関係は、徐々に険悪になっていった」とディナンノは言う。

　数十兆ドル規模のバイオテック企業を共同創業し、投資をしてきた経験もあるアッシャーは、諜報機関から激しい反撃があったことを認める。「我が国の諜報機関のアドバイザーを務める専門家が、米中共同のプログラムや機能獲得研究に関わっているという強い印象を受けた。諜報機関の人間は、誰ひとり合成生物学や中国、大量破壊兵器、戦争のことに詳しくなかった。我々と政府のほかの面々が対立する構図となり、そしてほかの面々は、諜報コミュニティーの言葉をうのみにしていた」

　アッシャーいわく、諜報機関は「バイデン政権に代わると、そうしたトランプ時代のむちゃくちゃな状況から急速に脱していった」と話している。そして、新型コロナウイルスは自然由来だという説に対して抱いていた自信は、「低〜中」レベルに後退した。「バイデン大統領のもとで諜報コミュニティーは目を覚まし、我々ＡＶＣを中心とした国務省の作業部会が２０２０年秋に出した結論を受け入れるようになった。事故による流出や国家ぐるみの隠蔽を指し示す具体的かつ説得力のある証拠は無数にあり、一方で野生動物説を裏付ける証拠は足りていないということをね」

ディナンノいわく、それまでの時期には、この件には手を出すなということを何度も言われたという。新型コロナウイルスは公衆衛生の問題で、ＡＶＣの管轄ではないと。「『これは公衆衛生の問題だ』と国務省の人間や政府の高官、幹部、執行部の人間から何度も直接言われた。それに対してわたしは『人民解放軍はあのラボで何をしていたんです？』と返した。話は明らかなように思えた。かなりの確信があったから、上司に報告した」。ディナンノはそう言って語気を強めた。「大量破壊兵器担当としてのわたしの責任は、大量破壊兵器の開発プログラムで中国に言い訳を許さないことだ」

中国に責任を負わせるという視点のもと、ディナンノは国連の中国大使に〝デマルシュ〟を送ろうとした。デマルシュとは、ある政府から別の政府へ送る正式な外交的申し入れ文書のことだ。ディナンノとしては、ポンペオ国務長官や自分自身などの政府の高官が、公式の場で、生物兵器禁止条約に違反したのではないかと中国に責任を問い、中国が行っている機能獲得研究について説明を求めるつもりだった。遺伝子操作で感染力を高めた新しいコロナイウルスを作成したのには、いったいどんな目的があったのか？「そちらの軍事プログラムについて話していただきたい。条約では、平和目的でなければならないとされている。そうした条約の条項を満たしていることを証明できるだろうか」

こうしたディナンノの考えは、省内から猛烈な反発に遭った。とある短い会議で、スティルウェルは「我々には、望みの相手に合法的にデマルシュを送る権利があるじゃないか」と言い返したとされている。これについてＡＶＣのチームは、合法ではないからという理由でフォードに反対されたと主張し、対するフォードはそれを否定して、中国にぶつける疑問は正しいものだったし、デマルシュ作成も支持していたと話している。

フラストレーションをためたディナンノは、2020年12月5日、デマルシュを送ることの正当性を示した覚え書きをしたため、アッシャー、ピース、法律顧問のギブス、さらに国務省の高官4人に渡した。そして、中国が違法な機能獲得研究を行い、生物兵器禁止条約に違反している可能性について具体的に言及した。〈昨日から本日にかけて時間を取り、中国の生物兵器禁止条約の遵守状況に対する我々の立ち位置を記した。端的に言って、条約の目的や焦点、条項や過去の違反歴を根拠に、法的に中国の責任を問うには、やらなければならないことが数多くある。これは単純明快な案件ではないし、時間的な制約を考えれば、上層部が課したハードルは乗り越えられないほど高いものになるかもしれない。課題は多い〉

ディナンノはそう記したメールに、〝扱いに注意を要するが機密ではない〟覚え書きを添付した。その中で、ディナンノはこう書いている。〈中国が行っている機能獲得研究は、攻撃目的で軍事利用される可能性があるが、彼らは研究内容を隠し、知り得た情報を共有していない。我々は、この振る舞いが生物兵器禁止条約の精神と目的、目標に反すると信じる。さらに言えば、条約の第1条と5条、10条に違反しているのではないかと懸念している〉

覚え書きの中でディナンノは、中国の機能獲得研究の条約違反をどう追及していくべきかを細かく記している。〈単純明快な仕事にはどうやってもならないだろうし、法的な正当性をギブスから主張してもらわないとならないだろう。法的拘束力を持つ条約を守っているかを問題視するわけだから。我々はすでに、中国の軍民両用技術に関する懸念をオンレコで示しているし、こうした状況の進展を示したところで、国民の不安は増さないだろう。我々は単に、中国がウイルス研究を兵器に転用しようとしていないか、こちらには判断がつかないと言っているだけだ。そして、中国が出した声明と、今回のパンデミックの壊滅的な影響を考えれば、中国の透明性の欠如は、我々にとって第10条に基づく懸念材料になる〉

覚え書きの中では、30年前に〈感染症の異常な大流行〉が起こった際、情報を〈すぐに〉提供するよう求めた共同声明も紹介されている。声明はオーストラリア、カナダ、フランス、ドイツ、日本、ニュージーランド、スペイン、トルコ、アメリカが共同で出したものだった。ディナンノはこう続ける。〈30年前にも、生物兵器禁止条約に基づいてこうした懸念をじゅうぶん示せたのであれば、まったく同じ懸念が生じている2020年に、こうした立ち位置を取れない理由がない〉

中国にデマルシュを送ろうというディナンノの動きは、国務省内部で猛反対された。1週間後、中国の条約違反について話し合う会議が開かれた。そこに、国務省の生物兵器アナリストが出席していた。「わたしが送った覚え書きに反論できるか?」ディナンノはそのアナリストに訊いた。

アナリストの女性は覚え書きは読んでいないと言い、「あなたの態度は非科学的です」と返した。ディナンノはそのかたくなな姿勢に激高し、怒りに任せて「わたしはお前の上司だぞ。やれと言った仕事があるんだからやるのが当然だろう」と叫んだ。怒り心頭に発していた。

アナリストは「すみません、すみません」と繰り返した。

そのときのことを振り返りながら、ディナンノは、そのアナリストは優秀な人材ではあったが、この件の持つ意味の大きさに耐えきれなかったのだろうと話している。「彼女は中国が生物兵器を持っていて、それがラボから流出したことを認めたくなかった。受け入れるには恐ろしすぎる考えだ。しかしそういう態度なら、ほかの部署で働いたほうが賢明だ。生物兵器（を扱う機関）で働くなら、生物兵器に向き合う必要がある」

フォードは、新型コロナウイルスの件でのデマルシュ提出を阻止したことはないと話している。そうする確かな根拠がある限り、計画に同意したと言っている。部下には「デマルシュ用の鋭い質問表を作成するよう」指示したそうだ。「我々がばかに見えるような質問は絶対に避けなければと考えていた。投げかけていいのは本物の重要な質問だけだ」。中国がパンデミックの初期段階で国際的な衛生規則に従っていなかったことを理由に、第10条（1）への違反を問うことはできないと考えていて、その点ではAVCに反対だった。「AVCの前線チームの中だけで盛り上がっていた説のようだったし、この件の専門家はひとりも関わっていなかった」とフォードは話す。

さらにフォードはこうも語る。「アッシャーの言うように、武漢ウイルス研究所では秘密の研究が行われていた、だからこの研究所は生物兵器の実験施設の可能性が高いとほのめかす」ようなことがあれば、アメリカ陸軍も感染症の研究プログラムを持っているではないかという、ロシアのプロパガンダの的になるのは必至だった。だからフォードは、デマルシュでは5条違反を問題視するよう提案したという。「とはいえ、質問はわたしを含めた関係者が適切と認めたものでなければならないと強調した。隠れてこそこそやるのはもうダメだとね。公に敵対的な意見を示す以上、事実と分析に基づいた強固な裏付けが必要になる」

2020年12月18日、AVCのチームは「間もなく提出予定の中国共産党へのデマルシュに関するAVC分析作業部会の取り組みについて」、最新の状況を国務省の関係者に伝えた。そして、12月末に質問案のリストを送った。フォードは、機密情報が含まれていないかの検証が終わるまで、リストを機密指定のない通常のメールで送ることに反対した。保健福祉省の関係者は怒ってフォードにこう言った。「こんなものを送ったら中国は激怒するだろうし、棚上げになっているWHOの調査団の武漢入りもご破算になる。WHOによる調査の実現は保健福祉省の最優先事項だ」

2021年1月の最初の2日間、フォードはディナンノに電話をかけた。そして、新型コロナウイルスの起源に関する調査を始めた段階で、なぜすぐ自分に情報を共有しなかったのかを尋ねた。形式上、フォードはディナンノの上司だったからだ。するとディナンノは、調査には国務長官の代理の人間も加わっていたし、未承認の任務ではなかったと口にした。どうやらフォードはそのときまで、マイルズ・ユーとスティルウェルも一緒に調査を行っていることを知らなかったらしい。

フォードは1月2日のうちに、今度はスティルウェル国務次官補に電話をかけた。そして話の中で「スティルウェルの局（東アジア・太平洋担当）がWHOの武漢調査を台無しにしたがっている」ことにはっきり気づいたという。「スティルウェルは中国政府を怒らせて、WHOによる調査を拒否させたがっていた。WHOによる調査ではどうせ信頼できる結果は得られない、というのがその理屈だった。そして拒否したことを理由に、また証拠を隠したと言って中国を非難するのが狙いだった。これはわたしの推測だが、デマルシュ用の質問リストにも、同じことを意図したものがあったように思う」

デイヴィッド・スティルウェルは、フォードにWHOの調査団派遣の話をしたことはないと否定し、話題に出たのは「武漢ウイルス研究所が流出源だと示唆することの良識の問題」だけだと話している。会話の内容についてスティルウェルは、流出説の証拠はじゅうぶんにあるという自身の意見に対して、集めるのが不可能なレベルの証拠を集めろとフォードが強調したのを憶えている。

「武漢ウイルス研究所がパンデミックの発生源の可能性が高いという見解に至るような、合理的な疑問を抱くのに必要な証拠だけあればいい。こちらのそうした見方をわかってもらおうとした。研究所が中国政府とつながっていないことの証明責任についても話した。我々が新疆ウイグル自治区や武漢に入って証拠を集めるのをやめさせたいなら、中国は証明責任を果たす必要があると」

そうした状況で、アッシャーとディナンノはユーに助けを求めた。ユーは言う。「彼らの流出説に対する調査は、クリストファー・フォードの強烈な抵抗に遭っていた。フォードは大統領に苛立っていて、公正ではない仕事に対して非常に敏感になっていた。わたしも本人から言われたよ。基本的にはラボで作られたウイルスというのはありえず、この件は科学者のあいだで決着がついていて、追及する必要のない問題だと考えているとね。それでわたしはポンペオのところへ行った」

ポンペオは言う。「マイルズ・ユーはわたしのゴーサインを得ていた」

科学者のパネルによる検討会は、結局2021年1月7日に行われた。議題は研究所から流出したという仮説、そして野生動物から伝播したという仮説の妥当性を評価することだった。次のような疑問も検討された。新型コロナウイルスの遺伝子配列から何がわかるか。遺伝子配列はウイルスについて何を伝えているか、ほかには、新型ウイルスが自然由来である可能性は低いというクエイ博士の分析を検討することも重要なテーマだった。

出席者の中には石正麗(シージョンリー)と共同研究を行っていたラルフ・バリックや、スタンフォード大学のデイヴィッド・レルマン、スティーブン・クエイ、ペンシルヴェニア州立大学のボブ・マクレイト、カリフォルニア大学のリチャード・ムラーらの姿があった。彼らの見解は千差万別だった。機能獲得研究の論文で石正麗の共著者を務めたバリックは、自然由来説を強硬に主張した。レルマンは、研究所から流出した可能性はあるとする論文を書き、台湾を拠点とするクエイ博士は、99パーセント流出で間違いないとみていた。議論は激しいものとなった。

約10人が国務省の建物に実際に集まり、残りの面々はマイクロソフトのツール、Teams経由で参加した。まずはユーがこう話した。「みなさんにはマイク・ポンペオ国務長官の言葉をお伝えしたい。本日、国務長官はこうおっしゃっていました。『新型コロナウイルスの真の起源に対する調査は、どんなものでも歓迎するし、支持する。結果がわたしの望むものであろうと、そうでなかろうと、これは追及すべき価値のある問題だ。我々は真実を知らなくてはならない』」

会議は4時間にわたって続き、ユーはこの最初の発言のあとは台湾大使との夕食会があって席を離れなければならなかったので、その後に起こったドラマを見逃した。一方、アッシャーが息せき切って語ったところでは、彼はフォードの横やりに反論する敵役を務めたらしい。ムラー教授は、アメリカが直面してきた大量破壊兵器の問題に常に関わってきた経験があること、また科学者としての信頼性も高いことから、司会役を任された。ムラーはまず、それぞれの科学者にひとりずつ話す時間を与え、それから議論を進めることにした。

そこから醜い争いが始まった。まず、クエイ博士の統計論に基づいた99パーセント流出だという見解に異議が出た。ある国務省の諜報関係者が、クエイの考えは「大間違い」だと主張した。諜報調査局の人間は「あなたはこれまでにベイズ統計を使ったことがあるのか？」と言った。それに対してクエイ博士は、自分ではやったことはないが、UCLAの著名な統計学者に依頼して分析してもらった結果だと反論した。

バリックはクエイに「世界にいったい何種類のコロナウイルスがいるとお思いか」と尋ねた。クエイがわからないと言うと、バリックは「数百万だ！」と返した。バリックが言いたいのは、これまで把握していなかったコロナウイルスが大量にあるのだから、分母を増やして計算し直す必要があるということだった。12時間後、クエイはピーター・ダザックから話を聞き、世界で確認されているコロナウイルスは６０００種類だという答えをもらった。それから参加者たちにメールで「では、数百万ではなく６０００で計算するということでラルフもＯＫだろうか」と尋ねた。バリックからの返信はなかった。

フォードは、ベイズ統計に大きな意味はないと考えていた。「残念ながら、アッシャーの主張はごみだということがわかり、トランプのカードで作った山のように崩れた。その理由を、わたしは翌日、さまざまな国務省の同僚にメールで伝えた」

これに対してアッシャーは、ベイズ統計を行ったのはクエイ博士であって自分ではないが、それでもバリックが討論会で提示した「中国と東南アジアの洞窟にいるすべてのコウモリを調べて、コロナウイルスのサンプルを回収しない限り、新型コロナウイルスの起源は絶対にわからない」という分析よりは説得力があると考えたという。

一方でディナンノは、クエイの統計を攻撃する諜報関係者が、利益相反を抱えていることに怒っていた。その関係者は国務省で情報関連の仕事をするだけでなく、ＷＨＯでも外部の顧問を務めていて、ふたつの組織で高官級の会議に出席していた。

その後、クエイも反撃を開始した。「あなた方のいう動物由来説にはなんの証拠もない。証拠はどこにある？」クエイは教えてくれと言った。バリックが答えに窮すると、クエイはさらにたたみかけた。「あなたの〝目に見えない〟テクノロジーに、いったいどんな学術的用途があるというのか。あなたはなぜ、科学者としてそんな技術を開発したのか」。バリックが開発した〝目に見えない〟テクノロジーとは、研究者が痕跡やサインを残さずにウイルスに遺伝子を挿入するためのものだった。この技術を使えば、ウイルスが遺伝的組み換えをされているかを判断するすべはなくなる。クエイの考えでは、そうした技術には痕跡の抹消という悪意ある目的以外の使い道は考えられなかった。バリックは逆上し、「なぜそんなことを言うんだ、あれは人類のためだ！」と返した。「インターネットに大量破壊兵器の情報を載せるようなものでしょう」。別の誰かがつぶやいた。

アッシャーは、武漢ウイルス研究所で行われていた機能獲得研究が、新型コロナウイルスの殺傷力を高めるのに使われていたのではないかという議論をバリックがしようとしなかったのは「ショックだった」とこぼしたという。何しろバリックは「武漢ウイルス研究所とつながっている」人間だった。「議論はふざけ合いのようなものになっていった」とアッシャーは認める。

その場にいた専門家の半分が、ウイルスの遺伝子操作は簡単だし、実際に操作されていた可能性はじゅうぶんにあると言った。武漢ウイルス研究所と武漢生物製品研究所には、そうした能力が間違いなくあるという考えを示した。しかしバリックは、絶対にそんなことはしていないと主張した。

クエイはバリックの口調に失礼で、高圧的で、挑発的なものを感じた。わたしもこの本のためにインタビューを申し込んだが、バリックから返事はなかった。

アッシャーによれば、フォードがあるタイミングで彼にこう言ったという。「ＣＤＣから出たものでないとなぜわかる？　あそこにもレベル4施設があるだろう」と。しかしフォード本人は、正確な文言は違うと言う。「わたしがＡＶＣのチームに訊いたのは、武漢のＣＤＣが流出源ではないとわかるのはなぜかということだ。武漢ＣＤＣの施設でもコロナウイルスの研究は多く行われていて、そのうえ武漢ウイルス研究所よりも海鮮市場に近かった」。これに対して、バリックはこうコメントしたと言われている。「そもそも最初の患者が誰なのかはっきりしていないのだし、どちらが近いかを判断しても意味がない」

権力を誇示するような行動も見られた。アッシャーが集まった科学者たちに「国務省を代理して」感謝を伝えると、フォードが話に割って入ってきて、アッシャーは国務省の代理ではなく、ディナンノのもとで働き、ディナンノに仕える契約職員だと告げた。「アッシャーには腹立たしい言葉だったかもしれないが、言わなくてはならなかった」とフォードは言う。理性的な人間で、バリックと友人でもあるレルマンは、その場の雰囲気を落ち着かせようとした。

話し合いは最後、意外な形で終わった。陸軍の生物学プログラムで非常に高い地位にある科学者が、こう力強い言葉を差し挟んだ。「大量破壊兵器に関わったことのある人間なら誰でも、中国がこうしたウイルスを研究していることは知っている。ラボで操作された可能性はあるし、そういうことは何十年も前からできるようになっている。だから新型コロナは動物由来に決まっていると言って自分を騙すのはやめたほうがいい」。この言葉に、部屋はしんと静まり返った。

その晩フォードは睡眠も取らず、明け方までかかって政府高官に宛てた4ページの書類を作り、AVCの調査内容や調査手法、分析、彼らが正式な手順に従っていなかった事実を非難する形で報告した。そして翌日1月8日、6日に起こったトランプの扇動による議事堂占拠を理由に辞任した。

ディナンノは2021年1月9日の午後11時48分にマイルズ・ユーへメールを送り、フォードの主張に反論した。新型コロナウイルスの起源を探るべく、AVCがここ数カ月かけて取り組んできた仕事を詳細に記し、ある国家が軍備管理と武器の不拡散、軍縮に関する国際合意を遵守しているかを調査できる法的権限を持った部局は、国務省で自分たちを含めてふたつだけだと指摘した。〈AVCは数カ月かけ、新型コロナウイルスをつぶさに観察してきた。このウイルスについては最近まで、動物から人間へ伝染したというのが定説になっていた〉。この本の調査の過程で入手したメールで、ディナンノはそう記している。〈その後、諜報コミュニティーのコンセンサスは大きく変化し、研究所からの流出は完全にありえると考えるところまできている。仮にラボから流出したのであれば、我々は流出の経緯と、そうした研究が持つ意味を知る必要がある〉

　ユーは翌1月10日にポンペオへメールを送り、フォードの愚痴が綴られた覚え書きをすでにポンペオが目にしていることを知った。〈わたしの意見では、ディナンノ率いるAVCの小さなチームはアメリカのヒーローです。彼らは飛び抜けた責任感と科学的慎重さ、こうした価値ある調査をやめさせようとする上司からの度重なる圧力をはねのける勇敢さをもって、責務を果たしました〉。ユーはそう記した。〈彼らは望む結論や、望まない結論ではなく、真実を追い求め、常にそうした姿勢で仕事を進めていました。わたしとスティルウェルも、その様子を目の当たりにしています。わたしも国立研究所（ローレンス・リバモア国立研究所や、国立医療情報センター（NCMI）、国家核安全保障局（NNSD）など）、あるいは権威ある学術研究機関の一流科学者と彼らとの話し合いに参加したことがありますが、彼らは中傷ではなく、国務省からの称賛を受けるのに値します。なぜなら科学者と関わりながら、新型コロナウイルスの真の起源を真剣に追い求めている米政府で唯一の機関だからです〉

　ポンペオも、AVCのチームが流出説関連の重要な情報を明らかにしたことに疑いは持っていなかったようだ。わたしが話を振ると、ポンペオはデイヴィッド・スティルウェルとマイルズ・ユー、アッシャーは「この問題に取り組んできた連中だ」と言った。そしてバイデン政権がチームを解散させたことがわかると、ツイッターでこうつぶやいた。「バイデン大統領は武漢ウイルスの件で中国とＷＨＯ、リベラルなメディアの側についた。〝見るべきものは何もない〟と主張する連中の仲間入りをし、わたしも称賛する国務省の起源調査を停止した」

最終的に、ＡＶＣのチームはデマルシュのいくつかの質問については許可を得たが、新型コロナウイルスの起源を具体的に尋ねるという、デマルシュのそもそもの根幹に関わる質問をぶつけることについては、各機関の支持を得られなかった。要するに、当たり障りのない内容になっていた。「わたしの知る限り、バイデン政権への移行後、デマルシュは送らないという最終的な判断になったはずだ」とフォードは言う。この一点に関しては、ディナンノとフォードは同意見だ。「バイデンが潰した。ポンペオがまだ国務長官だったら、送られていたはずだ」とディナンノは言う。「暴君に立ち向かうか、なだめすかすかという話だが、歴史も教えるとおり、懐柔策は通用しない」

ポンペオ本人も、自分だったら新型コロナウイルスの件で中国にデマルシュを送る計画を支持したはずだと認めた。

ディナンノとアッシャーは、フォードに邪魔をされたと感じていた。フォード自身もそう考えていて、その感覚はこの本に向けたインタビューの発言にもにじんでいる。フォードはＡＶＣのチームの取り組みを血税の無駄遣いとみていて、彼らの仕事を「手抜き」と評し、チームは「陰謀論者」だと話している。「武漢ウイルス研究所が新型コロナウイルスに関わっていたことを疑う理由はじゅうぶんにあるし、中国に答えをせっつくことは重要だ。ありがたいことに今では、結果ありきで物事を進める素人連中の不正に信用をおとしめられることなく、そうした仕事を進められるようになった」とフォードは言う。

トランプ政権に幕が下りる直前、ＡＶＣのチームはその後も長い影響をもたらす別の貢献を果たした。この件にまつわる情報の機密指定を外し、アメリカ国民と世界の人々に、彼ら秘密のチームが明らかにした情報を伝えたのだ。武漢ウイルス研究所で極秘に行われていた軍事研究、体調を崩した研究員、中国の生物兵器プログラム……。こうした情報の機密指定を解除するための交渉と、ＡＶＣのチームと国務省、各諜報機関とのあいだの話し合いは、2カ月にわたって続いた。

機密解除すべきだという考えに反対の政府高官は数多くいて、反発は大きかった。「こうした情報を機密扱いではなくするというポンペオの判断には、異論も大きかった。諜報コミュニティーの中には反対意見があった」とあるファイブアイズの情報筋は言う。

スティルウェルも、障害を取り除く必要があったと話している。「最初のハードルは諜報機関だった。流出説には意味があると国民が納得でき、同時に諜報機関の情報源や情報入手の方法を脅かさないレベルで機密指定を解除することを、彼らに納得させなくてはならなかった」

フォードは、諜報機関も気にしてはいなかったし、機密解除の動きには賛成だったと話している。ポンペオはＡＶＣのチームに好意的で、世界は真実を知るべきだと思っていた。しかしポンペオに最終判断を下す権限はなく、ＣＩＡとＯＤＮＩ、ＮＳＣ、ＦＢＩら諜報機関の承認を得る必要があった。最後に決断したのは、国家情報長官のジョン・ラトクリフだった。妥協点として、機密解除の声明文には、諜報機関は最終的に新型コロナウイルスの起源を突き止められなかったという一文が加えられることになった。ポンペオとＡＶＣのチームもそれで納得した。

この声明が発表されたのは２０２１年1月15日で、トランプ政権は最後の日々を送っていた。大統領はもはや死に体で、そのころまでには信用を失い、機密解除された情報に注意を向ける人間は誰ひとりいなかった。研究員が病気になっていたという秘密のふたを吹き飛ばす情報だったのに……。国務省内部の小さなチームが明らかにしたこの情報に世界が気づいたのは、もっとずっとあとのことだった。当時を振り返りながら、ディナンノは言う。「トランプ政権が右寄りだったがために、情報にふさわしい注意を振り向けてもらうには、我々のエネルギーと機転、経験を総動員しなくてはならなかった」

メアリー・キッセルも言う。「研究施設からの流出説に対しては、明らかに知的な関心が欠けていた。国務省内部に限った話ではなく、さまざまな政府機関、またメディア内で顕著だった」

1月上旬、機密解除の準備を進めながら、ポンペオはファイブアイズの仲間であるオーストラリアとカナダ、ニュージーランド、イギリスに電話を入れた。そして、武漢ウイルス研究所に関する最新の情報、つまりアッシャーとディナンノ、ピースが明らかにした研究員の体調不良と生物兵器プログラムのことを詳しく話した。情報はすでに、ファイブアイズのネットワークを通じて共有してあったが、電話をかけた具体的な目的は、ファイブアイズの閣僚たちに、この情報を一般に公開するつもりだと知らせることにあった。このことを市民が知れば、パンデミックの原因のひとつの可能性として、いや、有力候補として、研究所に人々の目が向く劇的な効果があるはずだった。

電話の中で、イギリスのドミニク・ラーブ外相は大いに感謝した。オーストラリアのマリーズ・ペイン外相も機密解除を支持し、秘密主義ではなく透明性重視に切り替えたことを称賛した。「自由主義社会は、アメリカはこびへつらうのではなく、世界をリードしてほしいと思っている」。ある高官はそう語った。

ファイブアイズの関係者による電話の内容は、普通であれば機密情報だが、中国が耳をそばだてているであろうことを踏まえ、あえてオープンな回線で行われた。「どんな情報でも集められる者は、おそらく何が起こるかを知っていた。中国の連中は特にそうだろう」とある高官は言う。別の高官も「あれは巧みな秘密作戦だった。あえて話を聞かせて反応を見る。こちらもわかっているぞというところを向こうにわからせ、どんな反響があるかを確かめるやり方だ」と話した。

武漢ウイルス研究所の研究員が2019年の11月ごろに病に倒れていた。つまり、そこで最初のクラスターが発生していた疑いがある。この新たな情報は大きな反響を呼ぶに違いない。各国の外相はそう期待していた。ところが彼らは、情報が実際に公開されると、ある種の失望感を味わうことになった。トランプによる不正選挙の主張や連邦議事堂占拠事件といったニュースの陰に、その新情報は追いやられてしまったからだ。

重要な情報は、ポンペオによる政治的な動きとして、メディアやアナリストに軽視された。宝石のような情報は雑音に紛れ、注意を払う人はほとんどいなかった。バイデン新政権が発足すると、情報は国務省のウェブサイトから削除され、トランプ時代の古いアーカイブ版としてネットの奥深くへ埋もれた。

アッシャーら情報の機密解除を主導した面々は、〝義務の不履行〟で逮捕されていた可能性もあったと厳重に注意を受けた。国務省の中には、ファイブアイズの後押しも受けてすでに公開済みだった情報を、再び機密扱いにしたがる者さえいた。情報の重要性に再び気づく者が現れるには、さらに4カ月の時間を要した。死者数が増えるなかでようやく世間のムードが変わり、武漢ウイルス研究所で何かあったのか、あったとすれば何が起こっていたかを一般市民が知りたがるようになるには、それだけの時間が必要だった。

24

感染爆発の発端

２０１９年９月　武漢　ウイルスデータベースの削除

すべては２０１９年秋に始まった。新型コロナウイルスが人から人へ感染することがはじめて報告される何カ月も前、武漢ウイルス研究所は闇に紛れた。公開されていたはずの情報はインターネットから削除され、科学者たちが研究所の安全基準と手順を猛烈に批判すると、施設とつながりのあるスタッフが姿を消した。同時期、ＳＮＳには未知の呼吸器疾患に関する投稿があふれるようになった。

２０１９年9月上旬、石正麗（シージョンリー）はモザンビークでの会議で講演し、24日までにはフランスのリヨンへ移動していた。その途中の9月12日、武漢ウイルス研究所が公開し、石が管理していたウイルスのサンプルとゲノム配列に関するオンラインデータベースが、インターネット上で見られなくなった。この本の調査チームの一員であるルーク・マクウィリアムズと、オープンソース情報のアナリストであるチャールズ・スモールがその事実を発見したのは、8カ月後の２０２０年5月のことだった。

データベースは、コウモリのサンプルとコウモリのコロナウイルスのサンプル、マウスのサンプル、マウスのウイルス性病原体に関するデータの膨大な集積だった。そこには総計で、2万２２５

7点のサンプルの詳細が記されていた。また武漢ウイルス研究所の冷凍庫には、1500点以上の分離済みウイルスの現物が保管されていたと考えられている（数字は2018年のデータに基づくもので、数はそのあと大幅に増えた可能性が高い）。これは、世界で同定されている全ウイルスの3分の1に匹敵する数だ。最古のウイルスは30年前にさかのぼり、何割かはヨーロッパとアジア、アメリカから輸入された。〝保存株〟も6万点あり、そのうち2万点はコウモリとラットのサンプルで、病原体のデータもある。そうしたことがなぜわかるかは、中国科学院のデータベースのリソースとサービスのレジストリに記録があるからだ。スモールとマクウィリアムズの発見後、科学者のユーリ・デイギンは、61・5メガバイトのウイルスのデータベースがダウンロードできないことに気づいた。かわりにそこにあったのは、中身が空っぽの1キロバイトのZIPファイルだった。「石正麗のチームは自分たちのウイルスデータベースを削除したのだろうか」。デイギンは5月11日にそうつぶやいた。そしてその後、データベースの管理を行っている『中国科学データ』誌の編集部につてを通じて連絡を取った。メールでの質問に対して、編集部は〈作者に知らせた。新たな情報があればお知らせする〉と話し、さらにこう返答した。〈助言に感謝する。一時リンクを通じてデータを確認したところ、バックアップを取っていないことがわかった。ご存じのとおり、データ共有の分野は生まれたばかりの赤子で、焦って進めることはできない。編集部としても彼らに、データ共有は従うべき原則だと促していく。何か進展があれば連絡する。ご理解いただければうれしい〉。言うまでもないが、データベースは復旧しなかった。

DRASTICのビリー・ボスティックソンとデイギン、ジル・ドゥマヌフは、データベースが2019年8月の後半に1週間にわたって使えなくなり、その後の9月12日に完全にアクセス不能になったことを突き止めた。3人はこう記している。〈その後データベースは、断続的にしかオンライン上になく、2019年12月中旬から2020年2月にかけて、たまにしか接続できなくなった。また2019年9月12日以降は、武漢ウイルス研究所の外から中身にアクセスできない〉。つまり2019年9月以降、中国は、国外や研究所外部の専門家によるデータベースへのアクセスを遮断した。

興味深いことに、デイギンとドゥマヌフ、ボスティックソンのレポートによれば、データベースにはパスワードで保護された未公表のウイルスに関する部分があったという。データベースの重要性を示しているし、ピーター・ダザックがツイッターでつぶやいたような、全ウイルスの情報が開示されているという話が事実ではないことの証明でもある。ダザックは2020年12月、ツイッターでこうコメントした。「ルディ・ジュリアーニ市長の考えなしの介入のおかげで、ドナルド・トランプ大統領のもとで行ったエコヘルス・アライアンスへの助成金が国立衛生研究所(NIH)によって停止され、我々は新型コロナの起源の理解、さらにはワクチンの性能向上につながりうる貴重なサンプルにアクセスできなくなった」

いきなり情報を削除した理由を追及された石正麗は、ハッキング未遂が3000回近くあったと主張し、そのためデータベースをオフラインにしたと明かした。実際、アクセス記録を見てみると、この数カ月前の2019年6月18日と19日に大がかりなハッキング未遂がある。しかしこのときは、データベースはオフラインにならなかった。「推測だが、彼らは何かまずい事態が起こったのを懸念したのではないか」。そう話すのは、インターネット2・0というインターネットセキュリティの会社の共同創業者で、サイバーセキュリティを専門とするロバート・ポッターだ。ポッターはアメリカとオーストラリアの政府でサイバー防衛の仕事をし、中国共産党の秘密の党員リストを明らかにしたこともある。ポッターは言う。「こうしたウイルスが人間集団の中に浸透、拡散し、事態が発展するには数カ月を要する。もしかしたら、ウイルスは3カ月か4カ月かけて、武漢や湖北省の市民のあいだで広がっていったのかもしれない。だから彼らがデータベースを削除したのは、何かうしろ暗い理由があったのかもしれない。そうでなければ、情報を共有したはずだ」

アメリカ政府は公式に、ウイルスのデータベースへのアクセスを求めている。国務省は２０２１年2月にこう発表している。「ＷＨＯの調査団は、新型コロナウイルス感染症の感染爆発が起こる前に武漢ウイルス研究所が行っていたコウモリ等のコロナウイルスの研究記録にアクセスできなければならない。徹底調査の一環として、調査団は研究所がＲａＴＧ13等のウイルスに関する研究記録を変更し、その後に削除した理由を完全に解明しなくてはならない」

なぜデータベースは9月に削除されたのか。わたしがこの本のためにインタビューしたある米政府の高官筋は、研究所で9月に起こった事件に関係していると話した。ポンペオも、ウイルスの蔓延が始まったのはいつごろだと思うかという問いに対して「研究員の具合が悪くなったという話関連のデータを見れば、２０１９年秋の終わりのどこかだろう。ただしあくまで仮説で、答えはわからない。9月の終わりごろではないだろうか」と答えている。

武漢の空港では、9月18日にコロナウイルスの拡大を想定した訓練が実施されている。その数カ月後に新型ウイルスの感染が広がり始めたことを考えれば、これは偶然では片付けづらい、普通ではない出来事だ。

2019年10月　研究室のブラックアウト

複数の情報から、その後の10月に武漢ウイルス研究所近辺で立て続けに何かが起こったことが示されている。衛星のデータから、2019年10月、具体的には10月11日から19日にかけて、研究所で携帯電話が使えなくなっていたことがわかっている。

こうしたデータは、普通は諜報機関が秘匿しているが、商用のテレメトリーデータや地理情報のデータ、衛星の画像に関しては、オープンソースの分析が公開されている。そもそも公開情報としてデザインされているから、武漢ウイルス研究所と生物製品研究所の敷地の〝生活パターン分析〟を行える。そして分析にはこう書かれている。〈武漢ウイルス研究所のBSL4施設周辺の広範なエリアを分析した結果、10月11日から16日にかけて、一帯の信号の量が前後の週と比べて大きく落ち込んでいることが示唆される〉。交通量の分析からも、この期間に〈道路の通行止めや封鎖〉があったとみられる。〈10月より前の数カ月は、武漢ウイルス研究所周辺、また研究所内のデバイスのトラフィックは一定していた。それが10月11日から大きく減った。11日より前にデバイス使用が活発だったのは10月6日だ〉。衛星画像からは〈10月14日から19日にかけて、武漢ウイルス研究所近辺は交通量がまったくなかった〉ことがわかっている。

この分析レポートの存在が明るみに出たのは、ちょうど流出説は陰謀論だという論調が大勢を占めていたころだった。主流メディアは、分析で使用されているデータは信用できないと言い、諜報機関が行った分析ではないと指摘した。確かにそのとおりだが、しかし米豪両政府の高官級の情報筋と諜報関係者が、この時期に携帯電話のデータ使用量が急減したという情報は信用できると話している。

アメリカ政府は、携帯電話の〝ブラックアウト〟に関する証拠を重く見ていて、NIHからエコヘルス・アライアンスへの書簡でも言及している。2020年7月8日に送ったその書簡で、NIHの城外研究局の副部長であるマイケル・ラウアーはエコヘルス・アライアンスにこう要求している。〈研究施設における異例の制限に関する情報の開示と説明を求める。たとえば、2019年10月に起こった携帯電話のトラフィックの減少などだ。2019年10月14日から19日にかけて、施設一帯が封鎖されていたらしいという証拠もある〉

あるオーストラリア政府の高官筋は、「諜報機関は、まだ断定はできないという評価をしていた。ただ、決定的な証拠だとみている者もいたし、武漢ウイルス研究所で何かが起こったことを示唆している可能性もある」。さらにこの関係者によれば、評価は諜報機関が集めた情報と「オープンソースの取得データ」を組み合わせて出したものだった。

リチャード・ディアラヴは、このデータが「非常に重要なもの」だと信じている。ディアラヴは言う。「CIAは、経費を使って大規模に分析しているのかもしれない。彼らなら、公開していないだけで、大量にデータを持っているだろう。感染拡大初期の中国の情報を懸念していたなら、アメリカの諜報機関は衛星を所定の位置に固定していたはずだ。国家安全保障局(NSA)による傍受も大規模に行われていただろう。実際にどんな状況だったかは高度な機密情報だが、ある程度の情報に基づいた推測を見る限り、(携帯電話の利用禁止が)あったように思う」

この件について誰よりもよく知っているのは、おそらくデイヴィッド・アッシャーだろう。彼は国務省でパンデミックの起源調査チームを指揮し、研究所の職員が病気になっていたという機密情報を発見していた。「詳しく言えないことは多いが、それでも正確な情報に思えるということは言える。別の根拠として、武漢在住のアメリカ人が10月中旬から下旬にかけてその状況を目撃しているからだ」。アッシャーは言う。「あの資料にも示されているとおり、武漢ウイルス研究所ではとんでもない規模の通信障害が起こっていた。詳しいことは言えないが、それが正確な情報だった場合、問題は何が起こっていたかだ」

アッシャーは米政府への助言として、通信の遮断は研究施設で生物学的事故が起こった場合によくある手順だと話している。アッシャーは言う。「きっと10月に何かよからぬことが起こり、その後始末をしたのだろう。だから警備員を除いてみんな追い出された。BSL4とBSL3施設の管理経験者に話を聞いたら、まさにそうした対応を取ると言っていた。全員を外へ出して完全に消毒すると」

そのあと、ブラックアウトさなかの10月18日、武漢を発つフライトの運航が止まった。わたしはこの本のために許可を得て、アナリストのチャールズ・スモールに2019年8月からの2020年2月までの武漢発のフライトをチェックしてもらった。すると、通常時は1・2パーセントだった1日あたりのフライトのキャンセル率が、2019年10月18日の金曜日だけは国内便のキャンセル率が12パーセントに跳ね上がり、国営の中国東方航空は全便が欠航になった。天候は穏やかで、晴れていて、最高気温は23度だった。18日は、ミリタリーワールドゲームズの初日だった。

武漢ウイルス研究所では、この時期にさまざまなことが起こっていた。そして9月を皮切りに、10月中旬のブラックアウトをへて、新型コロナウイルスの最初の感染例からその先まで続いたドタバタのなかで、武漢ウイルス研究所は資金を大量に使い始めた。インターネット2・0のデイヴィッド・ロビンソンとロバート・ポッター、中国アナリストのルーク・マクウィリアムズが共同調査を行ったところ、研究所がこの「重要な時期」に入札募集をかけ、その記録をインターネットからほぼ抹消したこと、物資の調達を行っていた形跡があることが明らかになった。

資金の動きを追うと、全体像がくっきり見えてくる。研究所はセキュリティの向上、具体的には警備員とシステムセキュリティに多額の予算を投じていた。驚くほど短期間に、安全装置と検査器具にもかなりの額を使っていた。「記録の削除がデータを隠そうという試みなのは明らかだが、我々はウェブサイトの過去のデータや、偶然ネット上に漏れ出していたシステムを使い、記録を復元した」とポッターは説明する。

我々の調査チームが分析したところによると、武漢ウイルス研究所は２０１４年からこの本の執筆時点までに、だいたい１３６回の入札募集を行っている。データベースへのアクセスが遮断された9月12日には、ある警備会社に12万８０００ドルでの契約を打診し、１週間後の9月19日には〝修正通知〟を送った。そしてわずか6日後、警備会社の武漢恒昌盛（ホンチヤンション）保安服務が契約を勝ち取った。10月18日には、今度はセキュリティ監視システムの募集通知を出し、こちらも驚くほど早く決着させた。落札者が発表されたのは2週間後の11月6日で、武漢ウイルス研究所は結局、セキュリティ向上に50万ドル以上を投じた。

ブラックアウトが明けたあとの11月6日には、〝蛍光定量ＰＣＲ機器〟の入札を募集した。ポリメラーゼ連鎖反応（ＰＣＲ）検査は、ウイルスのサンプルを安く、すばやく検査できる方法だ。コロナウイルスの検査にだけ用いられるものではないが、今回の新型コロナウイルスのパンデミックで、ほぼコロナウイルスの検査方法と同義になった。武漢ウイルス研究所は、このＰＣＲ検査機器を探し、最大で5万2000ドルを支払うことを打診していた。4万8000ドルで契約したのは武漢のバイオテック企業で、湖北省の入札代理店のウェブサイトに募集が掲載されてからわずか2週間で決まっていた。研究所がこの前にPCR検査機器の購入に向けた入札募集をかけたのは、データによれば2年前の2017年だ。

武漢ウイルス研究所の安全基準のずさんさは、こうした調査でいっそうはっきりした。ポッターは言う。「ウイルスのデータベースがオフラインになったその日から、国家レベルで、それから武漢ウイルス研究所内での調達活動が一気に活発になり、セキュリティの改善や検査機器の購入などが見られるようになった」

武漢ウイルス研究所のコンプライアンス証明書と安全性記録には、職員が個人防護具(PPE)を着けずに下水処理施設でかがみ込み、検査用のサンプルを回収している不愉快な写真も載っている。武漢ウイルス研究所が管轄し、BSL3とBSL4施設を有する国家生物安全実験室が2018年に出した〝汚水モニタリング〟報告書にも、下水処理装置の搬入と搬出に関する写真があり、別の場所で下水のサンプルを扱う研究員が写っている。下水を回収する様子をアップで写したものも2枚あり、そこではショッキングなことに、職員は手袋すら着けていない。これは感染のリスクの高い行為で、また感染性ウイルスを含んだ試料の扱い方としても不適切だ。

そのため当然というべきか、2019年初頭からの入札募集は、焼却処理や廃水の処理に関連したものになった。研究所は2019年4月に6万2000ドルで廃水処理装置の入札募集をかけ、7月末には「武漢国立生物安全性研究室による第三者的なバイオセーフティ検査プロジェクト」の入札が完了した。ウイルスの流出はさまざまな形で起こりうるが、適切な処理をされていないウイルスを含む汚水に触れることもそのひとつだろう。

2019年12月という重要な時期に、入札経由で焼却炉と検査サービスを4万3000ドルで購入している点は、焼却システムに問題があったことの証拠と言えるかもしれない。募集は12月3日にかけ、契約は25日に完了している。もちろん問題は、武漢ウイルス研究所がなぜ、12月前半に焼却炉と検査サービスを新調しようとしたかだ。

2019年3月には、〝P3研究施設と動物センターの保守プロジェクト〟で外部の会社と3万8000ドルの契約を結んでいる。これは研究所が実験用の動物やコウモリをケージに入れて保持していたことのひとつの証拠と言えるだろう。研究所が2018年6月15日に特許を出願した〝食虫コウモリの給餌ケージ〟には、排泄物(コウモリの糞)の処理機構も詳細に記されている。

2017年5月に新たなBSL4施設の運用が始まったことを記念して撮影された中国科学院の公式動画には、武漢ウイルス研究所で科学者がケージのコウモリにミミズを与えている。ピーター・ダザックは、研究所内にコウモリがいたというのは陰謀論だとツイッターで抗議したが、実際にこうした記録が残っており、ダザックものちにツイートを削除している。WHOの調査団も、2021年2月に行った調査の報告書で、コウモリについての言及を怠っている。動画の存在を明らかにしたのは、DRASTICでデジタルアーカイブを担当する通称〝ジェス〟で、わたしがそれを豪モナシュ大学のケヴィン・カリーソに翻訳してもらった。動画では、研究員の帽子にコウモリがぶら下がるなか、次のようなナレーションが流れる。研究所の新興感染症部門の責任者である石正麗は「10年以上にわたり、チームとともに中国で、またアフリカの各国で1万5000点以上のコウモリのサンプルを回収し、SARSの起源を追いつつ、多くの新ウイルスを分離し、特性を明らかにしている」と。

「中国科学院武漢ウイルス研究所のＰ４研究施設の建造と研究チーム」と題したその10分の動画では、「事故」に備えた安全対策についても語られている。ＢＳＬ４研究室の袁志明（ユエンジーミン）室長はこう語っている。「中央管理室のスタッフが、我々の研究室のスタッフと常に連絡を取り合い、実験や事故に備えた技術的サポートを提供している」。この発言もまた、事故の可能性が陰謀論などではないことを示している。

研究所は〝実験動物センター〟を備え、フェレットのケージ12個、ウサギのケージ１２６個、げっ歯類と昆虫のケージ３０００個を置いていた。センターを扱ったページには、20羽のウサギが非常に狭い金属ケージに押し込められた、動物愛護団体が怒りそうな写真が載っている。サイトでは、センターは「ウイルスの抗体たんぱく質の用意と、動物モデルの構築、動物由来感染症の遺伝子治療、ウイルスの増殖、生物検定とバイオセーフティ」に関わる施設だと書いてある。昆虫の「人工繁殖」に関する記載もある。

この情報を裏付けるかのように、国営オンラインメディアの『第六声』には、武漢ウイルス研究所の科学者が「ラックいっぱいの綿棒を回収し、10匹以上のコウモリを袋に詰め、さらなる検査のために研究室へ持ち帰った」という記述がある。

２０１７年に武漢で行われた〝新興感染症、研究施設の安全性、世界の健康安全保障上の課題に関する第2回中米間ワークショップ〟で、石正麗は、遺伝子組み換えマウスと「動物モデル」を使った研究について講演している。

そして２０１９年3月、武漢ウイルス研究所は、ＢＳＬ３施設の保守管理に関する入札募集を行った。ＢＳＬ３施設は、石がコロナウイルスの研究を行い、動物センターもあった場所だ。翌４月には、施設内で着用する陽圧式化学防護服20着を22万６０００ドルで購入した。

すでに述べたように、『サウスチャイナ・モーニング・ポスト』紙によると、中国政府の内部資料には新型コロナウイルスの最初の感染者が出たのは11月17日だと記録されている。中国科学院と研究所が出した複数のプレスリリースによれば、国家衛生健康委員会がＢＳＬ３施設である国家生物安全実験室に対して「極めて病原性の高い微生物の実験活動」の実施を承認したのが11月７日だから、そのわずか10日後ということになる。

２０１９年11月　武漢

11月までには、新型コロナウイルスの感染は広がっていた。西安交通大学第二附属医院の感染症の専門家たちは、中国で一番人気のＳＮＳであるＷｅＣｈａｔでコロナウイルス関連のワードが使われだした日付を分析した。『*JMIR mHealth and uHealth*』（JMIR はジャーナル・オブ・メディカル・インターネット・リサーチの略）に掲載された調査論文の中で、彼らは２０１９年11月17日から２０２０年２月14日までのＷｅＣｈａｔのデータを分析した。分析にはある単語が投稿や検索で何回使われているかを確認するサービスを利用した。残念ながら90日以上前のデータにアクセスすることはできず、専門家たちが調査を決断した時点で確認できたのは、最も古くて２０１９年の11月17日だった。その日、ＳＡＲＳという言葉は10万回使われていた。１日だけでだ。12月１日には、その数は20万回以上に達した。ＳＡＲＳを意味する〝非典（フェイディエン）〟は、調査報告に載っているグラフで11月17日に約６万５０００回、12月15日には15万回使われている。

「2019年11月17日から12月30日までの（44日間の）記録では、ほかにも〝新型コロナウイルス〟や〝息苦しさ〟〝呼吸困難〟〝下痢〟といった単語の使用回数も急増している。しかし、感染爆発が始まっていたことを示唆する言葉としては〝非典〟のほうが大きな意味を持っている。確認サービスを使った〝非典〟の調査結果は、新型コロナウイルスの感染爆発が起こっていたことを示す強いサインと言える」。チームは、感染拡大がいつ深刻化したかを今後調査する際は、中国のSNSにもっと注目すべきだと勧めている。

2021年4月に『サイエンス』誌に掲載された〈湖北省におけるSARS－CoV－2初期症例のタイミング〉という論文では、武漢で最初の感染者が出た日の算出を試みた結果、10月中旬のほうが近いのではないかと結論づけている。〈我々は合祖理論の枠組みを用いて、分子時計の遡及推論に疫学的フォワードシミュレーションを組み合わせ、最も近い共通祖先の時期以前にSARS－CoV－2がどのくらい長く存在していた可能性があるかを決定した〉と論文は記している。〈その結果、我々はSARS－CoV－2の初期症例が湖北省で出た時期は、2019年10月中旬から11月中旬が妥当と定める〉。もちろんこの推測は、ワン医師（2章参照）ら現地の医師たちの直接の経験とも符合する。

12月30日、つまり上海での会議に出席していた石正麗が、新型ウイルス対応のため武漢へ戻る列車に乗っていたころ、遺伝子配列が記載されたデータベースに変更が加えられた。石が感染拡大のニュースを聞いて、自身のラボが原因なのではないかと不安で夜も眠れなかったと話したのはこの時期だ。

石正麗は2020年5月に『サイエンティフィック・アメリカン』に掲載された記事で、最初に心配だったのは「ラボから出たものではないか」ということだったと話している。そして、新型コロナウイルスの遺伝子配列を確認して、研究していたどのウイルスとも違っていたのを知って安心したと主張している。しかしもちろん、武漢ウイルス研究所には約300人の研究者がいて、少なくとも4つの研究室があり、そして彼らが持つウイルスのデータベースが外部の調査団には隠され、秘密にされていた点は憶えておくべきだろう。

12月30日、石のデータベースは変更された。データベースの名称が「野生動物のウイルス性病原体データベース」から「コウモリおよびげっ歯類のウイルス性病原体データベース」へ変更され、〝自然〟や〝野生動物〟といったキーワードが〝野生動物のサンプル〟や〝新興感染症〟〝ウイルス性病原体のデータ〟〝生物種をまたいだ感染〟といった言葉とともに削除された。こうした検閲の事実が明らかになったのは、2020年5月に『ニューヨーク・ポスト』紙のミランダ・デヴァインが報じたからだ。見つけたのはイギリスのアナリストであるチャールズ・スモールで、スモールがデヴァインに、武漢ウイルス研究所は感染爆発から距離を置こうとしているようだと伝えた。「慌てて適当に名前を変えることで、自分たちの研究が感染拡大と関連づけられるのを防ごうとしているように見える」とスモールは言った。「新型コロナウイルスの感染拡大を知らされてから数時間でそうしたことをするのは奇妙な話だ」

デイギンは言う。「武漢ウイルス研究所が内部のウイルスデータベースに手を加え、さらにはデータベースそのものを削除したことは極めて重大だ。いくつかの理由から、2019年12月、彼らは突然、それまで何年もかけてやってきた研究から距離を置くことを決めた。〝生物種をまたいだ感染〟もそのひとつで、これはウイルスをある種から別の種へ伝播させる研究だ。加えて彼らは明らかに、データベースにあった未公開のウイルスのゲノム配列、もしくは配列の一部が世界に知られるのを嫌がっていた。センザンコウのコロナウイルスのスパイクたんぱく質の結合体受容ドメインもその中にあったかもしれない」

武漢ウイルス研究所が削除したのはデータベースだけではない。あるタイミングのある状態のウェブページは、ウェブアーカイブ用のサイトを使ってキャプチャーし、削除する前の状態として保存しておくことができる。武漢ウイルス研究所のサイトをそれを使って確認すると、サイトのほぼすべてが削除されていた。海外研究者の訪問に関するブログ記事に、プロジェクトのページ、委員会の詳細、古いニュースが、すべてサイトから消されていた。２０１９年11月に行われたＢＳＬ４「バイオセーフティ研究室の管理」に関する研修コースのページも削除されていた。研修に言及した部分もほとんどサイトには残っていなかった。

２０２０年1月2日の午前10時28分、武漢ウイルス研究所の所長、王延軼（ワンヤンイー）はスタッフを黙らせるべく、職員宛てに〈武漢での未知の肺炎に関する情報公開の禁止について〉と題したメールを送った。一種の箝口令で、研究員や職員が感染爆発について、あるいは所内での研究について口を開くのを防ぐためのものだった。〈国家衛生健康委員会の指示により、感染拡大と検査、データ、実験の結果や結論に関するあらゆる情報はＳＮＳで公開してはならず、メディア（国営メディアを含む）とパートナー組織（専門サービスの企業）に明かしてはならない〉。メールにはそう書かれている。1月23日には人民解放軍の少将で、生物兵器防衛を担当する専門家のトップでもある陳薇（チエンウエイ）がチームを率いて武漢へ入り、ＢＳＬ４施設を指揮下に入れた。軍の直接的な管理下に入ったことで、スタッフの口はさらに固く閉じられ、また以前にも増して厳しく監視されるようになった。陳は25歳のときから軍で過ごし、ペストや炭疽菌、エボラといった死のウイルスの調査を専門とする女性だ。『環球時報』によると、陳は戦時には誰かが病原微生物を殲滅兵器として使い、大流行が起こることもあるはずだと話したという。「国と人民のため、わたしには生物攻撃に対する盾を見つける責務がある」。陳はそう話している。

陳は新型ウイルスのワクチンを真っ先に接種したひとりでもある。２０２０年３月４日のニュース記事には、「新型コロナウイルスのワクチンが世界ではじめて、学者にして研究者である陳薇少将の左腕に注入された」とある。

マイルズ・ユーは、軍による武漢ウイルス研究所の接収は非常に大きな出来事だったと信じている。「中国国内の生物学研究施設、特に武漢ウイルス研究所のような場所での過失は非常に危険だったから、人民解放軍は将校を派遣し、武漢での感染拡大からほどなく施設を管理下に置いた」

中国が、新型コロナウイルスは研究所から流出したものだと知っていた可能性を強く示唆するのが、習近平国家主席が発表したバイオセーフティ新法だ。発表は２０２０年２月12日に行われ、習にとっては感染爆発が起こってから最初のスピーチになった。習主席はコロナから「得られた教訓」を口にし、非常に驚いたことに、コロナ危機は中国の生物学的物質の管理やバイオセキュリティ体制の「欠点」や「漏れ」を明らかにしたと認めた。そして、中国政府はバイオセキュリティ新法を即時施行し、「この法律を国家安全保障の仕組みの一部とする」と宣言した。「必要なのは、バイオセーフティ法の公布を可能な限り早く行い、国家としてバイオセーフティの法的、規制的仕組み、ならびに組織的な保証制度を確立することだ」

武漢ウイルス研究所が軍の指揮下に入ったのは、中国の主流メディアが、研究所のある職員が謎の失踪を遂げたと報じた直後のことだった。

黄燕玲は、武漢ウイルス研究所で働く24歳の聡明な若き微生物学者だった。将来有望な女性で、『新京報』は、西南交通大学の推薦で武漢ウイルス研究所に入ったと伝えている。２０１５年には研究所で修士号を取得。石正麗と働いた経験はなく、かわりに新興感染症センターの危宏平教授のもとで働いていた。感染拡大初期の２０２０年2月、中国のＳＮＳで、黄燕玲がＷｅｉｂｏなどの中国語のフォーラムから姿を消したという情報が出た。そして、黄が第一感染者なのではないかという臆測が流れた。黄の失踪は大きな波紋を呼び、そのため『新京報』の杜雯雯という記者は、2月中旬に調査を始めることを決めた。追跡が頓挫すると、杜は武漢ウイルス研究所の何人かの職員から話を聞いた。石正麗は「そんなことがあるわけがない。偽ニュースだ。大学院生を含め、今回のウイルスに感染した職員がひとりもいないことはわたしが保証する。我々の中に感染者はゼロだ」と言った。陳全姣という別の研究者も「武漢ウイルス研究所に感染例はひとつもない」と言ったとされる。

黄燕玲の上司である危宏平も、黄は２０１５年から働いていないと発表した。「黄は２０１５年に修士号を取得して研究所を卒業した。以来、彼女は別の省で働いていて、武漢には戻っていない。新型コロナウイルスには感染していないし、健康に過ごしている。感染症の流行との闘いというこの重要な局面で、こうしたうわさは我々の研究活動の大きな妨げになる」

その後、消息不明だった黄燕玲だと主張する人物が、ＷｅＣｈａｔにメッセージを投稿し、健在ぶりを伝えた。「恩師や学友のみなさんへ、お久しぶりです。わたしは黄燕玲。今も生きています。

（新型コロナに関する）メールを受け取っても、嘘だと言ってください」。しかし動画やメディアによるインタビューなど、彼女が本当に生きていることを示し、うわさを打ち消せるだけの確かな証拠は示されなかった。そのためうわさはその後も出続け、ある女性は「黄燕玲はいずこ」というメッセージを手に中国の列車駅に立つ写真を投稿した。

黄燕玲のプロフィールが武漢ウイルス研究所のウェブサイトから消されたことも、うわさを加熱させた。危宏平の言葉が嘘だということもわかった。〝黄燕玲はいずこ〟という名前のツイッターアカウント（ユーザーは身の安全のため本名は明かせないとのことだった）が全力で黄を捜索したところ、彼女が研究所内の分析微生物研究室で、ほかの研究員に交じって危宏平のすぐうしろに立っている2018年の写真が見つかったのだ。黄は研究所を去ったと危が言った年から3年後に撮られた写真だった。これは重要な発見で、イギリスではニュースにもなった。

写真は武漢ウイルス研究所の分析微生物研究室のページに、2018年の日付で残っていた。そこには「研究チームには現在6人の研究員と13人の学生が在籍している」と書かれていた。ページは2020年2月に削除されたが、アーカイブサイトの『ウェイバック・マシン』に保存されている。

このほかに、黄燕玲に関する情報は中国のインターネットにほとんど残っていない。SNSにも登場していない。わたしたちがもう1枚見つけた日付のない写真では、彼女は笑顔を見せ、赤いコートをまとっている。「中国政府は彼女に言及したものをすべてWeChatと中国のインターネットから消すことを選び、写真や、何も問題ないことを示す証拠を提示したりはしていない」。〝黄燕玲はいずこ〟アカウントのユーザーはそう話す。「中国共産党と武漢ウイルス研究所ならごく簡単に答えられる質問に思えるが、彼らは答える気がないか、答えられないかのどちらかのようだ」

メディアでは、さまざまな報道が出た。中国本土のニュースサイトは、〈黄燕玲はすぐに出てくる！〉と題した記事を載せ、〈完全なうわさ話だ〉と政府の論調をなぞった。『リンゴ（蘋果）日報』も２０２１年１月付の記事で黄の消息を探ったが、居場所の結論は出なかった。

わたしたちは、黄燕玲の名前が記されている特許の出願書類を３つ発見した。出願者はマックラ・バイオテクノロジー（邁克生物）という中国南西部の成都市を拠点とする会社で、１本は２０１７年11月、２本は２０１８年３月に出願されていた。もしかしたら彼女は、武漢ウイルス研究所を出たあと、この街で働いていたのかもしれない。わたしたちはこの会社の職員に何度も連絡を取ろうとしたが、ほとんどの場合、電話はすぐに切られた。それでもあとからワッツアップ経由で連絡をくれたひとりの職員によれば、みんな黄燕玲のことはニュースで知っているが、その名前に聞き覚えはないという。その職員はこう言った。「わたしたちは２６００人以上の社員がいる会社で、自分も全員を知っているわけではないが、その人物と連絡を取ったことはまったくないし、彼女の以前、あるいは現在の状況はわからない。申し訳ない」

アメリカの国務省と諜報機関は、黄燕玲の失踪についても調査を行った。「非常に疑わしいケースだ」とマイルズ・ユーは言う。政府内や諜報機関の中でも、彼女は２０１９年10月ごろに新型コロナウイルスに感染した最初の感染者なのではないかという説が出ていた。〝黄燕玲はいずこ〟アカウントのユーザーと同様、ユーも中国共産党なら簡単に黄の情報を出せたはずだと考えている。「彼女は基本的に姿を消した。現象としてはまず、彼女に関する情報が武漢ウイルス研究所のウェブサイトから完全に消えた。それから研究所が、彼女は元気で生きていて、別の省の別の研究施設で働いていると主張した。本人がどこにいるかは皆目見当がつかない。今日までね。重要なのは、これがプロパガンダという視点で、中国共産党にとっての大勝利になる可能性があった点だ。黄が姿を見せ、病気説を否定していた可能性もあった。しかし彼女はそうしなかった」。黄燕玲が姿を消したのは、２０２０年1月だというのが中国では定説になっているが、ユーはもっと前だろうと考えている。「彼女が消えたのは感染が拡大した12月より前だと思う。秋ごろではないだろうか」

デイヴィッド・アッシャーは、黄燕玲は２０１９年11月に体調を崩したという3人の研究員のひとりかもしれないと考えている。しかし別の政府高官たちは、黄は実際に病気になり、姿を消した研究員たちから目を逸らすための「おとり」の可能性を指摘する。別の説として、リチャード・ディアラヴは、黄はアメリカに情報を提供している亡命者だろうと考えている。

黄燕玲は今どこにいるのだろうか。警察の監視下にあるのかもしれないとユーは考えていて、確かにそれなら再び姿を見せていないことの説明もつく。もうひとつの説としては、もうこの世にいない可能性もあるとユーは言う。

アメリカ政府はこれらの件を深刻に捉えていて、情報を求めている。ＮＩＨのマイケル・ラウアーは２０２０年7月、武漢ウイルス研究所と15年の付き合いがあるエコヘルス・アライアンスに書簡を送り、武漢ウイルス研究所が情報を提供しない限り、数百万ドル規模の助成金を一時停止すると通達した。

ＮＩＨが求めたのは、研究所がゲノム解析に使っていた新型コロナウイルスのサンプルを提供すること、外部の人間による研究所の査察と記録の確認を手配すること、そして２０１９年10月に携帯電話のトラフィックが減少し、２０１９年10月14日から19日にかけて施設周辺が封鎖された理由を説明することだった。そして黄燕玲についても、〈武漢ウイルス研究所で科学者、技術者として働いていたにもかかわらず、ウェブサイトから存在が抹消され、その後に姿を消したとみられる点についての説明〉を要求した。

エコヘルス・アライアンスは手伝うのを拒否し、「ＮＩＨは書簡を送りつけて、残酷にも資金拠出を撤回、即時停止している。さらに実現不可能で的外れな条件を課し、我々が重要な研究を続けるのを実質的に阻止しようとしている」と発表した。ピーター・ダザックも２０２０年8月21日のツイートでこう話した。「この人物は武漢のラボとまったく無関係だ。わたしの知る限り、完全なるフェイクニュースで、研究所を去った下級技術者だ。だからウェブサイトから名前が削除された。ＮＩＨにとっても優先事項のはずの研究を我々が続けるために、なぜこの件を調べなくてはならないのか」。別のツイートではこうもつぶやいた。「ＮＩＨは我々を研究機関として適切に扱うべきだ。ＮＩＨが資金を提供するのは、科学を実行するためであって、我々は陰謀論の調査を強いられる米政府の出先機関ではない。逆のケースを想像してほしい。中国の団体が中国政府の指示で、陰謀論に基づいてＣＤＣの調査を強要されたと！」陰謀論は、きちんとした活動の信用をおとしめるのに乱用できる便利な言葉だ。すでに述べたとおり、ダザックは新型コロナウイルスの起源や感染爆発に関する話題でこの言葉を使い、絶大な効果を上げている。

事実として、アメリカの政府内には、黄燕玲の安否を真剣に懸念する声があった。感染が広がり始めた時期に突然消息を絶って以来、黄は音沙汰がない。経歴や研究歴はインターネット上から消され、誰も彼女を見つけられていない。ブロガーの解濱（ジエビン）は、４００万回以上も閲覧された中国語の投稿でこう綴った。「この72時間である名前、これまで誰も知らなかったある人物の名前が、突如として中国のインターネット上の誰もが捜し求めるナンバーワンの標的になっている。インターネットのどんなセレブよりも注目を集めるようになっている。その人物が〝黄燕玲〟だ」

2020年初頭に武漢ウイルス研究所がらみで起こった疑わしい出来事は、黄燕玲の失踪のうわさだけではない。石正麗と周鵬（ジョウポン）の同僚に、陳全姣という女性研究者にして研究チームのリーダーがいた。武漢ウイルス研究所が2020年2月3日に出した新型コロナウイルスに関する最初の論文、つまり新型コロナウイルスはコウモリ由来であると示唆した論文では、石や周とともに共著者を務めていた。1997年に華中農業大学の動物科学技術学部を卒業したあと、2003年に武漢ウイルス研究所へ入り、少なくとも10本、インフルエンザの感染とウイルスがマウスに適合する過程に関する論文の発表に関わった。

その陳全姣は、2月の共著論文を発表してから2週間後、Weiboの個人アカウントに異例のメッセージを投稿し、武漢ウイルス研究所の自身の上司は新型コロナ流出の責任を取るべきだと告発した。「みなさんこんにちは。わたしは陳全姣。武漢ウイルス研究所の研究員で、身分証番号は422428197404086626です」。2月17日の投稿で、陳はそう綴った。「わたしはここに、今回のウイルスはP4施設のある武漢ウイルス研究所の所長、王延軼の責任で流出したものであることを報告します」。そして、王の研究者としての資質を批判し始めた。「王延軼は医学のことをほとんど何も知りません。優秀な学生しか入学できない北京大学では、ほかの研究者に自分の研究をやらせていました。また、ラボでの実験で使った動物を、華南海鮮市場の精肉業者によく売っていました。彼女が今回の感染拡大の犯人であり、彼女の夫の兄弟や友人には、副首相レベルの政府高官と子どものころから友人だったという人が複数います。王延軼のことを忘れてはいけません。

彼女がいったい何人の無辜の市民を殺したか、何人の命が失われたかを」

メッセージは２０２０年２月17日の午前11時51分に投稿され、緑のスカーフを巻いた本人の写真が添付されていた。投稿はものの数分で削除され、インターネットの世界に長くとどまることはなかった。しかしその短い時間、陳はメッセージを発することができた。そして友人や同僚がそれに気づき、投稿を保存した。

数時間後、武漢ウイルス研究所は陳全姣本人によるものだという公式の声明文を発表し、告発を否定した。「以下は陳全姣による声明である。本日、わたしの名前でインターネット上に投稿されたいわゆる報告発言に関して、厳然と宣言する。わたしは関連する報告情報を決して投稿しておらず、何者かがわたしの身元を不正に使用して件の報告情報を捏造したことに強い怒りを表明する。うわさを流布した法的責任を、追及していく所存だ。このところの一連のうわさは、当研究所で働く最前線の研究者の科学研究に影響を及ぼしている。どうか今回の件に関する陰謀論と破壊活動に注意していただきたい」

陳はテレビに出演してＳＮＳへの投稿を否定することもしていなければ、ＳＮＳに動画を投稿することもしていない。思い出してほしい。このとき武漢ウイルス研究所は、人民解放軍の生物兵器の専門家である陳薇の指揮下に入っていた。しかし、話はこれで終わりではなかった。

翌日、14万人以上のツイッターのフォロワー数を誇り、ＳＮＳで大きな存在感を示すハワイ在住の中国の反体制活動家が、陳の言葉は真実だとつぶやいた。「武漢ウイルス研究所の陳全姣の知り合いだという友人から、ツイッターで私的にメッセージを受け取った。その人物が、陳の告発は真実だと主張している。当局の管理による否定の公式声明はフェイクだそうだ」。それから活動家は、その人物とのダイレクトメッセージでのやりとりのスクリーンショットを公開し、それをわたしたちが翻訳した。会話の中で、その人物は自身のことを陳の研究所での友人で同僚だと言い、研究所のサイトに載った陳の声明文は圧力のもとで掲載されたもので、Ｗｅｉｂｏのもともとのメッセージのほうが事実だと主張している。

繰り返すが、陳は自身のＳＮＳのメッセージをカメラの前で否定したわけではない。陳のプロフィールは今も武漢ウイルス研究所に残っていて、同じような緑のスカーフを巻いているが、こちらは美しい中国式の庭園のような場所に立っている。中国の複数の学術ポータルサイトによれば、２０２０年２月の論文以降、陳の名前の載った論文は２０２０年11月に１本投稿されただけだ。

武漢ウイルス研究所の内部の人間のものとされるＳＮＳでのメッセージは、研究所、とりわけ所長の王延軼にとって大きな痛手となった。複数のメディアの報道によれば、Ｗｅｉｂｏの王高飛（ワンガオフェイ）ＣＥＯは投稿を「偽情報」と否定し、メッセージは海外のＩＰアドレスから投稿されたものだと話している。

３カ月後の２０２０年５月25日には、王延軼本人が国営メディア中国国際電視台（CGTN）のオンラインインタビューに応じ、新型コロナウイルスは自身の研究所から流出したという告発に言及した。「完全なる捏造だ」と王は述べ、こう続けた。「我々の研究所が未知の肺炎の臨床サンプルを手に入れたのは、昨年12月30日だ。その後にサンプル内の病原体を確認し、今ではＳＡＲＳ－ＣｏＶ－２と呼ばれる新たなコロナウイルスがいるのを発見した。ウイルスのことはそれまで知らなかったし、見たことも、研究したり、保管したりしていたこともない。持っていなかったのに、どうして流出などありえようか」

研究所内部の人間がすさまじい重圧と厳しい目に晒され、軍にも監視されているなか、外部の科学者は施設内部の人間の言葉をなんとか引き出そうとした。武小華（ウーシャオホワ）という生物学博士は、自身のSNSのアカウントに投稿した一連のメッセージで武漢ウイルス研究所を真正面から名指ししている。医学博士で、大気物理学の修士号、歴史気候学と人類学の博士号を持つ彼女は、2020年2月3日に自身の名前で出した投稿で、石正麗と武漢ウイルス研究所を痛烈に批判した。そうした告発に伴う報復のリスクを考えれば、信じられないほど勇敢な行動だった。

彼女は、新型コロナウイルスは石正麗がデータベースで管理していた50のウイルスのひとつだと信じている。そして、武漢ウイルス研究所のウイルスの管理の仕方は悲惨だったと述べ、流出の可能性を口にした。石を直接批判し、新型コロナウイルスの疑わしい遺伝子変異に関する疑問に答えるべきだと抗議した。

別の投稿では、テストした動物の処理が石正麗はずさんだったと述べ、それがパンデミックの原因かもしれないと示唆している。武漢ウイルス研究所の研究員の中には、実験で使った動物を海鮮市場で売った者や、ペットとして売った者さえいると話している。彼女によれば、研究所で死んだ動物の処理は適切ではなく、研究で使った卵をゆでて食べた研究員すらいたらしい。

彼女が武漢ウイルス研究所とどんなつながりがあったのか、どこからこうした情報を得たのかはいまだに不明だ。

こうした告発を自身のアカウントで行ったことで、彼女は自由や、さらには命まで脅かされかねない大きなリスクを背負った。居場所は不明だ。

投稿は2020年2月のものが最後で、その後はインターネットの世界に姿を見せていない。

彼女の言うような実験動物の不衛生で、危険で、不適切な処理は、手順の厳しい西欧の研究施設ではありえない。ところがこの本の執筆に向けた調査の過程で、わたしたちは、中国の研究施設で行われている異様かつショッキングな処理の仕方の確かな証拠を発見した。実験で死んだ動物を市場で売ることは当たり前に行われていた。

李寧（リーニン）は中国工程院の研究員で、中国農業大学の農業生物技術国家重点実験室で主任も務めた分野で高く評価される科学者だった。同僚の張磊（ジャンレイ）も、上海の『澎湃（ポンパイ）新聞』によれば重点実験室の「優秀な研究員」で、科学技術部のもとでいくつかのプロジェクトを担当していた。ふたりの研究対象は、農業における遺伝子組み換え動物だった。

学問の世界で高い地位にありながら、ふたりは北京済普霖（ジーブーリン）生物技術という会社を設立し、2008年から2012年にかけて、この会社を経由して研究室でテストした動物や、実験で使ったミルクなどの動物由来製品を売っていた。動物は研究費で購入していたが、李らは3400万ドルもの助成金を着服していた。3つの銀行口座に入金されたそのお金が、大学へ戻されることはなかった。

この件は、法廷で決着がついた。証人は「実験で使うものは研究費で購入していた。助成金運用の規定によれば、現金化した資金は売却後、大学へ渡さなければならない」と証言した。ほかにも、張磊が虚偽の請求書の発行を求めていたことについても、複数の証言が取れた。ふたりの裁判は5年間で2回行われ、2020年1月、李寧に横領と汚職による禁錮12年の判決が下された。裁判にもなったこの事件は、中国の研究者が実験で使った動物を常習的に売っていたこと、それを何年も続けて多額の利益を得ていたことの決定的な証拠と言える。ポンペオは、中国で実験動物が売りに出されていたことは確実だと話す。「動物を生鮮市場で売っていたのは間違いない。そういうことが当たり前に行われていた」

２０２０年1月18日、武漢ウイルス研究所の王延軼所長は、研究所で使った動物を華南海鮮市場で売っていたという疑惑を否定した。中国テクノロジー企業の多益網絡の会長で、大富豪の徐波(シューボー)も、自ら武漢ウイルス研究所を批判するなかで、李の判決を引き合いに出した。テクノロジー起業家である徐は２０２０年2月、自らの命を危険に晒して自身のＷｅｉｂｏに長い文章を投稿した。それは、武小華と同様に武漢ウイルス研究所が新型コロナウイルスの流出源だと訴えるものだった。「現状はパンデミックではなく生物危機」と題した投稿で、徐は「今回の件は、遺伝子組み換えウイルスを原因とした人災だと考えているし、この災害を引き起こした者たちは命で贖(あがな)う必要がある」と記した。「以下の事実や証拠に基づき、また感染拡大防止の取り組みの重要性という観点から、自分はここに宣言する。わたしは２０１９年からの新型コロナウイルスのパンデミックについて、武漢ウイルス研究所が実験動物の扱いを誤り、それによってウイルスが流出したことで起こったものだと疑っている。すでに、研究所による実験動物の不適切な扱い、またコウモリコロナウイルスのヒトへの伝播の研究が調査の対象となることを願い、武漢ウイルス研究所について国へ報告することを決めた。わたしも遺伝子組み換え研究は支持するが、研究の方向性は油断なく慎重に決めなければならないと強く信じている。特に、国益に対する大きなリスクになりかねない遺伝子組み換え研究には、特段の注意を要するはずだ。それができなければ、なんらかの管理ミスが起こった場合、国にとっての重大な損失や、中国の生き残りや発展に向けた大きな痛手になりかねない」。さらに徐波は、ＡＣＥ２受容体や合成生物学、機能獲得研究にも詳しく触れ、石正麗の名前も具体的に挙げていた。

この文章は２０２０年2月に投稿されたもので、徐波が西欧の人間が知るずっと前から、武漢ウイルス研究所の研究に関する飛び抜けて深く広い知識を持っていたことがわかる。徐はＷｅｉｂｏを積極的に活用しているが、現在、２０１９年12月から２０２０年3月までの投稿はすべて削除されている。公安局か、あるいは別の治安当局から厳しい処罰を受けた可能性が高い。ひょっとすると、著名人だったからなんとか失踪を免れたのかもしれない。

匿名のブロガーではなく、これだけの著名人が、身の危険を顧みずに世界へ警告を送り、新型コロナウイルスの起源に関する見解を伝えていた。それでも彼の主張は、西欧の諜報機関による適切な調査の対象にならなかっただけでなく、間違いと判明した陰謀論だという屈辱的な扱いを受けた。少なくともわたしたちには、彼らの勇敢さに報い、彼らが身の危険を冒して暴露した内容を調査する責任があるはずだ。

石正麗にも近しいコロナウイルスの研究仲間に、軍と深いつながりのある人物がいた。その人物、周育森（ジョウユーセン）は輝かしい経歴を持つ軍の科学者だった。

周育森は、中国軍事科学院の一部で、人民解放軍の傘下にある北京微生物流行病研究所の病原微生物重点実験室で働いていた。

１９６６年生まれの54歳で、コロナ禍が始まったときには武漢にいた。

軍との関係はかなり深いものだった。軍事医学研究院を１９９８年に卒業しただけでなく、軍の科学技術の進歩に貢献して一等勲章ももらっている。

石正麗と同じように、彼の研究対象も〝感染症を引き起こす新たな病原体〟と免疫学だった。上司は中国軍の少将で、武漢ウイルス研究所の理事でもある曹務春（ツァオウーチュン）だった。

中国軍で働いていたにもかかわらず、周育森の研究にはＮＩＨが資金を出しているケースもあったから、アメリカともつながりがあった。ポスドク時代にはアメリカのピッツバーグ大学医学部で研究を行い、共同研究を行ったニューヨーク血液センターとも近い関係にあった。

２０２０年2月24日、これ自体がスキャンダルなのだが、周育森は新型コロナウイルス感染症のワクチンの特許を中国で出願した。そう、中国軍の上級研究員が、新型コロナウイルスのワクチンの筆頭発明者に名を連ねていたのだ。しかも出願は、中国が新型コロナの人から人への感染を公式に認めてからわずか1カ月後のことだった。このことからも、中国が極めて早い段階からワクチン開発を進めていたのがわかるし、場合によってはＷＨＯに感染拡大を報告する前から開発していたのかもしれない。

この本の調査の過程で見つけた特許の概要には、こう記されている。〈本発明は生物医学、および新型コロナウイルス感染症（ＣＯＶＩＤ－19）のワクチンとその製造法、使用法に関連する。本発明によって提供される融合たんぱく質は、ＣＯＶＩＤ－19のたんぱく質ワクチン、およびＣＯＶＩＤ－19の予防と治療のための薬剤開発に使用できる〉。特許の出願者は〈中国人民解放軍軍事科学院・軍事医学研究院〉となっていて、２０２０年2月24日の日付が入っている。ところが12月の論文で、彼の名前の横には星印がついている。そして文末で〈死亡〉したことが明かされている。周育森は、２０２０年5月ごろに死亡したと考えられている。

中国初の新型コロナウイルスワクチンを開発し、叙勲もされている軍の科学者だったにもかかわらず、周育森を追悼する記事はひとつも出なかった。周の死は中国メディアでほとんど扱われず、

7月の記事で名前のあとのかっこに「死亡」と書かれただけだった。

ファイブアイズの諜報機関は、石正麗と近い内容の研究を行っていた軍の科学者が死亡したことを把握していて、この本のためにインタビューした複数の関係者がそのことを認めている。ある情報筋は、周育森はなぜ、どんな経緯で死んだか決定的な情報はないが、死後の扱いには疑いが残ると話している。周に非常に近い親族は、アメリカでウイルス学者として働いていると言われている。そしてアメリカの政府関係者は、その親族が亡命することを恐れた人民解放軍が、周を殺した可能性があると話している。もっとも、この話は臆測の域を出ない。

新型コロナウイルスの感染爆発が起こる直前、周育森は誰あろう武漢ウイルス研究所の石正麗と仕事をし、ミネソタ大学とニューヨーク血液センターとも共同で、遺伝子操作を施したコロナウイルスに関する研究論文を書いていた。研究は、プロジェクトを主導するアメリカの各大学を通じて、NIHから3回の資金援助を受けていた。

彼らはSARSとMERS、両方のコロナウイルスを使った実験を行っていた。論文には、いくつかの有望な結果が得られたことが記されている。〈これらを総合すると、我々の研究結果は以下の点を示している。RBD特異型の中和mAbは、ウイルスの受容体と同様の部位でコロナウイルスのスパイクたんぱく質部位と結合し、スパイクたんぱく質のコンフォメーション変化を誘発し、ウイルス受容体依存性ウイルス侵入口として、同じ経路を通じてADEを媒介する〉

チームはこの〈抗体により感染増強されたウイルス侵入の新たな粒子メカニズム〉が〈今後のワクチン開発と抗ウイルス戦略の指針になりうる〉と話している。

研究は「試験管内」で行われた。最後の段落では、今後の研究ではヒト化マウスか霊長類を使った「生体内」実験を行うという次の展開を示唆している。それから1年半後の2021年4月に『ネイチャー・レビューズ・イミュノロジー』に載った論文では、「中和モノクローナル抗体」が新型コロナウイルス感染症の治療に使えるとわかったと書かれている。

2004年の時点で、周育森は『ジャーナル・オブ・イミュノロジー』に投稿した共著論文で〈我々はSARS－CoVのスパイクたんぱく質に高い免疫原性があることを示した〉と述べている。免疫原性とは、あるウイルスやワクチンに対する免疫反応の強さを示す専門用語だ。2年後の2006年には、筆頭著者を務めた論文で〈SARS－CoVのスパイクたんぱく質の受容体結合ドメイン（RBD）は、免疫獲得済みの動物に極めて強い中和抗体反応を引き起こす〉と述べた。

この研究が、ワクチン開発を目指しているのは明らかだ。結論部分にはこう書かれている。〈要約すれば、SARS－CoVのSたんぱく質を含むワクチンは、マウスのモデル内で、SARS－CoVの攻勢に対してじゅうぶんなレベルの中和抗体の産生と、長期的な防御免疫の獲得を誘発する可能性がある。我々の研究結果から、RBD－FcワクチンはSARSの感染拡大を防ぐ理想のサブユニットワクチンとして、さらなる開発を進める価値があるとみられる〉

つまり2006年の時点で、軍の研究者はコロナウイルスの感染力をこのレベルまで研究し、同時にワクチン開発に取り組んでいた。周育森は石正麗、また武漢ウイルス研究所とも仕事をし、中国軍のために中国初の新型コロナウイルスワクチンを発明し、そして数カ月後に謎の死を遂げた。

武漢ウイルス研究所には、間違いなく多くの問題があった。2019年秋には3人の研究員が新型コロナウイルス感染症に似た症状を起こし、そのうち少なくともひとり、ことによると複数人が、入院治療が必要なほどの重症だった。彼らは全員が軍の病院で治療を受けたことがわかっているが、地下鉄で帰宅したのはひとりだけだった。

3人の研究員が倒れたのは、新型コロナウイルスに関する報告がWHOへ行くずっと前、新型コロナが人から人へ感染すると中国が認める数カ月も前の話だった。研究員の病気について聞かれた石正麗は、武漢ウイルス研究所で体調不良になった者はひとりもいないと否定し、スタッフは全員SARSの抗原検査を受けたが陽性は1件もなかったと話した。武漢で感染が広がっていたことを考えれば、統計的に考えづらい主張だ。

2021年のWHOの調査団の一員として武漢を視察したマリオン・クープマンスは、「ひとりかふたり」の研究員が病気になっていたことを認めている。クープマンスは、それは何もおかしなことではなく、誰も入院はしなかったのではないかと話したが、武漢ウイルス研究所の複数の職員が病気になっていたのはほぼ決定的な情報だ。複数の情報筋が、間違いないとわたしに語った。

ポンペオは、この3人が最初のクラスターだった可能性は「完全にありえる」ことで、「信じるに足る確かな合理性がある。もちろん状況証拠だが、2019年秋ということでタイミングも合致する」と話している。石正麗がスタッフの体調不良を否定した点については「感染はゼロで、スタッフ内に感染者はいないというこの石正麗という研究員は、中国がほかの問題をうやむやにするために中国が送り出したのと同じ人間だ」と話す。「我々が真実だと信じるに足る理由がある事柄を、中国が送り出したこの人物が否定した事実は、何かがあることをほのめかしている。我々は、中国の研究所にこうしたパターンや傾向があることも知っている。ひとつ言えるのは、こんなふうに新型コロナに似た症状を起こした者たちがいたとして、これが中国共産党という体制が繰り返してきたやり方だということだ。共産党は過去にも同じように、隠蔽を試みてきた。だからそうした事実を目にするたびに、わたしの中では話の信憑性は高まっていく」

研究員が入院したことを発見したアッシャーは、２０２１年3月にスカイニュースの番組で行われ、その後に『オーストラリアン』紙に掲載されたインタビューで、その情報をはじめて明らかにした。「研究所の複数のスタッフが、実際に病院へ行かなければならず、新型コロナウイルス感染症に罹ったような状態にあったようだ」。アッシャーはそう話した。「インフルエンザの場合、普通は病院へは行かない。特にクラスターが発生していた場合にはね。そんなことをすれば感染爆発の大きな要因になる」

11月の感染拡大よりも前に、新型コロナウイルス感染症のクラスターが発生していた可能性はあるとアッシャーは考えている。２０１９年秋に中国でインフルエンザの感染例が急増していることを取り上げ、その中には新型ウイルスの感染も含まれていたかもしれないと指摘する。「機密指定が解除され、ポンペオ国務長官が提供したこの情報のポイントは、実際に武漢ウイルス研究所でクラスターが発生し、彼らがコロナウイルス関連の研究をしていたということだ。偶然にしてはできすぎている」

武漢大学の生物統計学科に勤める宇傳華（ユーチュアンホワ）教授は、２０２０年2月27日の『ヘルス・タイムズ』で、医療記録を確認したところ、２０１９年11月14日と19日に2件、２０１９年9月29日に疑わしい症例が1件あったと話している。合計では、２０２０年2月末までに新型コロナウイルスの感染は確認されたものと疑われるものを合わせて4万７０００件が国のデータベースにあったという。

宇傳華は、9月29日の新型コロナウイルスに罹ったとみられる患者は死亡したと話した。その後、武漢に箝口令が敷かれると、宇はメディアに電話をかけて話した情報を撤回した。それでも、話はすでに表に出ていた。『ヘルス・タイムズ』には医療記録の画像が提供されていて、そこには患者の住所や受けた治療法の情報があった。イギリスのイアン・ビレルはその記録を分析し、『デイリー・メール』で記事にした。それによると、スーという名前の61歳の患者の女性は、武漢市洪山区にあるCDCのコロナウイルス研究施設からほんの数キロのところに住んでいた。

科学者のジェシー・ブルームは2021年6月、武漢の初期の患者のデータを使って重複解析した新型コロナウイルスのゲノム配列の詳細な情報が、NIHのアーカイブにアップロードされ、その後に削除されたことを発見した。〈削除されたデータの中には、武漢で感染が広がり始めた時期に回収したウイルスのサンプルを解析したものも含まれていた〉。ブルームは自身の記事にそう記している。メタデータから判断して、サンプルは武漢大学人民医院で回収されたものだとみられるという。

ブルームは、NIHのアーカイブからはこのデータにアクセスできなかったが、データが当初保存されていたクラウドからの復元に成功した。

そして、〈WHOと中国の共同調査報告書など、ほとんどの研究で使用されていた武漢の初期サンプルは、その時点で武漢に実際にあったサンプルのすべてではない〉ことを発見した。〈武漢の初期外来患者のサンプルは、ウイルスの感染拡大を理解しようとする人間にとっては非常に貴重なものだ〉。ブルームはそう綴り、〈削除に科学的に妥当な理由はない〉と続けた。

ほかにもブルームは、最初に報告されたウイルスのゲノム配列は、新型コロナウイルスと近縁のコウモリコロナウイルスの配列に最も近いものではなかったという、別の興味深い点も発見している。〈もちろん、新型コロナウイルスの起源（動物由来か、研究所での事故か）はまだ明らかになっていないが、これは当惑させられる事実だ。多くの人が、新型コロナウイルスのゲノムは深いレベルでコウモリコロナウイルスから派生したというのが合理的な説明だと言っている〉〈だとすれば、最初に報告された新型コロナの配列は、そうした近縁のコウモリコロナウイルスに最も近いものになっていたはずだが、実際にはそうではなかった〉

ＮＩＨはなぜ、感染爆発に関連する重要な初期ウイルスの配列データを削除することを認めたのか。この本の執筆時点で、フランシス・コリンズ所長を含めたＮＩＨの上層部から説明はない。

アッシャーは言う。「記録に関する法律があるというのに、中国に（データの削除を）許したのは信じられない話だ。永久に保存されるはずの公的記録の撤回に携わっていた点で、ＮＩＨの行動は違法すれすれだし、彼らがデジタル指紋の隠蔽を試みる中国の保健当局に代わってそういうことをしていたのも驚きだ。不愉快だし、まったくもって信じられない」

国務省の調査チームは、遺伝子データベースに登録され、のちに削除された最初期の新型コロナウイルスの遺伝子配列が、病気になった武漢ウイルス研究所の3人の研究員のサンプルから解析したものだったのかを調査した。もうひとつ、国務省だけでなく何人かの諜報アナリストが調べたのが、感染した武漢ウイルス研究所の職員が第一感染者だったのかという点だった。データによれば、その人物は帰宅途中に海鮮市場へ立ち寄って家で夕食を取り、妻はのちに感染して死亡していた。国家安全保障会議（NSC）で中国担当だったマット・ターピンは、こうした機密情報にはかなり不確かな部分が多いと説明する。「何かを探す仕事は、パズルのピースを組み合わせるようなものだ」とターピンは言う。「アメリカ政府は真っ正直にやりすぎる。疑わしい情報はいくつもあるが、我々は万能ではない。すべての答えが手に入るわけではない」

ファイブアイズの諜報筋は、武漢ウイルス研究所の3人の職員の話は、流出説を「裏付ける根拠のひとつと考えることはできる」と話しつつ、「我々のアナリストは、証明されたとは言っていない」と釘を刺す。「そういうばらばらな情報の断片から、状況証拠を積み重ねることはできるが、決定的な証拠とは言えない」

それでも元国務次官補のスティルウェルは、機密指定されたデータは説得力のあるものだと考えている。「内部情報は非常に明確だし、我々は情報そのものと同じくらい説得力のある声明を出したかった」とスティルウェルは言う。「もっともご想像のとおり、最初の状態から公開に至るまでの過程で、繊細なデータと詳細情報については表現を薄め、カットしなくてはならなかった」

25 失踪者

2020年11月　ワシントンDC

新型コロナウイルスのパンデミックの要因を調べていた国務省のデイヴィッド・アッシャーは、信じられないような出来事に出くわした。昔から知っている信頼できる情報提供者が、感染拡大期に武漢ウイルス研究所で働いていたという職員を見つけたので、あいだを取り持ちたいと声をかけてきたのだ。

アッシャーはその知り合いを信用し、接触を持った。そして客員研究員だというその人物と遠隔で面談した。

アッシャーは言う。「その人物が言うには、何人もの職員が病気になっていたそうだ。本人は武漢にいて、ウイルス研究所で働き、感染が広がり始めた時期にも研究を行っていた」

研究所に直接行き、ほかのスタッフともやりとりをしていた客員研究者の情報は、職員たちが倒れたという機密情報を裏付け、補強するものに思えた。また、バイデン政権に代わった２０２１年初頭、軍備管理・検証・コンプライアンス局（AVC）のチームが解散させられた数日後には、武漢で直接得た情報を持っているという別の人物とも接触した。

「デジタルな闖入（ちんにゅう）者だった」とアッシャーは言う。その人物は、石正麗（シージョンリー）とも働いたことがあるという話だった。「武漢ウイルス研究所で一緒に働いていて、向こうの実情についていろいろ伝えたがっていた。中国軍によって、意思に反してやらされたことがたくさんあったそうだ。破滅を招きかねないと感じていた研究も含めてね。画面をとおしてチャットのメッセージも見せてもらった。その職員は、何が起こっているのか情報がほしいと訴えていた」。その人物は、10月にサルに噛まれる事故が起こったことが感染爆発のきっかけだと話したという。

アッシャーは手に入れた情報をこのあいだまでの同僚たちに伝えたが、返答はなかった。おそらくその理由は、国務省がＡＶＣの作業部会を解体し、メンバーにまったく関係のない別の仕事を割り振っていたからだった。

1カ月後の3月21日、アッシャーは別の科学者と連絡を取り合った。こちらは武漢の別の研究施設の所属だが、武漢ウイルス研究所と新型コロナウイルスの感染拡大との関係については情報があるという話だった。内容は先の職員とおおむね同じだったが、悪いのは武漢ウイルス研究所ではなく、研究所に危険な研究をやらせた人民解放軍だというのがこの人物の主な主張だった。武漢ウイルス研究所の上層部で、石正麗と袁志明（ユエンジーミン）室長が対立していた様子も赤裸々に語った。この情報提供者が言うには、研究所はもっと大きな中国共産党内部の権力闘争、具体的には江沢民（ジアンゾーミン）元国家主席と、現在の〝終身国家主席〟である習近平との争いに巻き込まれているとのことだった。

武漢ウイルス研究所の研究員だというこの人物の主張を裏付ける証拠は、文書の形ではほとんど残っていない。アッシャーは、情報を提供した3人の身元を検証し、確認もしているが、情報については検証できないし、動機も不明だと強調している。アッシャーは、自身に情報を届けたのが人民解放軍か国家安全部の代理で活動している人間で、誤誘導や妨害が狙いだった可能性も否定できないと話している。アメリカへ亡命した実業家のマイルズ・グオ（郭文貴）の関係者が流したガセネタの可能性も危惧している。アッシャーは言う。「信頼の置ける人間があいだに入っていたとしても、誰かが別の誰かを介して接触を図ってきて、人民解放軍に強制された、自分たちのせいじゃないと言い始めたら、その人物自体が軍の関係者だとすぐに思うだろう」

アッシャーは情報を重く受け止めたが、結局のところ、その情報が本物か、それとも共産党が仕掛けた罠かの判断がつかなかった。本物だったとすれば、情報提供者の身に危険が及んでいるだろう。

トランプ政権の高官たちは、欧州にも亡命者はいると話している。米政府の高官筋から聞いた話では、アメリカはその亡命者に連絡を取ろうとしたが、政府関係者には話したくないと拒否されたらしい。政府は、ポンペオになら話す気にならないかと打診したが、申し出は断られた。

中国共産党の新型コロナウイルス感染症に関する隠蔽の度合いは、権威主義国家の通常の秘密主義のレベルをはるかに上回っている。人権団体は、感染爆発の原因や、武漢で起こったことを暴露して姿を消した人の数を思い、恐怖している。それでも、明らかになった名前もいくつかある（6章参照）。そして彼らはみな、秘密の情報を公にしようとしていた。

陳秋実（チェンチューシー）は、武漢行きの最後の列車に乗った若き弁護士で、感染爆発のさなかに姿を消し、そのまましばらく音沙汰がなかった。未検証ではあるが、その間、中国東部で両親とともに自宅軟禁の状態にあったという報道も出ている。ツイッターのアカウントは友人が運用を続け、33万５０００人のフォロワーに向けて、失踪してからの日数をカウントし続けた。「わたしたちは今も陳秋実の戻りを待っている。再び姿を見せるまでカウントを続ける。今日は陳秋実が武漢のコロナウイルス取材に行き、連絡を絶ってから477日目だ」。2021年5月28日、友人はそう投稿した。

李沢華は陳秋実を追って武漢に入った元テレビマンで、ホテルの部屋で警察に拘束され、56日にわたって姿を消した。その後、動画で再び姿を見せたが、その内容は奇妙なものだった。李は白い壁の前に立ち、カメラに向かって何回もリハーサルした台本のような言葉を口にした。いわく、「隔離」を強いられていたとのことだった。「その間ずっと、警察は法律に従って事を進めていた。休息時間と食生活は保証してくれたし、こちらを気にかけてくれた。心配し、世話をしてくれたみなさんに感謝したい」。李の失踪事件を追い、知らせを待ちわびていた人たちは、疑念を抱いた。

新型コロナウイルスの犠牲になった人たちの死体が、バスの車内に放置されている様子をカメラに収めた方斌は、今も行方が正確にはわかっていない。家族は必死に捜索しているが、当局を非常に恐れているため、報道関係者には口を開かない。不動産王の任志強は、汚職と収賄、公金着服の罪で禁錮18年の判決を受けた。記者で弁護士の張展も禁錮4年の判決を受け、今も刑務所にいる。彼女はパンデミックのことを報じて有罪になった最初の市民記者だ。人権活動家で元大学講師の許志永は、友人宅に隠れていたところを逮捕され、習近平を「無知」と言ったため今も拘束されている。もともとの罪状は「破壊の扇動」だったが、その後にもっと重い「国家転覆の企図」に変更されたと言われている。恋人の李翹楚も2021年3月に公式に逮捕され、こちらも重罪に問われている。許が拘束中に拷問を受けたと話したことへの罰、というのが多くの人の見方だ。中国共産党がインターネットから削除していた情報を保存して捕まった蔡偉と陳玫は、「争いを呼び、騒動を招いた」罪でどちらも2021年5月11日に有罪となり、この本の執筆時点では量刑の決定を待っている。

非営利団体〝国境なき記者団〟（ＲＳＦ）の東アジア事務局長であるセドリック・アルヴィアーニは、新型コロナウイルスの情報を共有した罪で罰された人は１００人以上にのぼると話している。「ウイルスの情報を検閲することはできるが、それでウイルスの蔓延が止まるわけじゃない」とアルヴィアーニは言う。「ひとりの人間が、正確な情報を広めたことで罰せられるのは受け入れられない。これはほとんど禁じ手で、情報共有が処分の対象になるようなことがあってはならない。市民が権力や、自分たちの代表の責任を追及する唯一の方法が、事実に基づいた判断なのだから」

中国でのいわゆる「自宅軟禁」は、ソファーに座ってネットフリックスを観られるようなものではない。マドリードに拠点を置く人権団体セーフガード・ディフェンダーズの報告によれば、中国の在宅監視は「国家公認の集団拉致」や「強制失踪」だという。〈最高裁判所のデータベースに残っている判決のデータを使って試算したところ、〝在宅監視〟の制度が２０１３年に施行されてから２０１９年末までに、少なくとも２万８０００～２万９０００人が指定場所でその状態に置かれていることがわかった〉と報告書は述べる。しかし団体は、公式記録が残っているのは判決が出た人たちだけだから、実数はもっと多いと考えている。

中国で失踪した人にどんな運命が待ち受けているかを尋ねると、ＭＩ６元長官のリチャード・ディアラヴは「殺されるか、収容施設、もしくは収容施設に相当する場所に送られるかだ」と答えた。

アッシャーは、今回の新型コロナウイルスの件での中国の失踪と隠蔽の度合いは「極めて異常だ」と話している。「２００２年から２００３年のＳＡＲＳのときはこうではなかった。当時わたしは、国務省で東アジア・太平洋問題の上級顧問を務めていて、たまたま北京で中国政府との

SARSに関する話し合いに出席したが、そのときの彼らは今よりずっと協力的だった。データを見せてくれたし、最高とは言わないが、今回のような大がかりな隠蔽もなかった。今回の中国政府は、こちらの情報を求める声にほとんど応えず、何度も支援を申し出たのにまったく受け入れようとしなかった。情報をくれるなど望むべくもなかった」

26 流出説を支持する理由

ピーター・ダザックとアンソニー・ファウチ、石正麗(シージョンリー)が正しい可能性はある。新型コロナウイルスは自然なウイルスに類するウイルスなのかもしれない。新型コロナウイルスとゲノム配列が約96パーセント同じBtCoV/4991が、新型コロナウイルスと最近縁のウイルス8種が見つかった雲南省の洞窟に存在していたことも、可能性としては考えられる。同様に、新型コロナが自然な遺伝的組み換えで発生し、たとえばセンザンコウのような動物が同時にふたつのウイルスに感染し、それが組み合わさって新型コロナが生まれたという説もありえる。

同様に、新型コロナウイルスが動物と人間のあいだの生物種の壁を破り、雲南地域で無症状のまま拡大し、地域の人々の体内に抗体や免疫ができあがった可能性はある。これは石正麗とピーター・ダザックがパンデミック前にいくつかの研究で言っていたことだ。ひょっとすると、新型コロナは感染したが無症状の人の体に隠れ、そこから武漢へ車で20時間の旅をしたのかもしれないし、だとすればその人物は、武漢の海鮮市場で物を売る商売人だったのだろう。

SARSウイルスやMERSウイルス、HIVウイルス、多くのインフルエンザウイルスを含め、野生動物の体内で発生した自然なウイルスには強力な歴史がある。「宿主となる動物から自然に進化したという、パンデミックの歴史的な土台は極めて強固なものだ。その点を理由に、我々は今回もそれと似たことが起こった可能性が非常に高いと考えている」。ファウチはそう話している。これはじゅうぶんに理解できる意見だ。それでも、雲南と武漢周辺の家畜動物のサンプル8万点をテストしたにもかかわらず、自然界に、あるいは中間宿主の中に新型コロナウイルスがいるという証拠がひとつも見つからなかったのは、否定しようがないほどやっかいな問題のはずだ。

あるいは別の説として、新型コロナウイルスが自然に発生し、武漢ウイルス研究所のウイルス学者、あるいは彼らの同僚が、僻地の病気持ちのコウモリを手に入れようと、洞窟の裂け目に腹ばいになって入り込んだのかもしれない。その研究員たちは、感染している可能性のあるサンプルを手に入れた。ピーター・ダザックが、回収スタッフは全身を防護具で覆っていたと強調していたのとは裏腹に、研究所のサンプル回収チームが基本的な対策すら怠っていた証拠は映像として残っている。武漢CDCでは、科学者がサンプル回収中にコウモリの血液と尿を浴び、何度も隔離を強いられている。

また別のシナリオとしては、自然に発生したウイルスを武漢の研究員が研究のために持ち帰ろうとして、運んでいる途中で偶然に流出し、それが武漢での感染拡大につながったことも考えられる。あるいは流出は、その自然なウイルスを実験用に冷凍庫から取り出したときに起こり、取り出した人間がそのウイルスの感染力の高さを知らなかったということもあったかもしれない。

病気を持ったコウモリの中でウイルスが発生し、それが流出して感染爆発につながった可能性はどれもありえる。

それでも、何人かの著名な科学者は、新型コロナウイルスは人間に感染するのに完璧なデザインをしているように見えることを懸念している。またそれと併せて、武漢ウイルス研究所周辺で、ある時期に普通ではない、説明のつかないことが集中して起こっていた事実もある。それらを考えれば、新型コロナが施設で研究されていたウイルスではないかと疑うのは合理的なことだ。

何年もかけて、石正麗とチームはウイルスの遺伝子操作を行い、スパイクたんぱく質遺伝子をコロナウイルスに挿入して、人間への感染力を高めていた。その過程では、自然界に存在しなかった新しい死のウイルスが作成されることもあり、しかもその際に用いた技術は、遺伝子操作の痕跡を残さないものだった。科学者たちは2020年を通じて何度も何度も、新型コロナウイルスに遺伝子操作の兆候はないことを根拠に研究室由来ではないと主張したが、これは欺瞞だ。科学者たちは、こうした実験は痕跡を残さずに進められるのをよく知っていた。

スティーブン・クエイ博士は、なぜ科学者は自分たちの足跡を隠し、ウイルスを操作したことを隠蔽しようとするのかと問いかける。実際、ウイルスに人間が介入していないように装うことが、いったいどんな形で人類の利益になるのだろうか。武漢の科学者たちは、火遊びをしていたのだろうか。

もっと不愉快なのが、こうした怪しい研究施設での実験がずさんな安全管理体制のもと、経験不足のスタッフの手で行われていた記録が大量に見つかっている点だ。BSL4研究室の袁志明室長でさえ、武漢ウイルス研究所の安全手順を非常に不安視していた。これは2017年と18年に施設を視察したアメリカの関係者に対して、研究所が公に認めていることだ。

国外の研究パートナーの中にも共犯者は多い。世界の科学者コミュニティーは、機能獲得研究が軍事・民間の両方に使用できることをよく承知しながら、そうした実験が中国の安全ではない研究施設で行われるのを野放しにしていた。オーストラリアは中国のトップ科学者に訓練を施し、フランスは中国にBSL4施設を作り、アメリカは自国で禁止された研究に資金を提供していた。

パンデミックや世界規模の大災害が起こっても、自分たちの仕事は安泰だと思っていたせいで、目が曇っていたのかもしれない。中国が2011年の生物兵器禁止条約の会合で提出した書類に、軍民両方で悪用できるコロナウイルスの遺伝子操作研究について記載があったにもかかわらず、科学者たちは条約違反の可能性に気づかなかった。中国政府が正式に出したその書類には、〈バイオテック研究施設で過失が起こった場合、人類は大きな危険に晒されるおそれがある〉と書かれている。

政治指導者と保健当局、世界の規制当局は、国際協力と科学の発展の名のもと、本質から目を背けていた。各国のリーダーは、軍民の融合を進め、民間の研究と軍の極秘プロジェクトの境目をあいまいにする中国と習近平に向き合う勇気を欠いていた。ますます攻撃的になる超大国を怒らせるような発言、あるいは科学者たちの飽くなき要求に対して線引きをするような発言はしないことを選んだ。

武漢ウイルス研究所でのコロナウイルス研究は、しばしば軍の上級科学者との共同で行われていた。人民解放軍の少将が理事を務め、さらに危険な防衛研究を実施しているとして高リスクに分類された防衛大学の科学者が、コロナウイルスは軍事転用できると豪語し、また博士課程の学生に生物兵器の散布の仕方を教えていた。

アンソニー・ファウチも、自身の公の場での発言から逃げることはできない。ファウチは科学雑誌に2012年に掲載された論文で、機能獲得研究はある種の「バイオテロ」だと話し、事故がパンデミックを引き起こす可能性があると認めている。それにもかかわらず、ファウチは自身を偽り、国立衛生研究所（NIH）を通じて武漢ウイルス研究所に資金を流していた。ファウチはウイルスの研究がパンデミックの引き金になりかねないとわかっていた。それでもリスクを顧みず、機能獲得実験は「重要な研究」で、パンデミックが起こる可能性は「限りなく低い」と主張した。ニュージャージー州ホーボーケンで感染爆発が起こるのは避けたかったからと、中国での研究に資金を出していたこともしぶしぶ認めた。そうやって武漢ウイルス研究所は研究を続けることを許され、しかも一部の資金はアメリカからもらっていた。

研究所から流出した可能性が高いことを裏付けるように、研究所周辺では2019年10月に、ひょっとすると9月中旬から、おかしな出来事が立て続けに起こっていた。まず、武漢ウイルス研究所のウイルスデータベースがオフラインになるという、非常に怪しく重大な変化があった。データベースは今も復活しておらず、そしてオフラインになったタイミングから判断して、最初に何かが起こったのは9月12日とみられる。その後の10月には、施設内の携帯電話や信号の使用量がほとんどなくなる〝ブラックアウト〟などの異常事態が相次いだ。ブラックアウトは、大がかりな消毒という通常の流出対策手順のため、研究所が一時閉鎖された可能性を示している。そして研究員たちは、事故には収拾がついたと判断して戻ったところで、非常に感染力の高いウイルスが、すでにコントロール不可能なレベルまで拡散していることを悟ったのかもしれない。知ってのとおり、新型コロナウイルス感染症には長い潜伏期間がある。

10月のミリタリーワールドゲームズでは、感染拡大の事実を誰も知らない時期に海外の選手が体調を崩し、少しあとに本人や家族が新型コロナウイルス感染症に罹ったとみられる。

11月上旬には、武漢ウイルス研究所がコロナウイルスの検査に使うＰＣＲ機器を購入し、セキュリティを増強した。同時期、研究所の３人が病気になり、新型コロナウイルス感染症のような症状で入院しなければならない人もいた。それでも石正麗は、感染した施設の職員はいるかという質問に対して嘘をついた。中国は積極的に隠蔽を行った。新型ウイルスの起源の情報を持っていると主張した人たちが、研究所のBSL4施設との関連を指摘した人も含め、次々に姿を消し（今も生きているのかすら怪しい）、沈黙を強いられ、自宅に軟禁され、囚人になって拷問を受けた。

2020年1月には、軍が武漢ウイルス研究所を管理下に置き、施設の関係者を黙らせ、管理し、監視するようになった。

また気味の悪いことに、石正麗と共同研究をしたこともあった人民解放軍の上級科学者が、新型コロナウイルスのワクチンの特許を2月24日という驚くほど早い段階で出願したが、5月に謎の死を遂げた。

科学的根拠も、同じように説得力のあるものだ。多くの科学者が指摘しているように、新型コロナウイルスには、研究所で作成したことをうかがわせる極めて普通ではない特徴がある。それまでのベータコロナウイルスにはなかったフーリン切断部位がスパイクたんぱく質の特定の場所、もっと言えば、科学者たちがウイルスの人間への感染力を高めたいときに操作するまさにその場所に出現している。また新型コロナのスパイクたんぱく質のS遺伝子は、ほかのどの動物よりも人間のACE2受容体と強く結合する。

問題は、こうした事柄がどんな意味を持つかだ。こうした状況証拠や科学的根拠を圧倒的な量になるまで積み重ねれば、新型コロナウイルスは研究所から流出したものだと主張できるのだろうか。その答えを知るには、米CIAや国家安全保障局（NSA）、英MI6の元トップや、ファイブアイズの諜報関係者の比類ない視座が参考になる。イギリスのスパイ機関であるMI6のリチャード・ディアラヴ元長官は、この本のインタビューで、根拠からは流出説が支持されると言った。「根拠は実際に流出側に傾いている。強く傾いている。根拠を冷静に見つめれば、可能性が高いのは研究所から流出したというシナリオだ。あとは中国が、そうではないと周囲を納得させられるだけの証拠を提示できるかだ。ただ違うと言うだけでは足りない」

ディアラヴは、ウイルスについて、「生化学的に見た場合も、動物原性よりは、機能獲得実験の結果として生まれたものである可能性のほうが高い。科学的根拠の重みから判断しても、実際に研究所から流出したように思える」と話す。「中国はそれをなんとかして逆方向のストーリーに変えた。今の我々が為すべきは、そのストーリーの方向を元に戻し、我々が向き合っているものの正体を市民に深く理解してもらうことだ。意図的に散布したとは言わない。わたしが言っているのは、中国が事故的に流出させ、しかし最初からそれを隠蔽したということだ」

マイク・ロジャーズは、アメリカ海軍の提督として輝かしいキャリアを築き、第10艦隊やサイバー作戦司令部の司令官も務めた人物だ。イラク戦争の第一段階では、国防総省内の軍服組のトップが集まる統合参謀本部の一員だった。オバマ政権時代の2014年から、トランプ政権に代わった2018年までは、電波傍受による情報戦を専門とするNSAの局長を務めている。

そのロジャーズも、この本に向けたインタビューで、状況証拠は新型コロナウイルスの起源が研究所だと指し示していると話す。「根拠として示せるデータは間違いなく多種多様だ。中国がオープンではないという事実に、10月あたりに武漢ウイルス研究所の近くで異常な活動がいくつかあったという事実。これらが何を意味するのか。こうした公開情報を土台にすれば、今回の件は、中国政府が最初に認めたよりもずっと前に始まっていたように見える。数カ月前とは言わないにせよ、数週間前には明らかに何かが起こっていたし、それは彼らが渡航を制限し、市内の移動を制限していたことからもわかる。彼らは明らかに、目に見えてステップを踏んでいた。メディアや保健当局に、外の人間には話すなと指示していた。研究者が〈誰かにこの話題を持ち出せばまずいことになる〉とか〈口を閉ざすよう言われている〉と綴ったメールもある。それが公共の記録に残っている。

だからわたしは、今回のことは中国政府が公式に認めている時系列よりもずっと前から起こっていたとはっきり思っている。彼らはどんな理由で、何を隠そうとしているのか。自分たちの研究所から出たもので、市場からではないと言わないのはなぜか。それ自体が、まだまだ不確かな部分が多いことの証明だ。中国からすれば、情報を示してこの問題に決着をつけるのが彼らにとっても一番のはずだ。しかし彼らは明らかにその線で考えていないし、考えたくないと思っている。その理由は、そうした資料や根拠を示せば実際にラボから流出していたことが明らかになってしまうからだろう」

研究所から流出したことを前提にするなら、職員が感染していた可能性も高いとロジャーズは言う。「流出説を受け入れるなら、うわさに聞いただけで決定的な証拠はないが、一番考えられるのは次のようなシナリオだろう。つまり、ラボの職員が感染し、その人物がどこかで市場へ行って人と接触し、病気がその人物から別の人物へ伝染したというシナリオだ。第一感染者が、公式に発表されている人物で確定とは思わない。鍵は常に第一感染者の発見だ。必要なのは常に原点を目指すことだ。第一感染者は特定できたということで、みなの意見が一致しているとは思わない」

とあるファイブアイズの高官級の諜報筋は、ウイルスは武漢ウイルス研究所から出たものだという証拠は「説得力のあるもの」で、中国は以前から「積極的に偽情報を流してきた」と話している。

元CIA長官のマイク・ポンペオは、国務長官時代、新型コロナウイルスの起源に関する最高機密の情報を見られる立場にあった。「いくつかの可能性に順位をつけなくてはならない場合、最も可能性が高いのは感染した職員が海鮮市場か、研究所の誰かか、あるいは家族を通じて二次感染を広げていったケースだと感じている」とポンペオは話す。ポンペオは、武漢のいくつかのウイルス研究施設の中でも、武漢ウイルス研究所が感染拡大の原因になった可能性が最も高いと考えている。

「そこ以外に、流出を裏付ける場所はないとみている」

ポンペオが強調するのは、中国の隠蔽や、研究所から目を逸らさせようとする取り組みの徹底ぶりだ。「パズルのピースを組み立ててみてもらいたい。確認されている主な情報を積み重ねていくと、現時点では武漢ウイルス研究所から流出したと信じられるほうへ根拠は圧倒的に傾いている。これまでに取り沙汰されたほかの説は、いずれも否定されるか、維持できなくなっている。加えて、ウイルスの起源は中国共産党が絶対に世界で話題になってほしくないと思っているテーマだ。ウイルスは中国の研究施設から出たとか、中国がコントロールしなければならなかったとか、世界へ広がるのを許したのは中国だという話はね。

これだけの大がかりな隠蔽を行うのは、事実に基づいた話には決してなってほしくない何かがあるからだ。これは中国の包括的で、よく練った、政府主導の継続的な取り組みで、彼らはWHOや西欧諸国、あるいは科学者が今回のウイルスの第一感染者と発生源を特定するのを阻もうとしている。活動は今も続いている。市民は隠蔽が続いていることにまだ気づいていない。今も一番いいのは、科学者が情報を入手できるようになることだ。しかし見てのとおり、現地へ入ったWHOに何ができたかと言えば、くだらない調査しかできなかった。恥ずかしいほどくだらなかった。WHO

の調査の一環として中国に手渡した質問の内容を見て、科学者たちがそのばかばかしさに誰も笑わなかったのが理解できない。衝撃的だった」

オーストラリアの国防省で、戦略担当副長官を務めたピーター・ジェニングスは、中国が生物兵器に関心を持ち、武漢ウイルス研究所が秘密の研究プログラムを進め、そして研究所の「安全基準がずさんだった」ことを示す証拠は大量にあると話す。「それらを組み合わせれば、ラボで事故が起こった可能性は実際に非常に高いという、説得力ある主張ができあがる」とジェニングスは言う。「もちろん、習近平と中国共産党が、ほとんどヒステリックと言っていいまでにこの件を隠蔽しようとし、調査を妨害し、問題があった可能性を猛烈に否定していることもある。わたしからすれば、それは彼らが犯人だというサインだ。共産党は何が起こったかを把握し、この問題がもたらす国際的、国内的なリスクを理解している。それらをすべて考慮すれば、武漢ウイルス研究所から流出した可能性は実際に相当大きいと考える」

トランプ政権で国家安全保障担当補佐官を務めたロバート・オブライエンは、「状況証拠を見る限り、このウイルスはラボから出たものであることをかなり強く示唆している」と話す。「それでもわたしはずっと、過去に中国で発生し、全世界に影響した危機を踏まえて、海鮮市場か、ラボなのかは重要ではないと思ってきた。驚きなのは、今回の件で世界が結束し、中国に対してもうじゅうぶんだ、きみたちは国際社会の監視を受ける必要があると言えなかったことだ。中国はわずか21年で、4つか5つの伝染病を世界に解き放ってきた。中国政府はこの問題をコントロールできていない。これは非常に大きな問題だ」

外交のトップとして、トランプ政権で東アジア・太平洋を担当したデイヴィッド・スティルウェルは、流出説の「完璧な証拠」が見つかってからでなければ中国に答えを迫れないという西欧の考え方はナンセンスだと考えている。「みんなどういうわけか、中国がこのウイルスを生み出したと言うには、絶対的で、一分の隙もない主張をしなければならないと心に決めているようだ」。スティルウェルは言う。「もちろん、中国共産党は西欧の人間に自分たちのラボを調べさせはしないだろうが、その問題を理由に調査の継続を断念する人があまりにも多い。これは法廷闘争ではないし、我々は否定しようのない証拠を探しているわけでもない。状況証拠はじゅうぶんに揃っている」。スティルウェルは、アメリカ政府と諜報機関は流出説をきちんと調べないという失態を犯したと憤る。「これは世紀の隠蔽だ。これと比べれば、ウォーターゲートのほうがまだかわいく見える」

中国政府はSARSのときも秘密主義的だったが、今回のパンデミックで見せた言い逃れの数々は次元が異なる。習近平の中国と、2003年の中国政府は大きく異なる。では今回のことは、ウイルスが研究施設から流出した責任を逃れるための隠蔽なのか、それとも新たな世界秩序の証拠にすぎないのか。研究所の〝ブラックアウト〟や謎の体調不良といった2019年終盤に起こった出来事の数々は、どれも単なる偶然なのか、あるいは事故にせよ、何かひどい事態が起こっていた兆候なのか。

ピーター・ダザックやアンソニー・ファウチ、石正麗らは、新型コロナウイルスのパンデミックと、感染が広がり始めた場所の近くにある武漢ウイルス研究所で続いていた実験とのあいだには、なんの関係もないとわたしたちに信じさせた。今回のパンデミックもこれまでと同様、神の御業(みわざ)たる自然現象で、神のように振る舞う白衣の者たちの仕業ではないと主張している。過去のパンデミックが野生動物に関係していたことを考えれば、これは合理的な主張だ。しかしそれならなぜ中国政府は、これほどの決意で迅速に、全力で、強力なプロパガンダ作戦という搦め手も使って、研究所での事故とつながりがある可能性を遮断しようとするのだろうか。もちろん、科学者は自分たちの危険な実験に対して、規制や国際的な監視の目が強化されるのを恐れているのかもしれない。武漢ウイルス研究所の極端な実験と、固く閉ざされたウイルスのデータベースを取り巻く秘密主義は、流出の隠蔽を強く指し示すものなのかもしれない。

　答えは今回の恐ろしい出来事の中心、つまり新型コロナウイルスが握っている。新型コロナウイルスのゲノム配列にはすべての謎が隠されていて、世界が求める答えを知るための道しるべになる。科学者や政府の調査官、諜報機関のアナリストが、このウイルスの誕生の瞬間を解き明かそうとし、その過程で新型コロナの唯一無二の特徴について多くのことがわかってきている。このウイルスは、近縁のＳＡＲＳウイルスと多くの部分で似た特徴を持ちながら、ほかの仲間とは異なる信じられないほどの破壊力を持っている。その特徴や振る舞いは、人間に感染させるために作られたものだという印象を抱かせる。コウモリのウイルスとも、センザンコウのウイルスとも完全に一致はしない。人間を虐殺するために作られたオーダーメイドのウイルスのように振る舞い、このウイルスが人間の呼吸器系を蹂躙するのを止めることはほとんどできない。世界中で、何百万という人がこのウイルスで命を落とした。

　世界も知っているとおり、中国共産党政権は、多くの人の命を救うためにもっとできることがあった。彼らは不意を突かれたから陰謀をめぐらせ、そのあと起こった混乱を利用したのだろうか。今回のウイルスが自然に発生したものだという証拠はほとんどない。自然由来ではないと言いたいわけではない。それを明らかにするような証拠がなく、一方で説得力のある状況証拠からは、流出の可能性が高いと考えられると言っているだけだ。

国際的な保健当局や、アメリカの当局が恥ずかしい対応をしなければ、わたしたちはもっと多くのことを知れていたかもしれない。多額の助成金と自分たちの評価がこの件に懸かっている、失うものの多いアメリカの著名な科学者たちは、新型コロナは自然なウイルスだと根拠のないことを断言した。多くの利益相反を抱え、中国と関係があるのみならず、コロナウイルス研究にも深く携わっていた一部のアメリカの科学者と官僚は、事態に積極的に介入して中国共産党政権と配下の科学者たちを助けた。公の場だけでなく、権力の中枢でも、米政府の諜報機関や保健当局の上層部に助言を送り、さらには驚いたことに、何も見ないと心に決めたWHOの調査団に加わって、新型コロナは自然なウイルスだとか、あきれたことに、輸入の冷凍食品に混入していたとかいったことまで口にした。

直接的な既得権益のないほかの科学者たちも、何十年にもわたってアイビーリーグの大学で研修を施し、根拠に基づいた情報に目を向けろと教えてきたことを忘れ、トランプへの憎しみで曇った目でコンセンサスに従い、自分たちがおそらく理解していない、さらには証明もされていないことを真実だと強調した。新型コロナウイルスは、自然に発生したとしか考えられないと言った。

中国が国内では人の移動を制限しながら、諸外国の入国禁止に反発するなか、彼らの広範かつ意図的な隠蔽が明るみに出たあとでさえ、科学者たちは中国に対して疑わしきは罰せずの精神を保った。習近平が事故による研究施設からの流出を隠蔽しているかもしれないという説に冷や水を浴びせ、大間違いの陰謀論だと言った。感染力を高めるフーリン切断部位と、ほかのどの動物よりも人間の細胞と結合しやすい性質という、新型コロナウイルスの普通ではない特徴に疑問を呈した科学者たちは、権威ある科学雑誌から拒絶された。プレプリントサーバーでさえ、そうした研究の掲載を拒んだ。普段なら権威主義的な政府が行う検閲を、科学が実施するという前代未聞の事態が起こった。残念ながらそれが、2020年の西欧文明のレベルだった。

高い倫理基準を謳い、最高の学術的厳密性を持った研究のみを掲載すると断言する科学雑誌は、新型コロナウイルスは研究所由来ではないと無根拠の主張をする非科学的な「レター」を掲載した。

IT大手は言論の自由に対する検閲を行い、フェイスブックは、新型コロナウイルスは研究施設で作り出されたものではないかと示唆する投稿を削除した。

そしてアメリカの諜報機関は、米中関係が微妙なこの時期に中国を刺激したくなかったのか、はたまたトランプを支持しているとみられたくなかったのか、必要なタイミングで新型ウイルスの起源を適切に調査することを怠るという、共犯行為に及んだ。

この失態と、アメリカの選挙サイクル、そしてトランプ政権特有の問題は深く結びついている。イラクの大量破壊兵器疑惑で、間違った助言を送っていた諜報機関は、同じ過ちを繰り返すのを恐れ、ウイルスが遺伝子操作された可能性はないという間違った情報を出した。機能獲得研究に従事する中国の科学者は高笑いしただろう。国防組織は、中国自らが公式の文書で〈人類に対する潜在的な脅威〉を警告していたにもかかわらず、人工ウイルスを開発する中国の研究施設の危険性を認識できなかった。またそれだけでなく、この100年で最悪レベルのパンデミックが、安全管理の甘い研究所で行われていた研究の結果生じたものなのかを調査することを拒否した。アメリカ政府が諜報機関に、機密情報の入ったパソコンに眠っている未活用の信号や傍受したデータにきちんと目を向けるよう指示したのは、パンデミックの始まりから16カ月後のことだった。

最後に、メディアもこれらすべてで共犯だ。メディアは中国の喧伝するストーリーに疑問を抱いて調べることを怠り、流出説は陰謀論だという考えを広めた。ジャーナリストたちは、新型コロナウイルスは自然に発生したものだという、政治的に正しい見解になっていったものを優先し、武漢の研究施設で起こっていたことに客観的な厳しい目を向け、判断することを軽視した。主流メディアは、実際に調査を進める人間を嘲笑し、軽蔑した。アメリカや各国の政治状況が過熱していたせいで、無関心で異常な空間が生まれ、定説に疑問符をつける人間は敵視された。

多くのレベルで許しがたい失態が起こったせいで、世界は今も闇に包まれ、パンデミックに発展していった正確な経緯を把握できずにいる。もちろん、次への備えもできていないままだ。アメリカや西欧の各国が、今回の大災害から学び、次のパンデミックへの対策を強化できている証拠はまだない。何しろ、機能獲得実験は以前と変わらずほぼノーチェックで続けられている。科学界と諜報機関、国際組織、メディアの大部分が失態を犯したせいで、我々の暮らすこの世界は、今も安全と安心を手に入れられないままでいる。

あとがき

2020年3月12日の夜、イタリアで広がりつつある惨状に注目が集まり、新型コロナウイルスが世界に襲いかかろうとするなか、わたしはオーストラリアの諜報機関にも重宝されている信頼できる情報筋にメールを送った。

〈今回のウイルスが中国のウイルス研究所から流出したという説についてどう思うか。信憑性のある説か。公式には陰謀論とされている説なのは知っているが、中国は透明な国ではないので、可能性はあると思っている〉。そう思いきって尋ねてみた。

1時間後に来た返信のメールにはこうあった。〈実際のところ、武漢の生物製品研究所で開発されたものだという説は受け入れられていると思う。問題の研究所と、研究所の活動の監視に深く携わっている人間を知っている。故意の流出か、過失かについては、まだ意見がまとまっていない〉

個人的には、当惑させられる回答だった。科学者や政治指導者が口にしている発言の数々と真っ向から矛盾する見解だったからだ。当時、科学者は新型コロナウイルスは自然由来だと強調し、政治家は感染爆発の原因となった不衛生な海鮮市場の閉鎖を訴えていた。

このとき連絡を取った諜報関係者の見解が決め手となって、わたしは新型コロナウイルス感染症の起源を調査する道に歩みだし、世界中で波紋を呼んでいる流出の可能性や、中国やアメリカの科学者が行っている危険な研究に西欧諸国が気づかないままだった理由を調べる仕事に取りかかった。

同じ月には、担当している新聞のコラムで流出の可能性を取り上げ、それが新型コロナウイルスの発生源かもしれないと政府に呼びかけたが、そのことで嘲笑された。それでも当時の編集者であるベン・イングリッシュと、編集幹部のケイシー・リパーリから、新型コロナのパンデミックと中国の責任を調査する連載ものの全国記事を任せたいという話があった。オーストラリアという遠く離れた地から中国の隠蔽工作を調査するのは、時期的な条件が整っていても気の滅入る仕事に感じられただろう。そのうえ当時のわたしはロックダウンを敷くオーストラリアの自宅にいて、1歳の我が子から常に目を離さないようにしながら、1950年代の主婦よろしく料理と掃除に精を出していた。働く親なら誰でもそうであるように、こうした状況で新しく難しい仕事に取り組むのは、控え目に言っても過酷な挑戦だ。それでも、わたしはしぶしぶ話を了承した。

調査はすぐ、中国によるウイルスの起源の隠蔽という部分だけにとどまらないものになっていった。諜報関係の情報筋からは、各諜報機関が武漢ウイルス研究所と所属研究者の石正麗（シージョンリー）、ナンバーツーの周鵬（ジョウポン）に注目しているという話があった。そうしてできあがったのが2020年4月28日の一面記事で、わたしはそこで、オーストラリアが武漢の研究者たちに研修を施し、彼らが生きたコウモリを使って行っている研究に共同出資している事実を明るみに出した。重要なのはこの記事で、ファイブアイズ、つまりアメリカとイギリス、カナダ、オーストラリア、ニュージーランドの諜報ネットワークが、流出説を真剣に調査していると明らかにしたことだ。この時点で、諜報機関が流出の可能性を検討しているというのは公式見解ではなく、流出説は陰謀論とみなされていた。

数日後の4月30日、アメリカ合衆国国家情報長官室（ODNI）はわたしの記事を実質的に追認する声明を出し、感染爆発は感染した動物と接触したことで起こったのか、それとも研究施設から誤って流出したことが原因なのかを各諜報機関が精力的に調査していると述べた。

主流メディアの大半は、この異例の声明を無視することを選んだようで、事故的な流出の可能性を根も葉もない陰謀論として扱い続けた。わたしの記事は、豪公共放送のＡＢＣや、ナイン系列の新聞、『ガーディアン』紙の客観的だという記者たちから猛烈に攻撃された。

その筆頭が、ＡＢＣの番組『メディア・ウォッチ』の司会者ポール・バリーだった。バリーは軽蔑のにじむ口調で、ゴールデンタイムの番組の複数パートを使って、研究施設から流出した可能性は極めて低いと主張した。オーストラリア国民の税金で制作された番組でだ。5月4日の放送では「陰謀」という言葉を5回使い、視聴者に対して「スコット・モリソン首相は流出説を強く否定しており、ファイブアイズの諜報機関もその説を退けている」と請け合った。この意見はどちらも正しくなかった。ファイブアイズの諜報ネットワークは流出説を積極的に調査していたし、モリソン首相はウイルスの起源の調査を呼びかけていた。

番組内では、科学者のエドワード・ホームズの次の発言も紹介された。「研究施設での操作を示す証拠は何ひとつない。それゆえわたしは、そうした陰謀論はかなり簡単に落ち着かせることができると考えている」

この番組が放送された時点で、わたしは諜報機関と政府のそれなりの地位にいる情報筋と話をして、じゅうぶんな根拠に基づいて流出説を調査している感覚を得ていた。武漢ウイルス研究所の機能獲得研究についても調べ、別の一面記事としてまとめた。その記事では、西欧諸国の政府が懸念する中国政府の隠蔽、具体的には証拠の隠滅と告発者の失踪について、事実に基づいて詳細に記した〝文書〟や〝調査報告書〟があることも伝えた。驚いたことにいくつかのメディアは、わたしが明らかにした武漢ウイルス研究所でのウイルスの遺伝子操作、あるいは機能獲得研究の度合いを掘り下げるよりも、文書の信憑性を明らかにするほうに執着し、『ガーディアン』やABCらは、わたしが紹介した資料は機密報告書ではないと言って記事を攻撃した。わたしの記事では、そんなことは言っていないのだが（中国共産党による新型コロナウイルス感染症の隠蔽は、今ではじゅうぶんな根拠に基づいた見解になっているし、隠蔽は今も続いている。中国政府は初期患者の重要な血液サンプルを他国に渡そうとせず、ウイルスのデータベースや研究施設の記録へのアクセスも遮断している）。

アメリカのジョー・バイデン大統領が、各諜報機関に、新型コロナウイルスの起源に対する90日間の集中調査を命じたのは、それから丸々1年がたったあとの2021年5月だった。そうしてようやく、この話題を報じることが社会的に受け入れられるようになった。

それでもわたしはそれまでのあいだ、粘り強くこの問題を伝え、武漢ウイルス研究所の職員が新型コロナウイルス感染症に似た症状で入院し、最初期のクラスターだと疑われることや、中国が2020年2月にはワクチンを開発していたこと、コウモリが武漢ウイルス研究所で保管されていたことなどの独占情報を取り上げ続けた。そうしたわたしの記事の追跡記事が世界中で出るなかでも、ほかのメディアからの攻撃は止まらなかった。異端の陰謀論との批判を受けるのは不安だったし、落ち着かなかった。流出の可能性を取り沙汰するだけで、マット・ポッティンガーやトーマス・ディナンノ、リチャード・ディアラヴのような重鎮さえもが陰謀論者と言われた。同じような経験をした記者や科学者、リサーチャー、政府関係者、関連する一般市民を世界中に多く知っている。彼らはそれぞれの舞台で、傷つきながらも勇敢に闘い、新型ウイルスの起源の調査に重要な役割を果たした。この本では、そうした人たちのストーリーにも光を当てたつもりだ。彼らの働きがあって、わたしたちは武漢で起こっていたことの真実に一歩近づけた。

このあとがきでは、本書の執筆過程を通じて寛大にも時間を割き、科学論文や科学概念を説明してくださった科学者の方々へ感謝を伝えたい。特に、科学的な事柄を扱った章の見直しと編集、修正をしていただいたニコライ・ペトロフスキー、ジル・ドゥマヌフ、フランシスコ・A・デ・リベラ、ユーリ・デイギンに感謝申し上げる。

安全上の理由から、今も匿名を保っているDRASTICの〝ビリー・ボスティックソン〟には、ほかの多くの人間が避けた話題に精力的に取り組んでもらった。新型コロナウイルスの起源のあらゆる側面にまつわるボスティックソンの詳細な知識は、間違いなく比類なきものだ。

身の危険を冒してまで、新型コロナウイルス感染症の危険性を世界に警告した勇敢な中国の告発者たちも忘れてはならない。感染拡大に対する中国の責任を明らかにする手助けをしてくれた方々、特にワン医師の直接の経験を伝えてくれた勇敢な秘密の告発者には多大なる感謝を伝えたい。この人物のおかげで、ワン医師の話を世界に伝えることができた。

ケヴィン・カリーソには、複雑な中国語の資料をしばしば驚くべきスピードで翻訳してくださったことに感謝する。

それぞれの人脈を120パーセント駆使し、わたしが今回の物語を綴れるよう、正しい情報を提供してくださった方々もいる。そのひとりであるメアリー・キッセルは、報道というものの難しさを理解し、執筆の過程でわたしをやさしくサポートしてくれた。わたしたちの道が交わったことがとてもうれしい。廖大文（リウダイモン）とは、この本の執筆が終わったあとも保ちたい友情を築くことができた。新型ウイルスから解放された世界で、あなたのすばらしい料理を直接堪能できる日が来ることを楽しみにしている。デイヴィッド・アッシャーは、調査を行うわたしに、手元の幅広い人脈と調査資料を寛大にも提供してくださった。10時間以上もの時間を費やし、インタビューに応じていただいたことに感謝申し上げる。特にそのうち1回の長いインタビューでは、あなたが激痛にさいなまれ、のちに入院を強いられたことをわたしは知らずにいた。先送りにしてくれればよかったのに！　そしてマイルズ・ユーにも、後押しと時間を割いてくれたことを感謝する。あなたのユーモアのセンスは、今回の深刻な話題を照らす光だったし、中国共産党の姿を暴き出そうというあなたの情熱は称賛すべきものだ。

ピーター・ジェニングスやアンドルー・ヘイスティー、ジェイムズ・パターソン、マイケル・ダンビー、ルーク・デ・プルフォード、マシュー・ヘンダーソン、サミュエル・アームストロングら、今回のテーマと、各所に浸透する中国共産党の調査に協力してくれた面々にも感謝する。

具体的に名前を挙げることはできないが、ウイルスの起源にまつわる展開に重要な役割を果たし、その過程で寛大にもわたしを助けてくださった秘密の情報源の方々には借りがある。みなさまに多大なる感謝を伝えたい。公に謝意を伝えられればもっとよかった。

ロバート・ポッターとデイヴィッド・ロビンソンのふたりは中国共産党と『環球時報』の砲火のなかで協力し合い、この話題やほかの多くの記事で信じられない仕事をしてくれた。心を揺さぶられる働きぶりだった。

ルーク・マクウィリアムズとジャック・ヘイズルウッド、リアム・メンデスという、才能豊かなパートタイムのリサーチチームの3人にも感謝したい。24歳のルークは、世界の誰よりも早く、武漢ウイルス研究所のデータベースがオフラインになったことを発見し、研究所に人民解放軍が関与していることを明らかにした。まだ22歳のジャックは、中国が国連の条約に向けて提出した重要な文書を見つけ出し、反体制活動家が感染拡大初期に中国語のウェブサイトで交わしていた議論を追跡した。25歳のリアムは、特に執筆のラストスパートで休まず働き、リサーチと事実確認の手助けをしてくれた。ジャーナリズムを志すにせよ、別の道を追求するにせよ、3人には明るい未来が待っている。

キャロライン・オーヴァートンは、本の刊行に必要な企画書の作成にあたりわたしを励まし、自信を与え、資料を読みとおしてくれた。あなたはまさに力そのものだ。もうひとりの特筆すべき力強い女性で、わたしの6年生のときの英語教師でもあるジャッキー・ストリッカー＝フェルプスは、本書の草稿の試読と編集を行ってくれた。あなたのDNAには、簡潔な文章と言語が刻まれている。

ハーパーコリンズ・オーストラリアの極めてプロフェッショナルで、最高にすばらしいチーム、特にジム・デメトリューとヘレン・リトルトンにも非常に感謝している。リトルトンは一緒に働いていて楽しく、冷静で思慮深い人物というだけでなく、本書のコンセプトや物語を発展させる過程でわたしをていねいに導いてくれた。スーパースターのシャノン・ケリーには、本書のプロジェクトでたゆまず働き、注意深く編集し、アイデアを出し、内容を改善してくれたことに感謝している。コピーエディターは科学的なバックグラウンドで特に助けてくれ、ジュリー・ウィックスは記録的なスピードで校閲を行ってくれた。ニール・トーマスは第四の目としてこの本の見直しを行ってくれた。キャンペーン・マネージャーのララ、デザイナーのダレン・ホルトは今回のテーマをめぐる謎がわかりやすく表現された表紙をデザインしてくれた。サイモン・スタッブスとリチャード・ポッターにとって、この本は法務の部分で簡単ではなかったと思う。また、他国のハーパーコリンズのサポート、特にイギリスのカレン・デイヴィーズとセリーナ・ステント、アメリカのジーン・メアリー・ケリーとアレックス・セラーノにも心から感謝する。いつかＺｏｏｍの外で会えればうれしい。

ニューズコープの社内では、多くの人が本来の仕事以外の部分で貴重な時間を使い、本書の完成に力を貸してくれた。マイケル・ミラーとポール・ウィッテイカー、スカイニュースのマーク・キャルバートには、個人的に、また本書の執筆で多大なるサポートをいただいたことに感謝する。ベン・イングリッシュとジェンマ・ジョーンズ、ケイシー・リパーリは、わたしがこの道に踏み出すきっかけをくれた。クリス・ケニーは私を守り、こちらが悪意ある攻撃にさらされるたび、何度も何度も立ち向かってくれた。あなたは真のフェミニストであり、キャリアを通じてあなたのサポートを受けられたわたしは幸運だ。友人として、非公式に法的な助言をくれたジャスティン・クウィルにもありがとう。

ジョン・レーマン、ミシェル・ガン、ペトラ・リース、シド・マー、カイラー・ルシキアン、デイヴィッド・タナー、クレア・ハーヴェイら『オーストラリアン』の飛び抜けた面々は、それぞれが勤勉で、才能があり、知的で、思慮深く、熱意を持って世界一流の上質なジャーナリズムを届けている。あなたがたよりも強力なチームは想像できない。それを率いるのが唯一無二の存在であるクリス・ドーアだ。ドーアは一章一章を確認しながらこの本の見直しと編集を行い、今回のジャーナリスティックな一大プロジェクトを編集面で大きく支えてくれた。あなたがいたからこそ、わたしはジャーナリストとして成長できた。またあなたを落胆させていなければうれしい。わたしが20代中盤のころから、あなたがジャーナリズムについて教えてくれたすべてに感謝する。リズ・コールマンには、あたたかな友情と各章の編集、そして表紙の写真を見つけてくれたことに感謝する。またシオバン・マケンナがいなければ、この本は世に出ていなかった。武漢で起こったことをテーマにした本を書きたいというアイデアを口にした瞬間から、あなたは史上最速かもしれないスピードで刊行契約をまとめてくれた。あなたのサポートと親切さ、自分で自分を疑っているときでさえわたしを信じてくれたことに感謝する。もちろん、この本を書くことを含め、あなたはわたしが21年以上前、16歳でニューズコープ社のドアを叩いたときから、いくつものチャンスを与えてくれた。ジャーナリストになれたのは本当に特別なことで、このような楽しいキャリアをもたらしてくれたルパート・マードックとラクラン・マードックには感謝の気持ちでいっぱいだ。世界のジャーナリズムに対するふたりの貢献は比類なきもので、また権力者の責任を問うジャーナリストに対するサポートと、党派色に左右されない姿勢も並ぶ者がない。時流にそぐわない、しかし間違いなく公共の利益になる記事を追求する記者を後押しするふたりの勇敢さは、検閲と政治的妥当性の時代には何より重要なものになっている。

プライベートな面で言えば、よちよち歩きの幼子を抱えてこの本を執筆するには、両親の助けが必要だった。父のマックス、子どもの面倒を見てくれたこと、家へ来るときはいつも変わらない明るさと楽しさを見せてくれたことにありがとう。そして世界の無数の家族がそうだったように、わたしの場合も、新型コロナウイルスに関する疑問は私的な部分から始まった。マックスの母親で、わたしにとっては祖母にあたるステラは、２０２１年１月に新型コロナウイルス感染症でこの世を去った。祖母はイギリスの自宅で療養していて、医師や病院にかかることも、飲みものを手にすることもできなかった。先進国でじゅうぶんな医療を受けられないまま、自分でなんとかしろと見捨てられたに近い状態だった。それから、愛する家族と友人であるヤヤ、リッキ、ダニエル、ダッシュ、スティーヴィー、カレン、ブライアン、ベッツィー、ニック、ローラにもありがとう。

母親のローの助けがなければ、この本を書き上げることは物理的に不可能だっただろう。母は誰よりも献身的で、寛大で、黄金のような心を持った人だ。わたしのために毎日、いつもそこにいて、難しい課題に挑む勇気を与えてくれる。ありがとう。一番の親友であるチャズは、ありがたいことに愛情のこもった激励をくれ、わたしに絶対の信頼を寄せてくれる。スタートアップ企業の経営をしながら、チャズが料理やお風呂、ベッドの準備といった重労働を引き受けてくれたおかげで、わたしは執筆作業をしたり、海外の相手との深夜や早朝のインタビューを行ったりすることができた。愛してる。そして誰より、わたしの信じられない息子ラフィーへ。あなたが目を覚ますと、わたしはいつもコンピュータの画面に向かって本を書いていて、だからあなたはこちらへ来て、仕事を続けるわたしの膝のうえに潜り込んだものだった。この本を書く時間を一緒に過ごしてくれてありがとう。新型コロナウイルスの起源を解き明かすのにこの本が貢献し、いつの日かあなたの犠牲が報われたらうれしい。この本をこれだけ早く書きあげたいと思った大きな理由が、あなたのお世話に再び専念したいからだった。あなたの母親になれたのは、今まで生きてきた中で最高の出来事だった。

25 失踪者

- @榮德居士, *Weibo*. 2020年3月10日
- @饺子就酒999, '武漢病毒所的黄燕玲真的失蹤了嗎?', *Weibo*. 2020年2月16日
- 'Disappearance of Huang Yanling', *MeetHackers*. 2020年4月22日
- 'Li Zehua: Journalist who "disappeared" after Wuhan chase reappears', *BBC News*. 2020年4月23日
- '不是黄燕玲?那新型冠状病毒第一箇病人是誰', *Antpedia* (分析検査百科網). 2020年2月18日
- 'Wuhan Institute of Virology denies patient zero of COVID-19 came from institute', *Global Times* (環球時報). 2020年2月16日
- 'Wuhan Institute of Virology responded to the online transmission of "Patient Zero": The information transmitted online is not true, and she has not returned to Wuhan after graduation', *Interface News* (界面新聞、アーカイブ), web.archive.org/web/20210421111349/https://www.sohu.com/a/373454525_313745
- 'Yanling Huang's research while affiliated with Wuhan Institute of Virology and other places', *Research Gate*, researchgate.net/scientific-contributions/Yanling-Huang-2035568207
- Chen Xing, '網伝"零号病人"為謡言!黄燕玲所在公司研発総監:其目前正常上下班、身体正常' *NBD* (毎日経済新聞), 2020年2月16日。nbd.com.cn/articles/2020-02-16/1408726.html
- Xiao Zhenchun, 'Refutes rumors under the name of the patent Huang Yanling', *Weixin* (微信), weixin.qq.com/s/h6DBBQKNGJt528lwdOMpnA

26 流出説を支持する理由

- 'Rampant Repression: A data analysis of China's use of residential surveillance at a designated location 2013–2020', *Safeguard Defenders*
- Alice Su, 'A migrant worker tries to save his village from the coronavirus — and gets arrested', *Los Angeles Times*. 2020年1月31日
- Guo Rui and Teddy Ng, ' "I am just exhausted": Chinese doctors press on after coronavirus whistle-blower died', *Inkstone*. 2020年2月11日

- Anthony Klan, 'China's Wuhan lab operating "covert operations" in Pakistan, handling "anthrax-like" pathogens', *The Klaxon*. 2020年7月23日
- Betsy McKay, 'NIH Presses U.S. Nonprofit for Information on Wuhan Virology Lab', *The Wall Street Journal*. 2020年8月19日
- Bill Gertz, 'Wuhan laboratory "most likely" coronavirus source, US government analysis finds', *Washington Times*. 2020年4月28日
- Elaine Okanyene Nsoesie ほか 'Analysis of hospital traffic and search engine data in Wuhan China indicates early disease activity in the Fall of 2019', *Harvard Library*, dash.harvard.edu/handle/1/42669767
- George Arbuthnott, Jonathan Calvert and Philip Sherwell, 'Revealed: Seven year coronavirus trail from mine deaths to a Wuhan lab', *The Times*（アーカイブ）, archive.ph/CUiQv#selection-1229.0-1233.145
- Guli, '中国首席生化武器専家陳薇少将接管武漢P4病毒実験室', *RFI*. 2020年2月8日
- Harvard2TheBigHouse, 'D.R.A.S.T.I.C. Research 2020: Origins', *Sutori*, www.sutori.com/story/d-r-a-s-t-i-c-2020-origins--xCvdWonoJTx4TYVtAC4EhQ1b
- Ian Birrell, 'Worrying new clues about the origins of Covid: How scientists at Wuhan lab helped Chinese army in secret project to find animal viruses', *Daily Mail*. 2021年4月25日
- James S Brady, 'Press Briefing by Press Secretary Jen Psaki, May 24, 2021', ホワイトハウス
- @JamieMetzl, *Twitter*. 2021年3月4日
- Jerry Dunleavy, 'Wuhan lab's "Bat Lady" denies US intel on collaboration with Chinese military', *Washington Examiner*. 2021年3月24日
- Jonathan Pekar, 'Timing the SARS-CoV-2 index case in Hubei province' (2021) *Science*, Vol 372(6540), 412–417
- Josh Rogin, 'In 2018, Diplomats Warned of Risky Coronavirus Experiments in a Wuhan Lab. No One Listened', *Politico*. 2021年3月8日
- laowhy86, 'I Found the Source of the Coronavirus', *YouTube*. 2020年4月2日
- Liang Xianrui, '好消息！"四川造"新冠病毒検測試剤盒月底投入量産', *Qianlong*（千竜網）. 2020年1月29日
- Liu Caiyu and Leng Shumei, 'Biosafety guideline issued to fix chronic management loopholes at virus labs', *Global Times*（環球時報）. 2020年2月16日
- Lu Beibei He Fuchu, 'Biotechnology will become the new strategic commanding heights of the future military revolution', *People's Liberation Army Daily*（解放軍報、アーカイブ）, web.archive.org/web/20190813042422/http:/www.81.cn/jwgz/2015-10/06/content_6709533.htm
- Meredith Wadman, 'NIH imposes "outrageous" conditions on resuming coronavirus grant targeted by Trump', *Science*. 2020年8月19日
- Milton Leitenberg, 'Did the SARS-CoV-2 virus arise from a bat coronavirus research program in a Chinese laboratory? Very possibly', *Bulletin of the Atomic Scientists*. 2020年6月4日
- Minnie Chan and William Zheng, 'Meet the major general on China's coronavirus scientific front line', *South China Morning Post*. 2020年3月3日
- Minnie Chan, 'How China's military took a frontline role in the coronavirus crisis', *South China Morning Post*. 2020年3月17日
- @Perseus852, *Twitter*. 2020年2月18日
- Peter C. Taylor ほか 'Neutralizing monoclonal antibodies for treatment of COVID-19' (2021) *Nature Reviews Immunology*, Vol 21, 382–393
- Phoebe Zhang and Simone McCarthy, 'Coronavirus: Xi Jinping calls for overhaul of China's health crisis response system', *South China Morning Post*. 2020年2月14日
- 'Fact Sheet: Activity at the Wuhan Institute of Virology', 米国務省（アーカイブ）、2021年1月15日。2017-2021.state.gov/fact-sheet-activity-at-the-wuhan-institute-of-virology/index.html
- Xie Bin, '尋找黄燕玲', *CReaders*, blog.creaders.net/u/3027/202002/366239.html
- Yushun Wan ほか 'Molecular Mechanism for Antibody-Dependent Enhancement of Coronavirus Entry' (2020) *Journal of Virology*, Vol 94(5)

2021年2月23日
- Richard D. Fisher Jr., 'SARS Crisis: Don't Rule Out Linkages to China's Biowarfare' (2003) *China Brief*, Vol 3(8)（アーカイブ）, web.archive.org/web/20060321053357/http://www.jamestown.org/publications_details.php?volume_id=19&issue_id=673&article_id=4729
- Rodolphe de Maistre ほか 'Wuhan Institute of Biological Products Co'（未発表）, *Research Gate*
- Simon Whitby（編）ほか 'Preventing Biological Threats: What You Can Do', *University of Bradford*
- 'Eighth Review Conference of the States Parties to the Convention on the Prohibition of the Development, Production and Stockpiling of Bacteriological (Biological) and Toxin Weapons and on Their Destruction', 国連生物兵器禁止条約、2016年10月21日。undocs.org/BWC/CONF.VIII/INF.2
- Yan-Peng Xu ほか 'Zika virus infection induces RNAi-mediated antiviral immunity in human neural progenitors and brain organoids' (2019) *National Library of Medicine*, Cell Res., Vol 29(4)

23 パンドラの箱

「22　人類にとっての潜在的脅威」の注を参照

24 感染爆発の発端

- '2019 International Training Course on Biosafety Laboratory Management and Technology Held in Wuhan', *Wuhan Institute of Virology*（武漢ウイルス研究所、アーカイブ）, web.archive.org/web/20191229215242/http:/www.whiov.ac.cn/xwdt_105286/zhxw/201912/t20191206_5450147.html
- 'Announcement on the purchase of fluorescent quantitative PCR instrument project by Wuhan Institute of Virology, Chinese Academy of Sciences', *Hubei Guohua Project Management*, archive.is/zRqj8
- 'Behind the verdict in the case of Li Ning, academician of the Chinese Academy of Engineering', *The Paper*（澎湃新聞）. 2020年1月13日。m.thepaper.cn/yidian_promDetail.jsp?contid=5506443
- *Wuhan Institute of Virology*（武漢ウイルス研究所）, '陳全姣'紹介ページ。www.whiov.cas.cn/yjsjy/zsxxyjs/dsjs/bssds/202012/t20201221_5831045.html
- bioPerfectus technologies 'COVID-19 Coronavirus Real Time PCR Kit'. 米FDA。fda.gov/media/139279/download
- 'Director of Wuhan Institute of Virology says "let science speak" ', *CGTN*（中国国際電視台）. 2020年5月25日
- 'Fact Sheet: Activity at the Wuhan Institute of Virology', 米国務省（アーカイブ）、2021年1月15日。2017-2021.state.gov/fact-sheet-activity-at-the-wuhan-institute-of-virology/index.html
- 'In the post-SARS era, staged the largest emergency drill'. 中国CDC（アーカイブ）。archive.is/WXZGf
- 'Statement by Chen Quanjiao, Wuhan Institute of Virology, Chinese Academy of Sciences', *Wuhan Institute of Virology*（武漢ウイルス研究所）, www.whiov.cas.cn/tzgg_160286/202005/t20200511_5577842.html
- 'The opening test of the special passage for the military sports meeting airport', *Xinhua*（新華社通信）. 2019年9月26日
- 'The research group currently has 6 researchers and 13 students', *Lab of Diagnostic Microbiology*（アーカイブ）, archive.vn/Uwlii
- 'Vaccine pursuer dedicated to finding bio shield against possible germ warfare', *Global Times*（環球時報）. 2020年3月28日
- 'Xi Focus: Xi signs order awarding 4 persons for outstanding contribution in COVID-19 fight', *Xinhua*（新華社通信）. 2020年8月11日
- 'A kind of corticotropin solution and its application', 黄燕玲、趙浩瀚、郭鵬、徐雨による中国での特許出願 (2017), Patent CN107703314B
- Andrew Kerr, ' "Bat Lady" Denial of Chinese Military Involvement In Wuhan Lab Has Put China On Collision Course With US Intelligence', *Daily Caller*. 2021年3月23日
- Anna Fifield, 'Wolf Warrior strives to make China first with coronavirus vaccine', *The Washington Post*. 2020年3月22日

Suryanarayanan へのメール、2020 年 10 月 27 日。usrtk.org/wp-content/uploads/2020/11/Pangolin_Papers_Perlman_Emails.pdf
- 'Joint Statement on the WHO-Convened COVID-19 Origins Study'. 米国務省、2021 年 3 月 31 日
- Vineet D Menachery ほか 'A SARS-like cluster of circulating bat coronaviruses shows potential for human emergence' (2015) *Nature Medicine*, Vol 21, 1508–1513

21 武漢ミリタリーワールドゲームズ

- 'China Rights Lawyer Dies in "Mysterious" Circumstances, Supporters Say', *News Channel 2*, wktv.com/content/national/475238643.html
- 'Chinese People's Liberation Army Academy of Military Medical Sciences', *Souky*（アーカイブ）, archive.is/4IXEC
- 'Murder allegations spur secondary autopsy of Chinese dissident', *ChinaAid*. 2019 年 5 月
- 'Updated: Human rights defender mysteriously dies', *ChinaAid*. 2019 年 5 月
- Cao Yunyi, 'Tales of China's first nuclear bomb project', *Shanghai Daily*. 2018 年 9 月 18 日
- CGTN（中国国際電視台）, 'Grand opening ceremony of the 7th Military World Games', *YouTube*. 2019 年 10 月 18 日
- Chris Buckley, 'China dissidents bide time against Party', *Reuters*. 2009 年 5 月 29 日
- Christian Shepherd, 'Death of Chinese rights lawyer raises suspicions', *Yahoo! Entertainment*. 2018 年 2 月 26 日
- Han Jie and Wen Yuqing, 'Veteran of 1989 Democracy Movement in Tiananmen Square Dies Suddenly', *Radio Free Asia*. 2019 年 4 月 25 日
- Hans Moritz, 'Mysteriöser Tod nach Notlandung am Münchner Flughafen – handelt es sich um einen Auftrags-Mord?', *Münchner Merkur*. 2019 年 5 月 17 日
- Jill Levine, 'Deng Xiaoping, Dazibao and Dissent: A Critical Analysis of the Xidan Democracy Wall Movement' (2013) *Senior Capstone Projects*, Paper 163
- Nancy Pelosi, 'Pelosi Remarks at Virtual Hearing on China, Genocide and the Olympics', *Speaker of the House*. 2021 年 5 月 18 日

22 人類にとっての潜在的脅威

- '2020 Reviewer Acknowledgment', *Virologica Sinica*（アーカイブ）, web.archive.org/web/20210303152158/https://virosin.org/news/lianjie/eaea826d-722c-418f-b517-34168c64d2c4_en.htm
- 'Fact Sheet: Activity at the Wuhan Institute of Virology', 米国務省（アーカイブ）、2021 年 1 月 15 日。2017-2021.state.gov/fact-sheet-activity-at-the-wuhan-institute-of-virology/index.html
- Center for Applications of Spatial Information Technologies in Public Health（公共衛生領域空間信息技術応用研究中心）, 'Prof Cao Wuchun (Executive Director)' 紹介ページ。archive.is/KrkGu#selection-247.0-415.71
- College of Life Science and Technology, Beijing University of Chemical Technology（北京化工大学生命科学与技術学院）, 'Tong Yigang' 紹介ページ。en-life.buct.edu.cn/3824/list.htm
- Bill Gertz, 'Coronavirus link to China biowarfare program possible, analyst says', *Washington Times*. 2020 年 1 月 26 日
- 郭継衛『制生権戦争』、新華出版社
- Hong-Lei Zhang ほか 'Visualization of chikungunya virus infection in vitro and in vivo' (2019) *Emerging Microbes and Infections*, Vol 8(1)
- 'dual use safety language', Jonathan Epstein から Ralph Baric へのメール、2018 年 3 月 23 日。usrtk.org/wp-content/uploads/2020/12/EHA_Epstein_2018_Baric-Files.pdf
- Lu Beibei He Fuchu, 'Biotechnology will become the new strategic commanding heights of the future military revolution', *People's Liberation Army Daily*（解放軍報、アーカイブ）, web.archive.org/web/20190813042422/http:/www.81.cn/jwgz/2015-10/06/content_6709533.htm
- Mike Pompeo and Miles Yu, 'China's Reckless Labs Put the World at Risk, *The Wall Street Journal*.

RBD to SARS-CoV-2'（未発表）, *BioRxiv*
- Zhiqiang Wu ほか 'Novel Henipa-like Virus, Mojiang Paramyxovirus, in Rats, China, 2012' (2014) *Emerging Infectious Diseases*, Vol 20(6)

20 利益相反

- 'Australian broadcaster slams NZ Govt for not supporting concern over World Health Organization's Covid-19 origin report', *New Zealand Herald*. 2021年4月2日
- 'Hogan top COVID adviser Redfield tosses viral kindling on anti-Asian fires', *Baltimore Sun*. 2021年3月30日
- 'New Zealand defends absence from joint statement on World Health Organization coronavirus report', *ABC News*. 2021年4月1日
- Alexander Nazaryan, 'WHO's "not credible" coronavirus report angers scientists and politicians alike', *Yahoo! News*. 2021年4月1日
- 'Sasse Statement on WHO Report'. 米ネブラスカ州選出 Ben Sasse 上院議員、2021年3月29日
- Carey Gillam, 'Validity of key studies on origin of coronavirus in doubt; science journals investigating', *US Right to Know*. 2020年11月9日
- Charles Calisher ほか 'Statement in support of the scientists, public health professionals, and medical professionals of China combatting COVID-19' (2020) *The Lancet*, Vol 395(10226)
- @CharlesRixey, *Twitter*. 2021年5月13日
- Colin D Butler ほか 'Open Letter: Call for a Full and Unrestricted International Forensic Investigation into the Origins of COVID-19'. 2021年3月4日。int.nyt.com/data/documenttools/covid-origins-letter/5c9743168205f926/full.pdf
- Daniel Payne, 'Emails show scientists scrubbed early warning of potential lab origin of COVID-19', *Just the News*. 2021年3月15日
- Harshit Sabarwal, 'Japan demands further probe into Covid-19 origins after WHO releases report', *Hindustan Times*. 2021年3月31日
- Josh Rogin, 'Opinion: What if the former CDC Director is right about the Wuhan labs?', *The Washington Post*. 2021年4月1日
- @MarionKoopmans, *Twitter*. 2021年2月10日
- @McWLuke, *Twitter*（プロフィールは削除済）
- Nell Greenfieldboyce, 'How a Tilt Toward Safety Stopped a Scientist's Virus Research', *National Public Radio*（アーカイブ）, archive.vn/32NT4
- Nidhi Subbaraman, ' "Heinous!": Coronavirus researcher shut down for Wuhan-lab link slams new funding restrictions', *Nature*. 2020年8月21日
- @PeterDaszak, *Twitter*. 2020年8月20日
- @PeterDaszak, *Twitter*. 2021年2月9～10日
- @PeterDaszak, *Twitter*. 2021年2月14日
- 'A Statement in support of the scientists, public health and medical professionals of China', Peter Daszak のメール。usrtk.org/wp-content/uploads/2020/11/Biohazard_FOIA_Maryland_Emails_11.6.20.pdf
- @TheSeeker268, *Twitter*. 2021年4月4日
- Ping Liu ほか 'Are pangolins the intermediate host of the 2019 novel coronavirus (SARS-CoV-2)?' (2020) *PLOS Pathogens*, Vol 17(6)
- Sainath Suryanarayanan, 'Chinese-linked journal editor sought help to rebut Covid-19 lab origin hypothesis', *US Right to Know*. 2021年4月7日
- Sainath Suryanarayanan, 'EcoHealth Alliance orchestrated key scientists' statement on "natural origin" of SARS-CoV-2', *US Right to Know*. 2020年11月18日
- 'Questions regarding Liu et al. (2020) in PLoS Pathogens', Sainath Suryanarayanan から Jinping Chen、Gary Ruskin (Bcc) へのメール、2020年10月28日。usrtk.org/wp-content/uploads/2020/11/Pangolin_Papers_Emails_JPChen_PLoS.pdf
- 'Questions regarding Liu et al. (2020) in PLoS Pathogens', Stanley Perlman から Sainath

warned in 2017 that a virus could "escape" the facility that's become key in fighting the outbreak', *Daily Mail*. 2020年1月25日アップデート
- Robert Walgate, 'SARS escaped Beijing lab twice', *NCBI*. 2004年4月27日
- Stephen Moyes, 'Wuhan lab blamed for coronavirus lied about safety precautions it took during controversial bat tests', *The Sun*. 2020年4月29日
- William J. Broad and Judith Miller, 'Soviet Defector Says China Had Accident at a Germ Plant', *The New York Times*. 1999年4月5日
- Yang Xu ほか 'Thoughts on Strengthening the Planning of my country's High-level Biosafety Laboratory System', *Bulletin of Chinese Academy of Sciences*. 2016年10月16日
- Zhang Feng, 'Officials punished for SARS virus leak', *China Daily*. 2004年7月2日

19 死の洞窟

- Antoni G Wrobel ほか 'SARS-CoV-2 and bat RaTG13 spike glycoprotein structures inform on virus evolution and furin-cleavage effects' (2020) *Nature Structural & Molecular Biology*, Vol 27, 763–767
- Jane Qiu, 'How China's "Bat Woman" Hunted Down Viruses from SARS to the New Coronavirus', *Scientific American*. 2020年6月1日
- Dake Kang, Maria Cheng and Sam McNeil, 'China clamps down in hidden hunt for coronavirus origins', *Associated Press*（アーカイブ）, archive.is/QBUrV
- George Arbuthnott, Jonathan Calvert and Philip Sherwell, 'Revealed: Seven year coronavirus trail from mine deaths to a Wuhan lab', *The Times*（アーカイブ）, archive.ph/CUiQv
- Jackson Ryan, 'How the coronavirus origin story is being rewritten by a guerrilla Twitter group', *CNet*. 2021年4月15日
- Kangpeng Xiao ほか 'Isolation of SARS-CoV-2-related coronavirus from Malayan pangolins' (2020) *Nature*, Vol 583, 286–289
- Li Xu, 'The Analysis of Six Patients with Severe Pneumonia Caused by Unknown Viruses'（未発表）, www.documentcloud.org/documents/6981198-Analysis-of-Six-Patients-With-Unknown-Viruses.html
- Liangjun Chen ほか 'RNA based mNGS approach identifies a novel human coronavirus from two individual pneumonia cases in 2019 Wuhan outbreak' (2020) *Emerging Microbes and Infections*, Vol 9(1), 313–319
- Liji Thomas, 'Research sheds doubt on the Pangolin link to SARS-CoV-2', *News Medical*. 2020年7月8日
- Monali C. Rahalkar and Rahul A. Bahulikar, 'Lethal Pneumonia Cases in Mojiang Miners (2012) and the Mineshaft Could Provide Important Clues to the Origin of SARS-CoV-2' (2020) *Frontiers in Public Health*. 2020年10月20日
- Monali C. Rahalkar and Rahul A. Bahulikar, 'Understanding the Origin of "BatCoVRaTG13", a Virus Closest to SARS-CoV-2'（未発表）, *Preprints*
- Peng Zhou ほか 'A pneumonia outbreak associated with a new coronavirus of probable bat origin' *Nature*, Vol 579, 270–273
- Richard Stone, 'A New Killer Virus in China?', *Science*, sciencemag.org/news/2014/03/new-killer-virus-china
- Sharri Markson and Ashleigh Gleeson, 'The Covid Files: How the Red Army oversaw coronavirus research', *The Daily Telegraph*. 2020年5月11日
- Tomislav Meštrović, 'Did SARS-CoV-2 adapt to humans long before the index case?', *News Medical*. 2020年5月19日
- Tommy Tsan-Yuk Lam ほか 'Identifying SARS-CoV-2-related coronaviruses in Malayan pangolins' (2020) *Nature*, Vol 583, 282–285
- Xiaobing Li ほか 'Pathogenicity, tissue tropism and potential vertical transmission of SARSr-CoV-2 in Malayan pangolins'（未発表）, *BioRxiv*
- Xing-Yi Ge ほか, 'Coexistence of multiple coronaviruses in several bat colonies in an abandoned mineshaft' (2016) *Virologica Sinica*, Vol 31(1), 31–40
- Yujia Alina Chan and Shing Hei Zhan, 'Single source of pangolin CoVs with a near identical Spike

1899–1907

16 アメリカを代表する医師

- *Virologica Sinica*, 'Editorial Board' 紹介ページ（アーカイブ）, web.archive.org/web/20200205233521/https://www.virosin.org/news/EditorialBoard.htm
- 米保健福祉省からミネソタ大学理事への助成金。*USA Spending*, FAIN R01AI089728, www.usaspending.gov/award/ASST_NON_R01AI089728_7529
- エコヘルス・アライアンスへの助成金。*USA Spending*, www.usaspending.gov/search/?hash=77699a9921379a9ef25abe891c383718
- 'Researcher Zeng Xiankun of the US Army Institute of Infectious Diseases was invited to "Ge Hong Forum" ', *Wuhan Institute of Virology*（武漢ウイルス研究所、アーカイブ）, archive.is/daAGl
- 'EcoHealth Alliance W9', Amanda Andre から Ralph Baric へのメール、2018 年 1 月 24 日。usrtk.org/wp-content/uploads/2020/12/EHAfunds_2017_Baric-Files.pdf
- Dany Shoham, 'China's Biological Warfare Programme and the Curious Case of Dr. Xiangguo Qiu' (2019) *CBW Magazine*, Vol 12(4)
- Ian Birrell, 'China tried to patent potential coronavirus drug Remsvidir the DAY AFTER Beijing confirmed virus was transmissible between humans', *Daily Mail*. 2020 年 4 月 26 日
- Jennifer M. Brannan ほか 'Post-exposure immunotherapy for two ebolaviruses and Marburg virus in nonhuman primates', *Nature Communications*, Vol 10
- 'Second China–US Workshop on the Challenges of Emerging Infections, Laboratory Safety and Global Health Security' 議事録（アーカイブ）, 2017 年 5 月 17 ～ 19 日。web.archive.org/web/20210524191945/https://web.archive.org/web/20200516011404/http://english.whiov.cas.cn/News/Int_Cooperation_News/201707/W020170718313905257748.pdf
- NIH External Research, Michael S. Lauer 副部長から Aleksei Chmura と Peter Daszak への書簡、2020 年 7 月 8 日。nlcampaigns.org/Daszak_7_8_20_Reactivation_and_Suspension.pdf
- NIH External Research, Michael S. Lauer 副部長から Aleksei Chmura と Peter Daszak への書簡、2020 年 10 月 23 日。nlcampaigns.org/NIH_Response_10_23_20_further_demands.pdf
- @NIHDirector, *Twitter*. 2015 年 6 月 24 日
- 'Re: RE: Nice meeting you in Galveston and invitation to Wuhan meeting in October 2018', Shi Zhengli から Ralph Baric へのメール、2018 年 2 月 7 日。usrtk.org/wp-content/uploads/2020/12/NAS_Galveston_ZLS_Emails_2017_Baric-Files.pdf

17 アメリカ陸軍感染症医学研究所

- 'USAMRIID: Biodefense Solutions to Protect our Nation', *Medical Research Institute of Infectious Diseases*, www.usamriid.army.mil
- Heather Mongilio, 'CDC inspection findings reveal more about USAMRIID research suspension', *The Frederick News-Post*. 2019 年 11 月 23 日
- Sylvia Carignan, 'Army report says science director creating "environment of fear" at USAMRIID', *The Frederick News-Post*. 2016 年 8 月 13 日
- 'Antiviral Compound Provides Full Protection from Ebola Virus in Nonhuman Primates'. USAMRIID プレスリリース、2015 年 10 月 9 日

18 事故率 0.3 パーセント

- David Cyranoski, 'Chinese institutes investigate pathogen outbreaks in lab workers', *Nature*. 2019 年 12 月 17 日
- @ggreenwald, *Twitter*. 2021 年 5 月 12 日
- Mara Hvistendahl, 'Chinese University Fires Administrators, Offers Compensation after Lab Accident', *Science*. 2011 年 9 月 13 日
- Natalie Rahhal, 'China built a lab to study SARS and Ebola in Wuhan – and US biosafety experts

- @K_G_Andersen, Twitter.（プロフィールは削除済）
- Kristian G. Andersen ほか 'The proximal origin of SARS-CoV-2' (2020) *Nature Medicine*, Vol 26, 450–452
- Matt Ridley, 'So Where Did the Virus Come From?', *The Wall Street Journal*. 2020年5月29日
- Peng Zhou ほか 'A pneumonia outbreak associated with a new coronavirus of probable bat origin' *Nature*, Vol 579, 270–273
- Sharri Markson, 'Scientists and intelligence experts back coronavirus laboratory theory', *The Daily Telegraph*. 2020年6月5日
- Tommy Tsan-Yuk Lam ほか 'Identifying SARS-CoV-2-related coronaviruses in Malayan pangolins' (2020) *Nature*, Vol 583, 282–285
- Xiaoxu Lin and Shizhong Chen, 'Major Concerns on the Identification of Bat Coronavirus Strain RaTG13 and Quality of Related Nature Paper'（未発表）, *Preprints*
- Yuxuan Hou ほか 'Angiotensin-converting enzyme 2 (ACE2) proteins of different bat species confer variable susceptibility to SARS-CoV entry' (2010) *Archives of Virology*, Vol 155,1563–1569

15 ウイルス研究の実態

- 'Cambridge Working Group Consensus Statement on the Creation of Potential Pandemic Pathogens (PPPs)', *Cambridge Working Group*, cambridgeworkinggroup.org/
- 'Exploring the "frozen storage" of more than 1500 virus strains in Wuhan, Asia's largest virus repository', *Chinese Academy of Sciences*（アーカイブ）, web.archive.org/web/20200318091607/http:/www.whb.cas.cn/xw/mtjj/201811/t20181122_5191208.html
- 'Fact Sheet: Activity at the Wuhan Institute of Virology', 米国務省（アーカイブ）、2021年1月15日。2017-2021.state.gov/fact-sheet-activity-at-the-wuhan-institute-of-virology/index.html
- Bill Gertz, 'Wuhan laboratory "most likely" coronavirus source, US government analysis finds', *Washington Times*. 2020年4月28日
- Billy Bostickson and Yvette Ghannam, 'Wuhan laboratories, bat research and biosafety'（未発表）, *Research Gate*
- Carlos S. Moreno, 'Written comments for NSABB meeting Jan 7–8, 2016'. 2016年1月3日
- Declan Butler, 'Engineered bat virus stirs debate over risky research', *Nature*. 2015年11月12日
- Jocelyn Kaiser, 'Controversial experiments that could make bird flu more risky poised to resume', *Science*. 2019年2月8日
- 'WHO-convened Global Study of Origins of SARS-CoV-2: China Part', WHOと中国による共同調査報告書、2021年1月14日～2月10日
- Lynn C. Klotz and Edward J. Sylvester, 'The unacceptable risks of a man-made pandemic', *Bulletin of the Atomic Scientists*. 2012年8月7日
- Marc Lipsitch and Thomas V. Inglesby, 'Moratorium on Research Intended To Create Novel Potential Pandemic Pathogens', *ASM Journals*. 2014年12月12日
- @PeterDaszak, *Twitter*. 2020年1月1日
- Ralph S. Baric, 'Synthetic Viral Genomics: Risks and Benefits for Science and Society', *Working Papers for Synthetic Genomics: Risks and Benefits for Science and Society*, 35–81
- Shi-Hui Sun ほか 'A Mouse Model of SARS-CoV-2 Infection and Pathogenesis', *Cell Host & Microbe*, Vol 28(1), 124–133
- Steven Mosher, 'Renowned European scientist: COVID-19 was engineered in China lab, effective vaccine "unlikely" ', *LifeSite News*. 2020年8月10日
- Steven Salzberg によるNSABBへの書簡。cambridgeworkinggroup.org/documents/salzberg.pdf
- @TheSeeker268, *Twitter*. 2021年5月13日
- Vineet D. Menachery ほか 'A SARS-like cluster of circulating bat coronaviruses shows potential for human emergence' (2015) *Nature Medicine*, Vol 21, 1508–1513
- @WhoWuhan, *Twitter*.（プロフィールは削除済）
- Wuze Ren ほか 'Difference in Receptor Usage between Severe Acute Respiratory Syndrome (SARS) Coronavirus and SARS-Like Coronavirus of Bat Origin' (2008) *Journal of Virology*, Vol 82(4),

China' (2020) *The Lancet*, Vol 395(10223), 497–506
- Daniel Hurst, 'Top Chinese diplomat says Australia's call for coronavirus inquiry was "shocking" ', *The Guardian*. 2020年4月26日
- Julian Borger, 'Peter Navarro: what Trump's Covid-19 tsar lacks in expertise, he makes up', *The Guardian*. 2020年4月10日
- Kirsty Needham and Stephanie Nebehay, 'Australia seeks probe into coronavirus spread, France and UK say now not the time', *Reuters*. 2020年4月22日
- Marise Payne, 'Coronavirus: Australia can lead the way for a global response', *The Australian*. 2020年4月22日
- Qun Li ほか 'Early Transmission Dynamics in Wuhan, China, of Novel Coronavirus–Infected Pneumonia', *The New England Journal of Medicine*, Vol 382, 1199–1207
- Rebecca Falconer, 'Australian journalists flown back from China after "diplomatic standoff" ', *Axios*. 2020年9月8日
- Richard Ferguson, 'Coronavirus: Morrison, Payne lobby for review of Chinese behaviour', *The Australian*. 2020年4月22日
- Roland Wiesendanger, 'Studie zum Ursprung der Coronavirus-Pandemie', trans: 'Study on the origin of the coronavirus pandemic', *University of Hamburg*. 2021年2月
- Teddy Ng, 'No link with seafood market in first case of China coronavirus, Chinese scientists revealed', *South China Morning Post*. 2020年1月25日

13 ニコライ・ペトロフスキー

- 'Intelligence Community Statement on Origins of Covid-19', 米国家情報長官室、2020年4月30日
- Charles Schmidt, 'Did the coronavirus leak from a lab? These scientists say we shouldn't rule it out', *MIT Technology Review*. 2021年3月18日
- Jamie Metzl, 'How to Hold Beijing Accountable for the Coronavirus', *The Wall Street Journal*. 2020年7月28日
- Nicholson Baker, 'The Lab-Leak Hypothesis', *New York Magazine*（アーカイブ), archive.vn/rd6mC#selection-1189.0-1189.23
- Sakshi Piplani ほか 'In silico comparison of spike protein-ACE2 binding affinities across species; Significance for the possible origin of the SARS-CoV-2 virus'（未発表), *Research Gate*

14 声をあげる科学者たち

- 'Coronavirus Leaked Accidentally From a Lab in August or September 2019, Claims Norwegian Virologist', *Yahoo! News*. 2020年12月17日
- 'Is it possible to create a virus in the laboratory without a trace? The expert's answer', *HuffPost*（アーカイブ), archive.is/zlrR8#selection-509.0-513.19
- 'Roles and functions of Chinese People's Political Consultative Conference', 中国人民政治協商会議全国委員会、2020年3月17日
- 'Statement from Prof Edward Holmes on the SARS-CoV-2 virus', *The University of Sydney*. 2020年4月16日
- 'The Wuhan lab at the heart of the US-China virus spat', *Bangkok Post*. 2020年5月6日
- Charles Schmidt, 'Lab Leak: A Scientific Debate Mired in Politics – and Unresolved', *Undark*. 2021年3月17日
- David A. Relman, 'Opinion: To stop the next pandemic, we need to unravel the origins of COVID-19', *PNAS*, pnas.org/content/117/47/29246
- Donald G. McNeil Jr, 'Sigma Phi-ing Monkeyshines at the W.H.O.', *Medium*. 2020年6月2日
- Francis Collins, 'Genomic Study Points to Natural Origin of COVID-19'. 米NIH所長のブログ、2020年3月26日
- Kailang Wu ほか 'A Virus-Binding Hot Spot on Human Angiotensin- Converting Enzyme 2 Is Critical for Binding of Two Different Coronaviruses', *Journal of Virology*, Vol 85(11)

- Alex Ward, 'Pompeo slammed China for covering up the Tiananmen Square massacre. And China is pissed', *Vox*. 2019年6月4日
- @benedictrogers, *Twitter*. 2020年1月10日
- Christopher Wray, 'The Threat Posed by the Chinese Government and the Chinese Communist Party to the Economic and National Security of the United States', *FBI*. 2020年7月7日
- Darla Mercado, 'Treasury and IRS to delay tax payment deadline by 90 days', *CNBC*. 2020年3月17日
- Factbase Videos, 'Press Conference: Donald Trump Holds the Daily Coronavirus Pandemic Briefing', *YouTube*. 2020年4月16日
- John Wagner ほか 'Sen. Burr asks Senate Ethics Committee for review of his stock sales amid uproar over possible influence of coronavirus briefings', *The Washington Post*. 2020年3月20日
- Jonathan Swan, 'Scoop: Inside the epic White House fight over hydroxychloroquine', *Axios*. 2020年4月6日アップデート
- Karen DeYoung, 'Senior adviser to Pompeo resigns', *The Washington Post*. 2019年10月10日
- Kate Prengel, 'Mary Kissel: 5 Fast Facts You Need to Know', *Heavy*. 2018年11月
- @lukedepulford, *Twitter*. 2020年11月9日
- @lukedepulford, *Twitter*. 2021年1月10日
- Robert O'Brien, 'The Chinese Communist Party's Ideology and Global Ambitions', *USC US–China Institute*. 2020年6月24日
- Shane Harris ほか 'US intelligence reports from January and February warned about a likely pandemic', *The Washington Post*. 2020年3月20日
- Stephen Castle, 'Pompeo Attacks China and Warns Britain Over Huawei Security Risks', *The New York Times*. 2019年5月8日

11 北京からの公電

- *Hoover Institution Fellows*, 'Matthew Turpin' 紹介ページ。hoover.org/profiles/matthew-turpin
- 'National Security Council' のページ、ホワイトハウス。www.whitehouse.gov/nsc/
- David Cyranoski, 'Inside the Chinese lab poised to study world's most dangerous pathogens' (2017) *Nature*, Vol 542, 399–40
- Grace Niewijk, 'Controversy Aside, Why the Source of COVID-19 Matters', *Genetic Engineering and Biotechnology News*. 2020年9月21日
- Josh Rogin, 'Opinion: State Department cables warned of safety issues at Wuhan lab studying bat coronaviruses', *The Washington Post*. 2020年4月14日
- Violet Law, 'Coronavirus origin: Few leads, many theories in hunt for source', *Al Jazeera*. 2020年4月8日

12 調査失敗

- 'Chinese Foreign Ministry Spokesperson's Remarks'. 在豪中国大使館。au.china-embassy.org
- 'Come clean: US presses China on coronavirus after lab reports', *Al Jazeera*. 2020年4月16日
- 'Coronavirus: China rejects call for probe into origins of disease', *BBC News*. 2020年4月24日
- 'France's Macron says now not the time for pandemic probe', *Reuters*. 2020年4月22日
- 'Interview with David Speers, ABC Insiders', 豪マリーズ・ペイン外相、2020年4月19日
- 'Morrison backs inquiry into virus origins', *Australian Associated Press*. 2020年4月21日
- 'The United States and ASEAN are Partnering to Defeat COVID-19, Build Long-Term Resilience, and Support Economic Recovery'. 在インドネシア米国大使館&総領事館、2020年4月22日
- @Ayjchan, Twitte. 2020年10月25日
- Aylin Woodward, 'Chinese CDC Now Says the Wuhan Wet Market Wasn't the Origin of the Virus', *Science Alert*. 2020年5月29日
- Brett Worthington, 'Marise Payne calls for global inquiry into China's handling of the coronavirus outbreak', ABC News, 2020年4月19日
- Chaolin Huang ほか 'Clinical features of patients infected with 2019 novel coronavirus in Wuhan,

- Li Liu ほか 'The Current Status and a New Approach for Chinese Doctors to Obtain Medical Knowledge Using Social Media: A Study of WeChat' (2018) *Wireless Communication and Mobile Computing*, Vol 2018:1-10
- Lily Kuo, 'Coronavirus: Wuhan doctor speaks out against authorities', *The Guardian*. 2020年3月11日
- Lin Zehong, '"Whistleblower" of Wuhan pneumonia: I knew it could be "person-to-person" three weeks ago', *Yuanqi*（アーカイブ）. 2020年1月31日
- Lotus Ruan, Jeffrey Knockel and Masashi Crete-Nishihata, 'Censored Contagion: How Information on the Coronavirus is Managed on Chinese Social Media', *The Citizen Lab*. 2020年3月3日
- Nana Dadzie Ghansah, 'The Whistleblowers', *Medium*. 2020年3月8日
- Natalie Winters, 'WHO COVID "Investigator" is Chinese CDC Advisor Who Accepted CCP Research Grants', *The National Pulse*. 2021年2月15日
- Qin Jianhang and Timmy Shen, 'Rebuked coronavirus whistleblower vindicated by top Chinese court', *Nikkei Asia*. 2020年2月5日
- Qin Jianhang, Wang Yanyu and Matthew Walsh, 'More Wuhan Doctors Say They Faced Official Backlash Over Virus Warnings', *Caixin Global*（財新）. 2020年2月10日
- Ruipeng Lei and Renzong Qiu, 'Chinese Bioethicists: Silencing Doctor Impeded Early Control of Coronavirus', *The Hastings Center*. 2020年2月13日
- Steven Lee Myers and Chris Buckley, 'China Created a Fail-Safe System to Track Contagions. It Failed', *The New York Times*. 2020年12月22日
- Wang Lianzhang, 'Gone but Not Soon Forgotten: Li Wenliang's Online Legacy', *Sixth Tone*. 2020年2月7日
- WION, 'Gravitas: The interview China tried to hide', *YouTube*. 2020年4月4日
- 'Mission summary: WHO Field Visit to Wuhan, China 20–21 January 2020'. WHO、2020年1月22日
- 'Novel coronavirus press conference at United Nations of Geneva'. WHO、2020年1月29日
- 'Press briefing on WHO Mission to China and novel coronavirus outbreak' WHO、2020年1月29日
- xiaolwl, Weibo. 2018年11月15日
- Yanzhong Huang, 'The SARS Epidemic and Its Aftermath in China: A Political Perspective', *NCBI*
- Zhuang Pinghui, 'China confirms unauthorised labs were told to destroy early coronavirus samples', *South China Morning Post*. 2020年5月15日
- Zhu Andy, '8名散布谣言者被依法查处 武汉肺炎' *YouTube*. 2020年1月23日

9　市場のパニックを避けよ

- Council on Foreign Relations, 'A Conversation with Robert Redfield', *YouTube*. 2020年12月12日
- Dan Mangan, 'Trump dismissed coronavirus pandemic worry in January – now claims he long warned about it', *CNBC*. 2020年3月17日
- Jonathan Lemire, Zeke Miller, Jill Colvin and Ricardo Alonso-Zaldivar, 'Signs missed and steps slowed in Trump's pandemic response', *Associated Press News*. 2020年4月13日
- Josh Margolin and James Gordon Meek, 'Intelligence report warned of coronavirus crisis as early as November: Sources', *ABC News*. 2020年4月9日
- Thomas Franck, 'Trump says the coronavirus is the Democrats' "new hoax" ', *CNBC*. 2020年2月28日

10　ポンペオ

- 'Mike Pompeo warns UK over Huawei "security risks" ', *BBC News*. 2019年5月8日
- Secretary Pompeo's Meeting with Hong Kong Businessman and Publisher Jimmy Lai'. 米香港＆マカオ総領事館、2019年7月8日
- 'Three Minute Squiz with Mary Kissel', *The Squiz*. 2017年11月
- 'Transcript of Attorney General Barr's Remarks on China Policy at the Gerald R. Ford Presidential Museum'. 米司法省、2020年7月17日
- Women Leaders of New Asia, 'Zizi Azah Binte Abdul Majid' 紹介ページ。sites.asiasociety.org/womenleaders/events/2010/summit-2010/delegate-bios

Jazeera. 2020年2月2日
- Jonathan Swan and Margaret Talev, 'Navarro memos warning of mass coronavirus death circulated in January', *Axios*. 2020年4月7日
- Melissa Clarke, 'Coronavirus travel ban sees Chinese students miss start of university, Australian tertiary education sector scrambling', *ABC News*. 2020年2月4日
- @MFA_China, *Twitter*. 2020年2月1日
- Miriam Valverde, 'Fact-check: Did Biden call Trump "xenophobic" for China travel restrictions?', *Austin American-Statesman*. 2020年3月30日

8 透明性

- '8 people were dealt with in accordance with the law for disseminating false information about "Wuhan Viral Pneumonia" on the Internet', *Xinhua*（新華社通信）. 2020年1月1日
- 'China attempts to limit coronavirus spread by extending Lunar New Year holiday to discourage travel', *ABC News*. 2020年1月27日
- 'China didn't warn public of likely pandemic for 6 key days', *Associated Press News*. 2020年4月15日
- 'Li Wenliang: Coronavirus kills Chinese whistleblower doctor', *BBC News*. 2020年2月7日
- 'New crown pneumonia another "whistleblower" appeared and was verbally educated by the police', *Caixin*（財新）. 2020年2月1日
- 'SARS Basics Fact Sheet'. 米CCD。www.cdc.gov
- 'The third whistleblower appeared: Dr. Liu Wen is still on the front line of the fight against the epidemic', *Caixin*（財新）. 2020年2月7日
- 'With the approval of the central government, the National Supervisory Commission decided to send an investigation team to Wuhan City, Hubei Province to conduct a comprehensive investigation on the issues reported by the masses involving Dr. Li Wenliang'. 中共中央規律検査委員会・国家監察委員会 www.ccdi.gov.cn
- 'Wuhan doctor Li Wenliang who was admonished for telling the truth about the epidemic: I want to return to the frontline of the epidemic as soon as possible', *The Paper*（澎湃新聞）. 2020年2月1日
- 'Wuhan Public Security Organs: Don't spread rumors! 8 rumors spreaders were investigated and dealt with by the police according to law', *Hubei*. 2020年1月
- '付雪洁', *Weibo*. 2020年5月30日
- Andrew Green, 'Li Wenliang', *The Lancet*. 2020年2月18日
- Associated Press, 'China exonerates doctor reprimanded for warning of virus', *Politico*. 2020年3月20日
- Chaolin Huang ほか 'Clinical features of patients infected with 2019 novel coronavirus in Wuhan, China' (2020) *The Lancet*, Vol 395(10223)
- Chen Qingqing, 'Wife of late Wuhan "whistleblower" Dr Li Wenliang gives birth to baby boy', *Global Times*（環球時報）. globaltimes.cn/page/202006/1191389.shtml?id=11
- Cissy Zhou, 'Coronavirus: Whistle-blower Dr Li Wenliang confirmed dead of the disease at 34, after hours of chaotic messaging from hospital', *South China Morning Post*. 2020年2月7日
- Emily Feng, Scott Newman, 'A Change In How One Chinese Province Reports Coronavirus Adds Thousands of Cases', *National Public Radio*. 2020年2月13日
- Erik Eckholm, 'The SARS epidemic: Epidemic; China Admits Underreporting its SARS Cases', *The New York Times*. 2003年4月21日
- Gong Jingqi, 'Whistleman', Weixin（微信、アーカイブ）. 2020年3月10日
- 'The origins of the COVID-19 global pandemic, including the roles of the Chinese Communist Party and the World Health Organization' 米下院外交委員会、2020年9月21日
- Jane McMullen, 'Covid-19: Five days that shaped the outbreak', *BBC News*. 2020年1月26日
- Jing-Bao Nie and Carl Elliott, 'Humiliating Whistle-Blowers: Li Wenliang, the Response to Covid-19, and the Call for a Decent Society' (2020) *Journal of Bioethical Inquiry*, Vol 17, 543–547
- Jun Mai, 'Coronavirus "rumour" crackdown by Wuhan police slammed by China's top court', *South China Morning Post*. 2020年1月29日

5　春節

- *United States Naval Academy*, 'Professor Maochun Miles Yu' 紹介ページ。usna.edu/Users/history/yu/index.php
- 'Remarks by Deputy National Security Advisor Matt Pottinger to the Miller Center at the University of Virginia' *US Embassy in Georgia*. 2020年5月4日
- Bill Gertz, 'Miles Yu, Mike Pompeo adviser, helps form China policy', *Washington Times*. 2020年6月15日
- Fang Bing, 'Yu Maochun: CCP's Great Leap Forward Virus Research Costs the World', *Voice of America*. 2021年3月1日
- Shunsuke Tabeta, 'Chinese-born Pompeo adviser blasted as "traitor" in China', *Nikkei Asia*. 2020年8月25日

6　武漢行き最後の列車

- ' "Wuhan Pneumonia" high-profile "#Escape Wuhan" At least 300,000 people fled on the eve of the lockdown', *Liberty Times Net*（自由時報電子報）. 2020年1月24日
- 'Chen Qiushi has returned to his parents' home in Qingdao', *Rights Defender*. 2021年3月30日
- 'Chen Qiushi: Chinese journalist missing since February "under state supervision" ', *BBC News*. 2020年9月24日
- *Reporters Without Borders*（国境なき記者団）, 'Chen Qiushi' 紹介ページ。rsf.org/en/chen-qiushi
- 'Famous citizen journalist/lawyer Chen Qiushi briefing: still not released', *Rights Defender*. 2020年9月19日
- 陳秋実'陳秋実解除限制出境～給中国司法部的公開信', *YouTube*. 2020年1月3日
- @chenqiushi4042020, *Twitter*. 2020年2月7日
- Fan Jiaxun, Hou Yuezhu and Han Wei, 'Reporters' Notebook: Our 76 Days Locked Down in Wuhan', *Caixin Global*（財新）. 2020年4月7日
- Jeremy Page, Wenxin Fan and Natasha Khan, 'How It All Started: China's Early Coronavirus Missteps', *The Wall Street Journal*. 2020年3月6日
- @Xuxiaodong3, *Twitter*. 2020年2月7日

7　まとまらないホワイトハウス

- 'China apologizes after envoy says Israel's travel ban reminiscent of Holocaust', *The Times of Israel*. 2020年2月2日
- 'China opposes some countries' actions that create tension and panic', *CGTN*（中国国際電視台）. 2020年2月1日
- 'China says world "shocked" at Trump adviser Navarro's pen name for books', *Reuters*. 2019年10月22日
- 'Chinese consul general criticises decision to bar travellers from China over coronavirus concerns', *RNZ*. 2020年2月3日
- 'Foreign Ministry Spokesperson Hua Chunying's Remarks on Unfriendly US Comments Amid China's Fight Against Outbreak'. 中国外交部
- Caitlin Oprysko, 'Trump: Coronavirus will have "a very good ending for us" ', *Politico*. 2020年1月30日
- Dian Zhang, Erin Mansfield and Dinah Voyles Pulver, 'US exported millions in masks and ventilators ahead of the coronavirus crisis', *USA Today*. 2020年4月2日
- Eryk Bagshaw and Anthony Galloway, 'China "not happy" with sudden Australian travel lockdown', *The Sydney Morning Herald*. 2020年2月4日
- Global News, 'China calls report that US is planning to ban Chinese citizens "pathetic" ', *YouTube*. 2020年7月17日
- Jillian Kestler-D'Amours, 'Trump's expanded travel ban sows fear in communities across US', *Al*

- Matt Spetalnick, David Brunnstrom and Andrea Shalal, 'Trump risks blowback from war of words with China over coronavirus', *Reuters*（オンライン）
- Matthew J Belvedere, 'Trump says he trusts China's Xi on coronavirus and the US has it 'totally under control', *CNBC*. 2020年1月22日
- Michelle L Holshue ほか 'First Case of 2019 Novel Coronavirus in the United States' (2020) New England Journal of Medicine, Vol 382, 929–936
- Shane Harris ほか 'US intelligence reports from January and February warned about a likely pandemic', *The Washington Post*. 2020年3月20日
- Sui-Lee Wee and Vivian Wang, 'China Grapples with Mystery Pneumonialike Illness', *The New York Times*. 2020年1月21日
- TODAY, 'Pam Bondi: Trump's Legal Team Is "Ready to Go" for Impeachment Trial', *YouTube*. 2020年1月19日
- Trump White House Archived, 'President Trump Addresses the Nation', *YouTube*. 2020年3月12日
- WTPV News, 'President Trump arrives for fundraiser at Mar-a-Lago', *YouTube*. 2020年1月18日
- Yao Yuan, Ma Yujie, Zhou Jialu and Hou Wenkun, 'Xinhua Headlines: Chinese doctor recalls first encounter with mysterious virus', *Xinhuanet*（新華社通信）. 2020年4月16日

3　広まる知らせ

- 'China investigates respiratory illness outbreak sickening 27', *Associated Press*. 2019年12月31日
- 'China investigates SARS-like virus as dozens struck by pneumonia', *Deutsche Welle*. 2019年12月31日
- 'China pneumonia outbreak: Mystery virus probed in Wuhan', *BBC News*. 2020年1月3日
- 'Chinese officials investigate cause of pneumonia outbreak in Wuhan', *Reuters*. 2019年12月31日
- 'First Travel-related Case of 2019 Novel Coronavirus Detected in United States'. 米CDC（オンライン）
- 'How ProMED Crowdsourced the Arrival of Covid-19 and SARS', *Wired*. 2020年3月23日
- *ProMED*, 'ProMED-mail Anniversary Award for Excellence in Outbreak Reporting on the Internet' の項。promedmail.org/about-promed/awards/
- *The New York Times*, 'Sui-Lee Wee' 記者ページ。nytimes.com/by/sui-lee-wee
- 'The Doctor Whose Gut Instinct Beat AI in Spotting the Coronavirus', *Oliver Wyman Forum*. 2020年3月5日
- 'Undiagnosed pneumonia – China (Hubei): Request for information', *ProMED*. 2019年12月30日
- 'Unexplained pneumonia found in Wuhan, Hubei, South China Seafood Wholesale Market was closed for rectification', CCTV（中国中央電視台）. 2020年1月2日
- Didi Tang, 'Chinese city admits mystery "pneumonia" virus outbreak', *The Times*. 2020年1月6日
- Erica Davies, 'On high alert JFK, LAX, San Fran airports to screen all passengers from infected region for deadly coronavirus that has killed two', *The Sun*. 2020年1月17日
- Fanfan Wang, Natasha Khan and Rachel Yeo, 'Health Officials Work to Solve China's Mystery Virus Outbreak', *The Wall Street Journal*. 2020年1月6日
- Gerry Shih and Lena H Sun, 'Specter of possible new virus emerging from central China raises alarms across Asia', *The Washington Post*. 2020年1月8日
- Gerry Shih and Lena H Sun, 'China identifies new strain of coronavirus as source of pneumonia outbreak', *The Washington Post*. 2020年1月9日
- Paul Farhi, 'How a blogger in Florida put out an early warning about the coronavirus crisis', *The Washington Post*. 2020年3月14日
- 'COVID-19 – China'. WHO、2020年1月5日
- 'Novel Coronavirus (2019-nCoV) situation report - 1, 21 January 2020'. WHO

4　混乱の武漢

「2　勇気ある告発者たち」の注を参照

原注

1　廖大文（リウ・ダイモン）

- Varga Mazlum, 'Liao Chongzhen – A bright candle of humanity', *YouTube*. 2015年11月3日
- *China Vitae*, 'Liu Xiaoming' の項。chinavitae.com/biography/Liu_Xiaoming/bio

2　勇気ある告発者たち

- *Wikipedia*, 'Ai Fen', の項。en.wikipedia.org/wiki/Ai_Fen
- *Washington Institute*, 'Anthony Ruggerio' の項。washingtoninstitute.org
- 'Wuhan doctor speaks out against authorities', *The Guardian*. 2020年3月11日
- 'Donald Trump says China's "incompetence" on coronavirus led to "mass worldwide killing" ', *ABC News*.　2020年5月21日
- Donald Trump's "Chinese virus": The politics of naming', *The Conversation*. 2020年4月21日
- 'First confirmed case of novel coronavirus in Australia'. 豪保健省プレスリリース、2020年1月25日
- 'First Travel-related Case of 2019 Novel Coronavirus Detected in United States'. 米CDC
- 'HHS Leadership'. 米保健福祉省（オンライン）
- 'Outbreak of Pneumonia of Unknown Etiology (PUE) in Wuhan, China'. 米CDC（オンライン）
- 'The truth about "dramatic action" ', *China Media Project*. 2020年1月27日
- 'Trump angers Beijing with "Chinese virus" tweet', *BBC News*. 2020年3月17日
- Abby Goodnough ほか 'The lost month: How a failure to test blinded the US to COVID-19', *Seattle Times*. 2020年3月28日
- Alex Woodward, ' "It cost the world": National Security Adviser blames spread of coronavirus on China "cover-up" ', *Independent*. 2020年3月11日
- Angelica Snowden and Remy Varga, 'How the coronavirus pandemic unfolded in Australia from the first case on January 24', *The Australian*. 2020年1月24日
- Associated Press, 'Pompeo, G-7 foreign ministers spar over "Wuhan virus" ', *Politico*. 2020年3月25日
- Tom Ball, Charlotte Wace and Chris Smyth, 'Hunt for contacts of coronavirus-stricken pair in York', *The Times*. 2020年1月31日
- Chaolin Huang ほか 'Clinical features of patients infected with 2019 novel coronavirus in Wuhan, China' (2020) *The Lancet*, Vol 395(10223)
- CNBC Television, 'President Trump speaks at the China phase one trade deal signing', *YouTube*. 2020年1月16日
- CNN, 'Senator makes prediction ahead of impeachment trial', *YouTube*. 2020年1月19日
- Dan Mangan, 'Trump blames China for coronavirus pandemic: 'The world is paying a very big price for what they did', *CNBC*. 2020年3月19日
- Fox News, Facebook 投稿 'Fox News Morning Update'. 2020年1月18日
- Gao Yu ほか 'In Depth: How Early Signs of a SARS-Like Virus Were Spotted, Spread, and Throttled', *Caixin*（財新）. 2020年2月29日
- Gong Jingqi, ' "People" deleted text: the person who sent the whistle', *DW News*. 2020年3月10日
- 'The origins of the COVID-19 global pandemic, including the roles of the Chinese Communist Party and　the World Health Organization'. 米下院外交委員会、2020年9月21日
- Jeff Mason, Matt Spetalnick and Alexandra Alper, 'Trump ratchets up criticism of China over coronavirus' *Reuters*（オンライン）
- Jon Cohen, 'Not wearing masks to protect against coronavirus is a "big mistake", top Chinese scientist says', *Science*. 2020年3月27日
- Jonathan Lemire, Zeke Miller, Jill Colvin and Ricardo Alonso-Zaldivar, 'Signs missed and steps slowed in Trump's pandemic response', *Associated Press News*. 2020年4月13日
- Josephine Ma, 'Coronavirus: China's first confirmed Covid-19 case traced back to November 17', *South China Morning Post*. 2020年3月13日

[著者]

シャーリ・マークソン (Sharri Markson)

『オーストラリアン』紙の調査報道記者にして、スカイニュース・オーストラリアでホスト番組を持つ人気キャスター。2020年に始まったパンデミック以降、新型コロナウイルスの起源に関する報道を最前線で行ってきた。過去には『デイリー・テレグラフ』紙、『オーストラリアン』紙、『クレオ』誌などのエディター職も歴任し、『サンデー・テレグラフ』紙では政治記者とチーフを務めた。オーストラリア報道界で最も権威あるウォークリー賞に2回輝いたほか、ケネディ賞を4度受賞(年間最優秀ジャーナリスト、年間最優秀政治記者、年間最優秀スクープ、年間最優秀コラムニスト)。夫、子どもとともにシドニー在住。

[訳者]

高崎拓哉 (Takuya Takasaki)

翻訳家。主な訳書に、ビショップ『どうしようもない不安を乗り越えるとんでもなく賢い人生の送り方 Wise as Fu*k』(ディスカヴァー・トゥエンティワン)、ウェイレン『脳のしくみとユーザー体験 認知科学者が教えるデザインの成功法則』(ビー・エヌ・エヌ)、スコット『マイクロソフトCTOが語る新AI時代』、リチャーズ『さまよう民主主義　アウトサイダーの台頭は政党政治の終焉なのか』(以上、ハーパーコリンズ・ジャパン)など。

新型コロナはどこから来たのか

国際情勢と科学的見地から探るウイルスの起源

2022年 4月21日発行　第1刷

著者	シャーリ・マークソン
訳者	高崎拓哉
発行人	鈴木幸辰
発行所	株式会社ハーパーコリンズ・ジャパン 東京都千代田区大手町1-5-1
電話	03-6269-2883(営業) 0570-008091(読者サービス係)
印刷・製本	中央精版印刷株式会社

定価はカバーに表示してあります。
造本には十分注意しておりますが、乱丁(ページ順序の間違い)・落丁(本文の一部抜け落ち)がありました場合は、お取り替えいたします。ご面倒ですが、購入された書店名を明記の上、小社読者サービス係宛ご送付ください。送料小社負担にてお取り替えいたします。ただし、古書店で購入されたものはお取り替えできません。文章ばかりでなくデザインなども含めた本書のすべてにおいて、一部あるいは全部を無断で複写、複製することを禁じます。

©2022 Takuya Takasaki

Printed in Japan
ISBN978-4-596-42836-3